北京大学东方学研究丛书

Indian Buddhist Vaidyarāja: *Jīvaka* and *Jīvaka-pustaka* across cultures

天竺大医

耆婆与《耆婆书》

陈明 著

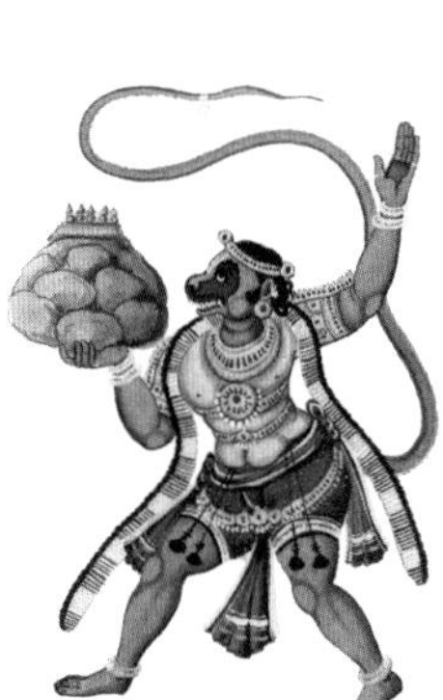

SPM 南方出版传媒

全国优秀出版社
全国百佳图书出版单位
·广州·

广东教育出版社

图书在版编目（CIP）数据

天竺大医：耆婆与《耆婆书》/ 陈明著. —广州：广东教育出版社，2021.6
（北京大学东方学研究丛书）
ISBN 978－7－5548－4023－8

Ⅰ. ①天… Ⅱ. ①陈… Ⅲ. ①医学史—印度 Ⅳ. ①R－093.51

中国版本图书馆 CIP 数据核字（2021）第 083801 号

责任编辑：林孝杰 林洁波
责任校对：黄 莹 周卫恩
责任技编：许伟斌
装帧设计：黎国泰

TIANZHU DAYI：QIPO YU《QIPO SHU》
天竺大医：耆婆与《耆婆书》

广 东 教 育 出 版 社 出 版 发 行
（广州市环市东路 472 号 12－15 楼）
邮政编码：510075
网址：http：//www.gjs.cn
广东新华发行集团股份有限公司经销
佛山市浩文彩色印刷有限公司印刷
（佛山市南海区狮山科技工业园 A 区）
787 毫米×1092 毫米 16 开本 26 印张 14 插页 555 千字
2021 年 6 月第 1 版 2021 年 6 月第 1 次印刷
ISBN 978－7－5548－4023－8
定价：88.00 元
质量监督电话：020－87613102 邮箱：gjs－quality@nfcb.com.cn
购书咨询电话：020－87615809

内容提要

耆婆（Jīvaka，耆域）是古代印度与佛陀生活在同一时期的著名医家，医术高超，有“童子医王”“医王”等尊称，其事迹见诸梵、巴、藏、汉等多部佛经和律典之中，并被孙思邈奉为“天竺大医”。耆婆“无物非药”的思想也具有广泛的影响力。其形象和事迹在敦煌、吐鲁番等西域乃至中亚地区流传，且形成一种民间的信仰，被视为印度医家的代表之一。以耆婆命名的医著有多种，敦煌出土的梵语于阗语《耆婆书》（*Jīvaka-pustaka*）、汉文的《耆婆五藏论》和《耆婆五脏经》等流传至今。有关耆婆的文本和图像的影响从南亚扩展到东南亚、中亚和东亚等多个地区。本书首次从综合和整体的角度，以耆婆为研究对象，将其与宗教、医疗、民俗、艺术等多个领域的关联和影响，及其在中外文化交流史上的重要性揭示出来，为进一步理解古代陆海丝绸之路的医学文化交流的多元性和复杂性，提供了有代表性的实证分析。本书的附录部分是敦煌出土的《耆婆书》梵文本残卷的汉译以及敦煌于阗语本《耆婆书》残卷（英译版）的汉译，这是中古医疗史和宗教史研究的一份基础史料。

Abstract

Qi – po 耆婆 (Sanskrit: Jīvaka Kumārabhṛta, Ch: Qi – yu 耆域), the renowned ancient Indian physician, was living around the same historical time of the Buddha. Celebrated for his legendary medical skills, Jīvaka was entitled tong – zi yi – wang 童子医王 "The Prince Medicine King" or yi – wang 医王 "Medicine King". His biography is recorded in a wide range of Buddhist sutras and vinayas that were circulated in Sanskrit, Pāli, Tibetan and Chinese. He is also known in China as Tian – zhu da yi 天竺大医 (The Great Physician from India) according to Sun Simiao 孙思邈. Jīvaka's theory on wu wu fei yao 无物非药 (Everything is medicine) is celebrated particularly. Relevant records as well as visual representations of Jīvaka have disseminated in Dunhuang and Turfan in the Western Regions as well across Central Asia. Further adapted and appropriated into local belief systems, he gradually became one of the most influential representative of Indian physicians. There are several classical medical treatises associated with Jīvaka, such as the *Jīvaka – pustaka* (The Book of Jīvaka) written in Sanskrit and Khotanese, *Qi – po wu – zang lun* 耆婆五脏论 (Jīvaka's Treatise on the Five Viscera) and *Qi – po wu – zang jing* 耆婆五脏经 (Jīvaka's Canon on the Five Viscera) in Chinese. Jīvaka's literary and visual traditions exerted significant influence beyond South Asia in Southeast Asia, Central Asia, China, and other areas of East Asia. This book is the first – ever comprehensive study on Jīvaka. It reveals Jīvaka's significance in the history of Sino – Indic cultural interactions by delineating his correlation with topics in the field of religious studies, medical history, folklore studies as well as art history. It contributes concrete and empirical analyses to the understanding of the multiplicity and complexity of medical exchanges taken place along the ancient Silk Road, via both land and sea. The appendix of this book further provides Chinese translations of the Sanskrit *Jīvaka – pustaka* and the Khotanese Jīvaka – pustaka (base on its English version) from Dunhuang, to be used as basic historical materials for research in the field of medieval medical history and history of religion.

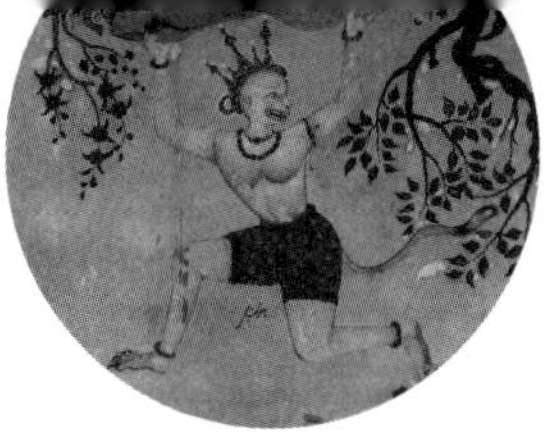

代　序

——《敦煌出土胡语医典〈耆婆书〉研究》原序

饶宗颐

敦煌石窟所出文书以外文缮写者占甚大比例，法京伯希和编目，自二千号以前皆非汉籍，而为梵、藏、和阗、回鹘、窣特等文字，故尚论敦煌史事，必兼涉及中外交通问题，此众之所共喻也。就中梵语典籍有以于阗文记录者，度藏于印度事务部图书馆（Indian Office Library）编号 Ch. ii. 003 之《耆婆书》即其一著例，原物贝叶本共七十三页，每页五行，英国贝利已载入其所著《于阗语文献》卷一，迭经柯诺夫、恩默瑞克之整理校勘矣。衡阳陈明博士既攻治《医理精华》（*Siddhasāra*）①，复以余力，从事此一崭新研究工作，取本书逐句译出，剖析其语法嬗变规律，极便于初学浏读，复勾稽释典中与耆婆医王有关事项，钩索几无余蕴，既书详核之能事，足补医史之阙，谈中印交涉者，必取资于此，导夫先路，与前著交映腾辉，可谓勤矣。

《说苑》引孔子曰“良药苦口利于病”（《御览》九八四）。药以苦而生效，梵俗亦然，梵言苦曰 tikta，有大苦药、大苦酥（mahā－tikta－ghṛta），而苦楝一名，汉人至今仍沿此称谓。Jīva 汉译为“寿”与“命”，见《翻梵语》。寿为《洪范》五福之首。彝铭屡见眉寿祝嘏之词。奚斯《閟宫》颂鲁云：“三寿作朋”“俾尔耆而艾，万有千岁，眉寿无有害”“眉寿保鲁，复周公之宇”。其说远矣。《僧祐录》引道安《凉土异经录》收《耆域四术经》，当是医书。梁简文《劝医论》谓“祇域医王明于释典”，祇自是“耆”之同音异译。余疑梵言初译，必有音义兼顾之例。《说文》云：“耆，老也。”《曲礼》“六十曰耆”，故什公亦译曰

① 此处及下文的“前著”所指为陈明的《印度梵文医典〈医理精华〉研究》，该书在 2002 年由中华书局出版，其修订本在 2014 年由商务印书馆出版。

童寿，以耆域译 Jīva［ka］，取音实兼复存义。至若误以耆域为地名，且认为黎城者，乃缘《尚书》《西伯戡黎》黎之异文复作“耆”之故。

东汉佛教入华，梵土医方明亦随之传至。章太炎曾举王叔和集《伤寒论》，其《证治总例》已言“地水火风，合和成人，一气不调，百一病生”。叔和为曹魏甘露中太医令，此四大说自本之释氏。（见《覆刻本〈金匮玉函经〉题辞》）陈君书中引《大唐西域记》乌苌那国，记“黄力三岁”，黄力疑是黄初之误，颇近情理。考乌苌国婆罗门止人争讼以服药定其曲直，事亦见于《魏书》，不妨再寻证而讨论之。

君书于药物名目，搜讨至力，余见唐代银器其上每一记药名及份量，可为佐证。推十合一，又是重要之资料，未可交臂失之。以“耆婆”命名之医籍，见于著录书目，如《耆婆八十四问》有天一阁抄本，其《脉经》及《五脏[①]论》复见于焦竑《国史经籍志》，似明时犹存于人间。天一阁书尚无恙，追踪寻访，穷其究竟，君其有意乎?[②]

千禧年八月　　饶宗颐识

注：本序乃饶公2000年秋为陈明《敦煌出土胡语医典〈耆婆书〉研究》一书所作序言。该书列为“香港敦煌吐鲁番研究丛刊之十”，2005年11月由台北新文丰出版公司出版。今复以此序为本书代序，以志饶公提携后进之德，永不忘也。另，脚注为本书新加，原序中无脚注。

---

① “五脏”亦称“五藏”。

② 经查骆兆平编著的《新编天一阁书目》（中华书局，1996，第103—107页、第223—225页、第294—295页），不见与耆婆有关的《耆婆八十四问》《脉经》及《五脏论》诸书。

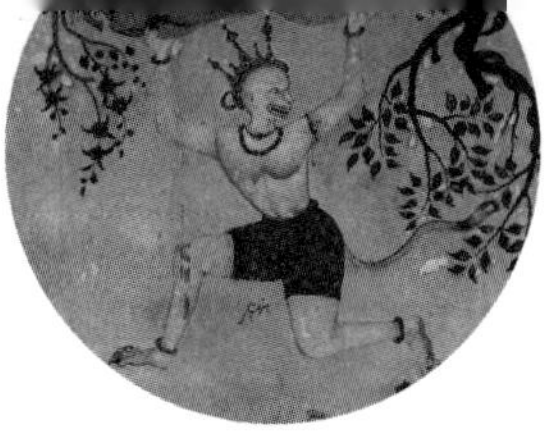

目　录

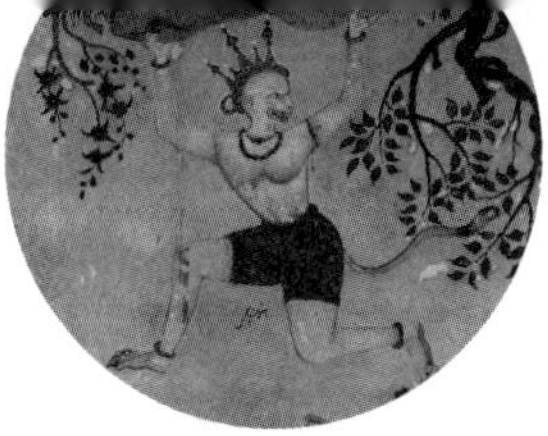

Contents

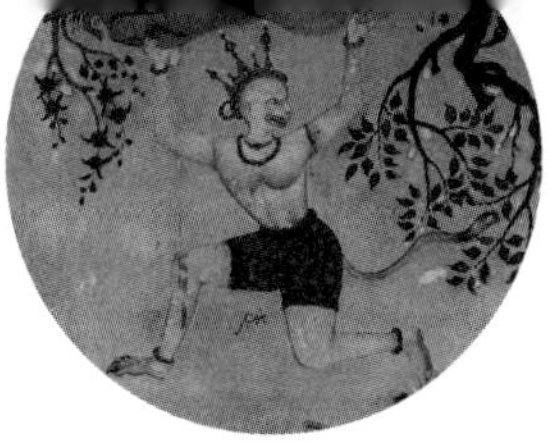

前　言

1945 年 9 月，陈寅恪先生因眼疾加重欲赴英伦治疗，在赴英之前，曾赋《飞昆明赴英医眼疾》一诗，与夫人唐筼唱和。其诗云：

恐难西域遇耆婆，
纵肯金篦忍痛多。
贫贱夫妻空叹息，
著书无命欲如何。

唐筼《和寅恪飞昆明赴英医眼疾》诗云：

神州无药欲如何，
纵肯金篦忍痛多。
扶病远行休叹息，
傥能西域遇耆婆。①

乱世劫难之际，哀伤叹息之中，诗句所蕴含的夫妻情深，至今令人感叹不已。“西域遇耆婆”喻指在英伦能有妙手回春的大医，其“耆婆”典故则源自佛书。陈寅恪先生精通汉译佛典与中土禅籍，且兼习中医经典，对“耆婆”这位佛教医王也很有兴趣，于其声名与业绩自然是了然于胸。陈寅恪先生在《崔浩与寇谦之》一文中早已指出：

> 自来宗教之传播，多假医药天算之学以为工具，与明末至近世西洋之传教师所为者，正复相类，可为明证。吾国旧时医学，所受佛教之影响甚深，

① 陈寅恪著、陈美延编《陈寅恪集·诗集：附唐筼诗存》，生活·读书·新知三联书店，2001，第 193—194 页。另见印晓峰：《〈唐筼诗存〉中误收的一首陈寅恪诗作》，《读书》1996 年第 6 期，第 78 页。胡文辉：《陈寅恪诗笺释（修订本）》，上册，广东人民出版社，2017，第 361—362 页。

如耆域（或译耆婆）者，天竺之神医，其名字及医方与其他神异物语散见于佛教经典……[①]

在陈寅恪先生看来，耆婆就是神医的代称，他甚至初步认定中医典籍中的歧（岐）伯，可能就是 Jīvaka（耆婆）的音译。[②] 诗中所提及的金篦治眼术也是古代印度生命吠陀（阿输吠陀/阿输论，Āyurveda）医学的强项，而且对中医有所影响。两首诗中的用典可谓恰如其分，妙不可言。

耆婆，梵名 Jīvaka，或译“耆域”，其中“耆”是 Jī 的音译，而“婆”仅仅是唇音 va 的音译，并没有汉文中表示年老女性的“婆”字的意思。如饶公序中所言，Jīvaka 译名“耆域”有音义兼顾之妙。

耆婆是古代印度与佛陀生活在同一时期的著名医家。由于医术高超，耆婆与佛陀并称医王。佛陀为“三界独尊的无上医王”，拯救世人之心灵；耆婆为“出世医王”“童子医王”，主治世人之身疾。元代月江正印禅师（1267—1343 年后）的《月江正印禅师语录》卷三有一篇《耆婆大士》短偈，简明扼要地概述了耆婆的形象，其文云：

稽首耆婆，出世医王。有大愿力，具大威光。人有四百四脉众生之病，师有八万四千对治之方。两个胡卢，是何妙药？一根灵木，洞见膏肓。使一切人，瞻其尊像，称其名号。非惟愈多生之痼疾，直是消除业障，廓清尘累，俾身心毛孔皆得其清凉。[③]

由于佛教的媒介，耆婆的事迹不仅见诸梵、巴、汉、藏的多部佛经和律典之中，而且有关耆婆的文本和图像广泛流传于中亚、中国（西北、西藏、中原和其他地区）、东北亚（日本、朝鲜半岛）、东南亚（如泰国）等地。耆婆被唐代名医孙思邈奉为“天竺大医”，其“无物非药”的思想在中医历史上也具有广泛的

---

① 陈寅恪：《崔浩与寇谦之》，原刊于《岭南学报》第 11 卷第 1 期（1950 年出版）；收入陈寅恪：《陈寅恪集·金明馆丛稿初编》，生活·读书·新知三联书店，2001，第 127—128 页。

② 引自季羡林：《新疆的甘蔗种植和沙糖应用》，《敦煌吐鲁番研究》第三卷，北京大学出版社，1998，第 3 页。在西晋竺法护译《修行道地经》卷一“五阴成败品”中，歧（岐）伯和耆域并举，可见古人心目中此二人并非一体。（参见《大正新修大藏经》第 15 册，第 185 页上栏。）

③ 《卍续藏》第 71 册，第 142 页上栏。

影响力。耆婆的形象和事迹在敦煌、吐鲁番和其他西域地区流传，且形成一种民间的信仰，被视为印度医家的代表之一。以耆婆命名的医著有多种，敦煌出土的梵文于阗文《耆婆书》、汉文的《耆婆五藏论》和《耆婆五脏经》[1] 等流传至今。可以说，在印度佛教医史上，耆婆是唯一能与龙树（Nāgārjuna）比肩的大医家。

笔者多年来陆续撰写了有关耆婆的志业、信仰以及以耆婆命名的医著的论文和专书，具体有专著一部，即：

陈明：《敦煌出土胡语医典〈耆婆书〉研究》，台北：新文丰出版公司，2005。

相关的论文九篇，依次如下：

（1）陈明：《敦煌梵文于阗文医典〈耆婆书〉中的“十味酥”药方解读》，《中华文史论丛》第63辑，2000，第112—132页。[2]

（2）陈明：《敦煌出土的梵文于阗文双语医典〈耆婆书〉》，《中国科技史料》2001年第1期，第77—90页。

（3）陈明：《印度古代医典中的耆婆方》，《中华医史杂志》2001年第4期，第202—206页。

（4）陈明：《〈医心方〉中的耆婆医药方来源考——兼与敦煌〈耆婆书〉之比较》，《文史》第59辑，2002年第2期，第145—162页。

（5）陈明：《〈千金方〉中的“耆婆医药方”》，《北京理工大学学报》（社会科学版）2003年第2期，第91—96页。

（6）陈明：《耆婆的形象演变及其在敦煌吐鲁番地区的影响》，国家图书馆善本特藏部编《文津学志》第一辑，国家图书馆出版社，2003，第138—164页。[3]

---

① “藏”与“脏”互通。又如后文出现的“摩揭陀”和“摩竭陀”“维耶离国”和“维耶梨国”。因为翻译和古人用字并不像今人强求统一，为保持文献原貌，本书直录文献题名和内文，不强求用字统一。后文若再出现类似情况，不再作说明。

② 该文另题为《敦煌胡语医籍中的药方解读——以“十味酥”为例》，收入陈明《丝路医明》，广东教育出版社，2017，第189—203页。

③ 该文收入陈明：《丝路医明》，第109—148页。

（7）陈明：《佛医东渐——以耆婆的医方和医著为中心》，《华学》第9—10辑（2），2008，第717—734页。①

（8）Chen Ming："Le roi des médecins dans les manuscrits médicaux de Dunhuang：un titre indien dans la Chine médiévale"，*Études chinoises*，vol. XXX，2011，pp. 141—172.（Traduction du chinois en français par Catherine Despeux）。

（9）陈明：《台北"故宫博物院"藏〈耆婆五脏经〉初探》，《饶学与华学：第二届饶宗颐与华学暨香港大学饶宗颐学术馆成立十周年庆典国际学术研讨会论文集》（下），上海辞书出版社，2016，第685—698页。②

本书将以上成果汇为一编，并且多加补充、修订，又适当加以调整，首次从综合和整体的角度，以耆婆为研究对象，将其与宗教、医疗、民俗、艺术等多个领域内的关联和影响，及其在中外医学文化交流史上的重要性揭示出来，为进一步理解古代陆海丝绸之路的医学文化交流的多元性和复杂性，提供了有代表性的实证分析。我国目前正在大力推进"一带一路"倡议。本书通过医学文化交流史的研究，旨在丰富对"一带一路"上的古代中外文化交流复杂性的认知，而历史上的互联互通，对当今世界各地的文化理解的加深以及良好关系的建立，促进中国文化在"一带一路"上的对外传播也是有正面的启发意义的。

本书的附录另提供了敦煌《耆婆书》梵文本残卷的汉译以及敦煌于阗文本《耆婆书》残卷（英译版）的汉译，为中古医疗史和宗教史研究提供了一份基础的史料。

---

① 该文收入陈明：《中古医疗与外来文化》，北京大学出版社，2013，第344—363页。

② 该文的修订稿为陈明：《从天竺到日本的医学知识传递——台北"故宫博物院"藏〈耆婆五脏经〉初探》，载《丝路医明》，广东教育出版社，2017，第322—345页。

第一章

童子医王

——佛经中的耆婆故事考略

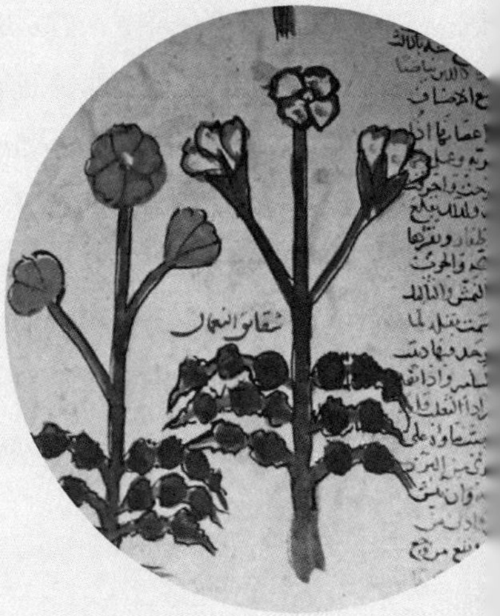

耆婆是印度公元前六世纪与佛祖释迦牟尼同时代的名医，以医术高超著称，有“童子医王”“天竺大医”等称号。在印度医学史的脉络中，耆婆仅仅是一名普通的医生，其地位难以与阇罗迦（Caraka）、妙闻（Suśruta）等大医家相提并论。在佛教史的背景下，耆婆才是与佛祖并称的医王，并借助于佛教的中介，耆婆的事迹广为传播，耆婆甚至成为印度古代医学的代表符号之一。

大凡涉及印度医学史以及原始佛教史的书籍，或多或少都要提到耆婆的事迹。1926 年，楚斯顿（C. G. Cumston）在《文明史：从法老时代到十八世纪末的医学史》（*The History of Civilization: the history of medicine, from the time of the Pharaohs to the end of the XVIII Century*）第三章“印度医学、迦勒底和波斯医学”中，引用了耆婆的一些故事。[1] 1929 年，毗娑迦阇梨（G. M. Bhiṣagācārya）在《印度医学史》（*The History of Indian Medicine*）的第三卷[2]中，辑录了早期的几部编有耆婆故事的图书的片段。1973 年，贾齐（O. P. Jaggi）在《印度医学体系》（*Indian system of medicine*）的第一部分第四章“非医学文献中的印度医药”中讨论佛教文献时，提及了耆婆的医事，并配有一张耆婆正在做开颅术的插图。[3] 1989 年，火生友（Jyotir Mitra）发表了《耆婆及其外科医学成就》一文，探讨耆婆的外科成就。[4] 1998 年，丹麦哥本哈根大学美籍学者肯尼思·齐思克（K. G. Zysk）在《印度古代的医疗与苦行：佛教僧团中的医药》（*Asceticism and Healing in Ancient India: Medicine in the Buddhist Monastery*）一书中，对巴利文佛经中记载的

---

① C. K. Ogden (ed.), *The History of Civilization: the history of medicine, from the time of the Pharaohs to the end of the XVIII Century* (London and New York: Routledge, First printed 1926, reprinted 1996), pp. 51 – 71.

② G. M. Bhiṣagācārya, *The History of Indian Medicine: Containing Notices, Biographical and Bibliographical, of the Āyurvedic Physicians and their Works on Medicine: From the Earliest Ages to the Present Time*, vol. III (Calcutta: University of Calcutta, 1929), pp. 681 – 744.

③ O. P. Jaggi, *Indian system of medicine*, (History of Science and technology in India, vol. IV) (Delhi: Atma Ram & Sons, 1973), pp. 51 – 58.

④ Jyotir Mitra, “Jivaka and his medico-surgical achievements,” *Sanskriti sandhana: Journal of the National Research Institute of Human Culture*, vol. 2 (1989): 346 – 355.

耆婆医事进行了研究。[①] 2004 年，黄文宏的硕士学位论文《从神医耆婆之医疗事迹论其医疗方法及对佛教影响》，主要梳理了汉文史料中的神医耆婆的医疗事迹及其与佛教的关系。[②] 2005 年，笔者出版了《敦煌出土胡语医典〈耆婆书〉研究》，主要研究耆婆的医事及其跨文化的影响，并整理翻译了敦煌出土的梵文本《耆婆书》（*Jīvaka-pustaka*）。[③] 2009 年，皮尔斯（C. Pierce Salguero）在《文献语境中的佛教医王》一文中，以耆婆为例证，重新梳理了印度医学对中土的影响情况。[④] 2016 年，王大伟、高永翔《汉译佛典中的印度古代药师形象》一文中，极为简要地梳理了汉译佛经中有关耆婆药师的一些医事。[⑤] 2018 年，杨曾文在《佛教和医药学的考察与思考》一文中，也简要涉及了耆婆“一切草木无非是药”的论述。[⑥]

耆婆是摩揭陀王国（Māgadna）宫廷御医和僧团的专门医生，主要为瓶沙王（Seniya Bimbisāra）、阿阇世王的宫廷和佛陀以及僧团患者治病。他的生平事迹富有神话色彩，在汉译佛典、南传巴利文佛典以及藏译佛典中各有不同，值得进行

---

① K. G. Zysk, “Studies in traditional Indian medicine in the Pāli Canon: Jīvaka and Āyurveda,” *The Journal of the International Association of Buddhist Studies*, vol. 5, no. 1 (1982): 70 – 86. K. G. Zysk, *Asceticism and Healing in Ancient India: Medicine in the Buddhist Monastery* (New Delhi: Motilal Banarsidass Publishers Private Linited, 1998), pp. 120 – 127. 中译本是甘乃斯·齐思克：《印度传统医学——古印度佛教教团之医学：苦行与治病》，陈介甫、许诗渊译，“国立”中国医药研究所，2001。中译本将原丛书名 Indian Medical Tradition 当成了本书的正标题。

② 黄文宏：《从神医耆婆之医疗事迹论其医疗方法及对佛教影响》，硕士学位论文，辅仁大学宗教学研究所，2004，第 141—152 页。

③ 陈明：《敦煌出土胡语医典〈耆婆书〉研究》，台北：新文丰出版公司，2005。

④ C. Pierce Salguero, “The Buddhist Medicine King in Literary Context: reconsidering an early example of Indian influence on Chinese medicine and surgery,” *History of Religions*, vol. 48, no. 3 (2009): 183 – 210.

⑤ 王大伟、高永翔：《汉译佛典中的印度古代药师形象》，《中华医史杂志》2016 年第 5 期，第 279—284 页。

⑥ 杨曾文：《佛教和医药学的考察与思考》，《世界宗教研究》2018 年第 4 期，第 8—17 页。

比较研究。①

第一节 耆婆的音译与意译名梳理

耆婆，梵语名字为 Jīvaka，全称 Jīvaka Kumārabhṛta 或 Jīvaka Kumārabhṛtya；巴利语名 Jivaka Komārabhacca；犍陀罗语名 Jivae；于阗语名 java、jiva、Jīva；藏语名 Vtsho-byed Gzhon-nu，或 'Tsho byed。在汉语文献（包括汉译佛经与中土撰述）中，耆婆的名字既有音译，也有意译，译法和写法多样，现归纳如下，如表 1.1 所示：

表 1.1 耆婆的汉译名号表

类别	名称/译名	出处	译者/作者	备注
音译	耆婆	《大方便佛报恩经》卷六	失译	该经并非东汉译经，而是东晋之后所译②

---

① 有关耆婆医疗故事的其他研究，还可参见 Aparna Chattopadhyay，"Life of Jivaka as found in Vinaya Pitaka-A study，" *Nagarjun*，vol. 22，no. 3（1978）：59－60. Ramākānt Maṇi，"Bauddha yugke mahān vaidya Jīvaka Kaumārabhṛtya，" *Sachitra Ayurved*，vol. 56，no. 1，2003，p. 24. 关根正雄：《仏典のなかの耆婆とその医疗》，《日本医史学杂志》（*Journal of the Japan Society of Medical History*）第 22 卷第 4 号，1976，第 428—444 页。影山教俊：《律藏经典群に见られる耆婆の治疗法》，《现代宗教研究》第 36 号，2002，第 78—208 页。

② 参见方一新：《〈大方便佛报恩经〉语汇研究》，《浙江大学学报》（人文社会科学版）2001 年第 5 期，第 50—56 页。方一新：《翻译佛经语料年代的语言学考察——以〈大方便佛报恩经〉为例》，《古汉语研究》2003 年第 3 期，第 77—83 页。方一新、高列过：《从疑问句看〈大方便佛报恩经〉的翻译年代》，《语言研究》2005 年第 3 期，第 54—57 页。方一新、高列过：《从佛教词语考辨〈大方便佛报恩经〉的时代》，《浙江大学学报》（人文社会科学版）2012 年第 3 期，第 139—147 页。史光辉：《从语言角度看〈大方便佛报恩经〉的翻译年代》，《古汉语研究》2009 年第 3 期，第 44—50 页。史光辉：《〈大方便佛报恩经〉文献学考察》，《古籍整理研究学刊》2011 年第 5 期，第 15—19 页。

（续表）

类别	名称/译名	出处	译者/作者	备注
音译	耆域	《佛说寂志果经》卷一	东晋竺昙无兰译	晋言：固活
	耆旧	《长阿含经》卷十七	后秦佛陀耶舍、竺佛念译	
	耆波	《大方等大集经》卷九	北凉昙无谶于姑臧译	《翻梵语》卷四引之
	耆鞠	《入大乘论》卷上	坚意菩萨造，北凉道泰等译	
	祇域	《贤愚经》卷三	北魏慧觉等在高昌郡编译	
	祇婆	《阿阇世王授决经》	西晋法炬译	
	阇婆	《治禅病秘要法》卷上	北凉沮渠京声译	
	时婆	《一切经音义》卷十三	唐代慧琳著	
	祈婆	《维摩经颂》文殊问疾品第五		敦煌写本北图羽字三号
	祁婆	《佛说金毗罗童子威德经》	唐代不空译	仙人祁婆
		《庐山远公话》		敦煌写本 S. 2037
	侍缚	《根本说一切有部毗奈耶出家事》卷三	唐代义净译	侍缚迦
	侍缚迦	《根本说一切有部毗奈耶杂事》卷二	唐代义净译	
	时婆迦	《起世经》卷七	隋阇那崛多等译	
	时缚迦	《大唐西域记》卷九	唐代玄奘、辩机著	时缚迦大医旧曰耆婆，讹也
		《大宝积经》卷四十八	唐代玄奘译	
	耆婆伽	《增一阿含经》卷三十九	东晋瞿昙僧伽提婆译	王子
	耆波伽	《翻梵语》卷二	南朝梁宝唱著	
	哠嚩迦	《迦叶仙人说医女人经》	北宋法贤译	

（续表）

类别	名称/译名	出处	译者/作者	备注
音译+意译	耆婆童子	《四分律》卷三十九	后秦佛陀耶舍、竺佛念译	
	耆旧童子	《长阿含经》卷十七	后秦佛陀耶舍、竺佛念等译	
	寿命童子			另见《佛说光明童子因缘经》卷二
	祇域童子	《佛说㮈女祇域因缘经》	东汉安世高译	托名译者
意译	命	《翻梵语》卷四	南朝梁释宝唱著	
	寿	《翻梵语》卷四		
	命者	《翻梵语》卷六		
	长命	《温室经义记》	隋代释慧远撰	
	寿命	《长阿含经》卷十七	后秦佛陀耶舍、竺佛念译	
	活命	《根本说一切有部毗奈耶破僧事》卷十四	唐代义净译	侍缚迦，jīvaka
	寿者	《翻梵语》卷六	南朝梁释宝唱著	
	固活	《佛说寂志果经》	东晋竺昙无兰译	晋言：固活
	能活	《温室经疏》	唐代惠净撰	敦煌写本上图068（812510）
	更活	《一切经音义》卷十三	唐代慧琳	
	故活	《翻译名义集》卷二	南宋法云编	
	能治	《温室经疏》	唐代惠净撰	敦煌写本上图068（812510）
	医王活命	《根本说一切有部毗奈耶破僧事》卷十四	唐代义净译	jīvaka vaidyarāja
	能治医王	《根本说一切有部毗奈耶破僧事》卷十三	唐代义净译	jīvaka
	活命医王	《大乘集菩萨学论》卷十〈清净品第八〉	北宋日称等译	jīvaka vaidyarāja

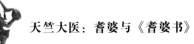

从表1.1可见，耆婆译经的出现不会早于三国时期。耆婆名字音译有双音节和三音节两种形式。在六朝时期，耆婆的名字 Jīvaka 开始译作“耆婆伽”“耆波伽”这样的三音节词；到隋唐时期，还有“侍缚迦”“时婆迦”“时缚迦”等三音节词形。对于这些译名之间的关系，慧琳《一切经音义》卷十三的“时缚迦”条指出：“时缚迦：梵语也。此译云能活，或言更活，古译云时婆，或云耆婆，皆一言耳也。”① 玄奘在《大唐西域记》卷九中特别指出，“时缚迦”是新译名，而“耆婆”是旧译名。玄奘根据“中天音旨”的原则，从对音的角度，宣称“耆婆”这一译名并不准确，犯了“讹”之类的错误。在玄奘看来，“时缚迦”这一译名才是与梵语发音相吻合的准确译法。

如何才能确定“侍缚迦”“时婆迦”“时缚迦”这些三音节词所对译的梵语原名呢？要回答这个问题，最好的办法是采取梵汉对勘的方法去加以确认。义净译《根本说一切有部毗奈耶破僧事》中有三种不同的译名，该律典的梵本出土于印度吉尔吉特地区，现将其梵汉文本中的相关对译举例如下：

例1：［僧］世尊忍痛，尔时医王侍缚迦每日三时来诣佛所。②

［梵］bhagavataḥ pāṣāṇaśarkarayā pādaḥ kṣataḥ; rudhiraṃ pragharaty eva nāvatiṣṭhate; jīvako vaidyarājo bhagavato rujāvalokakaḥ trikālam upasaṃkrāmati; (vol. Ⅱ, p. 171)③

例2：［僧］侍缚迦作是念云：“我治阿难陀疮，今正是时。何以故？听法心至，割截不知痛故。”……是时能治医王见斯事已，生希有心。④

［梵］jīvikaḥ kumārabhṛtaḥ saṃlakṣayati: ayam asya kalaś cikitsāyāḥ; dharmavegaprāpto 'yaṃ na cetayiṣyati iti; ……jīvakaḥ paraṃ vismayam āpannaḥ. (vol.

---

① 《大正新修大藏经》第54册，第386页中栏。

② 参见《大正新修大藏经》第24册，第193页中栏。本书引文中的繁体字和异体字径改为通用规范字，不出校记。引文的底本讹误脱漏的，补字以［ ］标示，正字以（ ）标示；前后残缺的，分别以“（前缺）”“（后缺）”于首尾标明；上下残缺的，分别以⊐和⊏标示上缺和下缺；中间残缺或漫漶不清的，缺一字以□标示，无法确定字数的以▨标示；残缺但据残迹补足文字的，于字上加□标示。

③ Raniero Gnoli (ed.), *The Gilgit manuscript of the Saṅghabhedavastu: being the 17th and last section of the Vinaya of Mūlasarvāstivādin*, part Ⅰ, part Ⅱ (Rome: Instituto Italiano par il Medio ed Estremo Oriente, 1977–1978).

④ 《大正新修大藏经》第24册，第165页下栏。

Ⅱ, pp. 54 –55)

例 3：［僧］尔时世尊为慈悲故，现其身患。时医王活命为佛合煎酥药，药名那罗若药。佛问医王："此药不可思议。"医王答世尊曰："实不可思议。"佛复告医王："极不可思议。"答曰："实极不可思议。"①

［梵］ bhagavato glānyam utpannaṃ; jīvakena bhagavate nārācaghṛtam upanītaṃ; tatra bhagavān jīvakaṃ vaidyarājam āmantrayate: āścaryaṃ jīvaka? āścaryaṃ bhagavan; adbhutaṃ jīvaka? adbhutaṃ bhagavan, (vol. ii, p. 90)

例 1 中的"医王侍缚迦"是 jīvako vaidyarājo 的对译，jīvako 和 vaidyarājo 分别是 jīvaka 和 vaidyarāja（医王）的主格、单数形式。例 2 中的"侍缚迦"是jīvikaḥ kumārabhṛtaḥ的略译；"能治医王"是 jīvakaḥ的对译。例 3 中的"医王活命"是 jīvakena 的对译，是 jīvaka 的具格、单数形式。"佛问医王"中的"医王"是 jīvakaṃ vaidyarājam 的对译，而 jīvakaṃ 和 vaidyarājam 分别是 jīvaka 和 vaidyarāja（医王）的业格、单数形式。从这三个例子中可以看出，耆婆的全名为 Jīvaka Kumārabhṛta-，而义净并未译出后半部分"童子"（Kumārabhṛta-）。"侍缚迦""活命""能治"均为 jīvaka 的对译。更重要的是，耆婆在佛经中确实被称作"医王"（vaidyarāja-）。从这些不同的译名中，可以看出义净的译词表述是多样化的，这些多样化的表达无疑丰富了汉语的词汇系统。

第二节　汉译佛经中的耆婆故事梳理

佛教医学是印度古代医学的组成部分之一，而巴利文和汉文佛典中有比较丰富的医学文化史料。② 记载耆婆事迹的汉译佛典主要为《佛说柰女耆婆经》《榛

---

① 《大正新修大藏经》第 24 册，第 173 页下栏。

② Jyotir Mitra, *A critical appraisal of Ayurvedic material in Buddhist literature: with special reference to Tripitaka* (Varanasi: The Jyotiralok Prakashan, 1985). J. R. Haldar, *Medical science in Pali literature* (Calcutta: Indian Museum, 1977). Nasim H. Naqvi, *A study of Buddhist medicine and surgery in Gandhara* (Delhi: Motilal Banarsidass Publishers Private Limited, 2011).

女祇域因缘经》《佛说温室洗浴众僧经》以及《摩诃僧祇律》《四分律》《根本说一切有部毗奈耶破僧事》等部派的律文。耆婆不但是一位与佛陀同时代的名医，而且在他的身上附着一层神话般的光芒。他的故事是神话、传说和历史事实的混杂。从佛教的角度来说，他与佛陀及最初的佛教僧团关系密切，不仅以高超的医术为僧尼解除身体病痛，还以特殊的居士身份在僧团的律制建设中起了一定的作用，多条僧规是由他提议实施的。从文学的角度来看，他的故事有着印度文学特有的浪漫、传奇色彩，十分引人入胜，而且对汉地的民间传说也产生了一定的影响。①

一、“活童子”的童年因缘

耆婆的身世不太复杂，但也不那么清楚明晰。他的母亲是一位淫女，父亲却有两种说法：一为瓶沙王，一为瓶沙王之子无畏王子（Abhaya-rāja-kumāra）。他一出生就遭到抛弃，命运之神却又让他遇到了“贵人”相助。他为何被抛弃呢？原因有二，南传佛典的说法近乎现实，北传佛典的则几为神话。

《善见律毗婆沙》（南朝齐僧伽跋陀罗译）是南传的一部律典释文②，其卷十七云：

> 耆婆者，外国音，汉言活童子。何以名之活童子？时无畏王子晨朝乘车，欲往见王，路见小儿，问傍人言：此儿为死［为］活？傍人答言：活。是故言活童子。王子问曰：其母生已，何以掷置路上？答曰：此淫女法。若生女教习为淫女种，若生男则掷弃，是故生弃路上。王子无畏抱取养育，渐渐长大，即立为儿。③

---

① 陈寅恪先生《三国志曹冲华陀传与佛教故事》一文曾指出，我国有关神医华陀的民间传说在中古时代的兴盛传播，就得益于耆婆故事的启发。此外，唐代白话诗人王梵志的出生传说也与耆婆故事有千丝万缕的联系。

② 现存有巴利文《一切善见律》，其校注本的名称为 *Samantapāsādikā: Buddhaghosa's commentry on the vinaya piṭaka*。国内的学者曾倾向于《善见律毗婆沙》是《四分律》的注释。恐怕事情没有这么简单，现存的汉文本《善见律毗婆沙》与巴利文本《一切善见律》相差较多，与《四分律》出入更大。具体可参见吴蔚琳：《〈善见律毗婆沙〉文本与语言研究》，博士学位论文，北京大学南亚学系，2016。

③ 《大正新修大藏经》第 24 册，第 793 页下栏。

此处解释了“活童子”得名的由来，他的母亲是一不知名的淫女，却没有说明他的父亲是谁，也没有指出无畏王子与他的关系。他因为是男孩子，不符合“此淫女法”的要求而遭弃。这必是当时的一种社会现象。在所有的文本中，被弃的耆婆为无畏王子所救这一情节，却惊人地相似。

《四分律》卷三十九中说耆婆生于王舍城（Rājagaha），是淫女娑罗跋提（Sālavatī）之子。文曰：

> 时瓶沙王子字无畏，与此淫女共宿，遂便有娠。时淫女敕守门人言：“若有求见我者，当语言我病。”后日月满，生一男儿，颜貌端正。时淫女即以白衣裹儿，敕婢持弃著巷中。婢即受敕，抱儿弃之。时王子无畏清旦乘车，往欲见王，遣人除屏道路。时王子遥见道中有白物，即住车，问傍人言：“此白物是何等?”答言：“此是小儿。”问言：“死活?”答言：“故活。”王子敕人抱取。时王子无畏无儿，即抱还舍，与乳母养之。以活故，即为作字，名耆婆童子。王子所取，故名童子。后渐长大，王子甚爱之。[①]

耆婆的母亲本是王舍城的一名童女，端正无比。她不幸被大臣们作为一棵摇钱树，与人共宿一次，收取两百两金，“观望极好”。无畏王子就是在这种情况下与她生子的。此段交代了耆婆出生与被弃、被捡的经过。

《佛说柰女耆婆经》与《㮈女祇域因缘经》很有可能是同经异译的关系。或谓这两部经文乃东汉安息国（波斯）高僧安世高所译。不过，从译经词汇和译语的风格来看，这两部经文与《小道地经》等确切的安世高译经有很大的差异，因此，二者不可能是安世高翻译的。在《佛说柰女耆婆经》中，耆婆则成了维耶离国（Vaiśālī）的奈（柰）女和萍（瓶）沙王所生。柰女不再是一平凡的童女（或淫女），她的身世十分离奇。她生于神奇香美的柰树上，此柰树是一位巨富的梵志用醍醐灌养大的。柰树的瘤节上长出一华茂树枝，“见枝上偃盖之中，乃有池水，既清且香，又如众华，彩色鲜明。披视华下，有一女儿，在池水中。梵志抱取，归长养之，名曰柰女。”[②] 柰女十五岁时，美貌无双，七家国王同时来聘，纷争不已。梵志把柰女安置在院中新建的高楼上。耆婆出生的经历如下：

---

① 《大正新修大藏经》第22册，第851页上栏。

② 《大正新修大藏经》第14册，第902页下栏。柰女的出生以及梵志抚养她，这一故事情节成了唐代诗人王梵志出生传说的源头。参见陈允吉：《关于王梵志传说的探源与分析》，《复旦学报》（社会科学版）1994年第6期，第97—103页。

> 至其夕夜，萍沙王从伏窦中入，登楼就之共宿。明晨当去，柰女白曰："大王幸枉威尊，接近于我，今复相舍而去。若其有子，则是王种。当何所付？"王曰："若是男儿，当以还我；若是女儿，便以与汝。"王即脱手金镮之印，以付柰女，以是为信。便出语群臣曰："我已得柰女，与共一宿，亦无奇异。故如凡人，故不取耳。"萍沙军中，皆称万岁曰："我王已得柰女。"六王闻之，便各还去。柰女后生得男儿。儿生之时，手中抱持针药囊出。梵志曰："此国王之子，而执持医器，必是医王。"名曰耆婆。[①]

萍沙王脱下手中的金镮之印作为凭证，在戏剧《沙恭达罗》中也有类似情节，只是信物变成了戒指而已。此处最大的不同有两点：其一，耆婆天生就手中抱持针药囊出；其二，耆婆没有被弃、被捡的经历。此外，耆婆为何成为柰女之子，该经的后文也有所交代。

《㮈女祇域因缘经》中，柰女的来历、耆婆的出生情况与《佛说柰女耆婆经》相同。其不同之处在于：

> 瓶沙王去后，遂便有娠。时㮈女勅守门人言："若有求见我者，当语言我病。"后日月满，生一男儿，颜貌端正。儿生则手持针药囊。梵志曰："此国王之子，而执持医器，必医王也。"时㮈女即以白衣裹儿，勅婢持弃著巷中。婢即受勅，抱往弃之。时王子无畏清旦乘车，往欲见大王，遣人除屏道路。时王子遥见道中有白物，即住车问傍人言："此白物是何等？"答言："此是小儿。"问言："死活？"答言："故活。"王子勅人抱取，即觅乳母养之以活。梵志将此小儿还付㮈女，名曰祇域。[②]

也就是说，《㮈女祇域因缘经》将《佛说柰女耆婆经》中所略去的耆婆被弃、被捡的那段经历补充完整了，但没有说明柰女抛弃儿子的原因。[③] 这段经文与《四分律》上引经文在译语上亦多有相同之处，或许表明《四分律》的译语对前者有所借鉴。再者，此处尚有一个疑问，柰女住在维耶离国，瓶沙王乃在罗阅祇国，"去此五百里"。无畏王子是与柰女同住一城吗？他清旦往见的又是瓶沙

---

① 《大正新修大藏经》第 14 册，第 902 页下栏。

② 同上书，第 897 页中栏。

③ 这两部经文是否为不同的译者根据两个不同的传本所译出的呢？该问题有待进一步探讨。

王吗？[①]

南宋法云《翻译名义集》卷二对耆婆所作的介绍乃综合多部经典而成。其文曰：

> 耆婆，或云耆域，或云时缚迦，此云能活，又云故活，影坚王之子，善见庶兄，奈（柰）女所生。出胎即持针筒药囊，其母恶之，即以白衣裹之，弃于巷中。时无畏王［子］乘车遥见，乃问之，有人答曰："此小儿也。"又问："死活耶？"答云："故活。"王即敕人，乳而养之，后还其母。[②]

影坚王，一译影胜王，梵名 Bimbisāra，即瓶沙王。善见，梵名Ajātaśatru，即佛经中有名的阿阇世王。[③] 此段资料源于上引的《四分律》或者《佛说柰女耆婆经》，因为其后还引用了《四分律》和《佛说柰女耆婆经》各一处文字。它说明了耆婆遭弃的又一原因："出胎即持针筒药囊，其母恶之"。与《善见律毗婆沙》中的原因相较，这个原因就不免离奇了。

为什么耆婆天生就手中抱持针筒药囊出呢？耆婆为何要学医术呢？这就引出了有关耆婆的本生故事。先看南传《善见律毗婆沙》卷十七"舍利弗品"的记载：

> 问曰："耆婆童子何不学余技术？"
>
> 答曰："往昔有佛，名曰莲花，时有一医师，恒供养莲花如来。耆婆见已，心自念言：'云何我未来世，得如此医供养如来？'作是念已，即于七日中供养如来，往至佛所，头面礼足，白佛言：'愿我未来世作大医师供养佛，如今者医师供养佛无异。'作是愿已，礼佛而退。耆婆命终即生天上，天上福尽，下生人间。如是展转乃至释迦出世，宿愿所牵，不学余技，但学医方。"
>
> 问曰："耆婆所以善学医道者？"
>
> 答曰："耆婆就师学时，天帝释观见此人，医道若成必当供养佛。是故

---

① 通常而言，佛经故事重在表述佛教道理，其故事框架只不过起到一个载体的作用，往往漏洞频出，不宜以常理一一度之。

② 《大正新修大藏经》第 54 册，第 1083 页下栏。

③ 南本《大般涅槃经》卷三十五记载，阿阇世王说："如其鬼病，家兄耆婆善能去之。"可见耆婆与阿阇世王的兄弟关系。

帝释化入耆婆师身中，以教耆婆，于七月中得师法尽。过七月已，帝释所教如是，满七年医道成就，耆婆还国。”①

此则本生故事引在一段回答之中，比较简单，交代了耆婆童子前生的发愿，故今生“宿愿所牵，不学余技，但学医方”，学医的目的是供养佛。为了实现他的心愿，天帝释化身为师提供帮助。这是一则地地道道的宗教化小故事。有关耆婆的本生故事，另见于《根本说一切有部毗奈耶破僧事》卷十四。在叙述侍缚迦善知佛意的原因时，世尊讲述了侍缚迦的一个本生故事。善有长者的儿子善德由于能正确领悟其父书信中的含义，从而获得财富。世尊明确指出：“比丘！过去父者，即我身是。彼其子者，今侍缚迦是。我以方便而教训之，便知我意；今亦如是。”② 这是非常典型的本生故事的结构。《根本说一切有部毗奈耶》（义净译）卷三十二在叙述愚路比丘的事迹时，其本生故事中，未能慧眼识别骏马的商主也是侍缚迦王子的前身，不过，该故事未涉及医事。

《四分律》卷三十九也记载了耆婆学医的缘由：

尔时，王子唤耆婆童子来语言：“汝欲久在王家，无有才技，不得空食王禄，汝可学技术。”答言：“当学。”耆婆自念：“我今当学何术？现世得大财富而少事。”作是念已。“我今宁可学医方，可现世大得财富而少事。”念言：“谁当教我学医道？”时彼闻得叉尸罗国有医，姓阿提梨，字宾迦罗，极善医道，彼能教我。③

此处表明，耆婆学医与前生无关，其目的也不是供养佛。他纯粹是被迫的。由于不得空食王禄，他为了自己“现世得大财富而少事”而去学医。这是一个非常世俗化的想法，与《善见律毗婆沙》中的宗教化缘由截然相反。

《佛说柰女耆婆经》中，耆婆学医的经历还要复杂一些。耆婆八岁时就很聪明，由于在一次游玩中被小孩们骂为“无父之子，淫女所生”，从而得知身世，持金镮之印远道寻父，被瓶沙王立为太子。其后的经历也与学医有关：

涉历二年后，阿阇世王生，耆婆因白王曰：“我初生时手持针药囊，是应当为医也。王虽以我为太子，非我所乐；王今自有嫡子生矣，应袭尊嗣，

① 《大正新修大藏经》第 24 册，第 793 页下栏至第 794 页上栏。

② 同上书，第 174 页中栏。

③ 《大正新修大藏经》第 22 册，第 851 页上栏至中栏。

我愿得行学医术。”王即听之。

王曰：“汝不为太子者，不得空食王禄，应学医道。”王即命勅国中诸上手医，尽术教之。而耆婆但行嬉戏，未曾受学，诸师责谓之曰：“医术鄙陋，诚非太子至尊所宜当学，然大王之命，不可违废。受勅以来积有日月，而太子初不受半言之方，王若问我，我当何对?”

耆婆曰：“我生而有医证在手，故白大王捐弃荣豪，求学医术，岂复懈怠须师督促？直以诸师之道，无足学者故耳。”便取本草、药方、针脉诸经，具难问师。师穷无以答，皆下为耆婆作礼，长跪叉手曰：“今日密知太子神圣，实非我等所及也。向所问诸事，皆是我师历世疑义所不能通，愿太子具悉说之，开解我等生年之结。”耆婆便为解说其义，诸医欢喜，皆悉更起，头面作礼，承受其法。

于是耆婆便行治病，所治辄愈，国内知名。①

此段中，耆婆学医既不是因为前生发愿为了供养佛，也不是为了追求今世自己的生活享受，甚至也不是无畏王子强迫他，而是他自己主动“捐弃荣华，求学医术”。更有趣的是，他反过来成了老师的老师，诸位医师以弟子之礼来“承受其法”。师生之间也不存在什么严格的师道尊卑。耆婆自学成名医，而他的针药囊的由来与前生的关系，在本经的后面还有所交代：

耆婆时为贫家作子，见柰女供养，意甚慕乐，而无资财，乃常为比丘尼扫除。洁净已，辄发念言：“令我能扫除天下人身病秽，如是快耶!”柰女矜其贫穷，又加勤力，常呼为子。其比丘尼有疾病，常使耆婆迎医及合汤药，曰：“令汝后世与我共获是福。”耆婆迎医，所治悉愈。乃誓曰：“愿我后世为大医王，常治一切人身四大之病，所向皆愈。”宿日因缘，今故为柰女作子，皆如其本愿。②

这也是一段本生故事，不过，耆婆前生发愿做大医王，乃出于“治病救人”的目的，而不仅仅是为了供养佛世尊。这与南传的说法有所不同。

《㮈女祇域因缘经》中，耆婆寻父、要求学医、教导诸位医师的情况，与上段《佛说柰女耆婆经》并无二致。只不过在“承受其法”一句之后，补充了耆

① 《大正新修大藏经》第14册，第903页上栏。

② 同上书，第906页中栏。

婆访问名师阿提梨的情节。此段访师的情节，与《四分律》的引文相同。耆婆学医的时间在佛典中均是七年。此外，《四分律》以及《佛说柰女耆婆经》的后略部分中，还有耆婆顺利通过宾迦罗的出师考试、宾迦罗临别嘱咐等情节。

二、耆婆的医学实践与行医经历

耆婆的医学实践在南传、北传和藏传佛典中的记载并不一致。肯尼思·齐思克的《古代印度的医疗与苦行：佛教僧团中的医药》一书中，第一部分第四章为“本土之外的佛教中的印度医学”，其中有一专节为“在耆婆传奇的版本中所证实的、对普通戒律核心而言的超印度医学传统”，列举了耆婆的主要医学实践。此外，该书的附录一为“耆婆的治愈病例”，主要按病名汇录了耆婆的医疗事迹，并将它与印度生命吠陀医典的相关部分进行了比较。[①] 对耆婆的主要行医经历，齐思克只从汉译佛典中找出了六个故事，即下文所列《㮈女祇域因缘经》中的（1）（2）（3）（4）（5）五个事例，加上为世尊治疗佛身冷湿一事。而实际上，汉译佛典中还有两个故事，即《四分律》中的（2）为摩揭陀国（Māgadha）瓶沙王治疗痔疮，（3）为王舍城一长者治疗头痛。齐思克此书对耆婆医事的过程、各语种版本的比较等论述较详，此不赘言。

参考齐思克一书，可归纳出北传汉译佛典所记载的耆婆医事活动，主要如下：

1. 在《四分律》卷三十九、卷四十中，记载了耆婆的六个主要治病故事。

（1）为娑（娑）迦陀城（Sāketa）一长者之妇治愈头痛。

（2）为摩揭陀国瓶沙王治疗痔疮（大便道中出血）。

（3）为王舍城一长者治疗头痛。

（4）为拘睒弥国（Kauśāmbī）一长者子治疗肠结腹内。

（5）为尉禅（Ujjenī）国王波罗殊提（Pradyota）治疗头痛。

（6）为世尊治疗水病。

---

① K. G. Zysk, *Asceticism and healing in ancient India: medicine in the Buddhist monastery* (Delhi, 1998), pp. 52 – 61, pp. 120 – 127.

2. 在《佛说柰女耆婆经》中，耆婆的行医经历为：

（1）救活迦罗越家头痛而死的十五岁女儿。

（2）救活维耶离国一个躄地而死的男孩。

（3）巧计治愈一南方大国国王波罗殊提的积年疾病。[①]

在该经中，耆婆没有拜师学医，而是自己直接行医。在故事（1）之前，还有一件神奇的事：耆婆从担樵小儿处购得神奇的药王树。药王树能照人腹脏，在耆婆后来的行医生涯中多次发挥作用，该药王树也被后世称作“耆婆木”。[②]

3. 在《㮈女祇域因缘经》中，耆婆的行医经历为：

（1）为娑（娑）迦陀城一长者之妇治愈头痛。（此是祇域最初治病）

（2）为拘睒弥国一长者子治疗肠结腹内。

（3）救活迦罗越家头痛而死的十五岁女儿。

（4）救活维耶离国一个落地而死的男孩。

（5）巧计治愈一南方大国国王的积年疾病。[③]

此经在故事（1）之前，亦有耆婆（祇域）购得药王树一事。

4.《根本说一切有部毗奈耶杂事》卷二中的耆婆医事：

猛光王患不睡之病（失眠症），耆婆用计治之。

《经律异相》卷三十一，“祇域为㮈女所生舍国为医八”[④]，“出《柰女经》”，系抄录《佛说柰女耆婆经》，内有上列行医故事（1）、（2）、（3）。其卷三十二

---

① 本经在叙述耆婆为南方一国王治病的故事中，还有佛告诉耆婆的一段话：“汝宿命时，与我约誓，俱当救护天下人病，我治内病，汝治外病。今我得佛，故如本愿。”（《大正新修大藏经》第 14 册，第 904 页上栏）

② 我国古代有用镜子照见内脏之病的说法。《全梁文》卷一的梁武帝《净业赋》曰：“患累已除，障碍已净，如久澄水，如新磨镜，外照多像，内见众病，既除客尘，又还自性。”又，《开元天宝遗事十种》内收五代王仁裕撰的《开元天宝遗事》，其中有道士叶法善的故事：“叶法善有一铁镜，鉴物如水。人每有疾病，以镜照之，尽见脏腑中所滞之物，后以药疗之，竟至痊愈。”（丁明如辑校《开元天宝遗事十种》，上海古籍出版社，1985，第 74 页）叶法善的“照病镜”与耆婆的“药王树”有异曲同工之妙也。

③ 另参见勾利军：《〈㮈女祇域因缘经〉中三例外科手术析》，《史学月刊》2014 年第 6 期，第 133—135 页。

④《大正新修大藏经》第 53 册，第 166 页下栏至第 170 页上栏。

中的“无畏王子耆婆学术九”，“出《四分律》三分第二卷，即祇域说事既异，故两存之。”[①] 此处同《四分律》卷三十九“此耆婆童子最初治病”那一段故事，系缩写。[②]

5. 耆婆行医经历的异同分析。

以上列出了耆婆的主要行医经历。《四分律》所记载的故事最多，下面就以《四分律》为线索，来分析不同的文本中耆婆行医经历的异同。

（1）为娑迦陀城一长者之妇治愈头痛。（此是耆婆童子最初治病）

此故事亦见于《㮈女祇域因缘经》之（1），均指耆婆第一次治病。地点：娑迦陀城；患者：大长者其妇；病情：患头痛十二年，久治不愈；疗法：取好药以酥煎之，灌鼻；酬金：四十万两金并奴婢车马；结果：治愈，酬金献给无畏王子。

（2）为摩揭陀国瓶沙王治疗痔疮。

此故事独见于《四分律》。地点：王舍城；患者：瓶沙王；病情：大便道中出血；疗法：洒咒水，以刀破患处，涂药，再次洒咒水；酬金：多种珠宝；结果：治愈。但是瓶沙王言：“汝不得治余人病，唯一治我病，佛及比丘僧宫内人。”瓶沙王的这一命令，使耆婆成了宫廷御医和佛教僧团的专业医师，使耆婆救治天下人的心愿受到了极大的限制，却从客观上加深了耆婆和佛教僧团的关系。许多经典中都提及了瓶沙王的这一命令。

（3）为王舍城一长者治疗头痛。

此故事亦独见于《四分律》。地点：王舍城；患者：一长者；病情：常患头痛，预言将当死；疗法：先以酒令醉，利刀破头开顶骨，除掉脑虫，再缝合并涂药；酬金：四十万两金；结果：治愈，酬金一半自己用，一半分献国王和无畏王子。这次开颅手术事先征得了瓶沙王的许可。

---

① 《大正新修大藏经》第 53 册，第 177 页中栏至下栏。

② 《经律异相》编辑佛经故事时，并不原样照抄。其具体特点请参见白化文、李鼎霞的《释宝唱和〈经律异相〉》一文，载《国学研究》第二卷，北京大学出版社，1994。又，［南朝梁］宝唱等编纂《经律异相校注》，董志翘、刘晓兴等校注，巴蜀书社，2018。

（4）为拘睒弥国一长者子治疗肠结腹内。

此故事亦见于《㮈女祇域因缘经》之（2），这次开腹手术也事先征得了瓶沙王的许可。地点：拘睒弥国；患者：一长者之子；病情：轮上嬉戏，肠结腹内，食饮不消，亦不得出而致死；疗法：利刀破腹，使绞连的肠复原，再缝合并涂药；酬金：一百六十万两金；结果：治愈。《㮈女祇域因缘经》多出的部分，是提及了耆婆把酬金献给师父宾迦罗。

（5）为尉禅国王波罗殊提治疗头痛。

此故事有好几个版本，还分见于《佛说柰女耆婆经》《㮈女祇域因缘经》《根本说一切有部毗奈耶杂事》，它最复杂，也最能体现耆婆的智慧。按照以上经典的次序，对故事的情节进行如下排列。

A.《四分律》：尉禅国王波罗殊提十二年中常患头痛，无医能治，遣使求医。

《柰女耆婆经》：距离罗阅祇国八千里的南方某大国国王病疾积年不瘥，下书征召耆婆。

《㮈女祇域因缘经》：同上。[1]

《根本说一切有部毗奈耶杂事》：猛光王婴此不睡之病，遣使下书。

B.《四分律》：瓶沙王嘱咐耆婆“此王自蝎中来，汝好自护，莫自断命”，耆婆出发。

《佛说柰女耆婆经》：此王多杀医师，瓶沙王父子忧愁，俱往问佛，耆婆承佛威神后出发。

《根本说一切有部毗奈耶杂事》：a. 此王多杀医师，频毗沙罗王生大忧愁，侍缚迦毅然前往，“若不能自护己身，何名医也?”b. 使者告诉病情，侍缚迦以酥合膏。他在路经曲女城时，与一医童子交上朋友，并定计策。

C.《四分律》：耆婆向国王询问病况，国王言明不食酥药。耆婆要求随意出入，在合好酥药后，让王母在国王睡觉口渴时饮之，他则骑驼逃走。

《佛说柰女耆婆经》：a. 耆婆为国王初诊，发现国王蛇蟒之毒遍布全身。b. 耆婆入见太后，太后说出国王是蟒蛇种的真相。耆婆又以医法为名，向国王提出

---

① 此则故事在《佛说柰女耆婆经》和《㮈女祇域因缘经》中全同，故以下只列出前者。

五项要求。c. 耆婆合好醍醐，太后与皇后捧药让国王一饮而尽。耆婆乘象逃走。

《根本说一切有部毗奈耶杂事》：侍缚迦以找药为名，骑象随意出入。国王洗浴后，侍缚迦将药说成是美酒，国王喝后就睡了。侍缚迦乘象逃走。

D. 《四分律》：国王饮完药后，发觉有酥气，派健步乌[①]追赶上耆婆。耆婆把阿摩勒果和水自饮一半，在剩下的一半中下药。健步乌食后中计，耆婆逃脱回国。

《佛说柰女耆婆经》：国王后嗅出醍醐味道，大怒，派勇士乌在三千里处追上耆婆，耆婆请求勇士乌让他吃点东西后才死。耆婆吃了半只梨和喝了一半的水，在剩下的一半中下药，并骗勇士乌说梨和水是最好的神药。勇士乌食后，下痢如水。耆婆乘机逃回。

《根本说一切有部毗奈耶杂事》：国王醒来嗅出口中的酥臭，派飞乌追上侍缚迦。侍缚迦在果中下毒，飞乌食之，上呕下泻。侍缚迦顺利脱身。

E. 《四分律》：国王再派人送给耆婆一件贵价衣，作为报答。

《佛说柰女耆婆经》：a. 国王病愈悔过，遣使奉迎耆婆报恩。b. 耆婆向佛世尊报告此消息后，随使者又往见国王。c. 耆婆劝国王皈依佛法，国王供养世尊，举国皆受五戒。

《根本说一切有部毗奈耶杂事》：a. 飞乌劝国王赏赐侍缚迦，所赐之物转赠给了医童。b. 侍缚迦将所得的一件大氎持上献佛。

这则故事在《四分律》中最简单，在《佛说柰女耆婆经》《㮈女祇域因缘经》中最复杂。通过以上对比，发现后者主要增添了佛世尊的出场，并通过世尊的“汝本宿命，已有弘誓，当成功德，何得中止？……”等语言，以及世尊两次鼓励耆婆、国王最后率国皈依佛法的情节，使整个故事完成宗教化的蜕变。

F. 为世尊治疗水病。

耆婆为世尊治病的故事，留待本节第三部分再作讨论。

尚有《四分律》中所缺而见于《佛说柰女耆婆经》《㮈女祇域因缘经》中的两则故事：

G. 救活迦罗越家头痛而死的十五岁女儿。

地点：迦罗越家；患者：十五岁女儿；病情：小有头痛，日月增甚，一朝发

① 这个健步的名字叫作“乌”，即后面的“勇士乌”“飞乌”。他实际是人不是“乌”，步行极速。

作，以致绝命；疗法：药王树透视头部诸虫，再金刀破头，悉出诸虫，后以三种神膏涂疮，十日平复；结果：治愈；酬金：五百两金。耆婆以酬金谢师。

H. 救活维耶离国一个躄地而死的男孩。

地点：维耶离国；患者：迦罗越家一男儿；病情：从木马摔下，躄地而死；疗法：药王树透视腹中肝部，再金刀破腹，手探料理，还肝向前，后以三种神膏涂疮，三日平复；结果：治愈；酬金：五百两金。耆婆以酬金还报母恩。

两则故事均体现了耆婆的高超医术。此处耆婆的医术主要为外科手术，这说明当时印度的外科医术已经发展到较高的水平。有关耆婆破腹的外科手术，还见于《撰集百缘经》（托名三国时期吴国支谦译）卷十："时诸眷属，载其尸骸，诣于冢间，请大医耆婆破腹看之，得一小儿，形状如故。"①

总之，《佛说柰女耆婆经》与《㮈女祇域因缘经》两经大致相似，但后者比前者多出了拜师、两个治病故事等内容，两者的关系有两种可能：其一，前者是后者的简本，后者先出。其二，后者是在前者的基础上窜加而成的，前者先出。无论两者的关系如何，后者所多出的两个治病故事，亦存于《四分律》中。《㮈女祇域因缘经》和《四分律》中的这两件事情是源于同一个传承，还是其中一个抄自另一个呢？如果《㮈女祇域因缘经》是抄自梵本《四分律》，那么《㮈女祇域因缘经》是不是属于法藏部传承的经典呢？这些问题还有待进一步研究。

三、耆婆与佛陀及佛教僧团的医事和相关的戒律缘起

耆婆不单是一位世俗医王，而且是僧团的专门医师。他信奉佛法，与佛陀及佛教僧团关系密切。正因为耆婆有超凡的医术，他才能以僧团大医的身份，取得佛陀的信任。耆婆是俗家的医王，佛陀是出家人的医王，共同救护天下人。耆婆医治人的身病，去除生理上的病痛。佛陀医治人的心病（当然，佛陀也有治疗身病的例子）②，使之获得精神上的解脱。在佛经中，还存在着一套佛法与医法对

---

① 《大正新修大藏经》第 4 册，第 250 页下栏。又，《诸经要集》卷十四引用了此故事（《大正新修大藏经》第 54 册，第 138 页上栏）。

② Phyllis Granoff, "The Buddha as the Greatest Healer: The complexities of a comparison," *Journal Asiatique*, Tome 299, Numéro 1, 2011, pp. 5 – 22.

应的“语言体系”，也可称之为“药喻”。比如：佛——大医王；佛法——甘露药；嗔痴愚——心病；戒律——阿伽陀药；等等。有人说，“一切宗教都是广义的医学”，佛教也不例外，起码从语言上能找到这种对应。[①]

耆婆还提出多种影响和促进僧团戒条制定的意见。更重要的是，他作为世俗医王，与出世的大医王佛陀并列。耆婆主治身病，佛陀主治心病，佛法较之耆婆的世俗医法，无疑更高一筹。[②] 耆婆与佛陀之间的事情，包含三方面：他在乳母的指点下拜见佛陀[③]，从此为佛陀治病；他供养佛及僧团；他劝阿阇世王等人皈依佛陀。耆婆与佛教僧团的关系，耆婆在僧制建设上所起的作用则表现在四个方面：衣事、出家事、医药事、食法。

（一）为佛陀治病[④]

1.《四分律》卷四十：世尊患水病，阿难去请耆婆。[⑤] 耆婆用药熏三把优钵花，让阿难带给世尊嗅之，再饮暖水，世尊病愈。众天王、众国王、比丘众等多人探望佛。提婆达多也要服这种“那罗延”药，被耆婆拒绝。提婆达多散布谣言，诬蔑世尊。[⑥]

2.《根本说一切有部毗奈耶破僧事》卷十四：医王活命为佛合煮那罗若酥药（nārāca-ghṛta）[⑦]，医王回答世尊此药“不可思议”和佛法“极不可思议”的

---

① 有关宗教意义上的“大医王”观念，参见马小鹤：《摩尼教、基督教、佛教中的“大医王”研究》，《欧亚学刊》第1辑，中华书局，1999，第243—258页。

② 耆婆虽是医王，但也有治不了的病。比如，《请观世音菩萨消伏毒害陀罗尼咒经》记载毗舍离人遭五种恶病时，耆婆就无能为力，而观音与大势至菩萨说了大神咒，消除病苦。又，《安乐集》中亦载此事。

③ 耆婆是如何皈依佛的呢？《五分律》卷二十中，耆域的乳母指点耆域去见世尊，佛为之说法。“佛在王舍城。尔时，耆域乳母洗浴耆域，谛观其身而有恨色。耆域觉之，即问：‘何故恨颜视我？’乳母言：‘恨汝身相殊特而意未亲佛法众僧。’耆域闻已，赞言：‘善哉！善哉！乃能教我如此之事。’便著新衣，往至佛所。”（《大正新修大藏经》第22册，第133页下栏至第134页上栏）

④ 佛陀本是金刚之身，患病乃前世因缘宿业所致。参见《兴起行经》卷上“佛为木枪刺脚因缘经第六”；《法苑珠林》卷五十九中“佛为木枪所刺因缘”。

⑤ 在诸故事中，世尊患病，大多是阿难去请医生。

⑥ 《大正新修大藏经》第22册，第853页中栏至第854页中栏。

⑦ “那罗延”与“那罗若”可能是同一药名 nārāca-ghṛta 的不同音译。

原因。诸位比丘问医王为何善解佛意？世尊说了医王前世也善解佛意的本生故事，即善德（指医王）理解善有长者（指佛）的书信而获财富之事。世尊是大金刚体，医王给以两斤药酥膏。提婆达多也索两斤酥膏，不消化，大痛。①

3.《根本说一切有部毗奈耶破僧事》卷十八：提婆达多在鹫峰山用石头害佛，世尊伤足。医王侍缚迦用牛头旃檀香和童女乳汁为世尊疗伤。②

4.《弥沙塞部和醯五分律》（南朝宋佛陀什共竺道生等译）卷二十：世尊小病，耆域用药熏三把优钵罗花，让世尊嗅之，再为世尊进补。③ 又，《大宝积经》卷一百零八也提及此，但没有故事情节。“如来先无诸病，而从耆域药王索优钵罗花，嗅之令下。”

5.《十诵律》卷二十七：佛身冷湿须服下药，耆婆让世尊嗅青莲花叶药，又为世尊办随病妙食。④

6.《摩诃僧祇律》卷五：耆旧药师把净居天所赠的转轮王药献给佛。他又让世尊嗅青莲花叶药。⑤ 又，《摩诃僧祇律》卷三十一：世尊身少不和，耆旧献青莲花药。⑥ 情节基本同上。

7.《兴起行经》（东汉康孟详译）卷上“佛说木枪刺脚因缘经第六”：“（阿阇世）王与弟耆婆及此人众，百千围绕，共至佛所。……，耆婆即便礼佛洗足，著生肌药已，复读止痛咒。耆婆出百千值氎，用裹佛足。”耆婆为佛陀治疗木枪刺脚。⑦

8.《菩萨处胎经》（后秦竺佛念译）卷七，佛陀左肋患风，耆域开药方治疗。又，佛为马枪刺脚，复使耆域治之。⑧

9.《贤愚经》卷三“锯陀身施品第十五”：“尔时世尊！身有风患，祇域医

① 《大正新修大藏经》第 24 册，第 174 页中栏至下栏。
② 同上书，第 193 页中栏至下栏。
③ 《大正新修大藏经》第 22 册，第 134 页中栏至下栏。
④ 《大正新修大藏经》第 23 册，第 194 页中栏至下栏。
⑤ 《大正新修大藏经》第 22 册，第 267 页下栏至第 268 页上栏。
⑥ 同上书，第 481 页上栏。
⑦ 《大正新修大藏经》第 4 册，第 169 页上栏。
⑧ 《大正新修大藏经》第 12 册，第 1056 页中栏。

王为合药酥，用三十二种诸药杂合，令佛日服三十二两。”[①] 此处提及祇域用三十二种药配制了治疗风患的药酥，但没有列出具体用了哪些药物。

（二）供养佛及僧团

1.《根本说一切有部毗奈耶》（唐代义净译）卷三十二：王舍城有大医王，名侍缚迦。医王请佛及僧众于家中供养，唯独不请愚路比丘。世尊不食，医王只好请来愚路。饭后，愚路现神通取佛钵，医王心愧晕倒。世尊叙说医王的前生故事。[②]

2.《出曜经》卷十九：耆域药王请佛及僧众，唯独不请般特比丘。故事情节大体同上。[③]

3. 医王把自己在王舍城外的庵婆罗园献给世尊，世尊常带一千二百五十位弟子在此修行。此园梵名为 Jīvaka-amravana，法显的《佛国记》（一名《高僧法显传》）记载了它：“（王舍）城东北角曲中，耆旧于庵婆罗园中起精舍（vihara），请佛及千二百五十弟子供养处，今故在。”[④] 又在唐玄奘、辩机《大唐西域记》卷九《摩揭陀国下》有记载：“胜密火坑东北，山城之曲，有窣堵波，是时缚迦大医旧曰耆婆，讹也于此为佛建说法堂，周其壖垣，种植花果，余趾蘖株，尚有遗迹。如来在世，多于中止。其傍复有时缚迦故宅，余基旧井，墟坎犹存。”[⑤] 其遗址经考古发掘，在今城东门旁。可见，在玄奘时代，印度人相信耆婆医王在历史上实有其人。目前，印度还在当地竖起了耆婆庵婆罗园遗址的标牌（见图1.1）。

---

① 《大正新修大藏经》第4册，第366页上栏。

② 此本生故事的大意为：一位贩马客（指医王）把宝马驹（指愚路）换给瓦师，国王以一亿金从瓦师处求得宝马。宝马保护国王脱险，国王为宝马设无遮大会。贩马客得知原委，气晕在地。医王今生和前生都犯了以貌取人（马）的错误。所以，世尊在此教导诸位比丘“凡夫之人自无慧目，不应于他辄生轻慢，当以智慧随处观察，如是应学。”这也是少见的以医王为批评对象的故事。（《大正新修大藏经》第23册，第801页中栏至第803页下栏）

③ 《大正新修大藏经》第4册，第712页下栏。

④ 《大正新修大藏经》第51册，第862页下栏。

⑤ ［唐］玄奘、辩机：《大唐西域记校注》，季羡林等校注，中华书局，1994年重印本，第723页及第724页，注释1。

4. 为佛大弟子治病。

《根本说一切有部毗奈耶破僧事》卷十三：医王为阿难陀治背疮，“时阿难陀背上生一小疮，佛令侍缚迦治之。侍缚迦……，便取妙药傅其疮上，疮既熟已，以刀割之，出其脓血，复以妙膏傅上，因即除差。”阿难陀以听佛法故，了然不觉。①

《分别功德论》卷三：耆婆为阿难治背疮。②

《分别功德论》卷四：耆域为阿那律治眼病。③

《增一阿含经》卷三十一：世尊让耆域疗治阿那律眼根。④

（三）耆婆的合药及其治病杂事

耆婆善于识药、合药，故又有药师、药王之称。⑤ 耆婆不仅给世尊合过“那罗延”药、“那罗若”药等酥药，给国王合过无色无味的酥药，而且还能合出其他种类的神奇药物。耆婆所合的下列三件药物太具神话色彩，而且还有一定的医用巫术因素在内。

1. 女相药（药女）。

《大宝积经》卷四十八“菩萨藏会第十二”（唐代玄奘译）云：

> 复次，舍利子！如时缚迦大医王者，聚集众药和为形相，变成女像，妍质华美，净色悦人。由是医王善能作故，妙善成就，善加严饰。舍利子！是药女像，虽无思虑又无分别，而能示现往来住止，若坐若卧。诸有豪贵大王、王子、大臣、长者及诸小王有病恼者，至时缚迦大医王所。尔时医王观

---

① 《大正新修大藏经》第 24 册，第 165 页中栏至下栏。

② 《大正新修大藏经》第 25 册，第 37 页下栏。《分别功德论》并非东汉译经，而是三国时期或晋代的译经。参见方一新、高列过：《〈分别功德论〉翻译年代初探》，《浙江大学学报》（人文社会科学版）2003 年第 5 期，第 92—99 页。又，王毅力：《从词汇角度看〈分别功德论〉的翻译年代》，《宗教学研究》2012 年第 1 期，第 143—147 页。陈祥明：《汉文佛典失译语言时代考辨——以〈分别功德论〉为例兼及译作者》，《泰山学院学报》（人文社会科学版）2017 年第 4 期，第 78—91 页。

③ 《大正新修大藏经》第 25 册，第 41 页下栏。

④ 《大正新修大藏经》第 2 册，第 719 页上栏。

⑤ 《经律异相》卷二十八中收录“耆域药王请僧佛八”，即引自《出请槃特比丘经》，就是将之称为“药王”的。（《大正新修大藏经》第 53 册，第 152 页下栏至第 153 页上栏）

> 其所治，即以药女赐为仇匹。彼诸人等既蒙所惠，便执药女暂身交触，一切患苦自然消除。无病安乐，无有变异。舍利子！此时缚迦大医之王，疗治世间诸病妙智，余有世医无与等者。如是，舍利子！法身所显菩萨摩诃萨，亦复如是，乃至一切众生，若男、若女、童男、童女，有贪恚痴热恼病者，至菩萨所暂触其身，一切病苦皆得消灭，又觉其身离诸热恼。①

又，北宋西天译经三藏日称等译《大乘集菩萨学论》卷十“清净品第八”亦有一个同样的耆婆（活命医王）譬喻：

> 寂惠！当知：譬如活命医王集诸妙药，捣筛和合，成女人相。姝妙端正，人所乐见。而善安立施作等事，行住坐卧，如其分别。诸有国王、王子、大臣、官长、长者居士，而或来诣活命医王。时彼妙药所成女人相与给侍。由给侍故，一切轻安，得无病恼。佛言：寂惠！汝且观是活命医王，深植妙乐，除世间病，然余医师无有是智。寂惠！现法身光菩萨亦复如是。乃至男子、女人、童男、童女，及余众生，为贪瞋痴遍触其身，炽然烧煮。若弹指顷，一切烦恼远离烧煮，身获轻安。②

《佛说如来不思议秘密大乘经》（北宋法护译）卷二亦云：

> 寂慧！当知：譬如世间耆婆医王，积集一切胜上之药，精妙和合，成女人相，妙色端严，而可乐见，如其所应，安立施作，若来若去，行住坐卧，分别事相，亦非分别，非离分别。诸有病者，若国王、大臣，若长者、居士，来诣耆婆医王妙药所成女人之所，相与和合。其和合已，一切病苦皆得息除，无病轻安，而获快乐寂慧。汝观是耆婆医王，以善巧智，能为世间息除诸病，余诸医师无是智力。菩萨所有法身增胜亦复如是，若能如理真实观者，而彼一切男子、女人、童男、童女，为贪瞋痴烧然其身；若能如实观法身者，即能息除一切烦恼，心得轻安身离烧然。③

陈瑞翾在讨论于阗文典籍《赞巴斯塔书》（*Zambasta*）时，从德格版《甘珠尔》中相应的藏译本中找到了上段的对译，并将其译为现代汉语。现将陈瑞翾的译文转录如下，以资比较：

---

① 《大正新修大藏经》第 11 册，第 283 页中栏。
② 《大正新修大藏经》第 32 册，第 106 页下栏。
③ 《大正新修大藏经》第 11 册，第 708 页下栏。

寂意（Śāntamati，Zhi ba'i blo gros）啊！这就比方说，医王耆婆（Jīvaka，'Tsho byed）搜集所有的药材，并把许多草药，精心制成既端庄又迷人且好看的少女之形，善加调教，善加打扮，（使她）无论是来，是去，是站着，是坐着，抑或是躺着，（都和真的少女）没有任何区别。然后，病人们，无论是贵族、国王、国王的大臣、国王的儿子，还是商人、居士、官吏、王侯，纷至沓来。他们和医王耆婆（所制）的那个药女相会，所有的病马上痊愈了，不仅病没了，而且安隐快乐，无灾无恙。寂意啊！你看这医王耆婆救治世间疾病的智慧，为其他医者所无。寂意啊！就像这样，菩萨以法身显现。无论多少众生——女人、男人、少男、少女——为贪、嗔、痴所折磨，他们只要触及（此）身，所有的烦恼都会马上被消灭。[①]

2. 童子形药（药童子）。

《大宝积经》卷八“密迹金刚力士会”（西晋竺法护译）云：

犹如，寂意！耆域医王合集诸药，以取药草作童子形，端正姝好，世之希有，所作安谛，所有究竟，姝异无比。往来周旋，住立安坐，卧寐经行，无所缺漏，所显变业。或有大豪国王、太子、大臣、百官、贵姓长者，来到耆域医王所，视药童子与共歌戏，相其颜色，病皆得除，便致安隐，寂静无欲，寂意且观。其耆域医王疗治世间，其余医师所不能及也。[②]

耆域医王能用各种药草和合出一个“药童子”的说法还见于比丘道略所集的《杂譬喻经》：

天下草木皆可为药，直不善别者故不知耳。昔有圣医王名曰耆域，能和合药草，作童子形，见者欢喜，众病皆愈。或以一草治众病，或以众草治一病，天下之草无有不任用者，天下之病无有不能治者。[③]

耆域配制的“药童子”更可能是“药女”。其一，《密迹金刚力士会》与《佛说如来不思议秘密大乘经》是同经异译的关系，后者明确指出“精妙和合成女人

---

① 陈瑞翾：《于阗语〈赞巴斯塔之书〉研究札记一则》，载陈瑞翾、吴天跃主编《讲艺集：瑞安中学一百二十周年校庆纪念论文集》，复旦大学出版社，2016，第257—258页。

② 《大正新修大藏经》第11册，第45页下栏。

③ 《大正新修大藏经》第4册，第529页下栏。

相”，所以说，耆域所合成的漂亮“药女”才会得到大众的喜欢。其二，寂天(Śāntideva，七、八世纪）的梵本《大乘集菩萨学论》（*Śikṣāsamuccaya*）第八章中，与上引汉译本对应的句子有：

> tadyathāpi nāma śāntamate jīvakena vaidyarājena sarvabhaiṣajyāni samudānīya bhaiṣajyatarusaṃhātim ayam dārikārūpaṃ kṛtaṃ prāsādikaṃ darśanīyaṃ sukṛtaṃ suniṣṭhitaṃ suparikarmak ṛtaṃ ①

梵本中的 dārikārūpaṃ 意即“女人相”，其中的 dārikā 是指“童女”。若梵本中写成 dārikarūpa-，意思就是“童子形、童子相”，dārikā（“童女”）与 dārika（“童子”）的区别仅仅在于长短元音 ā/a 的差别。

3. 药铃。

唐代道宣撰写的《中天竺舍卫国祇洹寺图经》卷下：

> 次西第四医方之院，诸天下所有医方皆集。坊中有铜铃，状如麦角，可受三斗。以金师子为鼻。比丘入院铃响门开，不劳寺人。音如琴音声。比丘闻之，自然开解诸业通塞。三果以上有病，来入此院，闻铃便愈。凡僧病闻，不能有差。铃是耆婆用药所作。佛灭后耆婆收隐。②

除和合这些神奇的药物之外，耆婆还有一些杂类的医事，简要梳理如下：

4. 鬼病。

北本《大般涅槃经》（北凉昙无谶译）卷三十九：“（阿阇世）王即答言：‘……，汝若病风黄水患者，吾悉有药，能疗治之。如其鬼病，家兄耆婆善能去之。’”③

5. 淫病。

《萨婆多部毗尼摩得勒伽》（南朝宋僧伽跋摩译）卷四：“佛住王舍城，有一比丘患淫病。彼闻耆婆所说，使母人口含男根，便得差。”④ 耆婆的这一说法有

---

① C. Bendall（ed.），*Śikṣāsamuccaya*，Bibliotheca Buddhica，no. 1，1897—1902（St. Petersburg：Commissionnaires de l'Académie Impériale des Sciences），p. 159.

② 《大正新修大藏经》第 45 册，第 893 页中栏至下栏。有关《中天竺舍卫国祇洹寺图经》的校释，参见王大伟、陈宪良校释《唐代道宣著作两种校释》，四川大学出版社，2018。

③ 《大正新修大藏经》第 12 册，第 592 页上栏。又见于南本《大般涅槃经》卷三十五（《大正新修大藏经》第 12 册，第 840 页上栏）

④ 《大正新修大藏经》第 23 册，第 584 页下栏。

些怪异。此是孤例，难以明辨。

6. 蛇毒。

《摩诃僧祇律》卷二十："时一比丘涂房为蛇所螫。……，答言：'待我取僧伽梨，当往呼耆婆医师。'"① 耆婆还能治疗蛇毒，因为古代印度的湿热之地多毒蛇，掌握解毒之方是一个好医生的必备技巧。

7. 断食法。

《大方便佛报恩经》（失译人名，在东晋之后录）卷六："目连语耆婆曰：'有弟子病，当云何治？'耆婆答曰：'唯以断食为本。'"②

综合以上耆婆的种种治疗事例，他所能治疗的疾病种类主要有：头部疾病、直肠瘘管、痔疮、黄疸病、失眠症、水病（冷湿症）、背疮、眼病、蛇毒、皮肤病、儿科疾病、妇科疾病、鬼病、淫病、外科手术（剖腹术、开颅术）等。可见耆婆真不愧为一代医王，正所谓"阎浮提内诸医师中，耆域医王最为第一"③。

（四）耆婆劝阿阇世王皈依佛陀

阿阇世王是佛经中有名的恶王，他与提婆达多相互勾结，一个杀父夺王位，一个害佛分裂僧团。提婆达多遭到恶报④，阿阇世王在耆婆的劝导下，接受了佛法，改恶从善。

《摩诃僧祇律》卷十八：医王力排众议，劝阿阇世王去庵婆罗园中拜见世尊，以增长善根。⑤

《根本说一切有部毗奈耶破僧事》卷二十：五月十五日明月之夜，侍缚迦劝

---

① 《大正新修大藏经》第22册，第389页上栏。

② 《大正新修大藏经》第3册，第160页中栏。

③ 出自《大宝积经》卷一一二（《大正新修大藏经》第11册，第635页上栏）。

④ 有关提婆达多分裂僧团的论述，可参见王邦维先生的《南海寄归内法传校注》"前言"中的第二章之五"附论：提婆达多派问题"，第108—114页。又，Max Deeg（宁梵夫），"The saṅgha of Devadatta：fiction and history of heresy in the Buddhist tradition," *Journal of the International College of Advanced Buddhist Studies*, vol. 2 (1999)：183－218.

⑤ 《大正新修大藏经》第22册，第369页下栏至第370页上栏。

未生怨王去庵没罗园中供养世尊，于是国王带领众人进入园中，顶礼膜拜。[①]

《佛说寂志果经》（东晋竺昙无兰译），耆域劝王见佛。情节类似。[②]

《增一阿含经》卷三十九[③]，亦同上。

《大般涅槃经》卷十九、卷二十：对阿阇世王随耆婆去见佛的前因后果交代得最为详细，而且文学性表现最强。[④]

唐代道世《诸经要集》卷四[⑤]，《法苑珠林》卷三十五[⑥]，引《阿阇世王受决经》，王与耆婆商议，燃灯作功德。

《僧伽罗刹所集经》（前秦僧伽跋澄等译）卷下，王与耆婆见佛。[⑦]

此外，阿阇世王在关押父亲时，母亲想办法帮助父亲，引起他的恼恨，他又企图害母，被耆婆劝阻，才没有犯下又一个弥天大罪。

《观无量寿经》（南朝宋畺良耶舍译），耆婆白言："大王，慎莫害母"。[⑧]

《大般涅槃经》卷三十四，耆婆白言："大王，有国已来，罪虽极重，不及女人，况所生母。"[⑨]

（五）耆婆与佛教僧团中的相关戒律缘起

1．衣事。

耆婆向世尊献衣作布施后，世尊才允许僧团接受衣施。耆婆认为只有世尊才配接受贵价好衣，但世尊往往把好衣分给了僧团，自己并不穿用。

《五分律》卷二十：医王把价值半国的贵价衣献佛，又愿听诸比丘受家衣施，佛立制允许。医王把迦夷王赠的钦婆罗宝衣施舍僧人，佛言："应受用庄严塔。"[⑩]

---

① 《大正新修大藏经》第 24 册，第 205 页上栏至中栏。
② 《大正新修大藏经》第 1 册，第 271 页上栏。
③ 《大正新修大藏经》第 2 册，第 762 页上栏至第 763 页上栏。
④ 《大正新修大藏经》第 12 册，第 477 页上栏至第 483 页上栏。
⑤ 《大正新修大藏经》第 54 册，第 36 页上栏至第 37 页中栏。
⑥ 《大正新修大藏经》第 53 册，第 564 页上栏。
⑦ 《大正新修大藏经》第 4 册，第 136 页下栏。
⑧ 《大正新修大藏经》第 12 册，第 341 页上栏。
⑨ 同上书，第 565 页下栏。
⑩ 《大正新修大藏经》第 22 册，第 134 页中栏至下栏。

《杂事》卷二十一：医王把猛光王的价值百千两金的一件大氎献给佛。

《根本萨婆多部律摄》（唐代义净译）卷五说，“言作衣已竟者，由侍缚迦大医长者布施衣服，世尊因此听畜衣也”。①

《十诵律》（后秦弗若多罗、鸠摩罗什译）卷二十七“七法中衣法第七之上”：耆婆持贵重的深摩根衣献佛，佛默然受，并立制度：“从今日听若有施比丘如是衣者，得随意取著。”②

《大智度论》（龙树菩萨造，鸠摩罗什译）卷二十六：耆域上佛深摩根羯簸衣，价亦值十万两金。③

2. 出家事。

接受信徒出家，是僧团的大事之一。因为瓶沙王只允许耆婆医治两类人，不能随便替世俗人等看病。病人便往往以出家为名，骗取医治，病愈后就还俗，有人感谢医王，有的人则痛骂他。世尊便应耆婆的要求，禁止度重病人出家。在各经典中，耆婆所陈述的原因又不一样，有的为僧团考虑，有的以国王为借口，有的则从自身出发。

《根本说一切有部出家事》（唐代义净译）卷三，一个婆罗门子疾病出家，病愈后还俗，以花果报恩医王。医王要求世尊立制，勿令度病人出家。原因：“比丘令病者出家受近圆，因此令王仓库渐渐损减，我亦身劳，复于圣者，阙修善法。愿世尊制，勿令更度病者。”④

《摩诃僧祇律》卷二十四，一个病人以五百两金等物求医，由于耆域唯治两种人，所以遭到拒绝。病人出家，被医王治愈后就还俗，痛骂“耆域医师众多人子”，耆域心怀怅恨。原因：“此人蒙我得活，反见骂辱。世尊，我是优婆塞，增长佛法故。唯愿世尊从今日后勿令诸比丘度病人出家。”⑤

《五分律》卷十七，摩竭国人得七种重病，出家，被医王治愈后还俗。原

---

① 《大正新修大藏经》第 24 册，第 551 页上栏。

② 《大正新修大藏经》第 23 册，第 194 页下栏。

③ 《大正新修大藏经》第 25 册，第 252 页下栏。

④ 《大正新修大藏经》第 23 册，第 1034 页下栏至第 1035 页上栏。

⑤ 《大正新修大藏经》第 22 册，第 420 页中栏至下栏。

因："王若知此，罪我不少。愿佛教诸比丘不应度重病人。"①

《十诵律》卷二十一，耆婆药师治瓶沙王和佛比丘僧两种人。诸位居士有癞、癫等恶重病，出家求医。比丘们为众人多方护理，妨废诵经坐禅，而耆婆也治不能遍，废瓶沙王急事。居士病愈后，舍戒还家。佛因此立制：不应度恶重病人出家，违者得突吉罗罪。②

《四分律》卷三十四，摩竭国人有癞、癫狂等五种病出现，病人出家，被耆婆治愈后还俗。耆婆白佛勿复度此五种病人为道。原因："我先疗治众僧病，故舍王事。"世尊默许。③

3．医药事。

耆婆是医王，在治病方面最有发言权，他代病比丘向世尊提种种要求，都被应允。其中最重要的一件事是建立浴室，使僧众养成卫生习惯。从另一方面来说，佛非常尊重耆婆的"专家型"意见。

《五分律》卷二十六，医王白佛："今诸比丘多美食以增诸病，愿听浴室中浴，除其此患。"佛立制允许。④

《四分律》卷五十三，诸比丘不节饮食而成患，耆婆为之作吐下药，作粥及野鸟肉羹不能供足，故耆婆求佛允许比丘作浴室，浴者可得少病。世尊默然听可。⑤

《十诵律》卷三十七，比丘患癞病、疥瘙病，耆域言："入浴室洗可瘥。"佛允许，听入浴室洗，洗有五功德。⑥

《摩诃僧祇律》卷三十五，医王白佛："愿听诸比丘温室浴，能除冷阴，得安乐住。"佛言："听温室浴。"⑦

---

① 《大正新修大藏经》第22册，第116页上栏。
② 《大正新修大藏经》第23册，第152页中栏至下栏。
③ 《大正新修大藏经》第22册，第808页下栏至第809页上栏。
④ 同上书，第171页中栏。
⑤ 同上书，第958页中栏至下栏。
⑥ 《大正新修大藏经》第23册，第270页中栏。
⑦ 《大正新修大藏经》第22册，第508页下栏。

《佛说温室洗浴众僧经》①，佛告耆域：“澡浴之法，当用七物，除去七病，得七福报。”②

《十诵律》卷四十：比丘病廱，世尊允许比丘按照耆域所说的去做。③

《十诵律》卷四十八：比丘病痔，耆域言：“应刀割。”佛言：“应屏处刀割。”④

《摩诃僧祇律》卷三十一：佛允许病比丘骑乘，去医王处看病。⑤

《摩诃僧祇律》卷三十二：医王请求佛允许比丘用眼药。⑥

《毗尼母经》（失译，附秦录）卷六：僧食过多，皆患不乐。医王建议立浴室，佛听立浴室。⑦

4．食法。

《摩诃僧祇律》卷三十一，耆旧童子白佛：“庵拔罗果是时果，愿世尊听诸比丘食。”佛言：“从今日听净果皮食。”⑧

---

① 此经亦宣称是安世高所译，但实际不是。该经中说“王舍城内，有大长者，奈女之子，名曰耆域，为大医王，疗治众病，少小好学，才艺过通，智达五经天文地理，其所治者莫不除愈。死者更生，丧车得还，其德甚多，不可具陈，八国宗仰，见者欢喜。”（《大正新修大藏经》第16册，第802页中栏）这则补充材料对医王的评价甚高。与医王有关的三部主要佛经都称是安世高译，这也许是因为他对医术有极大兴趣。《高僧传》中说安世高“外国典籍及七曜五行医方异术，乃至鸟兽之声，无不综达”。有关安世高是大乘还是小乘佛教徒的问题，参见 Wang Bangwei, “Mahāyāna or Hinayāna: a reconsideration on the yāna affiliation of An Shigao and his school” (*Bauddhavidyāsudhākarat, Studies in Honour of Heinz Bechert on the Occasion of his 65th Birthday*, ed. by Kieffer-Piz and J. Hartmann, Swisstal-Odendorf, 1997), pp. 689 – 697; 其修改稿载叶奕良主编《伊朗学在中国论文集》第二集，北京大学出版社，1998，第106—114页。

② 《大正新修大藏经》第16册，第802页下栏。《诸经要集》卷八（《大正新修大藏经》第54册，第77页中栏）、《法苑珠林》卷三十三（《大正新修大藏经》第53册，第543页中栏），均引《佛说温室洗浴众僧经》的内容。

③ 《大正新修大藏经》第23册，第288页上栏。

④ 同上书，第347页上栏至中栏。

⑤ 《大正新修大藏经》第22册，第484页下栏至第485页上栏。

⑥ 同上书，第487页下栏。

⑦ 《大正新修大藏经》第24册，第835页上栏。

⑧ 《大正新修大藏经》第22册，第478页中栏。

《摩诃僧祇律》卷三十二，瓶沙王象死，有比丘食象肉。医王白佛："比丘者出家人，人所敬重。唯愿世尊莫令食象肉。"佛言："不听食象肉，乃至象髓。"[①]

以上从多个方面列举了耆婆与佛陀及佛教僧团关系的事迹，耆婆以他医王的特殊身份，在佛教僧制建设方面发挥了独特的作用，这也是无人可及的。此外，耆婆常随侍佛陀左右，日常生活中还发生了许多有趣的故事。比如，《大般涅槃经》（宋代沙门慧严等依《泥洹经》加之）卷二十八，耆婆受佛陀之命，从火中将一婴儿取出。该事被宝唱《经律异相》卷四十五摘录，名为"瞻婆女人身死阇维于火中生子八"。又，《根本说一切有部毗奈耶杂事》（唐代义净译）卷二的火生（Jyotīṣak，音译"树提"）童子故事中，侍缚迦以牛头栴檀香摩触身体进入火中，将童子从火中取出而不受伤。可见，耆婆具有神奇的医术保护自身。耆婆火中取子的故事场景不仅见于印度古代石刻，而且还被明代《释氏源流应化事迹》卷二（源自《经律异相》）所描绘（见图 1. 2）。

我们把耆婆的前生、今生的行医经历（包含三个本生故事）等主要事迹，略为讨论了一番。最后，来看看耆婆的来世之事。

《萨婆多毗尼毗婆沙》（失译，附秦录）卷一，大目连因为弟子有病，上忉利天去问耆婆，耆婆只向目连招了一下手，就乘车直过。目连自念："此本人间是我弟子，而今受天福，以著天乐，都失本心。"目连责怪耆婆，耆婆回答说："以我人间是大德弟子，是故举手问讯。颇见诸天有尔者不？生天以著乐染心，不得自在，是使尔耳。"耆婆又告诉目连医法。[②]

此故事还见于《大方便佛报恩经》卷六[③]，又被引入《诸经要集》卷十六[④]、《法苑珠林》卷五十四。[⑤] 印度人因持有生死轮回观念，才会有这种来世的故事。这纯粹是一种浪漫的想象吧。

（六）耆婆生平事迹编年

我们将耆婆的生平事迹按照年代的顺序，简要排列如下：

---

① 《大正新修大藏经》第 22 册，第 486 页下栏。
② 《大正新修大藏经》第 23 册，第 509 页中栏。
③ 《大正新修大藏经》第 3 册，第 160 页下栏。
④ 《大正新修大藏经》第 53 册，第 693 页下栏。
⑤ 《大正新修大藏经》第 54 册，第 153 页上栏。

1. 前世：为一贫家子，发愿为医王，以供养佛。
2. 刚出生时被母亲（淫女/柰女）抛弃。
3. 无畏王子抚养之，还付其母。
4. 八岁：寻父瓶沙王。
5. 十岁：学医。国中诸上手医教之。
6. 十岁至十七岁：随阿提梨学医，顺利出师。
7. 十七岁后，游历行医。

第一次治病：为婆（娑）迦陀城一长者之妇治愈头痛。

第二次治病：为摩揭陀国瓶沙王治疗痔疮（大便道中出血）。

第三次治病：为王舍城一长者治疗头痛。

第四次治病：为拘睒弥国一长者子治疗肠结腹内。

第五次治病：为尉禅国王波罗殊提治疗头痛。

8. 乳母指点，耆婆拜见佛陀。将果园奉献给佛陀。
9. 劝阻阿阇世王杀母。
10. 某年五月十五或者七月十五夜，劝阿阇世王皈依佛陀。
11. 为佛陀、僧人治病。
12. 佛陀去世，耆婆痛心。
13. 佛灭后，耆婆收隐。
14. 来世：耆婆住忉利天，目连为弟子病而求教。

第二节　南传佛典中的耆婆故事梗概

一、提及耆婆故事的南传佛典概要

耆婆全名的巴利文写法是 Jīvaka Komārabhacca（即“耆婆童子”）。提及耆婆故事的南传佛典主要有《大品》（*Mahāvagga*）、《一切善见律》（*Samantapāsādika*）、《岛史》（*Dīpavaṃsa*）、《大史》（*Mahāvaṃsa*）、《大善见王

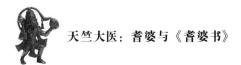

经》(*Mahāsudassana Sutta*)、南传《大般泥洹经》(*Mahāparinibbāna Sutta*)、《沙门果经》(*Sāmaññaphalasutanta*)、《弥兰陀王问经》(*Milandapañha*),等等。在巴利文经藏的《长部尼伽耶》(*Dīgha Nikāya*)由佛音(Buddhaghosa)所写的一个注疏 *Sumaṅgala Vilāsinī* 中,也包含耆婆的故事。①

汉译《善见律毗婆沙》中只有上节引用的二三处简略地涉及耆婆身世。《弥兰陀王问经》只有一处提到耆婆为世尊疗病,且无具体情节。《岛史》《大史》对耆婆的故事也没有太详细的情节。《大般泥洹经》中的耆婆故事,主要是耆婆劝说阿阇世王皈依佛陀(释迦牟尼)的情况,与北传汉译的《大般涅槃经》(北凉昙无谶译)卷三十九以下的内容相似。《沙门果经》(亦收录于巴利文《长部》之中)的耆婆故事,也是讲述耆婆在七月十五之夜劝说阿阇世王去拜见佛陀的经过。而且,梵本《沙门果经》(*Śrāmaṇyaphala-sūtra*)的残片在新疆吐鲁番地区有出土,幸运的是,残片当中刚好还有耆婆的名字全称。

巴利文《本生经》中收录的民间故事精彩纷呈,有些故事中也偶尔涉及耆婆。比如,《周罗槃特财官本生》中记载了一段儿科医生耆婆恭请佛陀与僧众到自家的园中斋食的故事。《等活本生》中也有类似《沙门果经》中的耆婆与阿阇世王去拜访佛陀的情节。

二、《大品》中的耆婆事迹

《大品》是南传巴利文佛典《律藏》(*Vinaya-Piṭaka*)中的一部分。《大品》的第八个犍度(Khandhaka)是关于比丘的三衣,名为《衣犍度》(*Cīvarakkhandhaka*)。如同北传汉译佛典中认为的那样,由于耆婆向世尊献衣,才有比丘衣事的规定。所以,此处在比丘衣事的规定之前,先介绍了耆婆的事迹。其故事梗概如下:

一时,佛在王舍城。维耶梨国(Vesālī)非常繁华,有一位漂亮的淫女名叫庵婆罗婆利(Ambapālikā),每夜收取五十金,使此地更繁荣。王舍城的一位商人去维耶梨国做生意,回来向摩竭陀国瓶沙王报告见闻。瓶沙王要求他也去找一

① K. G. Zysk, "Studies in Traditional Indian Medicine in the Pāli Canon: Jīvaka and Āyurveda," *JIABS*, vol. 5, no. 1 (1982): 70-86.

位少女来王舍城作淫女。商人找来了端正无比的娑罗跋提，她每夜收取一百金，使王舍城繁荣起来。不久，她怀孕了，就以患病为名，闭门谢客。后日月满，生一男儿。娑罗跋提让女婢将孩子弃于垃圾堆中。无畏王子路过看见，问言："何物?"答言："此是小儿。"又问："活否?"答言："故活（jīvati）。"无畏王子就将他抱回宫中抚养。以活故，即为作字，名为耆婆（Jīvaka）。又因为他是由无畏王子所抚养的，因此名为童子，巴利名即 Komārabhacca。①

耆婆到了懂事的年龄，就问无畏王子自己的父母是谁。无畏答道："我不知道你的母亲是谁。我就是你的父亲，因为我抚养你。"耆婆想学一门技术。闻听得叉始罗（Takkasilā）有一位名医，就远道前往拜师。七年之后，耆婆要求出师。师父让他去得叉始罗一由旬之地内，找到不能入药的任何植物带回来。耆婆向师父报告一切皆能入药。师父便让耆婆顺利出师回家。

耆婆走到娑迦陀城（Sāketa）的途中，路费快花光了，盘算着要赚一笔路费。娑迦陀城一位大长者妇，患头痛七年，众医治之而不能瘥。耆婆前往，用药煮酥，灌鼻治之。后病得瘥。耆婆获十六千金、男女奴婢各一、车马一驾。耆婆回归王舍城，所得尽献无畏王子。

摩竭陀国瓶沙王患直肠瘘管，大便道出血，后宫诸人笑之。无畏王子让耆婆前来治疗。耆婆用一种涂抹的药剂就治好了它。瓶沙王赐给耆婆许多珠宝首饰。瓶沙王还言："汝不得治余人病，唯一治我病、佛及比丘僧、宫内人。"

王舍城一长者常患头痛，已达七年，久治不愈，有医师预言十五日或七日后当死。王舍城商人请求瓶沙王让耆婆去疗救。瓶沙王许可后，耆婆前往，预先要求该长者手术后做到左卧、右卧及仰卧各七个月。再将长者系缚于床，以利刀破头开顶骨，除掉一大一小的两条脑虫，再缝合并涂药。耆婆解释若不除虫，那么大虫十五日后、小虫七日后能穿透长者脑髓，长者将死。手术后，长者左卧、右卧及仰卧各七天后，完全康复。长者给耆婆和国王各一百万酬金。

波罗㮈国（Benares）城内一长者之子，娱乐时跌倒，肠结腹内，饮食不消，面黄肌瘦，血管凸出。该长者去王舍城向瓶沙王求情，瓶沙王命耆婆去疗救。耆

① 此段部分内容亦见于《善见律毗婆沙》卷十七（《大正新修大藏经》第 24 册，第 793 页下栏至第 780 页上栏）、《四分律》卷三十九（《大正新修大藏经》第 22 册，第 850 页下栏至第 851 页上栏）。

婆到后，先察看患者的外表变化，然后，系之于柱，利刀破腹，使绞连的肠复原，再缝合后涂药膏。耆婆当场将病情向家属解说。不久，此人康复如常。耆婆获十六千的酬金后回国。

尉禅国的国王波罗殊提（Canda Pajjota）患上了黄疸病，久治无效。波罗殊提派使节向瓶沙王求救，瓶沙王命耆婆前往。耆婆到后，仔细察看了波罗殊提的外表变化。由于该国王极端讨厌酥气，耆婆决定配制无色无味之酥药。为了防止遭国王杀害，耆婆预先以采药为名，要求乘象随意出入宫廷。国王同意了耆婆的请求。耆婆诱使国王服药之后，立即逃走。国王服药消化之后，引起呕吐，才意识到自己喝了酥药，大怒之下，派人搜寻耆婆。得知耆婆已逃跑，又派健步勇士乌（Kāka）去追。[①] 此勇士在憍赏弥（Kosambī）的途中追上耆婆。耆婆在阿摩罗果和水中下药，骗得该勇士吃了。耆婆脱身回到王舍城，并向瓶沙王报告经过。波罗殊提病愈后，又派使者前来，要求耆婆再度返回，以便当面致谢。遭到耆婆拒绝后，再次派使者送来深摩根衣（Sīveyyaka）等贵重礼物酬谢。耆婆心中考虑要将价值昂贵的深摩根衣供养世尊。

一时，世尊身体水病不适，阿难来请耆婆。耆婆用药熏三把青莲花，让世尊嗅之，再用暖水洗浴。不久世尊康复，耆婆将深摩根衣作为供养。世尊接受该衣，并就僧团的衣事作出种种规定。

我们可以将《大品》中记载的上述耆婆主要医事归纳如下：

1. 为娑迦陀城一长者之妇治愈已七年的头痛。
2. 为摩揭陀国瓶沙王治疗直肠瘘管。
3. 为王舍城一长者治疗已七年的头痛。
4. 为波罗㮈国城一长者子治疗肠结腹内。
5. 为尉禅国的国王波罗殊提治疗黄疸病。
6. 为世尊治疗水病。

从梗概来看，医事 1 相当于《㮈女祇域因缘经》中“众医治之而不能瘥。耆婆闻之，即往其家，语守门人言：白汝长者，有医在门外”。至“汝至用之，此是耆域最初治病”一段。医事 2 没有像《四分律》中那样详细列出为瓶沙王

① 《四分律》卷四十：“时王有一健步，名曰乌。”（《大正新修大藏经》第 22 册，第 853 页中栏）

治疗的具体过程。医事3比《四分律》中多出左卧、右卧及仰卧等情节。医事4与《四分律》中的情节大致相同。医事5比《四分律》中的情节还要简单，比《根本说一切有部毗奈耶杂事》和《㮈女祇域因缘经》《佛说柰女耆婆经》更简单。这则故事可能有一个从简到繁的发展过程。从文本也能看出，律部文献（特别是犍度部分）形成的时间应该早于这几部经。① 医事6在诸本中差别不大。

耆婆与僧团衣事的关系，还见于《善见律毗婆沙》卷十四“舍利弗品”之中。即：

尔时，佛住毗舍离国，于瞿昙庙（Gotamaka Cetiya）中，听诸比丘受持三衣（Ticīvara）。何谓为三？一者安陀会（Antaravāsaka），二者郁多罗僧（Uttarāsaṅgha），三者僧伽梨（Saṅghāṭī）。是名三衣。

法师曰：“解说三衣，于《骞陀迦耆婆品》（*Khandhaka Jīvakavatthu*）当广说。”②

所谓“骞陀迦”即犍度也。在现存巴利文律藏的犍度部分，并没有《骞陀迦耆婆品》（*Khandhaka Jīvakavatthu*）。不过，在巴利文经藏（Sutta-Piṭaka）的《中部尼迦耶》（*Majjhima-Nikāya*）中，有一部经名为《中部五十经》（*Majjhima-paṇṇāsa*），它的《家主品》（*Gahapati-Vagga*）中的第55号小经，就叫作《耆婆经》（*Jīvaka-Suttanta*）。该经与耆婆有关，也涉及比丘的衣事。不过，此经很简短，没有提到耆婆的故事。在经藏的《增支部尼迦耶》（*Aṅgutara-Nikāya*）和《相应部尼迦耶》（*Saṃyutta-Nikāya*）中，各有一部小经叫作《耆婆经》（*Jīvaka-Sutta*），但均未涉及耆婆的医事。

第三节　藏传佛典中的耆婆故事梗概

耆婆的藏文名字为Vtsho-byed Gzhon-nu（“能活童子”），简称为Vtsho-byed

---

① 有关佛教戒律犍度部分的形成，可参看［奥］埃利希·弗劳瓦尔纳（Erich Frauwallner）：《原始律典〈犍度篇〉之研究》，郭忠生译，南投：正观出版社，1992。

② 《大正新修大藏经》第24册，第771页中栏。

（或写成 'Tsho byed，“能活”），其西藏所传梵文则写作 Jīvā、Jīvī。李勤璞先生认为，“Jīvā、Jīvī，意‘能活’，这应该像后来西藏那样是对明医的敬称，非本名；另称耆婆童子。”[①] 实际上，这就是耆婆（Jīvaka）的本名，后来才成为明医的代称。

一、藏文律典中的耆婆故事

依上引齐思克《印度古代的医疗与苦行：佛教僧团中的医药》一书，在梵文与藏文的根本说一切有部的律典（*Mūlasarvāstivāda Vinaya Vastu*）之中[②]，记载了耆婆的 13 个医疗故事。抄录如下：

1. 为优昙波罗（Udumbara）城一长者治愈头部伤口发痒。
2. 为饶贺达噶（Rohītaka）地区一长者治疗水肿。
3. 为马土腊（Mathurā）一位格斗者治疗肠结腹内。
4. 为马土腊城一长者妇祛除子宫内的虫病，该虫是其过世的丈夫托胎变成的。
5. 为维耶离国一位格斗者治疗眼球鼓凸出来。
6. 为维耶离国一长者驱除钻进耳内并生下 700 条后代的蜈蚣。
7. 为王舍城一婆罗门治愈眼病。
8. 为王舍城另一长者治疗失明症。
9. 为摩揭陀国瓶沙王治疗头上的肿疱。
10. 为王舍城一居士治疗腹内肿瘤。
11. 为国王的继母韦提希（Vaidehī）治疗直肠部位的肿疱。
12. 为阿阇世王治疗腹内肿瘤。
13. 为世尊治疗冷湿病。

---

① 李勤璞：《〈耆婆五藏论〉妊娠学说的源流》，《中华医史杂志》1997 年第 3 期，第 174 页。

② Sitansusekhar Bagchi（ed.），*Mūlasarvāstivādavinaya vastu*，2 vols.，Buddhist Sanskrit Text no. 16（Darbhanga：The Mithila Institute of Post-graduate Studies and Research in Sanskrit Learning，1967）.

此外，齐思克还补充了一条耆婆的医事，即在梵本律典《根本说一切有部毗奈耶杂事》中记载的耆婆为国王 Caṇṇḍa Pradyota 治疗不睡之病（失眠症）。从这些故事来看，耆婆的主要成就表现在外科、眼科和内科等方面。

Schiefner 的《西藏故事》（*Tibetan Tales*）、德司·桑杰嘉措（Sangs-rgyas Rgya-mtsho）的《医学史》（*Gso-rig sman-gyi khog-vbugs*）、齐思克的《印度古代的医疗与苦行：佛教僧团中的医药》等书，都从藏文佛典中选材来叙述耆婆的故事，并讨论其医术。《西藏故事》是 Schiefner 从藏文大藏经的《甘珠尔》部（*Kah-gyur*）摘译成德文的，后由 Ralston 再转译成英文①。现依 Schiefner 和齐思克的两书，将耆婆的主要故事梗概叙述如下：

耆婆是频沙王的私生子，耆婆一生下来就被母亲派人放在王宫门口。宫门开了，国王看见了孩子，就问其死活，下属报告孩子是活的。频沙王就将孩子交给了无畏王子照料。因为国王曾问其死活，再加上是无畏王子抚养他，所以，这孩子就叫作“活童子”（Jīvaka Kumārabhaṇḍa）。耆婆长大后，无畏王子让他学技术以求生计。耆婆看见一位穿白袍的医者被人簇拥来到王宫，就问旁人他是谁。“他是医生。”“他能干什么?”“他给人治病。”“他能赚到什么?”“他治好病人，就能得到酬金。如果病人死了，他就一无所获。”耆婆就向频沙王要求学医术，得到允许。

耆婆很好地学习了医术，但是没有学到开颅术。他听说得叉始罗国的医王阿提耶（Ātreya）精通开颅术，就向频沙王要求远道拜师。耆婆说医术要么就不学，要么就要完全学会。频沙王给国王莲花实（Pushkarasārin）写了一封信，希望对方帮助去学艺的耆婆。耆婆到了得叉始罗国，国王莲花实见信后，将耆婆介绍给阿提耶，耆婆开始学医。

阿提耶习惯带一位年轻的婆罗门去看病人。一天，阿提耶也带上了耆婆，并指点他要让病人服用如此这般的药物，然后就离开了。耆婆心想：师父这次错了。如果病人如此服药，就会死去。他又返回来，说师父让病人服用另外的药

---

① F. Anton von Schiefner, *Tibetan tales derived from Indian sources*, translated from the Tibetan of the *Kah Gyur*; translated from German into English by W. R. S. Ralston (originally published 1906), 2nd ed., Bibliotheca Indo-Buddhica no. 52, (Delhi: Sri Satguru Publications, 1988).

物，病人就好多了。下次，阿提耶再来时，又让病人依前一方服药，病人告诉他耆婆之事。阿提耶心中顿时明白自己错了，觉得耆婆更有眼光。

从此，阿提耶对耆婆另眼相待，每次行医都带他前去。诸婆罗门子就说阿提耶偏心，因为耆婆是国王之子。阿提耶告诉他们，耆婆更聪明，而且能综合思考所教的东西。诸婆罗门子对这种说法不服气。阿提耶就让耆婆和他们去市场，每人询问一种商品的价格。耆婆心想："万一师父问我别的商品的价格，我怎么回答呢？"于是，他就把所有商品的价格都记住了。回来后，那些人只能答出一种商品的价格，而耆婆百问百答。阿提耶就说："你们都看到了，我没说错吧，这就是耆婆的优点。我再给你们证实一次吧。"

阿提耶要求弟子们去松树山将不能入药的东西（植物）带回来。众人将自己认为不是药的东西带回去。耆婆看到各物皆能入药，只拿了一节芦苇和一片石头。在路上，耆婆遇到一位牧羊女去找阿提耶治眼病。耆婆就用手边的药物替她治好了，牧羊女送给耆婆一个罐子。诸婆罗门子在路中间看到一串大象的足迹，就去寻查。耆婆赶上他们后，得知路中的这些标记是大象足迹，就说："这只是一头大象的脚印，这是头母象，右眼瞎了，而且该象今天就会产子。象上坐着一位妇女，她的右眼也瞎了，今天也要生孩子。"

回到阿提耶身边后，大家各自将东西拿了出来。阿提耶告诉他们，这些东西都是药物，不是治这种病就是治那种病。耆婆也说无一物而非药者，然后，他又解释了芦苇、石头和罐子的用途。阿提耶笑了，众人以为他是在嘲笑耆婆，就将耆婆判断大象一事说了出来。阿提耶问其原因，耆婆一一解说。阿提耶派人去查看大象，果如耆婆所言。阿提耶就对他们说："耆婆就是聪明吧。"

除了开颅术之外，耆婆学会了所有的医术。正好有一位大脑疾病的患者来找阿提耶。阿提耶让他做好次日手术的准备。耆婆要求躲在一旁观看，阿提耶答应了。阿提耶打开了患者的头盖骨，正要用镊子将脑虫夹住时，耆婆从一旁冲了出来，提出自己的建议。阿提耶依此行事，治好了病人。阿提耶让耆婆去沐浴更衣，就将开颅术悉数教给耆婆，并为自己的生计而要求耆婆不要在得叉始罗国做此手术。耆婆答应了，并向阿提耶表达敬意。

一切学会后，耆婆去向国王莲花实道别。莲花实让耆婆带四种兵马去边境打击敌人班度族人（Pāṇḍavas），耆婆凭智慧之力取得了胜利。国王向耆婆表达了敬意。

耆婆又去跋达罗迦罗（Bhadramkara）城，花了一个夏季，学会了《一切声论》

（*Sarva bhūtaruta Śāstra*），又在途中购买了能照见人体内部的"药王树"。

在优昙波罗城，耆婆依据阿提耶的方法，为一长者治愈头部伤口发痒，用开颅术从脑中挑出一条蜈蚣。耆婆将酬金五百金币（Kārshāpaṇas，音译"迦利沙钵拏"）献给了阿提耶。

在饶贺达噶地区，一位长者拥有非常美丽的湖泊，但被恶龙霸占。一天晚上，一个水肿病人来到湖边，恶龙出来恐吓，他们在对话时，各自说出能制服对方的方法。刚好被耆婆听见。耆婆来到长者家，告诉他驱龙的法子。长者收回湖泊。耆婆将酬金五百金币又献给了阿提耶。耆婆再为水肿病人治疗，酬金同样给了阿提耶。

耆婆来到马土腊城外，一位格斗者被敌手打得肠结腹内而死，正被抬出城埋葬。一只小秃鹰想来吃他的肉。秃鹰妈妈告诉它，医王耆婆来了，能够治好他，并且说出了具体的疗法。耆婆听见了它们的谈话，就来到墓地依法将死者救活。酬金同样给了阿提耶。

在马土腊城，一长者之妇非常漂亮，该长者很爱她，死后还化成一条虫托胎在她下体。长者妇去找耆婆，要求治疗。耆婆为她驱除该虫。酬金同样给了阿提耶。

耆婆在耶牟那（Yamunā）河岸边，看到一具尸体，一条鱼在拉扯他的跟腱，翻他的眼睛。耆婆意识到跟腱和眼睛之间可能有些关系。维耶离国一位格斗者眼球鼓凸出来，耆婆拉扯他的跟腱，眼球复原。酬金给了无畏王子的母亲。

维耶离国一长者耳内钻进一条蜈蚣，并生下七百条小蜈蚣。他耳痛难当，来找耆婆。耆婆告诉他，以前是用师父阿提耶的知识行医，从今以后要用自己的知识行医。他让长者躺下，在地上洒水，然后击鼓，大蜈蚣以为夏天到了，就爬出来看。耆婆再在长者耳边放一块肉，大蜈蚣将小蜈蚣全带出来吃肉。耆婆将蜈蚣全部消灭。[①] 酬金给了无畏王子的母亲。

耆婆要回王舍城，瓶沙王闻讯派阿阇世王子去迎接。耆婆怕阿阇世王子即位后会因此事为难自己，就从另一城门进城了。耆婆被人群围绕，一眼痛的婆罗门

---

① 印度民间故事集《故事海》中有一个治疗脑中蜈蚣的故事。称军（Kīrtisenā）为国王婆苏达多（Vasudatta）治病，"通过耳孔，从国王脑袋里引出一百五十条蜈蚣"。参见［印度］月天：《故事海选》，黄宝生、郭良鋆、蒋忠新译，人民卫生出版社，2001，第205—207页。

来求医。耆婆让他洒点灰在眼睛上，治愈了眼病。而另一位眼痛的婆罗门信了先前婆罗门的话，照样洒灰，却变瞎了。

一次，瓶沙王头上长了一个肿疱。众医推荐耆婆来医治。耆婆让瓶沙王一边沐浴，一边做手术。沐浴完了，手术也成功了，而且一点疤痕也没有。

那位失明的婆罗门来找耆婆，耆婆告诉他，两个人的体质不同，不能用同样的方法。耆婆再用别的办法使他复明。瓶沙王封耆婆为医王，出入乘象。

王舍城一居士腹内肿瘤，众医束手。他来找耆婆，耆婆说对症之药很难找到。他认为耆婆不想医治，反正要死了，就去墓地。由于机缘，他吃到了猫鼬和四脚蛇的肉，喝了雨水等，肿瘤消失，康复回家。

国王的继母韦提希（Vaidehī）直肠部位生了肿疱。国王让耆婆治疗。耆婆采用特殊方法，隔着韦提希的衣服，就做好了手术。国王第二次为耆婆举行分封医王的仪式。那位患肿瘤的居士来质问耆婆为何说对症之药很难找到，耆婆的解释与他在墓地的遭遇一模一样，他才完全信服耆婆有资格做医王。

阿阇世王在提婆达多（Devadatta）的唆使下，杀父篡位，患上了腹内肿瘤（瘕症）。耆婆对症下药，治好了他的病。阿阇世王为自己的罪过忏悔。耆婆第三次被封为医王。

从以上故事梗概来看，藏本的耆婆故事比巴利文本、梵文本和汉文本的都要详细，其中吸收了一些民间故事的成分，比如，类似耆婆对大象足迹判断的情节，就出现在阿拉伯、维吾尔等多个民族的民间故事之中。

二、西藏格言著作中对耆婆的赞颂

西藏的格言著作中，也有对耆婆的赞颂。元代佛教大师萨迦班智达（1182—1251）的《萨迦格言》（《格言宝藏论》）第九品《观察佛法》中有一首颂诗（第458首）云：

> 耆婆良医以巧法，
> 以药为食治重疾。
> 吾以随顺世间理，

宣说殊胜此正法。①

何宗英所译《萨迦格言释文》所提供的另一种译文如下：

措介把御膳充作良药，

治愈沉疴多奇妙。

遵循世界之法规，

在下宣喻至圣的法教。

此处的“措介”就是耆婆。《萨迦格言》的注释部分详细地叙述了药王措介（耆婆）为害怕酥油的国王热布朗医治的故事。② 很显然，这个故事即上文所叙的耆婆“为尉禅国王波罗殊提治疗头痛”的一则医事，极有可能来自《根本说一切有部毗奈耶杂事》。

由于佛教文化的中介作用，西藏的医书中也记录了耆婆的故事和医书。第司·桑结嘉措（1653—1705）在1687年写成了《蓝琉璃》（全称《医学广论药师佛意庄严四续光明蓝琉璃紫茉莉》）。该书是对八世纪著名藏医学家宇妥·元丹衮波的名著《医学四续》（即《据悉》《四部医典》）最权威的注释本。《蓝琉璃》开篇的礼赞中，将耆婆与佛教大师兼医学家龙树、马鸣并列，作为“医圣”。其诗句如下：

侃卓嘉措等之语，

耆婆龙树和马鸣，

达瓦恩噶等医圣，

---

① 此为当代学者索达吉堪布的译文。此据网络资料，参见 https://tieba.baidu.com/p/132171991? pid = 1127658802&cid = 0&red_tag = 3562964838 [2018 - 12 - 30]。值得注意的是，有些《萨迦格言》汉译本仅仅翻译了正文中的457首格言诗，而没有翻译本书之前后礼赞、回向等颂，因此就没有译出这一颂诗。比如，王尧先生的汉译本中无此颂。参见萨班·贡噶坚参（另译名）：《萨迦格言》（汉藏合璧），王尧译，青海民族出版社，1981。又，萨迦班智达：《萨迦格言》，王尧译，当代中国出版社，2012。另见萨班·贡嘎坚赞：《萨迦格言》，次旦多吉等译，西藏人民出版社，1985。

② 萨迦班智达：《萨迦格言释文》（内部资料），何宗英译，西藏自治区文化局资料室印，1979年9月，第100—102页。此据中央民族大学图书馆藏本，感谢中央民族大学黄佳瞳同学提供此资料！

妙手外治兼撷英。[1]

《蓝琉璃》第一部《根本续诠释》的第一章《缘起绪论》中，描述了处于圆满圣地的药都善见城的情况，城中圣殿宝藏正中端坐的是祖师“出有坏济世药师琉璃光王佛”。围绕祖师四周的随众中，就有十车王之子、六面童子等外道随众，以及童子文殊、耆婆等内道随众。“耆婆养息，着天竺人的居家装束，是王子，药王也经三次灌顶，因而衣饰皆佳。”[2]《蓝琉璃》中有关耆婆的描述多源自印度佛典，尤其是戒律文献。《蓝琉璃》第二部第十三章“日常的起居行为”中就指出：“《律分别》中记载了耆婆仅仅依靠医方明而取得阿罗汉地位等的故事，详情另有记述。”[3]《律分别》就是根本说一切有部毗奈耶（律典）之一，而有关耆婆故事的详情，见于《蓝琉璃》末尾的跋中。第司·桑结嘉措非常详细地转述了耆婆从出生到成为天下名医，并最终“证得寿持明正果，至今仍居在圣林”的情节。不过，耆婆的出生采取了西藏地方化的叙事方式，“他（指‘常知子’——引者注）的门徒为玛噶达王苏坚亮波和商主的妻子嫞和所生之子，由兄长雄努久美抚养，故称为‘雄努索’（雄努抚养，即耆婆）。”耆婆的这些故事中包括他长大学医、判定无物非药、观察动物的蹄印、获取神奇的扁担（即药树）以及多个奇妙的医案。他的医案中包括脑中取虫、治疗水肿鬼作祟、用药粉使大力士起死回生、以肉诱出耳中虫、治疗国王的毒疖、治愈患奇疾的王子等。耆婆还拜见佛祖，求取治疗心病之法。在四方行医的过程中，耆婆因为医术高超而被三次赐授医药大王的尊号。此跋还通过耆婆之口，引出佛经中佛祖对大医龙树菩萨的授记，从而叙述了龙树的生平和医著。在龙树之后，作者还叙述了马鸣菩萨的事迹。[4]但龙树、马鸣的医疗事迹均不如耆婆的故事那么详细，这说明第司·桑结嘉措对耆婆颇有几分情有独钟之感。

---

① 第司·桑结嘉措：《蓝琉璃》，毛继祖、卡洛、毛韶玲译校，上海科学技术出版社，2012，第1页。

② 同上书，第11页。

③ 同上书，第100页。

④ 同上书，第688—696页。

第四节　耆婆故事所反映的古代印度社会生活片段

各语种的耆婆故事虽以耆婆的治疗医事为主，但也折射出印度古代社会生活与习俗的某些方面。现将相关的几个片段简论如下。

一、弃婴问题

耆婆的母亲是一位淫女或者柰女。耆婆的父亲是谁？有三种说法：瓶沙王、无畏王子、无名者。耆婆一生下来，就遭遗弃。《善见律毗婆沙》解释："王子问曰：其母生已，何以掷置路上。答曰：此淫女法。若生女教习为淫女种，若生男则掷弃。"① 《棕女祇域因缘经》只叙述耆婆被弃的过程，而没有说明原因。《翻译名义集》卷二则认为是耆婆"出胎即持针筒药囊，其母恶之"。藏文本和巴利文本中均没有"出胎即持针筒药囊"的说法。可见，"其母恶之"一说，是《翻译名义集》作者法云所加。用"此淫女法"来解释，恐怕更符合实情。生男则弃、生女则养，应该说是"淫女"群体的一种社会风气。可见，非婚生子在古代印度并不被认为是一件带有反抗社会色彩的美事。

二、命名习俗

耆婆得名的由来在诸本中如下。

《善见律毗婆沙》："以活故，即为作字，名耆婆童子。王子所取，故名童子。"

藏文本：因为国王曾问其死活，再加上是无畏王子抚养他，所以，这孩子就叫作"活童子"。

巴利文本：又问："活否？"答言："故活。"……，以活故，即为作字，名

---

① 《大正新修大藏经》第 24 册，第 793 页下栏。

为耆婆。又因为他是由王子所抚养的，因此名为“童子”。

《四分律》：问言：“死活?”答言：“故活。”……，以活故，即为作字，名耆婆童子。

《佛说柰女耆婆经》：“梵志曰：‘此国王之子，而执持医器，必是医王，名曰耆婆。’”

《㮈女祇域因缘经》：“梵志将此小儿，还付㮈女，名曰祇域。”

前三经中耆婆得名原因有解释，后二经则无。耆婆的全名应是两部分——“耆婆/活” + “童子”。为耆婆命名的方式，两部分又有所不同。前者（以活故）可以称之为“当前情景命名法”，后者（王子所取/所养）可以称之为“因事命名法”。

在古代印度，一般是在新生儿满七日时，由占相的婆罗门来替孩子取名。命名（nāma-karaṇa）属于古代印度的儿童礼制之一，在《摩奴法论》中有严格的规定。甚至在医书、术数类的书籍中也不乏记载。《八支集要方》的《后续部》（*Uttara Sthāna*）第1章“新生儿护理”（Bālapacaraṇiya）的规定是：“在第十天或者第十二天的吉时，母亲与婴儿应该正式沐浴，换上家族传统的服装。婴儿应该用由 manohvā、āla、rocanā、沉香（agaru）和旃檀制成的吉祥的标记等，点在额头上作为装饰。然后，父亲应该给孩子取名。这件事也可以放在孩子满百日或者满周岁的时候做（第29—30颂）。”①

命名的方式有多种，但基本上遵循两条原则。《贤愚经》卷八《大施抒海品》云：

> 相师披观，叹未曾有，此儿相好，福德弘广，天下所瞻，如子赖母。其父欢喜，敕为立字。天竺作字，依于二种：或依星宿，或依变异。相师便问：“怀妊以来，有何变异?”其父答言：“此儿之母，素来忌恶，少于慈顺，不修慈慧；自怀妊来，心性改异，矜怜苦厄，如母爱子，志好布施，无有贪惜。”相师闻之，欢喜而言：“是此儿志，故使然也。当为立字号摩诃阇迦樊晋言大施。”②

“或依星宿”“或依变异”就是取名的两条基本原则。所谓“依星宿”，就是根据

---

① A Board of Scholars trans., *Vāgbhaṭa's Aṣṭāṅga Saṃgraha*, vol. 3 (Delhi: Sri Satguru Publications a Division of Indian Books Centre, 1999), p. 6.

② 《大正新修大藏经》第4册，第405页上栏至中栏。

孩子出生时候的天象来取名；所谓“依变异”，是根据孩子出生时的情形或相关变化事由来取名。《十诵律》卷二十五中也记载了同样的原则：

> 居士闻之，心喜踊跃，集诸知相婆罗门相之，问言：“是儿德力何如？”诸婆罗门言：“居士！是儿实有福德威力。”居士言：“当为作字？”是时国法作二种字，若随宿、若随吉。诸人言：“居士！是儿何时生？”答言：“某日生。”是诸婆罗门算知，语言：“是儿沙门宿日生，即名沙门。”①

阿湿摩伽阿槃提国的习惯性的取名原则（“国法”）也是“随吉”和“随宿”两种。“随吉”也就是“依变异”，比“随宿”（“依星宿”）要更灵活一些。“吉”和“变异”也包括了孩子的特点，取名时就依据孩子的特点来命名，可谓是“特色命名法”。佛经中这样的取名例子非常多，比如，《佛说灯指因缘经》（后秦鸠摩罗什译）曰：

> 满足十月，生一男儿。……，初生之日，其手一指出大光明，明照十里。父母欢喜，即集亲族及诸相师，施设大会，为儿立字。因其指光，字曰灯指。②

又，《龙树菩萨传》（后秦鸠摩罗什译）曰：“其母树下生之，因字阿周陀那，阿周陀那，树名也。以龙成其道，故以龙配字，号曰龙树也。”③ “阿周陀那”，应倒为“阿陀周那”，即 arjuna，指一种树；龙，即 nāga。龙树全名为 Nāgārjuna。所以，他的取名来自两个方面，一为“以出生地命名”，二为“以特色命名”。

中亚的命名法也有自己的特色。著名的佛经翻译家鸠摩罗什的名字曾经译为鸠摩罗耆婆，梵文写作 Kumārajīva。这一得名的由来，梁释僧祐撰《出三藏记

---

① 《大正新修大藏经》第 23 册，第 178 页中栏。

② 《大正新修大藏经》第 16 册，第 808 页下栏。

③ 《大正新修大藏经》第 50 册，第 185 页中栏。印度古代儿童的取名方式实际是多样化的。有的随母名，《婆薮槃豆法师传》（南朝陈真谛译）记载，“佛灭度后五百年中有阿罗汉，名迦旃延子，母姓迦旃延，从母为名。”（《大正新修大藏经》第 50 册，第 189 页上栏）还有的兄弟同名。《婆薮槃豆法师传》记载，“此土有国师婆罗门，姓憍尸迦，有三子同名婆薮槃豆。婆薮译为天，槃豆译为亲。天竺立儿名有此体，虽同一名，复立别名以显之。第三子婆薮槃豆于萨婆多部出家得阿罗汉果，别名比邻持定梨反跋婆。比邻持是其母名，跋婆译为子，亦曰儿。此名通人畜，如牛子亦名跋婆，但此土呼牛子为犊长子。”（《大正新修大藏经》第 50 册，第 188 页中栏）。跋婆，梵文为 putra（儿子）。

集》卷十四解释为："初什一名鸠摩罗耆婆，外国制名，多以父母为本，什父鸠摩炎，母字耆婆，故兼取为名云。"① 隋代吉藏的《百论疏》卷上之上对此又进行了一番发挥："鸠摩罗什者，父名鸠摩罗炎，母曰耆婆。耆婆云寿，鸠摩罗炎云童，即童寿也。合取父母两秤为儿一名者，风俗异也。正言父母两秤并是美名，欲令儿好，故合字之。此方达士张融为儿立名，亦云融。人问之其故，答言：父融子融，融融融不绝。亦是美其子也。"② 饶宗颐先生亦在《固庵文录》一书中对鸠摩罗什之名作了一番解说③，此不赘言。

三、王储与王禄问题

耆婆一说为瓶沙王之子，就涉及王位的继承问题。《佛说柰女耆婆经》中云：

> （王）知是其子，怅然怜之，以为太子。涉历二年后，阿阇世王生。耆婆因白王曰："我初生时，手持针药囊，是应当为医也。王虽以我为太子，非我所乐。王今自有嫡子生矣，应袭尊嗣。我愿得行学医术。"王即听之。王曰："汝不为太子者，不得空食王禄，应学医道。"④

《㮈女祇域因缘经》与此相同。巴利文本中没有提到王位和王禄问题。藏文本中也没有提到王位问题，但耆婆被要求学技术，自谋生计。《四分律》则云："王子唤耆婆童子来语言：'汝欲久在王家，无有才技，不得空食王禄，汝可学技术。'答言：'当学。'"⑤

---

① ［梁］释僧祐撰《出三藏记集》，苏晋仁、萧錬子点校，中华书局，1995，第535页。

② 《大正新修大藏经》第42册，第235页下栏。

③ 饶宗颐先生在《〈中国人名的研究〉题辞》一文中指出，"像谈起'男人女名'问题，他（赵翼）曾举出鸠摩罗什本名耆婆的例子，萧兄书中亦加以引用，不知鸠摩罗什是梵名的 Kumārajīva，耆婆是 jīva 的音译，义训为寿。Kumāra 训童子，并非婆婆，'什'即耆婆的略译，故晋人时称他做什公。可见一个人名，一经研究起来，亦不是一件简单的事情。"该文收入饶宗颐：《固庵文录》，台北：新文丰出版公司，1989，第420—423页。

④ 《大正新修大藏经》第14册，第903页上栏。

⑤ 《大正新修大藏经》第22册，第851页上栏。

可见，在王位传承中，嫡子才能承袭尊嗣，除非没有嫡子，才会立其他儿子为太子。此外，不为太子的王子不得空食王禄，要求自立。在印度的古代政治中，是否完全如此，还很难说。但在大史诗《罗摩衍那》中，十车王是先要立嫡出长子罗摩为太子的，只是由于婆罗多的母亲抓住国王曾经许下过的诺言，才被迫改立幼子婆罗多为王储。这一改变给宫廷，也给整个国家带来了不利。可见，《罗摩衍那》中也是提倡立嫡出长子为王储的。

四、女子婚嫁年龄

《佛说柰女耆婆经》云："尔时国中有迦罗越家女年十五，临当嫁日，忽头痛而死。"《㮈女祇域因缘经》亦同此。可见，女子婚嫁年龄有的是十五岁。在生命吠陀医典中，医家从优生学的角度，对婚嫁年龄进行了一番讨论。《八支集要方》的《人体部》（或译《人体学处》）第一章"生子之欲望"（Putrakāmiya）中，要求男方 21 岁、女方 16 岁，才适宜结婚生育。双方只有在这个年龄才具备充足的精气神和能力去生育后代。如果双方在此年龄之前结合，则生育的后代不够健康[1]，不利于孩子的成长。

在佛经中，甚至提到有人愿意后世转生到耆婆这样的医生家庭。这说明耆婆在当时是医生的代表，也几乎成了某些民众的楷模，影响颇大。《杂譬喻经》（失译人名，附东汉录）卷下的第三十一个譬喻故事中，一位穷人的心愿就是"使我知作师主，治一切人病，使我大得物，命尽生耆域家，晓知医方，治病莫不愈者，亦复生天上人中，恒大富乐"。[2]

简而言之，作为带有一些神奇色彩的耆婆故事，虽然不能视为历史的真实事件来看待，但是，该系列故事中的一些细节或片段，还是有一定的历史色彩，可以作为考察印度古代历史的史料，而不必偏废。

---

① Vaidya Asha Ram, etc. trans., *Vāgbhaṭa's Aṣṭāṅga Saṃgraha*, vol. 2 (Delhi, 1999), pp. 3–4.

② 《大正新修大藏经》第 4 册，第 510 页上栏。

小　结

从上述各文本的相关故事分析中，我们对耆婆的形象作如下归纳：

其一，耆婆从小就被抛弃，这使他的童年生活有阴影，不仅在与伙伴嬉戏时遭人辱骂，而且即便成了医王之后，他也有一次被人骂作“众多人子”。

其二，耆婆是一个聪明、有智慧的人，而且自立自强。他学习医术，刻苦上进；医德高尚，对病人尽心尽力。佛典中的医案表明他不仅在外科手术方面的成就至为突出，而且也代表了印度古代医学外科成就的一个高峰。

其三，耆婆对佛陀非常崇拜和敬仰，并以医王的身份提出了不少建议，对佛教事业的壮大和戒律教制建设的正规化起到了独特的作用。站在世俗与佛教相互关系的角度，来观照耆婆在印度佛教文化中的地位和价值，我们才能获得更全面和深入的理解。如果脱离了佛教文化的背景，耆婆就只是印度医学史上的一名普通医生。

其四，耆婆的故事亦染上了一层传奇的、神话的色彩。其故事中的一些细节可视为古代印度社会生活的真实反映。

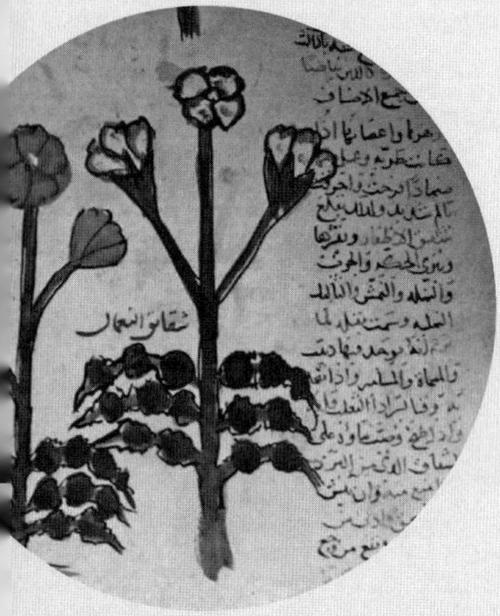

第二章 印度典籍中的耆婆医理与医方

耆婆在印度医学史上有着不凡的地位，但医学史家和佛教学者在重构耆婆的医术及成就时，多依托于佛教律藏（Vinaya-piṭaka）文献以及《岛史》（*Dīpavaṃsa*）、《大史》（*Mahāvaṃsa*）等南传上座部的佛教历史著作。[①] 他们对其中所记载的耆婆故事的兴趣，要高于对其历史真实性的探索。(顺便申明一句，本书也是把耆婆当作一种文化现象来研究，同样不是拘泥于历史真实性之中。)古印度人对编年史的观念远不如中国古代那么强烈。所以，历史人物的事迹中往往混杂了神话和传奇。从耆婆的故事来看，耆婆受到佛陀时代佛教僧团的尊重，有医王与药王之称。在世俗社会，耆婆是摩揭陀国瓶沙王的御医，亦是地位很高的医家。

在汉、巴、藏语的佛典中，既有耆婆的相关医论，也有他的治疗个案，其医事主要涉及外科和儿科。“生命吠陀”的医典中，也有一些医药方挂在耆婆的名下。耆婆的这些医论和医方在印度医学史上具有怎样的作用，需要深入地探讨。

第一节　佛典中的耆婆医理浅析

一、“天下所有，无非是药”：耆婆的医学理论

一般说来，我们将佛典中涉及的医学知识归于佛教医学范畴。这是与生命吠陀有区别的另一种印度古典医学的系统。当然，佛教医学体系与生命吠陀有着多方面的密切联系，二者不能绝对分割开来。但是，佛教医学也有着本身的特色，尤其是在医理方面，援佛理入医理，成为一种独特的理论体系。

耆婆的医学理论包括两个方面：一者为药，一者为病。分说如下：

（一）对药物的总体认识

《大方等大集经》（北凉昙无谶译）卷九曰：“舍利弗，如耆婆医王常作是

---

① K. G. Zysk, *Asceticism and healing in ancient India: medicine in the Buddhist monastery*, pp. 52 – 61, pp. 121 – 127.

言：‘天下所有，无非是药。菩萨亦尔，说一切法无非菩提。’”① 《佛说海印菩萨所问净印法门经》（北宋惟净译）卷七亦曰：

复次，佛告舍利子言：“譬如耆婆医王，普观大地，一切草木，无非是药；修行般若波罗蜜多菩萨亦复如是，观一切法无非菩提。”②

耆婆医王经常提倡“天下所有，无非是药”，那么这种理念是在什么情况下出现的呢？我们从耆婆的故事中找到了它的来源。《㮈女祇域因缘经》中记载了祇域童子（即耆婆）拜师学医以及临别考试的情节：

尔时，祇域童子即往彼国，诣宾迦罗所，白言：“大师，我今请仁者，以为师范，从学医术。”经七年已。自念言：“我今习学医术，何当有已？”即往师所，白言：“我今习学医术，何当有已？”时师即与一笼器及掘草之具，“汝可于德叉尸罗面一由旬，求觅诸草，有非是药者持来。”时祇域即如师勅，于德叉尸罗国面一由旬，求觅非是药者。周竟不得非是药者。所见草木一切物，善能分别，知有所用处，无非药者。彼即空还。往师所，白如是言：“师今当知，我于德叉尸罗国求非药草者，面一由旬，周竟不见非药者。所见草木尽能分别所入用处。”师答祇域言：“汝今可去，医道已成。我于阎浮提中，最为第一。我若死后，次复有汝。”③

另外，在《四分律》卷三十九中，记载了相似的情节。如下：

时耆婆童子从学医术，经七年已。自念言：“我今习学医术，何当有已？”即往师所，白言：“我今习学医术，何当有已？”时师即与一笼器及掘草之具，“汝可于得叉尸罗国面一由旬，求觅诸草，有非是药者持来。”时耆婆童子即如师勅，于得叉尸罗国面一由旬，求觅非是药者。周竟不得非是药者。所见草木一切物，善能分别，知所用处，无非药者。彼即空还。往师所，如是白言：“师今当知，我于得叉尸罗国求非药草，面一由旬，周竟不见非药者。所见草木尽能分别所入用处。”师答耆婆言：“汝今可去，医道以（已）成。我于阎浮提中，最为第一。我若死后，次复有汝。”④

---

① 《大正新修大藏经》第 13 册，第 54 页下栏至第 55 页上栏。

② 同上书，第 489 页下栏。

③ 《大正新修大藏经》第 14 册，第 898 页上栏。

④ 《大正新修大藏经》第 22 册，第 851 页中栏。

巴利文律藏《大品》的《犍度》卷八中也有类似的记载：

时，耆婆童子到彼医住处，到而言彼医："师！我多学、易学、善受持，而所学不忘失，已经七岁，亦不见此才技边际。何时见此才技边际耶？""耆婆！若尔！持锄巡回于得叉尸罗国四面一由旬时，凡有所见而非药者，持来。""师！唯！唯！"耆婆童子应诺彼医，持锄巡回于得叉尸罗国四周一由旬，不见非药。时，耆婆童子至彼医住处。至而言彼医："师！我于得叉尸罗国之四面一由旬巡回，所见无不是药。""耆婆！汝学已成，以此足以立生计矣。"如是，与耆婆童子少分川资。①

《翻译名义集》卷二"长者篇第十八"中的"耆婆"条亦概述了《四分律》中的上述情节。耆婆对药物的总体认识可以说达到了一个很高的层次，所以佛典中一再将这种认识与佛法联系起来。除上引的《大方等大集经》和《佛说海印菩萨所问净印法门经》之外，汉地僧人的注疏中亦继承了这一观点。隋代天台智者大师述说、弟子灌顶录文的《金光明经文句》卷三亦如是说："六根所对，无非佛法；耆婆揽草，无非药者，普能愈病。"②

侍者善清编《慈受怀深禅师广录》卷一中记载了另一则表现类似观念的故事，如下：

往昔文殊师利为善财曰："为我采药，不是药者采将来。"善财入山遍寻，无不是药者。归白文殊："山中无不是药。"文殊曰："是药者采将来。"善财拈一枝草，度与文殊。文殊接得，举起云："此药亦能杀人，亦能活人。"师云："者般道理，作者方知。若非铁眼铜睛，往往当面蹉过。然虽如是，善财恁么采药，只知其一。文殊恁么辨药，不知其二。"遂拈起拂子云："还识者个药么？得者长生，服之不死。神农不知名，耆婆无处讨。

破除佛病祖病，

---

① CBETA, N03, no. 2 /p. 355a5—10; PTS. Vin. 1. 270.

② 《大正新修大藏经》第 39 册，第 59 页下栏。隋代灌顶撰写、唐代湛然再治的《大般涅槃经疏》卷二十四亦如是说，"普贤观云：毗卢遮那遍一切处，譬如耆婆执草成药，佛亦如是，遍一切法无非中道。中道即是佛性。"（《大正新修大藏经》第 38 册，第 176 页上栏至中栏）另，天台智者大师的《妙法莲华经玄义》卷三上，亦曰："如耆婆执毒成药。"（《大正新修大藏经》第 33 册，第 711 页中栏）

扫荡无明烦恼。
物物头头不覆藏，
灵光洞耀何人晓。”[①]

《续指月录》卷八中则云：

文殊令善财采药。颂曰：
是药拈来会得么？
神方不必问耆婆。
若言杀活全工巧，
大地群生病转多。[②]

耆婆“所见草木一切物善能分别，知有所用处，无非药者”，表明了他对各种药物的性能有很深的认识，远远超过一般的医者。隋代吉藏的《观无量寿经义疏》中有一段话恰好反映了这一点。文曰：

又呵梨勒遍治一切病，所以耆婆亡，一切药草皆啼，呵梨勒独歌。何言尔？余草难识可治热不治冷，治冷不治热。若是呵梨勒遍治一切，无人不识，是故独歌。[③]

这说明众人只认识遍治一切的呵梨勒，而对其他“一切草木”的性能（治冷或者治热等）就认识不够了，唯有耆婆才能做到这一点。所以，耆婆去世，一切草木才会啼哭。耆婆去世，百草啼哭的说法，还引见于元代妙源编的《虚堂和尚语录》卷五，其诗曰：

耆婆去后无消息，
病者憧憧日扣门。
百草自知无识者，
丛丛垂泣在篱根。[④]

耆婆“万物皆药”的理论对中医学也产生了积极的影响。唐代医学家孙思邈就接受了这种观念，反映在其《千金翼方》卷一“药录纂要”中的“药名第

① 《卍续藏经》第73册，第103页中栏。
② 《卍续藏经》第84册，第86页上栏。
③ 《大正新修大藏经》第37册，第239页上栏。
④ 《大正新修大藏经》第47册，第1024页上栏。

二”之中：

论曰：有天竺大医耆婆云：天下物类，皆是灵药。万物之中，无一物而非药者。斯乃大医也。故《神农本草》举其大纲，未尽其理，亦犹咎繇创律，但述五刑，岂卒其事？且令后学者因事典法，触类长之无穷竭，则神农之意可从知矣。所以述录药名品，欲令学徒知无物之非药耳。①

正是在这种“万物皆药”（“无物之非药”）思想的影响下，孙思邈大量吸收了民间或者外来的药物，使《千金方》（《千金要方》与《千金翼方》两部）所载药物比唐代官修《新修本草》多680种，极大地丰富了药物的品种②，而且对后世本草学的发展起到了积极的推动作用。明代医学家李时珍也受其影响，在《本草纲目》中提出天下无一物不可以为药的思想，所谓“敝帷敝盖，圣人不遗，木屑竹头，贤者注意，无弃物也”。（《本草纲目》卷三十八“服器部”）这正是《本草纲目》包罗万象的一个内在因素。③

耆婆在合药方面也有点滴的理论。《佛说柰女耆婆经》（托名东汉安世高译）中记载耆婆为南方大国王合药时，提出了自己的两点意见。即：

耆婆曰：“合药宜当精洁斋戒，而我来日经久，衣服皆被尘垢，固欲得王衣著之以合药也”。④

耆婆曰：“药有剂数，气味宜当相及，若其中息，则气不相继”。⑤

这两段话分别从外在的卫生因素以及内在的药性因素，简要表述了耆婆关于合药的理论依据。

（二）对疾病原因的认识以及对疾病治疗的态度

耆婆对疾病原因的认识，佛典中只有眼病一项可作代表。

《分别功德论》（失译人名，附东汉录）云：

---

① ［唐］孙思邈：《千金翼方校注》，朱邦贤等校注，上海古籍出版社，1999，第6页。

② 朱建平：《孙思邈“千金方”中的佛教影响》，《中华医史杂志》1999年第4期，第221页。

③ 蔡景峰：《孙思邈与各国和各族医学交流》，《中华医史杂志》1983年第1期，第54页。

④ 《大正新修大藏经》第14册，第904页下栏。

⑤ 同上书，第904页下栏。

> （阿那律）不眠遂久，眼便失明。所以然者，凡有六食。眼有二食，一视色，二睡眠。五情亦各有二食，得食者，六根乃全。以眼失眠食，故丧眼根。佛命耆域治之，曰："不眠不可治。"①

《增一阿含经》（东晋瞿昙僧伽提婆译）卷三十一云：

> 是时世尊告耆域曰："疗治阿那律眼根。"耆域报曰："若阿那律小睡眠者，我当治目。"世尊告阿那律曰："汝可寝寐。所以然者，一切诸法由食而存，非食不存。眼者以眠为食，耳者以声为食，鼻者以香为食，舌者以味为食，身者以细滑为食，意者以法为食。我今亦说涅槃有食。"②

隋代吉藏《维摩经义疏》卷三云：

> 阿那律惭愧，不眠多日，遂便失眼。问耆婆治之。耆婆云："眠是眼食，久时不眠便饿死，不可复治。"③

唐代湛然《止观辅行传弘决》卷四之四云：

> （阿那律失眼），佛令耆域治之。耆域曰："若少不眠，治之可瘥。此不可治也。"佛告那律："汝当寝息。何者？一切由食存。眼以眠为食，乃至意以法为食。"④

唐代道世的《法苑珠林》卷二十五亦录了"阿那律失眼，佛命耆域治之"一事。⑤ 同样是阿那律失眼一事，以上引文的诸说法又有所区别。《增一阿含经》内世尊是从六触（眼、耳、鼻、舌、身、意）之"食"，导入下文的"涅槃之食"。《止观辅行传弘决》亦是世尊论述"眼以眠为食"。而《分别功德论》和《维摩经义疏》则是耆婆强调了"眠是眼食"这一论断。⑥ 耆婆对阿那律眼病（失明）原因的这一认识，并不见于生命吠陀医典。《医理精华》第 26 章"眼

---

① 《大正新修大藏经》第 25 册，第 41 页下栏。

② 《大正新修大藏经》第 2 册，第 719 页上栏。

③ 《大正新修大藏经》第 38 册，第 944 页下栏。

④ 《大正新修大藏经》第 46 册，第 274 页下栏。

⑤ 《大正新修大藏经》第 53 册，第 469 页中栏至下栏。

⑥ 唐代窥基的《说无垢称经疏》卷三末，亦叙此事。其文曰："彼阿泥律陀，……，多日不睡，遂便丧眼，后问耆婆。耆婆问其初患因缘，彼便具报。耆婆答言：'眠是眼食，多时不睡，眼便饿死，求差甚难。'"（《大正新修大藏经》第 38 册，第 1051 页上栏）

科”中，*Si.* 26. 29—*Si.* 26. 45 所论述的失明症和白内障的病因与症状，同耆婆的看法没有类似之处。耆婆的这一观点对印度传统医学无疑是一个小小的补充。再者，眼科是印度古代医学最发达的一支，对中医学亦有很深的影响。[①]

南本《大般涅槃经》（南朝宋代沙门慧严等依《泥洹经》加之）卷十七，耆婆在劝喻阿阇世王皈依佛法以解脱罪孽时，说了一句比喻，如下：

> 大王！如来法中无有选择良日吉星。大王！如重病人犹不看日时节吉凶，唯求良医。王今病重，求佛良医，不应选择良时好日。[②]

这句比喻反映了耆婆对疾病治疗的看法，他主张治疗要以“良医”为主导，而不能依赖“时节吉凶”等外在因素。

（三）“病者受药、施者得福”的观念

《摩诃僧祇律》（东晋佛陀跋陀罗、法显译）卷五：

> 时净居天以转轮圣王所应服药价值百千，授与耆旧。耆旧药师作是念：“……当以此药奉上世尊。”……尔时耆旧复白佛言：“……哀愍我故，愿受此药。当为来世弟子开示法明，病者受药，施者得福。”尔时，世尊默然而受。[③]

“耆旧”即耆婆的异译名。佛典中往往提到世俗人士供养僧伽，所供养的内容一般有衣、食、住以及“病瘦医药”等项。耆婆倡导的“病者受药，施者得福”，一方面使患病者（不只是僧徒）能够得到治疗，另一方面也使施药者得到福报，可增加施舍药物的积极性，从而使二者能够双赢。到大乘佛教，施舍药物

---

① 季羡林：《印度眼科传入中国考》，《国学研究》第 2 卷，北京大学出版社，1994，第 555—560 页。又，Vijaya Deshpande，“Indian influences on early Chinese ophthalmology：glaucoma as a case study，” *BSOAS*，62/2（1999）：306 – 322. Vijaya Deshpande，“Ophthalmic surgery：a chapter in the history of Sino-Indian medical contacts，” *BSOAS*，63/3（2000）：370 – 388.

② 《大正新修大藏经》第 12 册，第 725 页中栏至下栏。

③ 《大正新修大藏经》第 22 册，第 267 页下栏至第 268 页中栏。又，《摩诃僧祇律》卷三十一：世尊身少不和，耆旧献青莲花药，情节基本同上。“尔时世尊身少不和，耆旧童子往至佛所，动面礼足白佛言：‘世尊！闻世尊不和，可服下药。世尊虽不须，为众生故，愿受此药。使来世众生开视法明，病者受药，施者得福。’尔时世尊默然而受。”（《大正新修大藏经》第 22 册，第 481 页上栏）

得到进一步的强化。《佛说诸德福田经》（西晋沙门法立、法炬译）提倡施物福田的思想，经中有施物的七种方式，其中第三种即“三者常施医药，疗救众病”。这样做的人会“行者得福，即生梵天”。[1]《千手千眼观世音菩萨治病合药经》（唐代伽梵达摩译）中亦认为：

> 若有善士善女等，以一分药施疾病者，现在得福灭罪，于当来世福报无尽，生生世世受无病身，受诸快乐，天上人中受诸胜利，天上人中寿命无量。[2]

在佛典和佛教以外的典籍中，我们经常看到两种情况：僧徒为民众疗病、民众对僧团施药，从而形成双方的良性互动，对佛教事业的传播多有助益。所以，耆婆的这种思想对佛教事业（特别是佛教医学）的发展无疑有不可忽视的积极意义，并对汉地佛教僧团的医药供养同样产生一定的影响。

第二节　印度医典中的耆婆医药方简述

1929年，印度学者毗娑迦阇梨（G. M. Bhisagācārya）出版了《印度医学史》（*The History of Indian Medicine*）第三卷，副标题为“从最古的年代到现代：有关生命吠陀医生及其医著的注释、传记和参考书目”，该书专门列出了耆婆的一节，辑录了相关著作中的耆婆故事，特别重要的是，它指出了在生命吠陀的医典中与耆婆相关的三个医药方。[3]

与耆婆相关的几个医药方，隶属于三种不同的著作。第一种就是《鲍威尔写

---

① 《大正新修大藏经》第16册，第777页中栏。

② 《大正新修大藏经》第20册，第1056页中栏。参见曹仕邦：《唐代伽梵达摩译出密宗佛经中之药物知识》，载学生书局编辑部编：《唐君毅先生纪念论文集》，台北：学生书局，1983，第177—198页。

③ G. M. Bhisagācārya, *The history of Indian medicine: containing notices, biographical and bibliographical, of the Āyurvedic physicians and their works on medicine: from the earliest ages to the present time*, vol. Ⅲ, (Calcutta: University of Calcutta, 1929; reprinted, 1974), pp. 682 – 684.

本》(The Bower Manuscript)的第二部分《精髓集》(*Nāvanītaka*),印度也有学者将它作为《鲍威尔写本》的总称。第二种是医典《轮授》(*Cakradatta*),第三种是一部没有给出名字的医学注疏。在印度学者 S. K. Ramachandra Rao 主编的《印度医学百科全书》(*Encyclopaedia of Indian Medicine*)第一卷"历史背景"(Historical Perspective)中亦指明这三个出处。① 下面我们分别作些简要的解说。

一、《精髓集》与其中的两个耆婆医方

据霍恩雷(A. F. Rudolf Hoernle,1841—1918)的研究,《精髓集》约创作于4世纪初期,抄于4世纪中下期。②。桑德尔(Lore Sander)对其内容来源、撰写时代作出了一些新的判断。她认为,《鲍威尔写本》应该写于6世纪初或者中期③,这一新观点已逐渐为医史学界所接受。在10至16世纪,《精髓集》被许多作者提到过名字或者引用其中的医方,而在10世纪之前,它没有被任何人提起过。直到它于1889年出土之后,人们才知道它的存在远远早于10世纪。现存的写本是用有缺点的梵语加上少许的俗语(Prakrit)写成的,其字体则是4、5世纪的笈多体(Gupta script)。它被写在白桦皮上,这些白桦皮还被切成了印度南部或者西部常用的抄写材料贝多叶那样。

据印度学者 Viswanadhasarn 考证,《精髓集》的作者名叫 Nāvanīta。④《精髓

---

① S. K. Ramachandra Rao, *Encyclopaedia of Indian medicine*, vol. 1: *historical perspective* (Ramdas Bhatkal: Mubai, 1985; reprinted 1998), p. 63.

② A. F. Rudolf Hoernle (ed. and trans.), *The Bower Manuscript. Facsimile Leaves, Nāgarī Transcript, Romanized Transliteration and English Translation with Notes* (Calcutta: Superintendent of Government Printing, India, 1893—1912; Reprinted, New Delhi: Aditya Prakashan, 1987).

③ Lore Sander, "Origin and date of the *Bower Manuscript*, a new approach," *investigating Indian art: proceedings of a symposium on the development of early Buddhism and Hindu iconography* [held at the Museum of Indian Art in May 1986 (= Veroffentlichungen des Museums fur Indische Kunst, edited M. Yaldiz and W. Lobo, Ⅷ), 1988], pp. 313 - 323. incl. 6. figs.

④ Viswanadhasarm, "*Navanitaka*: Some new observations and conclusions regarding the book and author," *IJHM* (5. 2., 1960): 5 - 9.

集》是意译。原题 *Nāvanītaka* 一词等于 Navanītaka，意思是“酥”。这暗示了该书的编辑方式。像少量的酥是从大量的牛奶中炼制出来的精髓一样，《精髓集》这部医方选集，也是从大量的生命吠陀医典中精选出来的。它从《毗卢本集》（*Bheḷa-Samhitā*）中引用了 15 条药方，从《遮罗迦本集》中引用了 29 条药方。除了这 44 条药方之外，《精髓集》还有大量的药方来源不明，所引用文献的书名、作者、年代，现在均已无法考证。而将《精髓集》与晚于它的医典相比较，又会发现相互之间有不少相同的药方。《精髓集》没有直接摘录《妙闻本集》，但有 6 条药方与之相关，这 6 条药方是通过《毗卢本集》而间接得自《妙闻本集》的。该 6 条药方在《精髓集》和《毗卢本集》中是完全一致的。其中的 3 条源自《妙闻本集》的《补遗部》（*Uttara-tantra*）。据印度医学史家 O. P. Jaggi 推测，《精髓集》中那些来历不明的药方，很可能是阿提耶的其他 4 位弟子的著作。传说阿提耶有 6 位弟子，阿提耶向他们分别传授了一套医学。最著名的两位弟子就是毗卢（Bheḷa）和如火（Agniveśa），两人的医学思想分别反映在《毗卢本集》和《遮罗迦本集》之中。阿提耶的这些弟子们生活于《无上医理》（*Uttara-tantra*）的时代，也许在《精髓集》编订之前，4 位弟子的著作就已经存在了，而《毗卢本集》《遮罗迦本集》和《妙闻本集》形成于更早的历史时期。[①]《精髓集》中提到了好几位医学家（包括神话中的神医）的名字，他们是 Ātreya、Kshārapāṇi、Jatūkarṇa、Hārīta、Kāśyapa、Kaṅkāyana、Nimi、Uśanas、Āgastya、Dhanvantari 和 Jīvaka。霍恩雷也认为，《精髓集》极有可能是属于印度古代的另一种医学传统，即阿提耶的弟子毗卢和如火两派之外所传下来的东西。[②] 颇有意思的是，在佛典的记载中，耆婆的老师或许就是这位阿提耶。《四分律》（后秦佛陀耶舍、竺佛念等译）卷三十九云：

（耆婆）念言：“谁当教我学医道？”时彼闻得叉尸罗国有医，姓阿提梨，字宾迦罗，极善医道。“彼能教我。”尔时，耆婆童子即往彼国，诣宾迦罗所，白言：“我欲从师受学医道，当教我。”彼答言：“可。”尔时耆婆

① O. P. Jaggi, *Indian system of medicine* (History of science and technology in India) (Delhi: Atma Ram & Sons, 1973), p. 23.

② A. Berriedale Keith, *A history of Sanskrit literature* (Delhi, 1996 reprinted), p. 509.

童子从学医术，经七年已。[①]

另外，在《㮈女祇域因缘经》中，也有耆婆访问名师的情节。情节如下：

尔时，祇域即自念言："王敕诸医，都无可学者。谁当教我学医道?"时闻彼德叉尸罗国有医，姓阿提梨，字宾迦罗，极善医道。"彼能教我。"尔时，祇域童子即往彼国，诣宾迦罗所，白言："大师！我今请仁者，以为师范，从学医术。"经七年已。[②]

德叉尸罗国，希腊语谓之为 Taxila，梵名即Takṣaśilā，有"呾叉始罗""得叉尸罗"等多种汉译名。其城位于西北印度，位于现今巴基斯坦旁遮普省与西北边疆地区。该城是古代天竺的对外交往重镇，也是印度西北的文化与学术中心之一。[③] 巴利文《本生经》中的多个故事记载人们去该地求学，《达霜那剑本生》记载波罗奈国的婆罗门青年塞纳格，"他长大成人，在呾叉始罗学会一切技艺"。《波伦特波本生》中记载王后的儿子，"在呾叉始罗学习技艺，掌握了一种咒语，能听懂所有动物的叫声"。《芒果本生》中记载一位祭司的儿子，"他去呾叉始罗，向一位名闻四方的老师学习知识和技艺"。[④]

"姓阿提梨，字宾迦罗"，所谓"姓"与"字"是依中国古代人的姓名方式来翻译的。实际上，他的名字"阿提梨（A-ti-li）宾迦罗（Pin-kia-lo）"可还原为梵文 Ātri Pingala。在有关耆婆传奇的梵文本与藏文本中，他的恩师的名字都写作 Ātreya，因此有学者认为，梵文本与藏文本中的 Ātreya 以及汉文本中的 Ātri Pingala，均是指历史上的名医 Ātreya Punarvasu。这位仙人的名字出现在《遮罗迦本集》之中，他曾拜婆罗堕（Bhāradvāja）为师学医，然后又传授给如火等人。[⑤]

---

① 《大正新修大藏经》第 22 册，第 851 页上栏至中栏。

② 《大正新修大藏经》第 14 册，第 898 页上栏。

③ 有关该城的历史，可参见约翰·休伯特·马歇尔：《塔克西拉》（Ⅰ－Ⅲ，欧亚历史文化名著译丛），秦立彦译，云南人民出版社，2002。艾哈默德·哈桑·达尼：《历史之城塔克西拉》，刘丽敏译，中国人民大学出版社，2005。

④ 黄宝生、郭良鋆编译《佛本生故事选》，人民文学出版社，1985，第 245 页、第 254 页、第 292 页。

⑤ K. G. Zysk.，*Asceticism and healing in ancient India：medicine in the Buddhist monastery*，p. 55.

但是，也有学者很怀疑这种推测出来的人物关系。[①] 如果这种推断能够成立的话，那么可以证明《精髓集》确实是属于阿提耶弟子（如火和毗卢之外）的另一派医学传统。

《鲍威尔写本》也是佛教文化的产物，其中还体现了印度阿输吠陀（生命吠陀）药物的一些特点。[②] 而从医方来看，《鲍威尔写本》第一部分（即第1个写卷）最大的特点就是首次详细描述了大蒜（raśūna或者laśuna）在治疗多种疾病时的作用。这些疾病包括肺病（Rajyayakshma）、大脖子病（甲状腺肿瘤）等。此处认为大蒜的使用时间最好是在冬天或者春天。人们将大蒜用线悬挂在自家的门上，还可以用来观测像天花一类的传染病是否“光临”。所以，它可称为一部小型的大蒜药用册子（Kalpa），因此，有的学者将其命名为《大蒜药用手册》（*Laśuna-kalpa*）。后世的《八支心要方本集》和《迦叶本集》（*Kāśyapa-Saṃhitā*）也提到使用大蒜。同样，在《医理精华》的第31章“医疗细则”中，前6颂说明了大蒜的用途。

《精髓集》第十四章“童子方”的“其他药方”内，有两个与耆婆相关的医药方。其一，第1081颂是一个很短的药方，抄录如下：

bhārgī sa-pippalī pāṭhā payasyā madhunā saha ǀ
śleṣmikāyā lihecchardyā hanti hyovāca jīvakaḥ ǁ

［译文］长管大青、荜拔（长胡椒）、绒毛叶（桐叶千金藤）、乳山药（payasyā，Gynandropis pentaphylla），与蜜一起，应该用作舔剂（炼药），消除由（被搅乱的）痰液所引起的呕吐。因为耆婆如是说。[③]

该药方中的主要药物有：bhārgī（长管大青）、pippalī（荜拔/长胡椒）、pāṭhā（绒毛叶）、payasyā（乳山药）、madhu-（蜜，madhunā是madhu-的具格单数形式）。

---

① Filliozat, *La Doctrine classique de la medecine indienne*, pp. 8 – 9; English trans. text (Delhi, 1964), pp. 10 – 11.

② 任曜新根据《鲍威尔写本》的英译本对此进行了初步的讨论，可以参看。任曜新：《新疆库车出土鲍威尔写本中的印度阿输吠陀药物理论》，《敦煌学辑刊》2016年第4期，第20—28页。

③ 陈明：《殊方异药——出土文书与西域医学》，北京大学出版社，2005，第304页。

其二，另一个耆婆方也在《精髓集》（1097b—1099a）之中，其方内容如下：

取两种茄子（刺天茄和黄果茄）、蓖麻杆、蒺藜、白色和黑色的鸭嘴花（野靛叶）、姜、大麦籽、darbha（Poa cynosuroides，一种早熟禾属植物）、菩提树。诸药在牛乳中与长胡椒、酥油同煮。该药剂可用于主治胸部痉挛。耆婆如是说。[①]

这两个药方均属于治疗小儿疾病的药方，二者暗示了耆婆是一位儿科专家。耆婆是小儿医的说法，不仅可从他的名字（耆婆童子）体现出来，而且在佛典中也有记载。《修行道地经》（西晋竺法护译）卷一“五阴成败品第五”曰：

复有小儿医，其名曰尊迦叶、耆域、奉慢、速疾，是等皆治小儿之病。于是颂曰：

譬如有苍头，损务除贡高，
故生于世俗，愍伤治小儿，
此尊迦叶等，行仁以正法，
哀念童幼故，则作于医经。[②]

耆域就是耆婆，尊迦叶可能是某一位迦叶（Kāśyapa）。从“则作于医经”以及这段引文前面的所谓“古昔良医造结经文”一句来看，它说明了耆婆也许曾创作过治疗小儿疾病的医经。在佛典《迦叶仙人说医女人经》（北宋法贤译，该经名可以还原为梵文 *Kāśyapa-ṛṣi-prokta-strī-cikitsā-sūtra*）中，哷嚩迦仙人向迦叶仙人请教治疗孕妇疾病的方法。哷嚩迦即耆婆的异译，他与迦叶仙人都是童子方的专家。[③] 而另一部《佛说长寿灭罪护诸童子陀罗尼经》（唐代佛陀波利译）中，耆婆明确指出了九种危害小童子的疾病起因。后世还有一部流传下来的梵文“童子方”专科医典，名为《长老耆婆经》（*Vṛddha-Jīvakīya-Tantra*），又名《迦叶本

---

① 陈明：《殊方异药——出土文书与西域医学》，北京大学出版社，2005，第306页。

② 《大正新修大藏经》第15册，第185页上栏。

③ P. C. Bagchi, “Fragment of the Kāśyapa-Saṃhitā in Chinese,” *Indian Culture*, vol. 9（1942—1943）: pp. 269 – 286.

集》（Kāśyapa-Saṃhitā）。这位耆婆长老与佛陀时代的耆婆不是同一个人①，很可能是借用了后者的名号，正是因为后世认为耆婆和迦叶都是小儿医的代表，才托他俩的名字作为该书的题目。

另外，在藏文大藏经《丹珠尔》的“医方明部”，收录了一部藏译的梵文医典，名为《佛说养生经》，藏文题名 *Sman-'tsho-ba'i mdo*（*Sman-'tsho 'i mdo* 或者 *Sman-bpyad'tsho-ba'i mdo*），梵文题名 *Jīvasūtra*（或者 *Vaidya Jīvasūtra*，一译《医师寿命经》），作者是鲁朱协布（Klu-sgrub Sñiṅ-po），即老龙树（Nāgārjuna-hṛdaya 或者 Nāgārjuna-garbha），藏译者不详。② 单从题目来看，虽有 Jīva 一词，却与耆婆无直接关联。

同耆婆一道，还有两个人也被 Dallaṇācārya 认为是治疗童子病的专家，他们是山居（Pārvvataka）和捶缚（Bandhaka）。在《系缚集要》（*Nivandha Saṃgraha*）一书的第六章，提到了这三位，其前半颂为：“Pārvvataka-jīvaka-bandhaka-prabhṛtibhiḥ kumāravādhahetavaḥ skandhagraha-prabhṛtayaḥ”，意即：受邪魅等所惑的童子们，其病苦的诸因，为山居、耆婆、捶缚还有其他的（医者）所解脱。此处暗示了这些医者都是众多“童子医方”类著作的作者。持轮达多在《太阳疏》中，引用了来自《童子医方》的资料，却没有标明其原作者。

二、《轮授》与“太阳自在酥”（Saureśvara）药方

医典《轮授》没有《遮罗迦本集》《妙闻本集》那么大的名气，不能称为超一流的生命吠陀经典，但是也可以跻身一流之列。它的作者是一位卓有成就的医学家，名叫持轮达多（Cakrapāṇīdatta，或译“持轮授”）。持轮达多生于 11 世纪中期（约 1066），一生编写了关于生命吠陀各部分内容的大量著作。在《治疗精

---

① P. V. Tewari, *Kāśyapa-Saṃhitā or Vṛddha-Jīvakīya-Tantra: text with English translation and commentary* (Varanasi: Chaukhambha Visvabharati, reprinted 2002), pp. Ⅶ–XXXⅣ.

② Cf. V. B. Dash and V. D. Tulku, *Positive health in Tibetan medicine* (Delhi: Sri Satguru Publications, 1991), p. XIX. 蔡景峰、洪武娌：《〈四部医典〉考源》，大象出版社，1999，第 34 页。

华集要》（*Cikitsā-sāra-saṃgraha*）一书中，他作了自我介绍："该著作的作者是持轮（Cakrapāṇī），他属于 Lodhravati（或 Lodhrabati）家族。他是跋奴（Bhānu）最小的弟弟，是那罗延那（Narayāṇa）的儿子。父亲那罗延那是瞿达（Gauḍa）的国王那延婆罗（Nayapāla）的厨师总管。"他的导师则是那罗达多（Naradatta）。[①] 那延婆罗的统治年代是1038—1055年。

持轮即持轮达多，《治疗精华集要》俗称《轮授》。这部书是根据聚众（Vṛnda）的《成就瑜伽》（*Siddha-Yoga*）一书的形式来编订的，但它的新药方要比后者多得多，而且在其药方中使用了更多的材料。在13世纪或14世纪，无动行（Niścala Kara）为该书写了一部名为《宝光》（*Ratnaprabhā*）的注疏；到15世纪或16世纪，湿婆达斯（Śivadāsa Sena）又为之写了另一部注疏，名为《真理月光疏》（*Tattvacandrikā*）。

持轮达多是《遮罗迦本集》的杰出注疏家，他为之所写的一部注疏，名为《生命吠陀之光》（*Āyurveda-dīpikā*）或《遮罗迦之附随》（*Caraka-tatparya*），该书遵循了其导师那罗达多的主要观点。持轮达多又为《妙闻本集》写了一部注疏，名为《太阳疏》（*Bhānumatī*）。他的另外五部医学著作分别是《解脱皱纹》（*Muktāvalī*）、《声月光》（*Śabda Candrikā*）、《脱贫修善》（*Vyagra-daridra-śubhaṅkara*）、《感觉对象》（*Dravyaguṇa*）以及《一切精华集要》（*Sarvasārasaṅgraha*）。《解脱皱纹》提供了生命吠陀药物的名字和性能。持轮达多知识渊博，在非医学领域也作出了贡献。他对《迦丹波利》（*Kadambari*）和六派哲学之一正理派的经典《正理经》（*Nyāya-Sūtra*）也作了注疏。[②]

《轮授》按照疾病的种类，共分79章，其结构形式与《摩陀婆医经》类似。它的重要价值一方面体现在代表了《成就瑜伽》之后两个世纪内的医学进步（例如以铁和其他金属入药，外科手术的进展等），另一方面对本草学有所贡献，

---

① O. P. Jaggi, *Indian System of Medicine* (History of Science and Technology in India), p. 36.

② O. P. Jaggi, *Indian System of Medicine* (History of Science and Technology in India), p. 36. P. V. Sharma, "Some new informations about Niscala's commentary on the *Cakradatta*" (paper presented in workshop on Āyurveda, World Sanskrit Conference, Leiden, 1987).

新增了至少59种本草药物。《轮授》一书的英译本已于1994年由印度瓦腊纳西（Varanasi，旧称贝拿勒斯）的Chaukhambha Orientalia出版社出版，作为“Kashi生命吠陀系列”的第17本。该书由Priya Vrat Sharma校订并翻译，并附有梵语原文。新书名为《轮授：英文与梵文本》，页内副标题为“带英文翻译的《轮授》文本：关于生命吠陀原理和实践的一种学说”（*Cakradatta*：*text with English translation*：*a treatise on principles and practices of ayurvedic medicine*）。①

在医典《轮授》第42章“青腿”（Ślīpada）之中，也有一个耆婆方。该药方名为“太阳自在酥”药方。在《轮授》的注疏《真理月光疏》一书中，湿婆达斯将耆婆解释为：

Jīvako bṛhas-patiḥ，svārthe kaḥ ‖ （p. 226）

［译文］耆婆是“祭主”（Bṛhas-pati），谁在为自己的利益呢?

［解说］这是对耆婆的极高赞誉。Bṛhas-pati，原意为“祭主”。在四部《吠陀本集》中，Bṛhas-pati是神之父，是超越一切之上的祭司，是家庭的祭司，是“祭祀之主”“奉献之主”。在诸《梵书》中，他成了“梵天之主”，是地上的婆罗门在天上的鼻祖，是祭祀力量的人格化。他是金色的和红润的，有着纯洁和清晰的口音。他吟唱着颂诗，他的歌声回荡在天庭。他驾着一辆骏马拉的车子。没有他，祭祀就无法进行下去。他和因陀罗结成同盟，与阿修罗们战斗。有可能在最初时他就是具有神圣祭祀功能的火神阿耆尼（Agni）。他保护虔诚的人们，使之解除危险、诅咒和怨恨。他用财富和幸运向人们赐福。他使人长寿，脱离病苦。他还能解蛇毒，等等。② 因此，他是一位与医药相关的很有地位的神。湿婆达斯将耆婆比作天神“祭主”，无疑表达了对耆婆的一种崇拜之情。下文我们将详细分析耆婆的形象从人间医王到被崇拜的天神这一转变过程。

现将“太阳自在酥”药方抄录如下：

1. surasā devakāṣṭhañca trikaṭu-triphale tathā

lavaṇānytha sarvāṇi viḍaṅgānytha citrakam

---

① Cakrapāṇīdatta, *Cakradatta*: *English & Sanskrit Text*, ed./trans. by Priya Vrat Sharma (Varanasi: Chaukhambha Orientalia, 1994).

② W. A. Jayne, *The healing Gods of ancient civilizations* (New Haven: Yale University Press, 1925; New York: Ams Press, 1979), pp. 165–166.

［译文］黄荆、雪松、三辛（长胡椒、胡椒、姜）、三果（诃黎勒、毗醯勒、余甘子）以及各种盐（五种盐）、酸藤子、白花丹。

2. cavikā pippalīmūlaṃ guggulurhabuṣā vacā

yavāgrajañca pāṭhā ca śaṭy-elā-vṛddhadārakam

［译文］香胡椒、荜拔根（长胡椒根）、安息香、一种特殊的物质（habuṣā/hapuṣā）、菖蒲、大麦灰碱、绒毛叶、莪术、豆蔻、绒毛银叶花。

3. kalkaiśca kārṣikair-ebhir-ghṛta-prasthaṃ vipācayet

daśamūlīkaṣāyeṇa dhāndhayūṣadraveṇa ca

［译文］用以上这些药物每种1两的散，与1升的酥油同煎。再加入十种根（“五大根”和“五小根”）所煮的汁液，以及小豆蔻汤汁。

4. dadhi-maṇḍa-samāyuktaṃ prasthaṃ prasthaṃ pṛthak pṛthak

pakvaṃ syāduddhṛtaṃ kalkāt pibet karṣa-dvayaṃ haviḥ

［译文］奶酪、米汤，每种各为1升的份量，都混合在一起。煮好的药散榨干，用2两的水饮服。

5. ślīpadaṃ kaphavātotthaṃ māṃsa-raktāśritañca yat

medhḥśritañca pittotthaṃ hanyādeva na saṃśayaḥ

［译文］（该剂药）加上肉和血，可主治由痰和风所引起的青腿（象皮病）；加上肉脂，可主治由胆汁所引起的青腿（象皮病）。这是毫无疑问的。

6. apacīṃ gaṇḍamālāñca antravṛddhiṃ tathārbbudam

nā śayed-grahaṇīdoṣaṃ śvayathuṃ gudajāni ca

［译文］（该剂药）治疗甲状腺肿（“大脖子病”）、瘘疬、疝气痛（睾丸肿胀）、肉瘤、由体液引起的胃病、肿胀以及痔疮。

7. paramāgnikaraṃ hṛdyaṃ koṣṭhakrimivināśanam

ghṛtaṃ saureśvaraṃ nāma ślīpadaṃ hanti sevitaṃ

jīvakena kṛtaṃ hyetadrogānīkavināśanam[①]

［译文］（该剂药）是最好的增热剂，能健心，驱除腑脏内的寄生虫。这个酥药方名叫“太阳自在酥”，它是耆婆完成的，因而该方能治疗一系列

---

① Cakrapāṇīdatta, *Cakradatta*: *English & Sanskrit text*, ed./trans. by Priya Vrat Sharma (Varanasi: Chaukhambha Orientalia, 1994), p. 354.

的青腿（象皮病）。

［解说］这个药方是用来主治青腿（象皮病）[1]的。青腿病病症见于《医理精华》第24章“肿胀”，它的病因和症状是：“由脂肪和肌肉（的病态引起的）两条腿的肿胀，应该称为青腿。它共有3种，均是由于痰液（在三种体液中）占据了主导地位。根据体液的各自特征，可以对它进行描述。”（*Si.* 24.18）。此处共有三颂来描述青腿，却没有列出具体的药方。而耆婆的这个药方刚好可以补其不足。该药方还可治痔疮，而佛典《四分律》卷四十中恰好记载了耆婆童子为瓶沙王治疗痔疮（“大便道中血出”）的故事。[2]虽然该故事中耆婆主要采用外科手术，但也使用了外涂的药剂。

三、一部没有给出名字的医学注疏中的耆婆医方

由于G. M. Bhisagācārya在《印度医学史》第三卷中没有给出该药方的准确出处，而印度梵文医典又卷帙浩繁，我们一时也无从查起，其出处只好付之阙如。它或许是出自《轮授》的某部注疏之中。

另一个归于耆婆的药方，为注疏家所引用。《印度医学史》第三卷没有指出该注疏的出处。这是一个有两个偈颂的药方。抄录如下：

1. drākṣā durālabhā kṛṣṇā tugā karkkaṭakī jayā
eṣhāṃ ślakṣṇāṇi cūrṇāṇi yojayen – madhasarṣiṣā

［译文］葡萄、波斯骆驼刺、长胡椒、天竺黄、karkaṭakī、Premna Spinosa（jayā），这些药物细细的散与madhasarṣiṣā应该混合在一起。

2. kāsaśvāsajvaraharaṃ viśeṣhāt tamakaṃ jayet
nirmitaṃ jīvakenedaṃ kumārāṇāṃ sukhāvaham

［译文］（该剂药）主治咳嗽、哮喘、热病。它特别能治疗（胸口郁闷压抑的）哮喘。这剂药对孩子们来说，会使之感到舒服愉快（对其特别有益）。该药方是耆婆创造的。

---

① ślīpada，青腿（象皮病）。参见陈明：《印度梵文医典〈医理精华〉研究》下篇“部分翻译名词详注”中的“［ślīpada：青腿］”条，第219页。

② 《大正新修大藏经》第22册，第852页上栏。

［解说］这个药方亦被称为“波斯骆驼刺散方”，也是“童子方”之一。上述三个药方中有两个是童子方，由此可以确定，耆婆被当成了儿科妙手神医的代称。

四、佛典中的多个耆婆药方

佛典中记载了很多耆婆医事，涉及医理、合药、疗病等多方面，但是方剂组成的具体药方十分罕见。不过，《菩萨处胎经》（后秦凉州沙门竺佛念译）卷七记录了一个非常难得的耆婆医方。原文为：

> 吾（佛）昔一时左肋患风，使耆域令治。耆域言：“当须牛乳、象尿、舍利沙、毕钵、尸利沙、胡椒，煮以为汤，服之则差。”吾昔一时在他村中游行教化，吾为马枪刺脚，孔上下彻，疼痛无量，复使耆域治之。①

佛典中的这个耆婆医方，共有牛乳、象尿、舍利沙（可能即Śārivā）、毕钵（即长胡椒 Pippalī）、尸利沙（即合欢树，Śīriṣa）、胡椒（marica）等六种药物，该药方主治风病。《根本说一切有部毗奈耶药事》卷二中也记载了一个医人为世尊治疗风疾的故事，即：

> 尔时世尊以此因缘，风病发动。时具寿阿难陀作如是念：“我常供养世尊，未曾问于医人。今患风疾，往问医人。”至已问曰：“贤首！世尊今患风疾，为我处方。”医人报曰：“圣者！宜用酥煎三种涩药，服即除愈。”时具寿阿难陀和合煎已，将往世尊。世尊知而故问阿难陀：“此是何物?”阿难陀答曰：“我作是念：‘此常供养世尊，不问医人，今我宜应往问医人。’问已，医人报曰：‘宜用酥煎三种涩药，当得除差。’故我和合，以奉世尊。”②

何谓“涩药”?《根本说一切有部毗奈耶药事》卷一：“云何五种涩药?谓阿摩罗木、楝木、赡部木、尸利沙木、高苦薄迦木。”③ 此治疗风疾的药方中，与酥合煎的三种涩药可能就包括了尸利沙木（Śīriṣa），这与《菩萨处胎经》中的耆

---

① 《大正新修大藏经》第 12 册，第 1056 页上栏。

② 《大正新修大藏经》第 24 册，第 7 页上栏。

③ 《大正新修大藏经》第 24 册，第 1 页中栏。

婆医方有相同之处。此耆婆疗风方中还使用牛乳、象尿。《医理精华》第3章解说了牛乳和动物尿的性能，“牛奶，多油脂、性重，去风和胆汁，且长寿”。（*Si*. 3. 26. 1）“所有的（动物的）尿，能去痰、驱风、杀虫、解毒，并治疗黄疸、水肿、皮肤病、痔疮、肿胀、痞疾和尿道病。”（*Si*. 3. 26. 16）长胡椒、胡椒治风病，则见于《医理精华》第21章。可见，耆婆的这个药方与中古时期的印度医学基本上是一致的。

汉译佛典中记录耆婆药方最多的是唐代密宗高僧大广智不空所译的《佛说金毗罗童子威德经》。该经中提及大仙祁婆（即耆婆）为了“护念五浊众生”，而在佛世尊面前讲说了延寿药、驱鬼诸方、万年仙药等以及“变七宝方”系列[1]，其药方如表2. 1所示。

表2. 1　《佛说金毗罗童子威德经》所载祁婆诸方一览表

序号	方名	目的、主治或功能	药物配伍	药剂制法	药剂用法
1	延年益寿方	求一切种种智慧，或求延年益寿，得一切世智辩才	乌牛乳三升、远志根三根、诃梨勒十颗	乳中煎之，令乳干尽，即阴干捣筛。白蜜和之为丸，如枣子许	佛前诵咒四十遍，晨旦时向西著面顿服令尽
2		修法人求摄录一切鬼神及夜叉，七日间一切鬼神并悉现身其人所	母狗乳一合、白牛乳一合、天门冬根半两、远志根半两	捣筛，咒之七遍，然后和乳，于铜铛中，煎之二十沸许	佛前诵咒一百八遍，顿气服之令尽
3		修行人欲令驱使彼诸罗刹夜叉及鬼神，一切鬼神及夜叉罗刹等悉皆化面而倒悉乱，举身自现，不能自胜	安悉香半两、白胶香半两、白芥子半两	俱共一处捣筛，白蜜和之，悉火烧	诵前咒十遍

① 《大正新修大藏经》第21册，第372页下栏至第373页下栏。

（续表）

序号	方名	目的、主治或功能	药物配伍	药剂制法	药剂用法
4		令性悟，得耨心菩提	乳头香	烧之	
5	万年仙药	求万年仙药，一切万年精云芝草仙、千年松公及九云仙、驾鹤应草瑞草芝云，并总自出现其人所	前三味药	于山间烧之	诵咒百遍
6		入山求采妙宝七珍，山间伏藏及龙宫中七宝并悉现	安悉香一两、白芥子一两、甘松香一两、汉郁金香半两、青木香半两、水银半两	取已上等物相和捣筛，取此间阴泉和之	于佛前咒一千八十遍，于高原上烧之。行人欲取时，当取青木香烧之发愿，然后随意取用
7	祁婆变七宝方第二	欲变瓦石为摩尼宝，其宝光明照三千里。此宝力能坏诸魔王，摧其地狱。行人起心动念，即七宝随意满足	赤石（如鸡卵许）、铜铛一、水银五两、柏木灰	水煎三日烧之，令水银尽入石中，变成火色，然后灭火，渐渐令冷	向佛前诵咒一万遍
8		作诸法术，令瓦石变成明月宝珠，其石色如日月，表里明彻，斯宝然得万里。又其珠力能出种种珠宝、金银、珊瑚，又能令人自在求者如意	白石（如鸡子许）、水银三两、米粉二两、乌牛乳半胜	和向铜铛中煎之令尽，取荏油一合置铛子中，煿石令燋油尽，以渐渐令冷	向佛前诵前咒之百遍

（续表）

序号	方名	目的、主治或功能	药物配伍	药剂制法	药剂用法
9		欲变瓦砾成如意宝珠，量珠威力无量无边，亦能出种种妙宝，令三界有情常得安乐	金色石（如雀卵许）、水银三两、生金半两、慈石一大两、桃人八颗（去皮）	取如上等物并置一处，向生铁热中煿之。其石并食彼上四物，著温地之中，三日乃取看	向佛前咒之一百八遍

表2.1说明与耆婆有关的仙人之方从部派佛教和大乘佛教早期，发展到了密教时期。这些带有强烈密教色彩的药方，既是印度宗教发展的结果，也表明了印度医学的发展脉络。单从以上所述的《精髓集》《轮授》《修行道地经》《菩萨处胎经》《佛说金毗罗童子威德经》等来看，耆婆是印度古代受到极大尊敬的医家，其成就涉及小儿方、治疗青腿（象皮病）和风病等，并成了儿科妙手神医的代称，其医方（或者是托名耆婆的药方）至少在4世纪初至11世纪还流传着。

小　结

通过上文的简要分析，我们初步得到以下认识：

其一，耆婆不仅在印度佛典中地位突出，而且在印度生命吠陀医典中亦占有一席之地，其医方流传至今。

其二，耆婆的成就主要是在“童子方”方面，而佛典中的医案表明他在外科手术的成就至为突出，而且代表了印度古代医学外科成就的一个高峰。

其三，耆婆关于“万物皆药”的药物学思想，对印度的药物学和中医的本草学都有积极的影响。

其四，耆婆关于“病者受药、施者得福”的思想，对佛教医学的发展也有一定的推动作用。

第三章
耆婆的形象演变及其在敦煌吐鲁番地区的影响

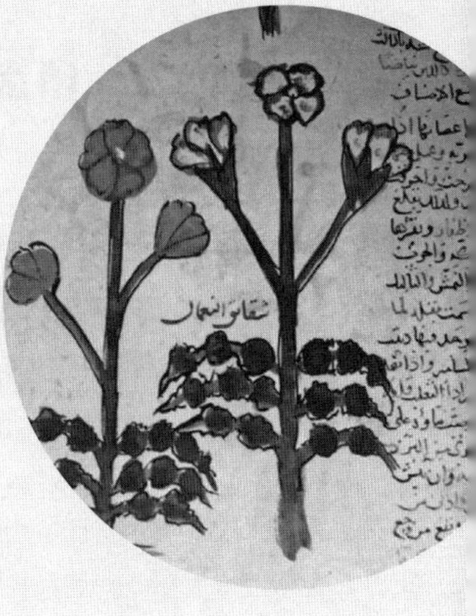

耆婆是古印度与佛陀同时代的一位带着神话色彩的名医。佛典和印度俗世医典中记载过这位“医王”的事迹和药方。① 陈寅恪先生对耆婆也很有兴趣，认为中医典籍中的歧伯可能就是耆婆的音译。② 在佛典、印度俗世医典、中医典籍、敦煌吐鲁番汉文文书、于阗语文书，乃至我国的正史中，都多次提到过耆婆的名字、故事或者著作。可以说，耆婆是中印文化交流史中一位比较特殊而又极为重要的人物。敦煌出土的梵文于阗文双语写本《耆婆书》是现今存世的与耆婆有关的重要的医著。因此，耆婆与《耆婆书》都是值得研究的课题。③ 本章旨在探讨耆婆的形象从人间医王到天神的演变，追溯人们对耆婆崇拜的缘由与过程，并揭示耆婆在敦煌吐鲁番地区所产生的具体影响。

第一节　印度佛典中的耆婆形象演变及其信仰形成

由于佛典的形成与译传是一个非常复杂的过程，佛典中的故事主要目的在于阐述佛教义理，而不是着眼于其真实性、文学性、趣味性，所以，笔者从多部佛典中来解说耆婆，也只能是得其大概，各细节间的矛盾与冲突只好略而不论。对佛经中的耆婆故事，已经有过不少考论，本书的第一章也进行过比较细致的梳理，此不赘述。耆婆在那些故事中主要是以人间医王的形象出现的，不过，此形

---

① 印度俗世医典中托名耆婆的药方，参见陈明：《印度古代医典中的耆婆方》，《中华医史杂志》2001 年第 4 期，第 202—206 页。

② 陈寅恪先生在《三国志曹冲华佗传与佛教故事》中讨论华佗的故事时，就已经追溯到《㮈女祇域因缘经》《佛说㮈女耆婆经》中的祇域（耆婆）身上。文载 1930 年 6 月《清华学报》第 6 卷第 1 期。后收入陈寅恪：《陈寅恪集·寒柳堂集》，生活·读书·新知三联书店，2001，第 167—181 页。就故事层面而言，有的学者甚至把耆婆与扁鹊联系起来，参见刘铭恕：《扁鹊与印度古代名医耆婆》，《郑州大学学报》（哲学社会科学版）1996 年第 5 期，第 100—101 页。

③ 可参见 K. G. Zysk，“Studies in traditional Indian medicine in the Pāli Canon：Jīvaka and Āyurveda,”（1982）：70 – 86. Idem.，*Asceticism and wealing in Ancient India：medicine in the Buddhist monastery*. 陈明《敦煌出土胡语医典〈耆婆书〉研究》。

象亦染上了一层传奇的、神话的色彩。笔者此处主要关注佛典中对耆婆称呼的变化，并从中找出耆婆形象演变的一些线索，追溯耆婆之所以能在敦煌吐鲁番地区产生影响的源头。

一、人间色彩的称呼

耆婆的医疗故事主要体现了他作为一名人间医者的绝世技能，他的出生、学医、行医的场所是在人间大众之中。他有如下几类称呼：

（一）长者与王子、太子

《根本说一切有部毗奈耶出家事》卷三云："可于侍缚迦长者所，疗治其病。"① 《阿阇世王问五逆经》（西晋法炬译）云："时耆域王子受摩竭国王教，便出罗阅祇城，诣灵鹫山，至世尊所。"② 《根本说一切有部毗奈耶》卷三十二云："侍缚迦王子明日请佛及僧就舍受食，唯除具寿一人。"③ 又，同卷云："往时商主者，即侍缚迦太子是。往时智马者，即愚路比丘是。"④ 长者与王子、太子，这是表明耆婆的王家身份。长者，一般用来指婆罗门，也可指王种（王种常属刹帝利种姓）。唐代慧沼的《金光明最胜王经疏》卷一指出："或是王种，亦名长者，如祇域长者。"⑤ 耆婆一说是瓶沙王的儿子，当然可以称为王子。在阿阇世王出生之前，耆婆还被立为太子，所以他又有太子称号。

（二）医、医师和药师

《摩诃僧祇律》卷三十一云："佛知而故问：比丘，汝病增损气息调不？答言：'世尊，我病苦气息不调。'佛言：'汝不能到耆旧医看病耶？'"⑥ 《摩诃僧祇律》卷二十云："时一比丘涂房为蛇所螫，语伴言：'长老，我为蛇所螫。'答言：'待我取僧伽梨，当往呼耆域医师。'"⑦ 《十诵律》卷二十一云："是时耆婆

① 《大正新修大藏经》第 23 册，第 1034 页中栏。
② 《大正新修大藏经》第 14 册，第 776 页下栏。
③ 《大正新修大藏经》第 23 册，第 801 页下栏。
④ 同上书，第 803 页下栏。
⑤ 《大正新修大藏经》第 39 册，第 189 页中栏。
⑥ 《大正新修大藏经》第 22 册，第 485 页上栏。
⑦ 同上书，第 389 页上栏。

药师治二种人，一瓶沙王，二佛比丘僧。”① 医、医师和药师，表明耆婆的行医者身份，是其最基础的称呼，而不涉及对其医术的评价。耆婆被称为药师，是基于他对药物的深刻理解，认为“无物而非药者”。

（三）良医与大医、大医长者

《请观世音菩萨消伏毒害陀罗尼咒经》（东晋竺难提译）云：“此国人民遇大恶病，良医耆婆尽其道术所不能救。”② 北本《大般涅槃经》（北凉昙无谶译）卷十九云：“尔时大医，名曰耆婆，往至王所，白言：大王，得安眠不?”③《撰集百缘经》（托名三国吴支谦译）卷十云：“时诸眷属，载其尸骸，诣于冢间，请大医耆婆破腹看之，得一小儿，形状如故。”④《根本萨婆多部律摄》（唐代义净译）卷五云：“言作衣已竟者，由侍缚迦大医长者布施衣服，世尊因此听畜衣也。”⑤ 良医与大医、大医长者，是对耆婆医术的评价，说明他不是普通的医者，而是医术高明之士。后一称呼，更将其出生家世涵盖在内。

（四）医王、童子医王与大医王、圣医王

《佛五百弟子自说本起经》（西晋竺法护译）云：“卿当以医药，施与弥迦弗／仁国当兴利，众药大炽盛／遣耆域医王，擎药与鹿子。”⑥《佛说如来不思议秘密大乘经》（北宋法护译）卷二云：“譬如世间耆婆医王，积集一切胜上之药。”⑦ 别译《杂阿含经》（失译，附秦录）卷十三云：

> 世有四种医，能治四种病，
> 所谓疔身疾，婴儿眼毒箭，
> …………
> 医王名迦留，多施人汤药。
> 复有一明医，名为婆呼庐，

---

① 《大正新修大藏经》第 23 册，第 152 页中栏。

② 《大正新修大藏经》第 20 册，第 34 页下栏。亦见于唐代道绰《安乐集》卷下（《大正新修大藏经》第 47 册，第 19 页上栏）。

③ 《大正新修大藏经》第 12 册，第 477 页上栏。

④ 《大正新修大藏经》第 4 册，第 250 页下栏。

⑤ 《大正新修大藏经》第 24 册，第 551 页上栏。

⑥ 《大正新修大藏经》第 4 册，第 199 页上栏。

⑦ 《大正新修大藏经》第 11 册，第 708 页下栏。

瞻毗及耆婆，如是医王等，
皆能疗众病。是等四种师，
治者必得差，虽差病还发，
亦复不免死。如来无上医，
所可疗治者，拔毒尽苦际，
毕竟离生死，终更不受苦。①

此处列举了四位医王的名字（迦留、婆呼庐、瞻毗、耆婆）。又，南朝宋天竺三藏求那跋陀罗译《杂阿含经》卷四十五中的第1220部小经涉及“拔箭之譬”，有一段偈颂云：

时，尊者婆耆舍（Vaṅgīsa）即说偈言：
我今敬礼佛，哀愍诸众生，
第一拔利箭，善解治众病。
迦露医投药，波睺罗治药，
及彼瞻婆耆，耆婆医疗病。
或有病小差，名为善治病，
后时病还发，抱病遂至死。
正觉大医王，善投众生药，
究竟除众苦，不复受诸有。②

此处也列举了四位医者的名字：迦露、波睺罗、瞻婆耆、耆婆。两种版本比较可得：迦留——迦露、婆呼庐——波睺罗、瞻毗——瞻婆耆、耆婆——耆婆，其名字的音译有些出入。经查赤沼智善《汉巴四部四阿含互照录》，没有发现这两段汉译文有对应的巴利文佛经。③

值得注意的是，《杂阿含经》卷四十五此处并未称这四位医者为医王，而是称佛祖世尊为“正觉大医王”。其他经文则多处涉及耆婆与医王名号之间的关系。《大宝积经》卷四十八（唐代玄奘译）云：“彼诸人等并成良医，寿命一劫，

① 《大正新修大藏经》第2册，第462页下栏至第463页上栏。
② 同上书，第332页下栏。
③ 赤沼智善：《汉巴四部四阿含互照录》，台北：华宇出版社，1985，第109页。

明练方术，通闲医道，为大医师，善疗众病，皆如今者时缚迦医王。”[①]《佛说寂志果经》（东晋竺昙无兰译）云：“时有童子医王，名曰耆域晋言故活，持扇侍王。”[②]《大宝积经》卷二十八（北魏佛陀扇多译）云：“佛告目连，令到耆婆大医王所，问服药法。”[③] 又，《大宝积经》卷四十八云：“如时缚迦大医王者，聚集众药合为形相。”[④] 比丘道略集《杂譬喻经》云：“昔有圣医王名曰耆域，能和合药草，作童子形，见者欢喜，众病皆愈。”[⑤] 可见，“医王”（或“大医王”“圣医王”等）是对耆婆最常见的称呼。“童子医王”一名，则是指明耆婆的专业范围，而耆婆童子（梵 Jīvaka kumārabhṛta/巴 Jīvaka Komārabhacca）是他的全名。“大医王”“圣医王”比医王的尊敬性意味更强。《佛说如来不思议秘密大乘经》中有“世间耆婆医王”一说，肯定他是人间医王。在藏文本耆婆故事中，耆婆是凭借自身的智慧和努力，以举世无双的医术而获得医王称号的，瓶沙王和阿阇世王先后三次为他举行分封医王的仪式。[⑥] 而在耆婆的两部传记色彩的汉译佛典（《㮈女祇域因缘经》与《佛说柰女耆婆经》）中，耆婆天生就是医王下凡，这样耆婆的出生经历就从人间现实色彩变成了神话色彩。

（五）药王

《出曜经》（后秦凉州沙门竺佛念译）卷十九云：“尔时，耆域药王请佛及比丘僧，又除般特一人。”[⑦]《大宝积经》卷一百〇八（东晋竺难提译）云：“以何缘故，如来先无诸病，而从耆域药王，索优钵罗花，嗅之令下。”[⑧] 耆婆被称为药王，应该源于《四分律》卷三十九与《㮈女祇域因缘经》中耆婆关于“天下所有，无非药者”的药学理论。在佛典中，药王称呼远远少于医王。这是因为耆

---

① 《大正新修大藏经》第 11 册，第 281 页上栏。

② 《大正新修大藏经》第 1 册，第 271 页上栏。

③ 同上书，第 155 页中栏。

④ 《大正新修大藏经》第 11 册，第 283 页中栏。

⑤ 《大正新修大藏经》第 4 册，第 529 页下栏。

⑥ G. M. Bhaiṣ ùagācārya, *The history of Indian medicine: containing notices, biographical and bibliographical, of the Āyurvedic physicians and their works on medicine: from the earliest ages to the present time*, vol. Ⅲ, pp. 681 – 744.

⑦ 《大正新修大藏经》第 4 册，第 712 页下栏。

⑧ 《大正新修大藏经》第 11 册，第 605 页中栏。

婆主要是以医术而不是以药术而著称的。

二、神话色彩的称呼

（一）天之医王

《㮈女祇域因缘经》云："儿生则手持针药囊。梵志曰：'此国王之子，而执医器，必医王也。'"① 《佛说㮈女耆婆经》云："奈女后生得男儿。儿生之时，手中抱持针药囊出。梵志曰：'此国王之子，而执持医器，必是医王。名曰耆婆。'"② 这两段引文就是耆婆医王得名的神话式来源，但"医王"的"王"乃因为其为"国王之子"。该梵志的这种王位传承式的想法，其潜台词为"不是医术之王"，也许会误导人们轻视耆婆的医术。不过，耆婆出生时的神奇情形，流传到了民众之中，还是得到了很高的认可和评价。《㮈女祇域因缘经》记载祇域为迦罗越家的女儿治病的故事时，有这样一段话："父止之曰：'祇域生而把针药，弃尊荣位，行作医师，但为一切命，此乃天之医王，岂当妄耶？'"③ 天之医王，超出了人间医王的层面，使耆婆从人跃入神的队伍之中。

（二）仙人

《迦叶仙人说医女人经》（北宋法贤译）云："尔时哷嚩迦仙人忽作是念：'世间众生皆从女人而生其身，……'作是念已，即诣于师迦叶仙人，……。"④ 哷嚩迦，就是侍缚迦（耆婆）的另一种音译。《修行道地经》的"五阴成败品"指出，耆婆和迦叶都是小儿医的代表。在生命吠陀体系中，小儿医即童子方，其对象不仅包括16岁以前的儿童，而且还包括胎儿，故义净曾指出"童子始从胎

---

① 《大正新修大藏经》第14册，第897页中栏。

② 同上书，第902页下栏。

③ 同上书，第899页上栏。又见《佛说㮈女耆婆经》，"父止之曰：'耆婆生而把持针药，弃国尊位，行作医师，但为一切人命故耳。此乃天之医王，岂当妄耶。嘱语汝言，慎莫使惊。而汝今反啼哭，以惊动之，将令此儿不复得生耶。'"（《大正新修大藏经》第14册，第903页中栏）

④ 《大正新修大藏经》第32册，第787页中栏至第788页中栏。

内至年十六”①。在《医理精华》第二十九章“童子方”中，首先阐述的就是妇女的女根病，又论述了怀孕的事项、怀孕的各月份中的食物安排、生育的习俗、乳汁的处理，最后才是处理小孩的各种疾病。②《迦叶仙人说医女人经》中，耆婆和迦叶变成了仙人（ṛṣi），而且迦叶还是耆婆之师。在印度古典著作中，仙人不同于中国古代所说的神仙，是指在凡人、天神、阿修罗之外的一个群体，主要是指修行而得道后的婆罗门。在印度两大史诗《摩诃婆罗多》和《罗摩衍那》中，这类角色出场极多，他们常住在净修林之中。

（三）医王菩萨

《佛说长寿灭罪护诸童子陀罗尼经》（唐代佛陀波利译）云：“尔时，医王菩萨名曰耆婆，前白佛言：‘世尊，我为大医，疗治众病。诸小童子，有九种病，能短其命。’”③ 此处耆婆成了“医王菩萨”。在佛教医药神话序列中，最主要的是东方药师琉璃光佛、药王与药上二菩萨。东方药师琉璃光佛（Bhaiṣajya-guru-vaiḍūrya-prabhā），简称药师佛，不仅在汉传佛教，而且在藏传佛教和古代藏医学中有很重要的地位，大大超过了医王耆婆。耆婆以“医王菩萨”出现，较为罕见。在西藏有关《四部医典》的唐卡医学挂图中，有耆婆的图像。比如，以传讲医学的药王门杰拉——药师琉璃光佛为中心的一幅药王城图画（见图3.1a），其东北角有三位神像，分别即迦叶、声闻和耆婆（见图3.1b、3.1c）。此外，在西藏唐卡医学传承谱系之中，即唐卡所绘《四部医典》第一章药师传法听众画像中，属于内道徒之一的耆婆作为第四十一位，紧排在文殊菩萨、观音菩萨、普贤菩萨和阿南（阿难陀）之后，以及迦叶之前（见图3.2）。④ 在这些图像之中，

---

① ［唐］义净：《南海寄归内法传校注》，王邦维校注，中华书局，1995，第151页。对“医方八术”的解说，参见陈明：《古印度佛教医学教育略论》，《法音》2000年第4期，第22—24页。Also Cf. Ming Chen, “The transmission of Indian Ayurvedic Doctrines in medieval China: a case study of Aṣṭāṅga and Tridoṣa fragments from the Silk Road” (*Annual Report of the International Research Institute for Advanced Buddhology at Soka University*), vol. Ⅸ (2006): 201 – 230.

② 陈明：《印度梵文医典〈医理精华〉研究》，第503—510页；修订版，第337—342页。

③ 《卍续藏经》（中）第150册，第374页。

④ 感谢中国藏学研究中心北京藏医院刘英华老师提供的图片资料。

耆婆并非身穿袈裟的出家人（或菩萨阶位者），而是身披俗袍的富贵长者的形象。这说明西藏学者即便将其置于药师传法的内道徒之一，但是在形象的描述上还是与出家众有明显的区别。

可见，耆婆在藏医学中的地位虽比不上药师琉璃光佛，但也较为尊贵。《佛说长寿灭罪护诸童子陀罗尼经》是陀罗尼经，属于密教经典一类，这说明耆婆的地位在密教中显然提高了一步。本经中，耆婆自述“我为大医，疗治众病”，其专长仍然是童子方，他指明“诸小童子，有九种病，能短其命”，然后解说九种病的缘由以及治疗之策。其病因既有先天性的，又涉及生产时的习俗，还有神灵方面的因素。至于“九种”一数，在佛典中，另有“九横死”之说，可见数字“九”有其隐喻含义。①

（四）耆婆天

耆婆天的材料详后。耆婆天的梵名可以还原为 Jīvaka-deva。天（Deva），在印度吠陀神话中属于小天神。佛教将吠陀和婆罗门教的众神都降低地位，使之转变为佛教的护法神。印度教也采取相似的办法，在其众神谱系中，佛陀是大神毗湿奴（Viṣṇu）的十个化身中的第九个，与其第六个化身——著名的人间英雄罗摩（Rāma）并列。在佛教中，诸天的地位并不是很高，仍属于六道之一，还没有解脱轮回之苦，天上福尽，就要下生人间。诸天照死不误，而且死前有各种预兆。《根本说一切有部毗奈耶药事》（唐代义净译）卷六曰：“诸天常法，有欲死者，五衰相现。云何为五？一者衣裳垢腻，二者头上花萎，三者口出恶气，四者胁下汗流，五者不乐本座。”② 又，《大般涅槃经》（宋代沙门慧严依《泥洹经》加之）卷十七亦曰：“释提桓因命将欲终，有五相现。一者衣裳垢腻，二者头上花萎，三者身体臭秽，四者腋下汗出，五者不乐本座。”③ 只是第三种预兆略有差异。

---

① 另参见叶舒宪、田大宪：《中国古代神秘数字》，社会科学文献出版社，1998，第 230—232 页。

② 《大正新修大藏经》第 24 册，第 24 页上栏。

③ 《大正新修大藏经》第 12 册，第 721 页上栏。

三、从凡人到天神的过渡因素

在佛典中，耆婆不是一步登天，其从凡人到天神的角色变化，有明显的中间因素。也就是说，从总体来看，佛典交代了耆婆能够这样转换的原因。耆婆之所以医术盖世，在前生就已经种下了此因。他在前生就与佛陀、天神们有了联系，属于诸天中的一员，所以今生之后，又能升入天界。《善见律毗婆沙》记载了耆婆的本生故事：

> 问曰："耆婆童子何不学余技术？"
>
> 答曰："往昔有佛，名曰莲花。时有一医师，恒供养莲花如来。耆婆见已，心自念言：'云何我未来世，得如此医供养如来。'作是念已，即于七日中供养如来，往至佛所，头面礼足，白佛言：'愿我未来世作大医师供养佛，如今者医师供养佛无异。'作是愿已，礼佛而退。耆婆命终，即生天上，天上福尽，下生人间。如是展转乃至释迦出世，宿愿所牵，不学余技，但学医方。"
>
> 问曰："耆婆所（何）以善学医道者？"
>
> 答曰："耆婆就师学时，天帝释观见此人医道若成，必当供养佛。是故帝释化入耆婆师身中，以教耆婆。于七月中得师法尽，过七月已，帝释所教如是。满七年，医道成就，耆婆还国。"①

此处明确指出，"耆婆命终，即生天上，天上福尽，下生人间。如是展转乃至释迦出世。"天帝释（帝释天）即大神因陀罗（Indra），他亦是印度医药神话传承中的一个环节，因此，由天帝释来教他医术，与耆婆后成为天帝释的十大护卫之一应该是有某种联系的。因陀罗是印度吠陀神话中最具代表性的天神，是太阳神、雷霆神，骑白象，手持金刚杵。其地位甚尊，后逐渐降低，并沦为佛教的护法神帝释天。不过，帝释天亦是欲界六天中的第二天忉利天的主尊，住在须弥山顶喜见城。他又名释提桓因（Śakra-Devānām-indra）。据唐代一行所撰《大日经疏》，在东方五顶的南方画因陀罗帝释之王，坐于须弥山上，周围环绕着天众，头戴宝冠，身上装饰种种璎珞，手拿伐折罗。伐折罗即金刚杵（vajra）。饶宗颐

① 《大正新修大藏经》第 24 册，第 793 页下栏至第 794 页上栏。

先生《围陀与敦煌壁画》一文亦论述了因陀罗在敦煌壁画中的形象。[①]

《㮈女祇域因缘经》记载祇域为南方大国王治病之事，佛前后对祇域说了两段话，即“佛告祇域：‘汝宿命时，与我约誓，俱当救护天下。我治内病，汝治外病。今我得佛，故如本愿会生我前。此王病笃，远来迎汝，如何不往？急往救护之，好作方便，令病必愈，王不杀汝’”[②] 和“佛告祇域：‘汝本宿命，已有弘誓，当成功德，何得中止？今应更往。汝已治其外病，我亦当治其内病’”[③]。这两段话在《佛说柰女耆婆经》中大致相同。这说明了耆婆和佛在前生宿命时就有约誓，尤其是“内病”与“外病”的分工，以至于在多种经论中，均以耆婆之事作比喻来阐释佛法，也使佛法与医法形成对应关系。佛陀不仅能治“心”，也有治“身”的强大医术，亦处处被称为“大医王”。[④]

《萨婆多毗尼毗婆沙》卷一与《大方便佛报恩经》卷六等处记载了目连为弟子患病而上忉利天求助于耆婆之事。若从时间上来分析，此事是经不起推敲的。耆婆在人间时是目连的弟子，而上忉利天是耆婆在人间死后才去的。耆婆灭于佛陀涅槃之后，而目连和舍利弗灭度于世尊涅槃之前，故事就变成了目连灭度之后，才去找耆婆。耆婆与忉利天的联系，亦被道宣写入《中天竺国祇洹寺图经》卷下。

以上这些中间环节，为耆婆的身份与形象转变提供了条件，不致使人有突兀之感。

四、耆婆天之信仰

《长阿含经》（后秦佛陀耶舍、竺佛念译）卷二十“世纪经·忉利天品”云：“释提桓因左右常有十大天子随从侍卫。何等为十？一者名因陀罗，二名瞿夷，

① 饶宗颐：《围陀与敦煌壁画》，载中国敦煌吐鲁番学会编《敦煌吐鲁番研究论文集》，汉语大词典出版社，1990，第16—26页。

② 《大正新修大藏经》第14册，第899页下栏。

③ 同上书，第901页上栏。

④ Phyllis Granoff, "The Buddha as the Greatest Healer: The complexities of a comparison," *Journal Asiatique*, Tome 299, Numéro 1, 2011, pp. 5–22.

三名毗楼，四名毗楼婆提，五名陀罗，六名婆罗，七名耆婆，八名灵醯嵬，九名物罗，十名难头。释提桓因有大神力威德如是。”[①]《起世经》（隋代阇那崛多等译）卷七云：

> 帝释天王有十天子，常为守护。何等为十？一名因陀罗迦，二名瞿波迦，三名频头迦，四名频头婆迦，五名阿俱吒迦，六名吒都多迦，七名时婆迦，八名胡卢祇那，九名难荼迦，十名胡卢婆迦。诸比丘，帝释天王有如是等十天子众，恒随左右，不会舍离，为守卫故。[②]

《起世因本经》（隋代达摩笈多译）卷七云：

> 帝释天王有十天子，常为守护。何等为十？一名因陀罗迦，二名瞿波迦，三名频头迦，四名频头婆迦，五名阿俱吒迦，六名吒都多迦，七名时婆迦，八名胡卢祇那，九名难荼迦，十名胡卢婆迦。诸比丘，其天帝释常为如是十天子护，恒随左右，不曾舍离，以守护故。[③]

《起世经》与《起世因本经》是同经异译。天帝释（帝释天王、释提桓因）的十天子护卫中，第七位就是耆婆。时婆迦是耆婆的对译，这一点毫无疑问。但值得注意的是，《长阿含经》中的十大天子（Deva - putra）的第一位因陀罗（Indraka），应该是因陀罗迦（Indraka）的略译，而不是指可被称作帝释天的因陀罗（Indra）。《婆薮槃豆法师传》亦指出“因陀罗是帝释名”[④]。此处的耆婆天（时婆迦）是否即人间医王耆婆呢？笔者认为二者所指应该是同一对象，因为医王耆婆成为忉利天之天子，见于佛典多处。《翻译名义集》卷二“耆婆天”条，亦认为此耆婆天“即是医师耆域也”。[⑤]《佛光大辞典》“耆婆天”条，解说为：“耆婆天，意为命天，即长命之天，此天为帝释天左右侍卫。西域诸国风俗，皆事长命天神。子生三岁，即谒此天之庙，以求长命百岁。（《楞严经》卷二）”[⑥] 此亦认为耆婆天为帝释天左右侍卫。《楞严经》全称为《大佛顶如来密因修证了义诸

---

① 《大正新修大藏经》第1册，第132页中栏。
② 同上书，第343页中栏。
③ 同上书，第398页中栏。
④ 《大正新修大藏经》第50册，第188页上栏。
⑤ 《大正新修大藏经》第54册，第1078页上栏。
⑥ 慈怡主编《佛光大辞典》，台湾：佛光出版社，1988，第4287页。

菩萨万行首楞严经》（唐代天竺沙门般剌蜜帝译），其卷二原文为：

佛言："大王！汝见变化迁改不停，悟知汝灭，亦于灭时知汝身中有不灭耶？"波斯匿王合掌，白佛："我实不知。"佛言："我今示汝不生灭性。大王！汝年几时见恒河水？"王言："我生三岁，慈母携我，谒耆婆天，经过此流，尔时即知是恒河水。"[1]

此段又见于宋代延寿所集《宗镜录》卷四十四。[2]《翻译名义集》卷二"耆婆天"条，"耆婆天　长水云：耆婆此云命。西国风俗，皆事长命天神，此说未知所出。"[3] 此说实际就出自《楞严经》卷二。从中可见，此习俗有四要点：其一，耆婆天是长命天神，其名字暗示了这层含义；其二，耆婆天主要是保佑小孩的，这也符合耆婆是小儿医的说法；其三，耆婆天的神像被供养和祭拜，人们正是基于渴望长寿无病的心理，才产生了对耆婆天的信仰；其四，孩子是三岁时由母亲陪伴，来祭拜耆婆天的神像。之所以由母亲陪伴，是因为耆婆医王亦善治疗胞病等妇科疾病，由此耆婆天亦能保佑女性。疑伪经《龙树五明论》卷上亦有所反映，详见下文。还有一点亦堪注意，此乃"西国风俗"。这种风俗的传播途径亦需考察。

耆婆从人间医王到天之医王、医王菩萨、耆婆天的形象转变，以上略加勾勒。耆婆形象转变的核心在于他那举世无双的医术，没有这种绝妙的医术，耆婆这一形象就不会塑造出来。让耆婆从人间到忉利天，就是人们对他医术的尊重和崇拜。对耆婆天之信仰，莫不出于人们对解除病苦、健康长寿之强烈渴望。

第二节　汉地僧人笔下的耆婆形象

耆婆作为一代医王，其事迹随佛典的翻译而传入中国。汉地僧人笔下往往也描述其形象，虽然素材多取自佛典，但也有着独特的价值，特别是求法僧人的著

---

① 《大正新修大藏经》第 19 册，第 110 页中栏。
② 《大正新修大藏经》第 48 册，第 673 页上栏。
③ 《大正新修大藏经》第 54 册，第 1078 页上栏。

作中，准确记载了耆婆的生活遗址。由于印度传统上就重文轻史，这些求法僧人的著作（以《大唐西域记》为最）为重建印度历史作出了独一无二的贡献。

一、求法僧人著作中的耆婆

在西行求法的高僧中，著名者为法显、玄奘、义净、慧超诸人，其著作都较好地保存了下来。巧合的是，在法显、玄奘、义净的笔下，都提到耆婆之名，可见耆婆绝非泛泛之辈。法显的《佛国记》（有些地方称为《高僧法显传》）：“（王舍）城东北角曲中，耆旧（耆婆）于庵婆罗园中起精舍，请佛及千二百五十弟子供养处，今故在。”[①]《大唐西域记》卷九“摩揭陀国下”，记载了时缚迦大医的遗迹：

> 胜密火坑东北，山城之曲，有窣堵波，是时缚迦大医旧曰耆婆，讹也于此为佛建说法堂，周其壖垣，种植花果，余趾蘖株，尚有遗迹。如来在世，多于中止。其旁复有时缚迦故宅，余基旧井，墟坎犹存。[②]

又，唐代慧立、彦悰的《大慈恩寺三藏法师传》卷第三云：“次火坑东北山城之曲有窣堵波。是时缚迦大医旧曰耆婆，讹也于此为佛造说法堂处。其侧现有时缚迦故宅。”[③] 又，唐代道宣的《释迦方志》卷下“遗迹篇第四之余”亦云：“坑东北山城之曲有塔，是（时）缚迦医王宅，为佛建说法堂，周垣华果，蘖株尚在，佛多止中。”[④]

法显的记载最早，虽简短，却指明了具体的方位“城东北角曲中”。道宣和慧立、彦悰的记载无疑都来源于玄奘，方位与法显的记载是一致的。该城指的是摩揭陀国的首都王舍城（梵 Rājagṛha/巴 Rājagaha），《阿阇世王问五逆经》（西晋法炬译）等音译为“罗阅祇城”，《大唐西域记》译为“曷罗阇姞利呬城”，其地在今印度比哈尔巴特拉东南约一百公里处，现名腊吉季尔（Rājgir），北距比哈尔

---

① 《大正新修大藏经》第 51 册，第 862 页下栏。

② ［唐］玄奘、辩机：《大唐西域记校注》，季羡林等校注，第 723 页。

③ 《大正新修大藏经》第 50 册，第 237 页下栏。

④ ［唐］慧立、彦悰：《大唐慈恩寺三藏法师传》，孙毓棠、谢方点校，中华书局，1983，第 71 页。

城约二十三公里。[1] 庵婆罗园，又称为耆域奈（柰）园，《增一阿含经》卷三十九称为“耆婆伽梨园”，实际上柰园应是苹果园。《长阿含经》卷十七“沙门果经第八”“如是我闻，一时佛在罗阅祇耆旧童子庵婆园中”。[2] 耆旧童子庵婆［罗］园，其巴利文全称形式为 Jīvakassa-Komārabhaccassa-amba-vana，简称为 Jīvakāmbavana。在巴利文的经藏（Sutta-Piṭaka）的《增支部尼迦耶》（*Samyutta-nikāya*）的《六情品》（*Saḷāyatana-vagga*）中，有一部小经就名为《耆婆庵婆罗园》（*Jīvakāmbavane*）。[3] 又，《摩诃僧祇律》卷十八：“童子白王：世尊今在我庵婆罗园中。”[4] 耆婆为佛陀及僧团在此建立精舍，使之成为佛陀的重要弘法活动场所之一。经过考古发掘，该遗址位于今王舍城旧址的东门旁。[5]

义净的《南海寄归内法传》并没有记载耆婆的遗址，而是在比较中印医学的异同时提到了耆婆：

> 斯乃不御汤药而能蠲疾，即医明之大规矣。意者以其宿食若除，壮热便息。流津既竭，痰阴便疗。内静气消，即狂风自殄。将此调停，万无一失。既不劳其诊脉，讵假问其阴阳。各各自是医王，人人悉成祇域。[6]

此处认为绝食（或断食）疗法最符合印度医方明的原则。佛经中也提到过耆婆医王提倡断食疗法。义净将祇域与医王对举，亦是习惯说法。

二、辞书中的解释

五代义楚的《释氏六帖》是一部很重要的佛教百科全书，征引了大量的内外典材料，形式与书名均模仿唐代白居易的《白孔六帖》。该书包罗万象，其卷

---

① ［唐］义净：《大唐西域求法高僧传校注》，王邦维校注，中华书局，1988，第 85—86 页。

② 《大正新修大藏经》第 1 册，第 107 页上栏。

③ 水野弘元：《南伝大藏经总索引》（第二部），日本学术振兴会，1959 年，第 144 页。

④ 《大正新修大藏经》第 22 册，第 370 页上栏。

⑤ 转引自［唐］玄奘、辩机：《大唐西域记校注》，季羡林等校注，第 724 页，注释（一）。

⑥ ［唐］义净：《南海寄归内法传校注》，王邦维校注，第 158 页。

七的九流文艺部第十之“医药十”，有“耆域医师”专条：

耆域医师：

《耆域经》云：奈女端正，七国王争，唯萍沙王得之而生域，手持针药囊生，善医也。有小儿卖薪，得药树枝，见人五藏。有女子死，域问曰：“因何？”曰：“头痛死”。以木视之，见脑中有虫，大小相生，食脑髓尽死。域为开脑取虫，三药覆之，七日重活。女愿为婢，域退之，得金钱五百，以报恩与师。又有人习武，造一木架高七尺，学蹁马，因失而死。域以木视之，见肝翻却气绝。域开腹正肝，三药封之，三日活。愿为奴，退之，请金钱五百，报恩于母。又《温室浴经》云：奈女之子，名曰耆域，善治众病，死者更生，丧车却还，名闻十方。①

又，同卷“令寻非药”条：

令寻非药：

《四分律》云：耆婆童子于得叉始罗国，阿提利宇宾迦罗大医师所，学医七年欲归，令寻不堪为药者。永日空回，曰：“无。”师曰：“已成人中第一。”②

此外，在该书“萍沙下血”等条，亦提及耆婆医事。

宋代法云的《翻译名义集》是一部很实用的佛教辞典，主要解释佛教中的名相及疑难词汇。该书多次解释了“耆婆”一名的意义，其事迹则主要有卷二中的两条。其一：

耆婆天，长水云，耆婆此云命。西国风俗，皆事长命天神，此说未知所出。准《法华疏》云：耆域，此翻故活，生忉利天。目连弟子病，乘通往问。值诸天出园游戏，耆域乘车不下，但合掌而已，目连驻之，域云：“诸天受乐忽遽，不暇相看。尊者欲何所求？”具说来意。答云：“断食为要。”目连放之，车乃得去。据此耆婆天，即是医师耆域也。③

此条叙述了西国“皆事长命天神”的风俗，极具意义。其二，同书“长者篇第

---

① ［五代］义楚：《释氏六帖》（普慧大藏经版），浙江古籍出版社，1990，影印本，第129页。

② 同上书，第131页。

③ 《大正新修大藏经》第54册，第1078页上栏。

十八”：

> 耆婆，或名耆域，或云时缚迦，此云能活，又云故活。影坚王之子，善见庶兄。奈女所生，出胎即持针筒药囊，其母恶之，即以白衣裹之，弃于巷中。时无畏王乘车，遥见乃问之，有人答曰：“此小儿也。”又问：“死活耶？”答云：“故活。”王即敕人，乳而养之。后还其母。《四分律》云：耆婆初诣得叉始罗国，[师]姓阿提梨，字宾迦罗，而学医道。经于七年，其师即便以一笼器及掘草之具，令其于得叉尸罗国面一由旬，求觅诸草，有不是药者持来。耆婆如教，即于国内面一由旬，周竟求觅，所见草木尽皆分别，无有草木非是药者。师言：“汝今可去，医道已成。我若死后，次即有汝。”《耆婆经》云：耆婆童子于货柴人所大柴束中，见有一木光明彻照，名为药王。倚病人身，照见身中一切诸病。①

此条中“姓阿提梨，字宾迦罗”，没有说明是耆婆师父之名，以至于引起了一些误会，让人以为是耆婆的原名。而上引“令寻非药”条标明“阿提利字宾迦罗大医师所”，就一清二楚了。此外，所谓“姓××，字××”这一取名格式，乃中国故有之习俗，译者为了读者便于理解，就套用了这一格式，与译经中的“格义”手法类似。有学者以为原文如此，以之作为中国影响印度的一例，实属误会。② 耆婆之师原名，梵文还原拟为 Ātri Piṅgala。

《一切经音义》中对作者耆婆之名也有多次解释。“大医耆婆”条：“此云能活，是阇王家兄，奈女之子。初王手持药印，及其长大，乃是医王也。”“时缚迦”条：“梵语也。此译云能活，或言更活。古译云时婆，或云耆婆，皆一言耳也。”③ 在《诸经要集》《经律异相》《法苑珠林》等著作中，作者均抄录了耆婆的相关事迹。在《释氏要览》卷中的“浴”条下，作者引用了《温室经》（即《佛说温室洗浴众僧经》）的部分内容。

① 《大正新修大藏经》第 54 册，第 1083 页下栏。

② 参见萧登福：《敦煌写卷〈佛说净度三昧经〉中所见的道教思想》一文中对“国中有一梵志字弥兰”的分析。原文载中正大学中国文学（即汉语言文学）系所主编《“全国”敦煌学研讨会论文集》，1995，第 195—196 页。

③ 《大正新修大藏经》第 54 册，第 386 页中栏。

三、论疏中的耆婆

提到过耆婆名字或略述其事迹的汉地僧人论疏极多，此处只探讨对耆婆进行过解释与评价的那些论疏。隋代智者大师撰的《观无量寿佛经疏》云：“耆婆，此云固活，生时一手把药囊，一手把针筒，昔誓为医，能治他病，从德立号，菴罗女子也，是国贤臣。”① 南宋元照撰《观无量寿佛经义疏》卷中：“耆婆，梵语，此翻固活，生时一手持药囊，一手把针筒，昔誓为医，治疾存活，从德立号，菴罗女之子。二皆多智，显是贤臣。”② 这两处的特点在于指明耆婆是“从德立号”，而且从政治的高度评定耆婆为“国之贤臣”，因为他劝谏了阿阇世王，使之弃恶从善，皈依了佛法。印度佛典中只从宗教角度来强调阿阇世王皈依佛法的意义，而汉地僧人还从中解读出了政治意义。这可能折射了智者大师的佛教政治观。这种强调耆婆为“大臣”和“贤臣”的政治观流传到了日本，在日本的一些佛教图像中就有“耆婆大臣”的版题。

隋代慧远的《大般涅槃经义记》卷六云：“耆婆，胡语，此云长命。初生之日，弃之巷首，而得不死，故号长命。其人善医，故称大医。”③ 隋代灌顶撰、唐代湛然再治的《大般涅槃经疏》卷十九：“耆婆，此翻固活。童子生时一手把药囊，一手把针筒，昔誓为医，善能治他，从德立号，翻为固活，菴罗女之子。”④ 唐代慧沼撰《金光明最胜王经疏》卷一：“或是王种，亦名长者，如祇域长者。”⑤ 以上这几条都是通常性的说法。唐代道宣撰《中天竺舍卫国祇洹寺图经》卷下：“第五层有释迦化迦叶兄弟像，是耆婆童子请忉利天人工琢玉作之。如来灭后，毗沙门王将住（往）北天宫中。”⑥

祇洹寺原是祇陀太子的园林（Jetavana），后奉献给世尊。道宣并没有西行求

① 《大正新修大藏经》第37册，第190页中栏。
② 同上书，第288页中栏。
③ 同上书，第773页中栏。
④ 《大正新修大藏经》第38册，第148页上栏。
⑤ 《大正新修大藏经》第39册，第189页中栏。
⑥ 《大正新修大藏经》第45册，第890页上栏。

法，他描述的中天竺舍卫国祇洹寺的图景，不是来自所见，而是来自所闻。道宣与东来的梵僧交往密切，而且为了在律制建设方面强化其正统意义，他常常咨询梵僧，并记录其观点。因为在《大唐西域记》与《大慈恩寺三藏法师传》中均没有描述祇洹寺的具体建筑，所以道宣的资料源于玄奘一系的可能性不大。道宣在其作品中提到过已失传的《寺诰》一书，不知此图经是否采纳。《法苑珠林》卷一百著录道宣撰“祇桓（洹）图二卷”。[①]《宋高僧传》卷四十“道宣传”云：“又有天人云曾撰《祇洹图经》，计人间纸帛一百许卷，宣苦告口占，一一抄记，上下二卷。”[②] 义净曾经在长安见人画过祇洹寺的图样，后至实地观察，认为该图“咸是凭虚”[③]。该寺中有专门的医药场所，还收集医药图书。“耆婆童子请忉利天人工琢玉”，当然是神奇传说。

在以耆婆为主角的佛经中，《佛说柰女耆婆经》《㮈女祇域因缘经》是叙事性很强的作品，没有什么理论空间可供发挥，也就无人对之注疏。而《佛说温室洗浴众僧经》（简称《温室经》）则不然，它的叙事主线是耆婆向世尊要求为僧团建立浴室，得到世尊的允许。由于“洗浴”涉及身与心两个方面（在印度河文明时代的摩亨佐达罗城市遗址中就有特别引人注目的大浴场），洗“心”与佛理亦有密切关联，因此，该经受到汉地僧人的重视，现在流传下来的就有两部注疏。其一，隋代（或北周）慧远的《温室经义记》。此慧远亦写作惠远，为了与东晋的庐山慧远相别，人称“北慧远”。该书收入的《大正藏》第三十九卷中，其文略谓：“名曰耆域，辨其讳。此名长命，长命因缘亦如经说。……，初叹医中，为大医王、医自在也。治众人病，医疗广也。……耆域善声论，遥闻哭音即知不死。……”[④] 耆婆“善声论”的说法，见于《佛说柰女耆婆经》《㮈女祇域因缘经》，而尤以藏文本耆婆故事交代最清楚。耆婆此处又多一名号“医自在”。饶宗颐先生认为，“名号的重要性是代表文化的内涵”[⑤]。“医自在”有两层含义，

① 《大正新修大藏经》第 53 册，第 1023 页下栏。

② 《大正新修大藏经》第 50 册，第 791 页上栏。

③ ［唐］义净：《大唐西域求法高僧传校注》，王邦维校注，第 114 页、第 126 页之注解（二八）。

④ 《大正新修大藏经》第 39 册，第 513 页中栏至下栏。

⑤ 饶宗颐编译《近东开辟史诗》，前言，辽宁教育出版社，1998，第 7 页。

一是指医术达到了自由自在的最高境界；二是与印度天神“大自在天”（或称“自在天”）的意义相关，将耆婆比作医界的自在天，与“天之医王”的名号亦相吻合。其二，唐代慧净（亦称惠净）的《温室经疏》一卷，系敦煌写本。关于此写本之内容以及《温室经》系列之意义与影响，详见下文。

四、《龙树五明论》中的耆婆崇拜

《龙树五明论》系托名龙树之作。龙树，梵名 Nāgārjuna，拆开为 Nāga + arjuna，Nāga，音译那伽，多指蛇类，汉译指龙；Arjuna，指一种树，拉丁名为 Terminalia Arjuna，也用作人名，大史诗《摩诃婆罗多》中般度族（Pāṇḍava）的五位王子中的第三位就以此为名，音译为阿周那。据说，他乃因陀罗与昆蒂（Kuntī）所生，是坚战的弟弟，勇猛无敌。汉人也有以龙树入名的，如张龙树。①

龙树是印度医学大家，《大唐西域记》曰“龙猛善闲药术”。《龙树菩萨传》谓龙树“弱冠驰名，独步诸国，天文地理、图纬秘谶，及诸道术，无不悉综。……，龙树磨此药时，闻其气，即皆识之，分数多少，锱铢无失。”② 可见龙树对药性之精熟。他亦是中印医学交流史上最具光彩的人物，风头甚至盖过耆婆。《隋书·经籍志》中载有《龙树菩萨药方》四卷、《龙树菩萨和香方》二卷、《龙树菩萨养性方》一卷等。清代姚振宗《隋书经籍志考证》中指出：“《龙树菩萨药方》四卷。《通志·艺文略》：《龙树菩萨药方》四卷，又曰：《龙树眼论》一卷。《晁氏读书志》：《龙树眼论》三卷，佛经龙树大士者，能治眼疾，假其说集治七十二种目病之方。案：《晁志》所载三卷，即似此四卷，而失其论一卷欤。”③

龙树的主要成就在眼科方面，唐代大诗人白居易曾有诗句曰“案上漫铺龙树

① 《历代名画记》卷三“叙自古跋尾押署”，记载“十四年月日　将仕郎直弘文馆臣张龙树装”和“十五年十六年月日　文林郎臣张龙树装”。其纪年是唐贞观年间，张龙树生活于此时代。参见池田温编《中国古代写本识语集录》，第 1081 条，“叙自古跋尾押署”，东京大学东洋文化研究所，1990，第 349—350 页。

② 《大正新修大藏经》第 50 册，第 184 页上栏至中栏。

③ ［清］姚振宗：《隋书经籍志考证》，《二十五史补编》本，第 4 册，第 5659 页。

论，盒中虚捻决明丸”。此“龙树论”应即《龙树菩萨眼论》。另外，中医的《龙木论》《眼科龙木论》，均有龙树医学之痕迹。“龙木”之名，虽为避宋英宗赵曙的讳，而以“木”代“树”，但从原意来说，Arjuna 译为“树”或“木”均无不可。龙树在藏医学中尤具地位，藏文大藏经医方明部多种医典（《百方论》《佛说养生经》等）托名龙树所作，而《龙树五明论》亦挂其大名。有学者分析认为，历史上可能有四个同名的龙树。①

陈寅恪先生早在《陈垣〈敦煌劫余录〉序》中就注意到了，原北京图书馆（现中国国家图书馆）收藏的敦煌写卷中有与《龙树五明论》相关的资料。“《破昏怠法》所引《龙树论》，不见于日本石山寺写本《龙树五明论》中，当是别译旧本之佚文。”②

《龙树五明论》中的“五明”是印度传统教育的内容。承饶宗颐先生当面指教，《龙树五明论》乃疑伪经。略举其伪：

1. “归依天帝释。风神来济众生，火神来起光明，雨神来百谷熟成，宝神来钱财集，地神来安稳众生。为某甲为某事令使。今年皆悉称。急急　如律令。”③

2. “第五符主女儿不宜媒嫁至年高大。以绢一尺。真朱闭气书符。佩臂上。三公大贵敬来问之。吕后年二十五无夫主。得此符力。昔支皇后年三十未嫁，亦得此符力，即为天下之母。千金不传子。”④

上述第一条中的“宝神”不见于印度神谱。而“急急　如律令”乃典型的汉地道教咒语格式，印度绝无此格式。第二条中的“吕后”（汉高祖刘邦之妻）与“支皇后”，乃中华人士，这是证明《龙树五明论》疑伪的铁证。《龙树五明论》卷上与耆婆相关的地方：“第九妇怀胎为所噉有未成，仍落坏胎。三四月，中道堕落，不能得之。或年三四岁，中道死已。以绢方五寸，朱书符佩之。令人

---

① 蔡景峰：《从〈佛说养生经〉看藏医的养生学》，《中国藏学》1997 年第 4 期，第 41 页。

② 陈寅恪：《陈垣〈敦煌劫余录〉序》，原载《中央研究院历史语言研究所集刊》第一卷第二分，1930 年。后收入陈寅恪：《金明馆丛稿二编》，上海古籍出版社，1980，第 236 页。有关陈寅恪先生该文的探讨，可参见赵和平：《陈寅恪先生与敦煌学》，《唐宋历史评论》第四辑，2018，第 82—105 页。

③ 《大正新修大藏经》第 21 册，第 957 页上栏。

④ 同上书，第 957 页下栏。

大。当念耆婆大医，烧香礼拜。”① 这仍然是怀胎的妇人与孩子礼拜耆婆的风俗，这种信仰与耆婆乃童子方大医是一贯的。该经疑乃伪经，但其所反映的礼拜耆婆的风俗却是有根据的。它说明这已成了汉地的一种民间习俗。

五、僧传中的耆婆医术流传

在历代四大《高僧传》中，提到耆婆医术流传的有两条。其一，南朝梁慧皎《高僧传》卷四：“于法开，不知何许人。事兰公为弟子。深思孤发，独见言表。善《放光》及《法华》。又祖述耆婆，妙通医法。……升平五年，孝宗有疾，开视脉知不起，不肯复入。”② 于法开治妇女难产之行为与戒律的冲突，已有学者论述过。③ 所谓“祖述耆婆”，可能学的是耆婆一系相传的医术，也许是代指印度医学。于法开还善于“视脉”，这是中医的内容，可见他兼通中印医学。其二，《宋高僧传》卷十七“唐润州石圮山神悟传”：“释神悟，字通性，陇西李氏之子。其先属西晋版荡，迁家于吴之长水也。世袭儒素，幼为诸生。及冠，忽婴恶疾，有不可救之状。咎心补行，力将何施？开元中，诣溪光律师，请耆域之方，执门人之礼。师示以遗业之教，一曰理忏，二曰事忏。此二者，圣之所授，行必有征。”④ 此中的“恶疾”与孙思邈《千金翼方》中的“耆婆治恶病方”中的“恶病”是同一回事，即麻风病。所以，他才有“请耆域之方”之举。若果如此，则此处“耆域之方”就可能不是印度耆婆医王的原方，而是一种高超医术的代称。此外，也没有别的材料来证明溪光律师是学过印度医术的，他仅仅是“示以遗业之教”，“理忏”与“事忏”也不是耆婆的医方内容。再则“唐润州石圮山神悟传”的下文中也没有提到他学医与行医之事。当然，有唐一代，不少来华印度高僧或婆罗门是精通医术的，可惜没有留下什么有关授徒传医的资料。另有一种可能，此处的“耆域之方”或许是指神僧耆域的方术。慧皎《高

① 《大正新修大藏经》第 21 册，第 957 页下栏。

② 《大正新修大藏经》第 50 册，第 350 页上栏。

③ 曹仕邦：《于法开救治难产孕妇所牵涉的佛家戒律问题》，《新亚学报》第 19 卷，1999，第 45—51 页。

④ ［宋］赞宁：《宋高僧传》，范祥雍点校，中华书局，1987，第 416—417 页。

僧传》卷九“神异上”有“晋洛阳耆域”传。此耆域亦是天竺人，名字与Jīvaka的汉译名之一“耆域”相同。陈寅恪先生指出：“耆域虽号称天竺人，然其名本印度神医旧名，此为假托，故不足论。”[①] 此位耆域曾用咒术为衡阳太守滕永文治疗“两脚挛曲”之病，以及挽救一位中暑垂死病人的生命。[②] 他的这些咒术与医王耆婆的医术差别很大，因此，他不太可能是耆婆一系医学的传人。

第三节　从敦煌吐鲁番文书看耆婆的形象及其影响

一、《温室经》疏记系列中的耆婆形象与浴僧习俗之流传

唐宋时期敦煌地区的温室浴僧供养活动较为丰富，是僧俗两道之间有着密切的日常联系的例证之一。[③] 陈祚龙先生曾经指出，中国古代关于浴僧供养的学理依据就是《佛说温室洗浴众僧经》。它虽是一部小经，其意义与影响却不能忽视。在历代经录中，该经的译者有安世高、竺法护二说。陈祚龙先生持前说，而吕澂先生持后一说。陈寅恪先生在讨论《长恨歌》“春寒赐浴华清池”诗句时，指出“今存内典中有北周惠远撰《温室经义记》一卷，（《大正藏》壹柒玖叁号），又近岁发见敦煌石室写本中亦有唐惠净撰《温室经疏》一卷（伦敦博物馆藏斯坦因号贰肆玖柒。）此经为东汉中亚佛教徒安世高所译。（即使出自依托，亦必六朝旧本。）其书托之天竺神医耆域，广张温汤疗疾之功用，乃中亚所传天

① 陈寅恪：《陈寅恪集·读书札记三集》，生活·读书·新知三联书店，2001，第308页。

② ［南朝梁］慧皎：《高僧传》，汤用彤校注，中华书局，1992，第364—365页。

③ 张先堂：《中国古代的温室浴僧供养活动——以唐宋时期敦煌文献为中心》，《敦煌吐鲁番研究》第十五卷，2015，第217—229页。

竺之医方明也。”[①] 他认为，中国沐浴习俗虽古亦有之，但用“温汤疗疾”是中亚相传之天竺医方明习俗。

（一）与《温室经》疏记相关的敦煌写本

敦煌写本中，与《温室经》疏记及艺文相关的文书，主要有下列几种：

1. P. 3308 背面，《胜鬘义记》卷下并《温室义记》。
2. 北图生字 68《温室经义记》一卷，［隋］慧远撰。
3. S. 2497《温室经疏》一卷，［唐］惠净撰。
4. S. 3047《温室经疏》。
5. 上图 068（812510）之 2.《温室经疏一卷》，［唐］慧净法师制。
6. 俄藏 Дx05106《温室经疏》残片。
7. P. 2440《温室经讲唱押座文》。

实际上是三种文书，1—2、3—6、7 分别为一种。隋代慧远的《温室经义记》收录于《大正藏》第三十九卷，以及《大日本续藏经》第一辑中第五十九套第一册。[②] 前文已引用与耆婆相关之资料，该义记重点在于阐述佛理。对北图生字 68 号写本，李证刚先生曾作简评：“《温室洗浴众僧经疏》，生字第六十八号一卷。翊灼案：此隋慧远所著也，释小乘义，极精要，惜残佚甚多。”[③]

唐代惠净法师所撰《温室经疏》三个写本中，上图 068 号是最全的。S. 2497 号《温室经疏》亦补入《大正藏》第 85 册 2780 号，第 536 页下栏 11 行至 540 页上栏第 2 行。此有缺文，上图本可补其不足。在吴织、胡群耘《上海图书馆藏敦煌遗书目录》一文中，上图 068（812510）写卷编号为 140。[④] 兹将该文相关记载抄录如下：

140 盂兰盆经赞述（812510）

---

① 陈寅恪：《陈寅恪集·元白诗笺证稿》，生活·读书·新知三联书店，2001，第 22—23 页。

② 《大日本续藏经》第一辑，第五十九套第一册，上海涵芬楼，1924，影印本，第 21—24 页。

③ 李证刚：《敦煌石室经卷中未入藏经论著述目录附疑伪外道目录》，载黄永武主编《敦煌丛刊初集》5，台北：新文丰出版公司印行，第 353 页。

④ 吴织、胡群耘：《上海图书馆藏敦煌遗书目录》，《敦煌研究》1986 年第 3 期，第 90 页。

唐写本

题签：唐沙门海德写赞述卷甲戌钊

（1）首题：盂兰盆经赞述　沙门慧净法师制

尾题：盂兰盆经赞述

共四纸，131 行。

（2）首题：温室经疏一卷　慧净法师制

尾题：温室经疏一卷

共 5 纸，161 行。

题记：岁次癸卯四月五日沙门海德写记并勘定（“并勘定”三字为朱书）。

后有题跋：“此义净法师所著《盂兰盆经赞述》一卷、《温室经疏》一卷，末有沙门海德写记等字笺，共九幅。乃歙县许际唐于民国初年官甘肃时所得，亦莫高窟中物也。经卷写者朱笔勘定，一字无误。义净著名于唐。此笺纸帘宽近二寸，纹亦极疏。字迹有褚薛意，以各种写经卷比审之，此当是中晚唐人手笔，在石晋癸卯前也。藏外秘籍完整如新，良可宝贵。许太史质于黄朴存处，黄为余作介得之。因以旧高丽笺续其前后，麂皮作包手，俾得保护焉。甲戌上元日合肥　龚钊识。”下钤“怀西翰墨”印。

此题跋说明了该写卷的价值、抄写的时间以及流散过程。许承尧（1874—1964），字际唐，1911 年后任甘凉道尹等职，收罗敦煌经卷。[①] 甲戌当为 1934 年。但此题跋有一误字，将慧净误成了义净。有关唐初高僧慧净法师的行谊考辨，平井宥庆、陈祚龙已有论述。[②] 为明了慧净笔下的耆婆形象，兹将上图 068（812510）2.《温室经疏》一卷相关部分录文如下：

《温室经疏》一卷　慧净法师制

（前略）祇域名称高八国，道冠百王，恩洽幼童之下，德秀朋僚之上，

① 荣新江：《有关甘肃藏敦煌文献的珍贵记录》，“纪念敦煌藏经洞发现一百周年”敦煌学国际研讨会论文，香港，2000。

② 平井宥庆：《敦煌资料より知ちたゐ唐纪国寺慧净法师の一面》，《丰山学报》第 16 号，1972，第 39—71 页。陈祚龙：《释慧净之生平与著作的参考资料小集》，《海潮音》第 64 卷 9 月号，1983，第 8—19 页。

即以长者为号，其位所以特尊也。奈女之子，明种贵也。奈女者，从奈生也。此女禀质异凡，降神亦圣，托鲜花而受气，坼妙实以呈形，美艳绝伦，琼资盖世，由此义故，称之奈女。祇域既是奈女之子，种所以为贵也。祇域者，指名字也。祇域梵音，此云能活。善解四病之元，妙通八术之要，下针定差，投药必愈，治有此能，故称能活也。为大医王，善疗众病，释所以也。药病纵任，名曰医王，称为善疗，以善疗故，故名能治。经曰：少小好学，才艺过通，智达五经，天文地理。通曰：次明叙德，自有三意。一美学功，二称治绩，三即总结。此美学功也。才谓三才，天地人也。艺为六艺，礼乐书数射御也。五经即五明论。五明论，内论、因明论、声明论、工巧论、医方论也。天文谓星宿，地理即山川。然则幼而钦道，故曰少小好学；长而弥笃，故曰才艺过通。通智五经，成前好文子天文地理，美上过通也。经曰：其所治者，莫不除愈，死者更生，丧车得还。通曰：此明治绩也。上两句总叹其功，下两句别彰其效。何者？昔有参差中天，已登幽路，一逢祇域，再发神明，遂使魂魄寂已还苏，柩车动而旋驾，翻凶作吉，回死就生，治验之灵，莫斯为大也。（后略）

《温室经疏》一卷

岁次癸卯四月五日沙门海德写记（并勘定）[1]

此经疏对耆婆之描述超过慧远的《温室经义记》。重点在于，一是对耆婆名号“能活”与“能治”的解释，二是对耆婆才艺的说明。其特点是，对名号的解释体现了“从德立号”这一主旨，而正如前文所论，Jīvaka的原意可释为“固活”，固活（故活）是指自身还活着，但“能活”与“能治”均是指凭医术使别人（患者）活着，所以，“能活”与“能治”是对耆婆一名原意的发挥。另外，又用中国本土文化的内容去解释耆婆的才艺，“三才天地人”与“六艺礼乐书数射御”均是中国文化，印度古代并没有这种“三才六艺”的统称。所以，疏记体的著作往往体现出中外两种文化的交融。

P. 2440《温室经讲唱押座文》曾收入《敦煌变文集》之中。[2] 周绍良、张涌

---

① 池田温编《中国古代写本识语集录》，第2032条，指明癸卯岁为883年。参见该书第435页。

② 王重民等编《敦煌变文集》，人民文学出版社，1957。

泉、黄征《敦煌变文讲经文因缘辑校》（下）有最新录文：

顶礼上方大觉尊，归命难思清净众，
四智三身随众愿，慈悲丈六释迦文，
百千万劫作轮王，不乐王宫恩爱事，
舍命舍身千万劫，直至今身证菩提。
生死海中久沈沦，不觉不知业力引，
垢障消除今覩佛，光照三千世界中。
毗耶离国有庵园，奈女还生奈花中，
宝树枝条光色好，非凡非圣化生身。
祇城还从柰女生，妙通法术救众生，
能疗众病一切瘥，国称之［至］宝大医王。
父号祇婆慈愍贤，下针之［诸］疾立轻便，
名高八国为长者，回丧起死阎浮中。
祇域思念牟尼尊，明旦敕家俱诣佛，
直到灵山法会上，请佛沐浴及凡僧。
佛说七物各有功，不违祈愿浴法身，
香汤能净凡圣众，功德无量满愿中。
今晨拟说甚深文，唯愿慈悲来至此。
听众闻经罪消灭，总证菩提法宝［报］身。
阎浮浊恶实堪悲，老病终朝长似醉。
已舍喧哗求出离，端坐听经能不能？
能者虔恭合掌著，经题名字唱将来。[1]

“祇城还从奈女生”一句中，“城”字无疑应校改为“域”字。录文者注明：“城，原录误作‘域’，兹据原卷正。潘校同。”[2] 实际上，原录不误。有意思的

① 周绍良、张涌泉、黄征：《敦煌变文讲经文因缘辑校》（下），敦煌文献分类录校丛刊，江苏古籍出版社，1998，第1051—1052页。其中，“覩”为“睹”的异体字，“奈”与“柰”不统一。此处为了呈现文献原貌，引文不作改动。

② 黄征、张涌泉校注《敦煌变文校注》卷七，《温室经讲唱押座文》，释六，中华书局，1997，第1153页。

是，此处还出现了耆婆父亲的名字“祇婆”，但从所有耆婆故事来看，均没有父亲“祇婆”一说。“祇婆”就是“耆婆”本人，因为“慈愍贤”与随后“下针之［诸］疾立轻便”，都是赞美耆婆的诗句。因此，“父号”可能是“又号”之笔误。另一种可能性就是该押座文的作者替耆婆“找”了一位父亲。

在敦煌文书中，与浴僧习俗相关的文书还有 P. 3265《报恩寺开温室浴僧记》。该文书中有“祇域再问，大圣谈之以七物”“于是严须达之园，千金靡吝；备祇域之供，七物不亏”这样的句子。祇域即耆婆。七物即用于洗浴的七种物品：燃火、净水、澡豆、酥膏、淳灰、杨枝、内衣。《温室经》中有“澡浴之法，当用七物，除去七病，得七福报”。《报恩寺开温室浴僧记》略谓“考君右骁卫隰州双池府左果毅都尉，敦煌都水太原令狐公，为报恩寺建一温室”，姜伯勤先生认为，此温室建于天宝年间府兵停废之前，并指出，在寺院中有以香药浴身之习俗。[①] 敦煌文书 P. 2721《杂抄》一卷，“十二月八日何谓？其日沐浴，转障除万病，名为温室，于今不绝。”可见敦煌地区之温室习俗。[②] 在敦煌寺院中，还有“南院浴室”和“北院浴室”这样的设置及其管理僧人的名单。[③]

（二）与《温室经》疏记相关的其他材料

1. 陈祚龙讨论的相关资料。

陈祚龙先生在《看了敦煌古抄〈报恩寺开温室浴僧记〉以后》一文中[④]，详细讨论了《温室经》的译者情况、浴僧习俗及其功德思想，还论及该经在中国的影响。为对此习俗的流传有更清楚的认识，我们将陈祚龙先生一文中的相关材料条列如下：

---

① 姜伯勤：《敦煌吐鲁番与香药之路》，载李铮、蒋忠新主编《季羡林教授八十华诞纪念论文集》（下），江西人民出版社，1991，第 845 页。后收入姜伯勤：《敦煌吐鲁番文书与丝绸之路》，文物出版社，1994。

② 朱凤玉：《从传统语文教育论敦煌本〈杂抄〉》，载中正大学中国文学系所主编《“全国”敦煌学研讨会论文集》，1995，第 212 页。

③ S. 520 + S. 8583《报恩寺方等道场司请诸司勾当牓》，参见郝春文：《唐后期五代敦煌僧尼的社会生活》，中国社会科学出版社，1998，第 66 页。

④ 陈祚龙《看了敦煌古抄〈报恩寺开温室浴僧记〉以后》，原载《汉学研究》第 4 卷第 2 期，1986 年，第 199—222 页。后载陈祚龙：《敦煌学散策新集》，台北：新文丰出版公司，1989，第 217—219 页。

（1）《出三藏记集》卷三：始造浴佛时经一卷。

又，卷四，“新集续撰失译杂经录第一”：浴像功德经一卷、浴僧功德经一卷。

又，同上，造浴室经法一卷。

（2）《洛阳伽蓝记》：宝光寺，……，浴室下犹有石数十枚。

（3）《高僧传》卷五“道安传”：具示浴法，……，安后营浴具，……，须臾就浴。

（4）《续高僧传》卷二十二“慧满传”：浴僧为业，学安公之方绪也。

又，卷十二“宝袭传”：时复弘法，而专营浴供。

（5）OR. Ch. 969—972 号《唐开元九年于阗某寺支出簿》：澡豆贰升，……，供斋及温室苏合等用。

（6）《宋高僧传》卷二十六“玄览传”：释守如，……，开元十年，于寺营浴室。

又，卷二十八“智晖传”：浴具僧坊，奂焉有序。……，一浴，则远近都集三二千僧矣。

又，同卷，“常觉传”：而逐月三八日，设阖京僧浴。

（7）陕西扶风县《法门寺浴院灵异记》：寺之东南隅，有浴室院。……，浴室社长王重兴与社众等，早植善根，将成法器。

（8）《法苑珠林》卷三十三“明洗僧法事并序”。

又，卷四十二“设斋奉请诸佛及圣僧法用要略”。

（9）P. 2402、S. 3380、罗振玉贞松堂藏，道经《太上灵宝洗浴身心经》当来自佛教《温室经》。

2. 笔者补充的几条材料。

（1）北 7246 号《佛说提谓五戒经及威仪》：“入浴室有五事。一者，当低头入。二者，莫在沙门上浴。三者，莫先沙门浴。四者，莫调诞。五者，莫破众家器物。设有所破坏，当备偿之。入温室有五事。一者，当礼比丘僧。二者，莫忘诃水。三者，莫唾净地。四者，莫乱语。五者，设起出当还向户牵闭之。”叙述了入浴室和温室的五种威仪法。

（2）俄藏 Дx02479《温室启请》，邀请十方佛菩萨及四众来洗温室浴。S. 2497《温室经疏》则云：“医王由是创业，法将所以室通。”

（3）圆仁《入唐求法巡礼行记》卷三记载，灵仙三藏在大历灵境寺浴室院住过。此书还提到国忌之日，长安“城中诸寺有浴”的情况。白化文先生指出，这是朝廷在唐敬宗逝世的纪念日，为了替他祈求冥福，供应僧人温水洗浴，而施浴是一种求福的功德行为。①

（4）《大周故金紫光禄大夫检校尚书右仆射左监门卫将军兼御史大夫上柱国刘公司（光赞）墓志铭文》：“出命，殃出不期，于癸丑年孟冬十有二日，因浴暴卒于滑州荷恩禅院浴室。”② 这个浴室可能是对民众开放的。这是佛教医事与社会互动的一个实例。

（5）元代山东长清县灵岩寺的经营活动中还包括开浴室一项。③

从《温室经》译出，到道安、慧远、慧净、道世等佛学大师倡导，下至元代，浴僧习俗之影响可谓绵延不绝，且深入民间与道教之中。

林梅村先生在《犍陀罗语文学与中印文化交流》一文中提到：“鄯善出土犍陀罗语文书中还有若干佛教文学残片。比如，第647号文书有一段非常精彩的文学描述。文中说：‘所闻为导者（船筏）回避。耆婆啊！你的美德无量。让我们用满足之心来听斋戒沐浴之课。’可惜我们尚不知这段文字出自哪部佛经。”④ 如果此处的犍陀罗语词汇确实对应耆婆的话，那么，再据“沐浴”一词，这段描述很可能就是《佛说温室洗浴众僧经》的经疏一类文字。林梅村先生后来又考订出此第647号文书中的内容与另一件犍陀罗语文书，是犍陀罗语本《佛说温室洗浴众僧经》。其残存的内容与汉文本《佛说温室洗浴众僧经》大体相吻合，而

---

① ［日］圆仁：《入唐求法巡礼行记校注》，白化文等校注，花山文艺出版社，1992，第308页、第395页。

② 吴钢主编《全唐文补遗》第一辑，三秦出版社，1992，第452页。

③ 王尧：《大元国师法旨碑考释》，载《西藏文史考信集》，中国藏学出版社，1994，第89—99页。

④ 林梅村：《犍陀罗语文学与中印文化交流》，原载《中国文化》第16、17合期，收入林梅村：《古道西风——考古新发现所见中西文化交流》，生活·读书·新知三联书店，2000，第363页。

二者的不同之处可能体现了佛教典籍在不同部派之间传播所产生的差异性。①

（三）敦煌患文及发愿文书中的耆婆

据黄征、吴伟编校《敦煌愿文集》，与耆婆相关的患文及发愿文书共有三种，现分别抄录如下：

1. S. 343、P. 3259《患文》：

某公染患已来，经已数旬，药食（石）频投，未蒙诠（痊）损。所以危中告佛，厄乃求僧；仰托三尊，乞垂加护。其患者乃自从无始旷大劫来，至于今日，造十恶业，身三口四意三业道，广造诸罪。谨因今日，对三宝前，披肝露胆，不敢□□（覆藏），尽□（皆）忏悔，愿罪消灭。某日已来，□□□□□（转大乘经典）、金日微言，舒卷则无明海□□□□□（清，披诵则智）惠（慧）泉踊（涌）。以斯殊胜功德，回□□□（向庄严）患者：此世他生，或有冤家债主、负债负命者，愿领功德分，发欢喜心，［解怨舍结］，转生天道人中，莫为酬（雠）对，放舍患儿，还复如故。又患者即体：耆婆妙药，灌主（注）身心；般若神汤，恒流四大。诸佛益长年之算，龙天赠不死之符。又持是福，即用庄严。②

2. S. 5561、S. 5522《俗丈夫患文》：

（前略）伏闻三宝，是出世之法王；诸佛如来，为死（四）生之慈父。所以危中告佛，厄乃求僧；仰托三尊，乞祈加护。惟〔愿〕以慈（兹）〔舍〕施功德、焚香念诵胜因，尽用庄严患者即体：惟愿耆婆妙药，灌注身心；般若神汤，恒流四大。身病心病，即日逍（消）除，卧安觉安，起居轻利。（后略）③

3. P. 2543（背面）、P. 2526（背面）《愿文段落集抄》（拟）：

（前略）惟（唯）愿观音覆护，锡杖以佛（拂）身；大势慈悲，神光而

① 林梅村：《尼雅出土佉卢文〈温室洗浴众僧经〉残卷考》，《华林》第3卷，中华书局，2003，第107—126页。又，林梅村：《ニヤ遺迹出土のカローシュティー文：〈温室洗浴众僧经〉残卷の考察（1）》，日本佛教大学《文学部论集》第87号，2003，第137—152页；《ニヤ遺迹出土のカローシュティー文：〈温室洗浴众僧经〉残卷の考察（2）》，日本佛教大学《文学部论集》第88号，2004，第121—130页。

② 黄征、吴伟编校《敦煌愿文集》，岳麓书社，1995，第24页。

③ 同上书，第696页。

照嘱（烛）；耆婆妙药，灌注身心；般若神汤，洗除罪垢；金刚力士，左右冥加；密即（迹）神王，纵横卫护。(后略)①

这三个写卷文书性质略有不同，但上引内容都是祈求解除病苦。有关耆婆的句式大同小异，以“耆婆妙药”与“般若神汤”对举，来表达对药物和佛法的双重需求，并祈求二者带来神奇力量，消厄除病。这就是耆婆信仰在民众中的表现与应用。

（四）邈真赞和书仪中所反映的耆婆

郑炳林在《唐五代敦煌的医事研究》一文中指出与耆婆相关的两种邈真赞文书。② 现据饶宗颐先生主编的《敦煌邈真赞校录并研究》录文，分别摘录如下：

1. P. 3541《张善才邈真赞》云：

（前略）合众全为龙象。方欲须弥座上，立马鸣之高踪；师子案中，留世亲之盛德。奈何化周现疾，祇婆顶谒而遥辞；示灭同凡，日暮嵎山而可驻。别亲告侄，劝寻半偈之灵文；遗嘱门人，只念送师而舍泣。(后略)③

2. P. 3718（14）《张明德邈真赞》：

从心之秋，忽遘悬蛇之疾。寻师进饵，扁鹊疗而难旋；累月针医，耆婆到而不免。辞兄别弟，遗留哽咽之声；弃子离孙，俄凑黄泉之径。④

P. 3541 中的所谓“祇婆顶谒”，就是指对耆婆的顶礼膜拜，希望得到耆婆的神力相助。这是患者家属最常见的心态与行为。而 P. 3718（14）中，“扁鹊疗而难旋”与“耆婆到而不免”，表明生死乃自然规律，即使是扁鹊（中医之王）和耆婆（印医之王），也难以违抗这一规律。即便如此说，也是将耆婆放在医学顶尖的位置上的。

巴黎集美博物馆所藏宋初《张氏绘佛邈真赞》（编号 MG17662）云：

---

① 黄征、吴伟编校《敦煌愿文集》，岳麓书社，第 196—197 页。

② 郑炳林：《唐五代敦煌的医事研究》，载郑炳林主编《敦煌归义军史专题研究》，兰州大学出版社，1997，第 522—523 页。

③ 姜伯勤、项楚、荣新江：《敦煌邈真赞校录并研究》，台北：新文丰出版公司，1994，第 226—227 页。

④ 同上书，第 280—281 页。

故清河郡娘子张氏绘佛邈真赞并序……岂期逝□□逼（?），二鼠兴威。魄散流光，六天降祸。亲戚伤悼，耆婆之秘术奚施；族望□□，榆附[①]（柎）之神方何效。[②]

耆婆的秘术与上古传说名医榆柎的神方对称，二者分别代表了印中双方的神医。此邈真赞中的“二鼠兴威”是采用了源自印度佛经中的“二鼠侵藤”的譬喻故事[③]，用来表达人生无常而苦痛相逼之感慨。

敦煌用于指导书信往来的书仪中，也有涉及耆婆的地方。P. 3691《新集书仪》一卷中写道：“伏蒙仁造特赐膺方灵药，慈救危生，药至而百病俱痊，闻名而耆婆再降。”可见，此处亦把耆婆当作神医的代称。

（五）敦煌汉文医学写卷中的耆婆

敦煌汉文医学写卷大多已由马继兴先生等辑录，我们从中发现提及耆婆的文书主要是托名的《张仲景五脏论》。共有三件，依《敦煌医药文献辑校》一书，摘录相关内容如下：

1. P. 2115《张仲景五脏论》：“《五脏论》一卷　张仲景撰／普名之部，出本于医王。皇（黄）帝与造《针灸经》，历有／一千余卷。耆婆童子，妙娴（闲）药性，况公私等凡夫何能备矣。”[④]

2. S. 5614《张仲景五脏论》一卷：《五脏论》一卷　张仲景撰／普名之部，出本于医王。皇（黄）帝［造《针灸经》，历］／有一千余卷。耆婆童子，妙闲（娴）［药性，况公私等凡夫］／何能备矣。”[⑤]

3. P. 2755《张仲景五脏论》：“李子预有杀鬼之方名，刘涓子有鬼遗之录。耆婆童子，药性妙述千端。俞跗医王，神方［万］品。”[⑥]

---

① “榆附”有多种写法：“榆”可写为“俞”“踰”等，“附”可写为“跗”“柎”，等等。

② 荣新江：《敦煌本邈真赞拾遗》，《敦煌学》第25辑（潘重规先生逝世周年纪念专辑），2004，第459—463页。

③ 陈明：《佛教譬喻“二鼠侵藤”在古代欧亚的文本源流》（上），《世界宗教研究》2018年第6期，第45—58页。

④ 马继兴等辑校《敦煌医药文献辑校》，江苏古籍出版社，1998，第56页。

⑤ 同上书，第83页。

⑥ 同上书，第120页。

《张仲景五脏论》除 P. 2115、S. 5614、P. 2755 外，至少还有 P. 2378，但 P. 2378 没有与耆婆相关的文字。《五脏论》之名最早见于《隋书·经籍志》《新唐书·艺文志》和《旧唐书·经籍志》，但均不载撰人。① 在《宋史·艺文志》里才出现了题名张仲景的《五脏论》载目。研究者多认为其是假托之作。关于此书的成书年代，说法不一。② 宫下三郎从卷中药物“木笔”考证其作者当为北方人。《张仲景五脏论》中间夹杂有“四大五荫，假合成身；一大不调，百病俱起”，此乃典型的佛教医学思想。可以说，该书是中印医学交流的一个产物，所以其中有“耆婆”一名，是很自然的事情。这两个写本中均强调耆婆童子在药性方面的成就，这与《千金翼方》引用耆婆的药物学观点是一致的。

（六）敦煌于阗文书中的耆婆

梵文于阗文双语医典《耆婆书》出自敦煌藏经洞，开篇以佛陀与耆婆对答的方式，提到佛陀向耆婆传授医方之事，现存 93 条药方。③ 除了敦煌本《耆婆书》之外，在于阗语佛典中也有耆婆的名号。P. 4099 号背面，于阗文原名为 *Mañjuśrī-Nairātmya-avatāra-sūtra*，段晴教授译为《文殊师利无我深趣经》，这是一篇佛教徒宣讲大乘无我思想的长篇经文，乃研究古代于阗佛教思想史的极重要资料。该经成文于敦煌，成文的年代正值于阗王尉迟卓拉（Viśa Śura）在位的时候，相当于969—977 年。④ 张广达、荣新江先生书中此经名为《文殊师利无我化身经》，并推断本卷年代应在 967—977 年尉迟输罗天尊年间。⑤《文殊师利无我化身经》是用晚期于阗语书写的，它不是译本，而是由于阗人编纂而成的，其中

---

① 宗密《禅源诸诠集都序》中提到“五脏论”，最早注意到此点的是陈寅恪先生，见于《陈寅恪集·新旧唐书札记》，“五脏论一卷。宗密禅源诸诠集都序引此书，近有敦煌残本。”（生活·读书·新知三联书店，2001，第 91 页）

② 马继兴主编《敦煌古医籍考释》一书认为是在南北朝后期。赵健雄主编《敦煌医粹》一书则认为是在隋时或唐初。谭宗达：《敦煌本〈张仲景五脏论〉校勘》（《敦煌研究》1986 年第 2 期，第 90—91 页）一文认为是在唐朝。

③ 有关《耆婆书》的内容与研究概述情况，参见陈明：《敦煌出土的梵文于阗文双语医典〈耆婆书〉》，《中国科技史料》第 22 卷第 1 期，2001 年，第 77—90 页。

④ 段晴：《于阗文的蚕字、茧字、丝字》，载李铮、蒋忠新主编《季羡林教授八十华诞纪念论文集》（上），第 45—46 页。

⑤ 张广达、荣新江：《于阗史丛考》，上海书店，1993，第 168 页。

必然反映了于阗土著的一些观念。现根据贝利（H. W. Bailey）教授在《于阗语佛教文献集》（*Khotanese Buddhist Texts*）中的转写，将其中与耆婆相关的诗颂抄录如下：

358：	āspava hada ǀ ra nai śta	vana baudhasatvā gvāna
	ttraisahasrrai vīra uyanaura	ttai harbaiśa vīja himāra
359：	khu jīvai vījā reśe ǀ	satva nai je yanīda
	karmīnai āchai gvāna	baudhasatva harbaiśa jada
360：	tcahau – padya ācha dūṣṭa	bāva patta satvā sparśa'
	［kī］ karmīnā kīḍaśtā' pātca	drraṣṭīye kāme sañe ①

恩墨瑞克教授（R. E. Emmerick）曾指出上述出处。② 季羡林先生也指出："Jīvaka 是印度古代著名的医生，于阗文一些残卷中称之为'医圣'。陈寅恪师认为，这个名字可能与中国的'岐伯'有联系。"③ 上引诗颂中提到耆婆名号的是359颂"jīvai vījā reśe"，意为"耆婆医王"。在《耆婆书》中，耆婆的于阗文写法（包括不同的性、数、格形式）为：javā、jīvā 等。这都说明了耆婆在于阗语文化圈中亦有崇高的地位，当然其源头来自印度。在于阗文《文殊师利无我化身经》的创作年代，敦煌与于阗文化交往颇为频繁。P. 2629 号以及敦煌研究院藏《（公元964年）归义军衙内酒破历》中提到，"供修于阗文字孔目官逐日一斗"，可见归义军衙门内有专门的孔目官负责处理于阗文书。而且当于阗从德太子在敦煌生活的时期（935—966），于阗的使臣们往来不绝，出自这些太子或各种使臣、高僧大德手笔的于阗语文献，主要也是在10世纪陆续撰写或抄成的。④

---

① H. W. Bailey, revised ed., *Khotanese Buddhist Texts* (Cambridge: Cambridge University Press, 1981), p. 131.

② R. E. Emmerick, "Contributions to the Study of the Jīvaka-pustaka," *BSOAS*, vol. XLⅡ, no. 2 (1979): 235.

③ 季羡林：《新疆的甘蔗种植和沙糖应用》，载季羡林：《季羡林文集》第十卷，第442页。

④ 张广达、荣新江：《关于敦煌出土于阗文献的年代及其相关问题》，载《于阗史丛考》，上海书店，1993，第129—130页。又载张广达、荣新江：《于阗史丛考》（增订本），中国人民大学出版社，2008。

敦煌出土印度史诗《罗摩衍那》的于阗语文本缩写的故事中①，耆婆医生出场，成了重要的角色。此文本中，罗摩受伤昏迷之后，人与猴都去请求耆婆医生，被告知要用雪山上的草药（amṛta - saṃjīva，即“起死回生的甘露”）与苏毗耶穴国的湖水合成保命药。猴子南乐（Naṇḍa，相当于神猴哈奴曼）依此采药，经耆婆配制，最终治好了罗摩。② 在印度梵文本《罗摩衍那》第六篇《战斗篇》（下）中，根本就没有耆婆这个角色，更没有他出手相救罗摩一事。罗摩受伤后，神猴哈奴曼请教的对象是阎婆梵。根据阎婆梵的指点，哈奴曼到雪山（喜马拉雅山）深处采药。哈奴曼难以辨认药草，就将带有神药的大山拔起带回，用神药救活了罗摩兄弟以及受伤的众士兵。很显然，耆婆的出场是于阗作者添加的，将其作为起死回生的关键人物，无疑是对耆婆医术的极大肯定。在佛教文化的背景下，于阗地区对印度医学文化进行了吸收、补充与改造。

除了上述《耆婆书》《罗摩衍那》《文殊师利无我化身经》之外，于阗本土的其他文献中也不乏提及耆婆之处。耆婆常与佛陀出现在同一语境中，并且解答佛陀有关医学方面的问题。于阗本土的《赞巴斯塔之书》中至少有两处与耆婆有密切关系。

其一，该书第 6 章第 12 颂。恩默瑞克的英译为：“With herbs did Jīvaka treat the maiden. He removes her illnesses. So does the Buddha by means of the Dharmakāya remove without effort all kleśas.”③ 陈瑞翾将此英译翻译为：“凭借草药，耆婆治疗了这个女孩。他祛除她的疾病。同样地，佛陀凭借法身，不假功用而（祛除）一切烦恼。”陈瑞翾认为恩默瑞克对《赞巴斯塔书》此处的动词śūste 的理解有

---

① 于阗语本《罗摩衍那》共有 3 个写卷：P2801、P2781、P2783。此见 P2783 第 59 行（总第 220 行）。原文的转写参见：H. W. Beiley ed., *Khotanese Texts*, *vol.* Ⅲ (Cambridge: Cambridge University Press, 1969), p. 75.

② H. W. Bailey, “Rāma,” *BSOAS*, vol. Ⅹ, no. 2 (1940): 365 - 376. Idem, “Rāma Ⅱ,” *BSOAS*, vol. Ⅹ, no. 3, 1940, pp. 559 - 598. 段晴：《于阗语〈罗摩衍那〉的故事》，张玉安主编《东方民间文学比较研究》，北京大学出版社，2003，第 138—157 页。季羡林：《〈罗摩衍那〉在中国》，载《佛教与中印文化交流》，江西人民出版社，1990，第 103—112 页。

③ R. E. Emmerick, *The Book of Zambasta: A Khotanese Poem on Buddhism* (London: Oxford University Press, 1968), p. 119.

误，该词的意义不是“治疗”，而是“准备”。他根据《大宝积经》卷八《密迹金刚力士会》及其异译本《佛说如来不思议秘密大乘经》、该经的藏文本以及梵本《大乘集菩萨学论》第八章中关于耆婆配制“药女”（“药童子”）的譬喻，将该颂新译为：“耆婆正是用草药准备了一个少女，（从而）祛除（世间的）疾病；同样地，佛陀用法身（祛除）一切烦恼（而）不假功用。”[①] 可见，《赞巴斯塔之书》中确实引用了一个佛经中常用的耆婆医王配制药女的譬喻。

其二，《赞巴斯塔书》第13章第104—107颂也提到了一个说法——佛陀咨询耆婆（Jīva）有关服药的事情。其译文为：

对佛来说，根本没有理由他会生病。（如果）佛询问耆婆：“我该服用什么药？该做些什么？”外道甚至会这么说：“佛不是全知者。”另一方面，律典（Vinaya）也会有不太令人满意的说法：“如果他因为业行（karma）而致病，那么药物不可能消除业力。”

佛知道能（消除）业力的药物，那么，他为什么还要咨询耆婆呢？但是谁是（那么）愚蠢，以至于他看起来就会生病呢？梵天不会生病；帝释天根本没病；甚至一个来自北拘卢洲的人也不会真正生病。[②]

这段引文的上半部分与《大宝积经》卷二十八《大乘十法会》（北魏三藏法师佛陀扇多译）中的内容有所关联，即——

善男子！云何当知？佛告目连，令到耆婆大医王所问服药法。善男子！此亦是我怜愍后世故作是说。有诸声闻假药将身，彼当忆我佛金刚身犹尚服药，何况我等及其余者？以是事故，我说此言：汝到耆婆大医王所问服药法。而诸愚人如实取之，谓如来身是病患身。善男子！如来昔告目连比丘，令彼目连问耆婆药。耆婆无容故不正答，唯作是言：但当服苏（酥），但当服苏（酥）。然是如来示业果报，令诸弟子闻当忆知而不退还。[③]

耆婆既然作为佛所询问的对象，那么，他就被视为高明大医的代表。耆婆出现在

---

① 陈瑞翾：《于阗语〈赞巴斯塔之书〉研究札记一则》，载陈瑞翾、吴天跃主编《讲艺集：瑞安中学一百二十周年校庆纪念论文集》，复旦大学出版社，2016，第247—258页。

② R. E. Emmerick, *The Book of Zambasta: A Khotanese Poem on Buddhism*, pp. 200－203.

③ 《大正新修大藏经》第11册，第155页中栏。

敦煌出土的多种于阗文献中，这表明在由印度、中原和于阗当地的不同文化交流所形成的结晶中，耆婆就是佛教医学文化的一个代表。

（七）敦煌其他文书中反映的耆婆信仰

1．北图羽字三号《维摩经颂》“文殊问疾品第五”。

许国霖《敦煌石室写经题记·敦煌杂录》一书中，抄录了北图羽字三号《维摩经颂》（拟）的内容，其中有：

> 文殊问疾品第五
>
> 居士难酬对，文殊往问之。
>
> 众生既有病，菩萨亦同疵。
>
> 扁鹊安能疗，祈婆不可治。
>
> 但当一切愈，从此遂无斯。[1]

此《维摩经颂》亦见于 P. 3600/2《维摩诘经十四品诗》。此处的“祈婆”就是耆婆，乃 Jīvaka 不同的音译而已。该文书最早抄录于罗振玉的《敦煌零拾》。陈寅恪先生对《敦煌零拾》作过多次跋语，早就利用了这则材料。陈寅恪先生的跋语手稿本，已被荣新江先生发现并公布[2]，后来收入《陈寅恪集·读书札记二集》一书。此文书中还是将扁鹊与耆婆对举，并强调俗世的医法终不如佛法，医法只能疗身，佛法却能治心。不过，值得注意的是，敦煌出土的某些《维摩诘经》注疏类的文献中，并没有这一段有关祈婆（耆婆）和扁鹊的诗颂，比如，敦煌研究院藏佚本《维摩诘经注》（敦研 248V）的“文殊师利问疾品第五”中，就没有提及古代中印的两位大医。[3]

2．S. 4363《后晋天福七年（942）七月史再盈改补节度押衙牒》。

S. 4363 原定名为《敕归义军节度使牒》。唐耕耦等在《敦煌社会经济文献真迹释录》中，另拟此名，现根据该书的录文，抄录如次：

---

① 此材料蒙荣新江先生提示，不胜感谢。该材料出自许国霖：《敦煌石室写经题记·敦煌杂录》（黄永武主编，“敦煌丛刊初集”十），台北：新文丰出版公司，1985，第 165 页。

② 陈寅恪：《〈敦煌零拾〉札记》，荣新江整理，《敦煌吐鲁番研究》第五卷，北京大学出版社，2001，第 1—12 页。

③ 陶家骏：《敦煌研究院藏佚本〈维摩诘经注〉写卷研究》，博士学位论文，苏州大学中文系，2012，第 238—240 页。

敕归义军节度使　牒

前正兵马使银青光禄大夫检校太子宾客兼试殿中监史再盈

右改补充节度押衙

牒奉　处分，前件官，龙沙胜族，举郡英门。家传积善之风，代继忠勤之美。况再盈幼龄入训，寻诗万部而精通；长事公衙，善晓三端而杰众，遂使聪豪立性，习耆婆秘密之神方；博识天然，效榆附宏深之妙术。指下知六情损益，又能回死作生；声中了五藏安和，兼乃移凶就吉。执恭守顺，不失于俭让温良；抱信怀忠，无乖于仁义礼智。念以久经驱策，荣超非次之班；宪秩崇阶，陟进押衙之位。更宜纳效，副我提携，后若有能，别加奖擢。件补如前，牒举者，故牒。

天福七年七月二十一日　牒

使检校司徒兼御史大夫曹（押）

郑炳林先生亦对此文书进行了校注，并指出它涉及了五代时期敦煌的医事制度，是文书中不多见的医史史料。[①] 我们感兴趣的是此中提到了史再盈“习耆婆秘密之神方”。这是敦煌文书中直接提到学习耆婆医术的唯一一件，弥足珍贵。“神方”是指耆婆的医术神奇，而“秘密”则指耆婆的医术不是随便公开外传的，暗示史再盈可能是独家传授的。史再盈还“效榆附宏深之妙术”，“榆附”是传说中黄帝时的良医，在《医方类聚》中写作“榆父”。前引 P. 2775《张仲景五脏论》就有“俞跗医王，神方［万］品”之赞词。这表示史再盈学习过中印两家医学，他是以医术服务于归义军的官吏。但他本人可能是祖居敦煌的粟特人，出身于“龙沙胜族”。粟特人在丝绸之路上所从事的商业活动与文化传播是有目共睹的。[②] 因此，在史再盈身上就体现了粟特文化、印度文化、汉文化三者的大

---

① 郑炳林：《唐五代敦煌的医事研究》，载《敦煌归义军史专题研究》，第520—521 页。

② 党新玲：《五代敦煌粟特人医家史再盈》，《甘肃中医学院学报》1994 年第 3 期，第 9—10 页。郑炳林、高伟：《从敦煌文书看唐五代敦煌地区的医事状况》，《西北民族学院学报》（哲学社会科学版）1997 年第 1 期，第 68—73 页。郑炳林：《唐五代敦煌医学酿酒建筑业中的粟特人》，《西北第二民族学院学报》（哲学社会科学版）1999 年第 4 期，第 19—25 页。王文利：《浅析敦煌地区粟特人的医药史》，《西部中医药》2017 年第 9 期，第 78—81 页。

融合。此外，P. 4660中有《索法律邈真赞》，该文书提到敦煌金光明寺的索法律“练心八解，洞晓三空。平治心地，克意真风。灯传北秀，导引南宗。神农本草，八术兼通”。“神农本草”代表中医，而“八术”是印度生命吠陀医学体系的代名词，这说明他兼通中印医学，这也是印度医学在敦煌传播的又一个例子。

3. 敦煌写卷中对耆婆故事的辑录。

敦煌写经S. 4379（《敦煌宝藏》中拟名为《小乘佛经说偈大意略叙》）中辑录了“第卅九瓶沙王隐处有疮，耆婆治之”和“第四十踏轮王因缘”等故事。其中简要叙及耆婆善医，为尉禅国波罗殊提王，调制酥药于水，令王食之，乘象疾去一事，以及“遂诞耆婆童子”等情节。可见所摘录的故事并未过多注重其内在的逻辑。

此外，S. 4679（拟名为《佛教类书》）残卷中抄录了“射品三”“书品四”“医品五”等部分内容，其中的“医品五”，有“医名”“耆域神验”两个主要条目，从《修行道地经》、《杂譬喻经》、《㮈女经》（《㮈女祇域因缘经》）、《四分律》等多部经文中辑录了耆域（耆婆）的事迹，其录文[①]如下：

> 医品五　医名　《修行道［地］经》云：古昔良医，造结经父（文），名曰：长取、多髯、太帛、调牛、岐伯、医徊、扁鹊。复有医主治耳目，名曰：和调、铃鸣、善觉、调牛、目金、秃枭、雷鸣。复有疮医，名曰：法财、端政、黄金。复有小儿医，名曰：尊迦叶、耆域。复有鬼神医，名曰：戴华。　耆域神验　《杂譬喻经》云：有圣医王名曰耆域，能合和药草，作童子形，端正殊好，见者惟善（欢喜），众病皆愈。或以一草治众病，或以众草治一病，天下之草，无有不任用者。天下之病，无有不能治者《金坚蜜迹经》云。《㮈女经》云：瓶沙王太子生于维耶离国，名曰祇域。祇域生时，手中把持针药囊，目以当为医王。行逢小儿担樵，望视，悉见此小儿五藏，偻悉分明。祇域心念：“《本草经》说云：有药树从外照内，见人腹藏，

① 录文参见袁仁智：《敦煌吐鲁番医药卷子校勘及其文献研究》，博士学位论文，南京中医药大学基础医学院，2010，第69—70页。不过，校录者对佛经不熟悉，有些经名未能正确校录。比如，第15行的《杂譬喻经》误录作“罗擘喻经”。另参见袁仁智、潘文主编《敦煌医药文献真迹释录》，中医古籍出版社，2015，第510—512页。

此儿樵中，当有此树。”即雇儿十钱，儿下樵置地，即便暗寞（冥），不复见其腹中。祇域解两束［柴］，取一小枝，长尺余，著儿腹上，即复具见腹内，知此小支（枝）定是药王。　《㮈女经》云：罗阅祇国迦罗越家女忽头痛而死。祇域闻之即往，以药王照女头中，见有刺虫数百枚，钻食头脑，脑尽故死。便以金刀披破其头，出虫，封著罂中。以三种神膏涂疮，七日便吐气，如从卧觉。奉迎祇域，头面作礼，上五［百］两金。　《四分律》云：王舍城长者病，耆婆即与咸食令渴，饮酒令醉，破头除虫。《㮈女经》云：维耶离国有男儿，作一木马，高七尺余，学习偏上，上马过度，躃地而死。祇域便往，以药王照腹中，见肝反戾向后，气结而死。祇域便以金刀破腹，手搦料理，还肝［向］前，以三种神膏涂之。三日儿吐气即起坐，迎礼祇域，上五百两金。《四分律》云：拘睒毗（弥）国长者［子］于轮上戏，腹结而死。耆婆破［腹］，解肠而活。《㮈女经》云：有大国王疾病积年，恒苦德怀恚。闻祇域名，相去八千里，下书，敕瓶沙王，征召祇域。便到王所，诊省脉理，及以药王照之。祇域白王：“王病可治。宜得入见太后，咨议合药。”王即遣入。祇域白太后：“向省王病，见王身中悉是蛇蟆之毒，似非人类。”太后［曰］：“我昔曾于金柱殿中昼卧，忽有大蟆，长三尺余，从我上去，［则觉有躯。］王实是蟆子。”甚听醍醐。祇域即前（煎）醍醐，……（后缺）

S. 4679 此处所引的《杂譬喻经》是比丘道略集本。注释中的《金坚蜜迹经》，历代佛教经录中并无著录。该经应名《蜜迹金刚经》，实际是指西晋竺法护译《大宝积经》卷八的《密迹金刚力士会》。因为《密迹金刚力士会》中刚好也有关于耆婆（耆域）能合和药草的情节，与比丘道略集《杂譬喻经》中的记载正相吻合。S. 4679 只是摘录了《修行道地经》卷一“五阴成败品第五”中的部分天竺医家的名字，而且该份天竺医家的名单中居然混进了中医史上三位上古名医——岐伯、医徊、扁鹊，这与该经译者竺法护的译场助手（或者其后的抄经人员）将注释混入了正文有关，并不表示三位中医名家影响到了印度。S. 4679 中集中抄录了与耆婆有关的佛经史料，最能体现中土人士对此天竺大医的关注。

（八）吐鲁番文书中的耆婆

在吐鲁番文书中，我们同样可以找到耆婆的踪影。吐鲁番也是多元文化交融的地区，既有梵文医典的残片①，又有能体现印度医学因素的汉文医学文书。日本大谷文书中的第 1052 号药方书断片②，内有“乌盐”“诃梨［勒］”“胡干姜”三种印度药物。特别是“乌盐”一名，不见于中国本草，而是出现在佛典中，义净译《根本说一切有部毗奈耶药事》卷一的五种盐药就有“乌盐”之名。③ 这就是印度医学影响的证据。

1．吐鲁番梵文残卷中的耆婆。

德国学者集数年之力，编辑并陆续出版了多卷本的《吐鲁番出土梵文写本》（*Sanskrith and schriften aus Den Turfanfunden*）。在第 5 册中，我们发现了一件残文书中有耆婆之名。文书如下：

1290　　Vorl. Nr. 5960 – 64　　　Schrifttypus V

a　　　V

+ + + + + + + + + + + + + + + (a) [jāta śattr] (u) + + ///

[da] (r) ś(a) [n]. + + + sa(ṃ) krami . . . . d = bh[i] kṣu(dev) = [e] ti j[īvaka] ḥ . . + ///

sannā(ha) [yi] tv(ā) | pañca m[āttrā] ṇy = ā[va] ruddhikāśatāni [pra] + ///

[dha] m = aj(ā) [ta] śatruṃ vaidehīputram = ida[m = avo] cat sanna(ddho) ///

ruddhikaśataiḥ pradīpi[ka] hastaiḥ saṃpu[ra] skṛto rā O ///

ajātaśatrur = vaidehīputtro [vṛ] jibhiḥ [s] ā[rddhaṃ] prati O ///

cchambitatvam = abhūd = romaharṣaḥ X mā me jīvakaḥ kum[ā] (rabhṛtaḥ) ///

ditvā jīvakaṃ kumārabhṛtam = idam = avocat X aho jī(vaka) ///

vaṃ gh[ā] tayitukāmo na lāpayitu[k] (ā) [mo na] vañja[yi] ///

kṣuśatāni | aho jīvakaḥ kathaṃ tvaṃ (māṃ na ghā) [ta] yituk[ā] (mo) ///

vā[ra] sya [bha] gavato n = aiv = otkāsana-śabdā śrū[yaṃte bha] kṣ[y]. va ///

---

① Heinrich Lüders, *Philogica Indica. Ausge – wahlte kleine Schrigten. Festgabe zum siebzigsten Geburtstage am* 25. *Juni* 1939 *dargebracht von Kollegen, Freunden und Schulern* (Vandenhoeck & Ruprecht: Göttigen 1940), pp. 579 – 591。

② 小田义久责任编集《大谷文书集成》（第一册），法藏馆，1984。

③ 参见陈明《〈医理精华〉：印度古典医学在敦煌的实例分析》（《敦煌吐鲁番研究》第五卷，北京大学出版社，2001，第 227—262 页）中对乌盐的分析。

[parișad = a] pi [a] lpaśab(dā) eva X (tva) [r] itatvaritaṃ de + + ///

R

(a) [vatīr] ya pādbhyām = e [v] = (ā) rām (aṃ) pr (ā) v (ikṣa) [t t] (e) na kha-[l] u s(ama-yena) ///

putro ma(ṇḍa) [la] vāṭem = anusaṃy [ā] y [a] jīvakaṃ [k] (u) [māra] bhṛta (ṃ)

nna anā [vi] laḥ X atha rājā māgadha ajā [taśattru] r = vaidehī ///

ma-vyupaśamena samaüvāgato bhikṣu [s] a [ṅ] ghasya tadr [ū] ///

yathā svakaṃ prema yaḥ X niṣīdas = tvaṃ mahārāja ya O ///

ntaniṣaṇṇo rājā m [ā] gadha ajātaśattrur = vaidehīpu O ///

ccha mahārāja ya [d = ya] d = ev = ā [k] (ā) ṅkṣasi X. . ime + + ///

hastyā aśvārohā rathikā sa [ruk] ā dha [n] (u) rgrahāḥ [ṣ] e ///

tyāni [ku] rvanti bhṛtyāṃ bibhṛnti [p] (añca) [bh] i(ḥ) kāmagu [ṇ] (aiḥ) ///

taḥ [pū] (rva) m = any [ā] n = api śramaṇ [ān = i] ha [tv] (aṃ) evaṃrpaṃ + + ///

kā [śy] (apam = e) vaṃ vadāmi [y] .... pūra [ṇ] (a) + + ///

+ ///①

编者指明这属于《长阿含经》（《长部阿笈摩》，*Dīrghāgama*）之中的《沙门果经》（*Śrāmaṇyaphalasūtra*）残片。其内容相当于巴利文《长部尼迦耶》（*Dīghanikāya*）中的《沙门果经》（*Sāmaññaphalasuttanta*），巴利圣典协会（PTS）校勘本的第 1 册第 47—86 页②，亦即《大正藏》第一册《佛说长阿含经》卷十七“沙门果经第八”，107 页上栏以下内容。现将此残片略译如下：

（正面）：……阿阇世王……，/ 月满之时，……，宜往诣［彼问讯］，“……，比丘天，”耆婆 / 严饰五百夫人乘五百牝象已，/ 严驾者以之谓王阿阇世韦提希子……，/ 手各执炬，现王威严，出［罗阅祇城］。/ 王阿阇世韦提希子与人们俱［诣佛所］，/ 中路便怀恐怖，衣毛皆竖，“耆婆童子非误

① Lore Sander und Ernst Waldschmidt, *Sanskrith and schriften aus Den Turfanfunden*, Teil 5, Faksimile: Tafel 83—87 (Stuttgart, 1985), pp. 204 – 207.

② Lore Sander und Ernst Waldschmidt, *Sanskrith and schriften aus Den Turfanfunden*, Teil 5, Faksimile, pp. 204 – 207. 编者在注释中对残片各行的内容进行了解说。

我耶？”／叫来耆婆童子之后，曰：“啊，耆婆！／无打斗、无说话、无走动，／［千二百］比丘们［在何处？］”耆婆［告诉他］何以寂然无声，／如来弟子［常乐闲静］，是以无声，乃无咳嗽之声可闻，／众人亦环绕无声，快速……。

（背面）：［阿阇世王］到园门下象，［解剑退盖，去五威仪］。尔时，／王阿阇世韦提希子步入园门，告耆婆曰：“／［三昧之力故放］光明耳。”摩竭陀王阿阇世韦提希子王［复告曰］／（第四行以下与耆婆无关，略去）。

这一段故事还见于《增一阿含经》卷三十九，即《大正藏》第2册，第一二五号经，762页上栏以下，《四分律》《根本说一切有部毗奈耶破僧事》（梵本*Saṁghabhedavastu*）、《大般涅槃经》等均有此故事，此不赘述。笔者要说明的是，在吐鲁番地区同样流传着耆婆的故事。

2. 吐鲁番出土《耆婆五藏论》。

吐鲁番《耆婆五藏论》，原编号T Ⅱ Y49，现藏德国，编号为Ch3725r。曾收入罗福颐《西陲古方技书残卷汇编》，马继兴先生据此影写本录文，见于《敦煌古医籍考释》。其后有不少学者对此卷进行了录文，现综合各家之长，录文如下：

（前残）　分，右捣蓰（筛）为散，一服方寸匕，□□□［忌］／如药法。五梦（劳）：肺劳则语声□涩；心劳/则膂（腰）疼痛。伤心即吐血；伤肾即尿血；/伤肥宍（肉）即白（百）骨疼，恶寒盗汁（汗）；伤肠/即洩（泄）［痢］；伤肺则语［声］不通。伤肝即眼膜腤（暗）。《焉（耆）婆五藏论》一卷。[①]

该文书只存六行，好在尾题完整。“焉”乃“耆”之笔误。[②] 从内容来看，吐鲁番本《耆婆五脏论》与《医方类聚》所引《耆婆五脏论》在论述五脏劳伤等病候方面的文字有所不同，而且没有后者所辑“药名之部”及“五常之体”

---

① 王兴伊、段逸山编著《新疆出土涉医文书辑校》，上海科学技术出版社，2016，第31页。沈澍农主编《敦煌吐鲁番医药文献新辑校》，高等教育出版社，2017，第640页。

② 有论者以为“耆婆、焉婆均系对焉耆国老妇人之称呼”，此说有误。参见谭宗达：《敦煌本〈张仲景五脏论〉校勘》，《敦煌研究》1986年2期，第87页。

等文字。对有十月胎象学说的宋明传本《耆婆五脏论》，笔者已另撰文讨论。[①]就《耆婆五脏论》的成书年代，丹波元胤在《医籍考》中主张，“其文理殆类《〈雷公炮炙论〉序》，体制古朴，似非唐以后之书也”。马继兴先生认为此残卷是唐人著作，它作为《耆婆五脏论》的早期实物之一，具有很高的医史价值。该卷虽冠以“耆婆”二字，但其书目既不见于释家典籍，其佚文亦反映了以五脏、五行为主的学术思想，颇多结合中国医学之特色，足证系我国唐代医家托名所作，而非天竺之著作。[②] 此作品以耆婆为名，正说明了唐代中医学者对耆婆的崇拜，这种观念也传到了吐鲁番地区，这是吐鲁番与中原地区的医学交流的产物。

笔者在阅读俄藏敦煌文献时，从中检出几件实出自吐鲁番的医学文书，经过比对，这几件文书与《耆婆五脏论》是同一组的[③]，其中的Дx09888 正背面提到了印度生命吠陀医学的“八术”内容，再次证明了吐鲁番地区中医对印度医学知识的接受。

3. 吐鲁番唐代墓志中的耆婆信仰。

斯坦因（Aurel Stein）多次西域探险，骗盗了大量敦煌文书，也搜罗了部分吐鲁番文书，后由法国学者马伯乐（Henri Maspero）进行考释。陈国灿先生又在此基础上进行了通盘的录文和研究。我们发现其中一个墓志（编号为 Ast. 010）与耆婆有关。陈国灿先生拟名为《唐永隆二年（公元六八一年）旅帅张相欢墓志》。该志图版原刊于《亚洲腹地》（*Innermost Asia*）第 3 卷第 125 页，后刊于《隋唐五代墓志汇编》中《新疆卷》第一部分的第 180 页，取名为《张相欢墓表》。《全唐文补遗》第 7 卷中亦有录文。马伯乐没有录文，仅仅对其中一些词汇如“上柱国”“明威将军”“帐右”等进行了说明。其中指出了耆域就是印度医王 Jīvaka。[④] 陈国灿先生在《斯坦因所获吐鲁番文书研究》一书中所作录文和

① 陈明：《“十月成胎”与“七日一变”——印度的胎相学说及其对我国的影响》，《国学研究》第 13 卷，2004 年，第 167—216 页。

② 马继兴主编《敦煌古医籍考释》，江西科技出版社，1988，第 36—37 页。

③ 陈明：《俄藏敦煌文书中的一组吐鲁番医学残卷》，《敦煌研究》2002 年第 3 期，第 100—108 页。

④ Aurel Stein，*Innermost Asia*，vol. 2（New Delhi：Cosmo Publications，reprinted 1981），pp. 985 – 986.

说明如下：

唐永隆二年（公元六八一年）旅帅张相欢墓志

本志白地朱书，《亚洲腹地》第四卷一二五页载其图版，文字清晰完整。现藏伦敦大英博物馆。

右旅帅张上柱国／君讳字相欢，西州高昌县人也。曾祖俱伪明威将军。今亡者，权任伪王帐右，城宾之际，投化归朝。／为　上赤诚，蒙补怀音队正。旋归本邑旧位，转复／重飞。扑大力于乡邦，嘉声四方远震。谁谓松竹与／蒲柳而先凋，子路贤人，同鬼神而为侣。妻昆季等，追／诸耆域，芝杂救疗，未遇西山之童，俄悲逝川之／水，遂使诸亲躄踊行路，咸以饯之，既而泣动寒／泉，啼伤龙树。春秋六十有二，其年正月廿一日／措于西原，一从辞此下方，翻就他方上界，呜呼／哀哉。殡于斯墓。粤以永隆二年正廿一日勒铭。[①]

从原图版来看，第1行第一个字好像是“故”字缺了右边，只剩下左边“古”，此处若录为“右”字，似乎与墓志格式不合。第1行的官名录作“旅帅”，极是。而马伯乐前一字未录，后一字录作“师”。朱雷先生在《龙门石窟高昌张安题记与唐太宗对麴朝大族之政策》[②] 一文中，讨论了唐太宗在贞观十四年（640）八月平定高昌之后，采取将麴氏王室与“官人头首”内徙的政策。而在高宗永徽之初，西突厥阿史那贺鲁之乱时，又将这批人迁返故地。张相欢就是其中之一，“城宾之际，投化归朝。为上赤诚，蒙补怀音队正。旋归本邑旧位。”他就迁住在洛阳外城郭之宣教坊内，后返回高昌。“妻昆季等，追诸耆域”，这是张相欢患病之际家人们所采取的行动，应该从两方面来理解，一是向耆婆祷告祈求，二是寻求耆婆那样的良医妙药。无论哪一种，都说明了在高昌的民间社会，存在着崇拜和信仰医王耆婆的现象。由于张相欢曾经迁居洛阳，那么，向医王耆婆求助的这种习俗可能是从洛阳学来的，也可能是吐鲁番本地原有的。洛阳若存在这种习俗并不奇怪，姑且不论佛经中耆婆故事的流传影响，就中医典而言，后

---

① 陈国灿：《斯坦因所获吐鲁番文书研究》（修订本），武汉大学出版社，1997，第383—384页。

② 朱雷：《龙门石窟高昌张安题记与唐太宗对麴朝大族之政策》，载黄约瑟、刘健明合编《隋唐史论集》，香港大学亚洲研究中心，1993，第49—53页。

代学者多认为孙思邈的《千金要方》写于高宗永徽年间（650—655），该书中有耆婆的医方，而人们对耆婆的观念在此书著成之前就应该存在了。该墓志中所谓“啼伤龙树”，其龙树（Nāgārjuna）应该是指印度医学史意义上的龙树。单就“耆域”和“龙树”这两个名字而言，已经折射了印度医学思想在吐鲁番地区的影响。

墓志还提到了“西山之童”，这是指西岳华山的仙童。敦煌文书《斗百草词》（P. 3271、S. 5637）云：“第一，达士祈长生，花林摘浮浪。育情离合花，无风独摇草。喜去喜去觅草，色数莫令少。第二，佳丽重明臣，争花竞斗新。不怕西山白，惟须东海平。喜去喜去觅草，觉走斗花仙。（后略）”

黄永武先生在《敦煌曲〈斗百草词〉试释》一文中分析了“西山白”的含义，他以下列诗句为证。魏文帝《折杨柳行》：“西山一何高，高高殊无极。上有两仙童，不饮亦不食。与我一丸药，光耀有五色。”李商隐《寄太原卢司空三十韵》：“西山童子药，南极老人星。”《艺文类聚》卷七十八引梁庾肩吾《道馆诗》：“仙人白鹿上，隐士潜溪边。试取西山药，来观东海田。”从而说明唐人以西山药入诗者颇多，西山与神药有关。[①] 又，《全唐诗》第25册，郑谷《宗人惠四药》一诗，就提到了西山药。唐人多以西山药入诗，其原因在于西山是道教之地，仙人之说极盛。唐代墓志中也有相同用法。《大周故张府君墓志铭》曰：“奄而魂归东岱，智尽西山。灵草一株，空伫中洲之鸟；神香四两，徒窥外国之人。”[②]《大周故通直郎行杭州司士参军事上骑都尉赵府君墓志铭并序》曰：“未遇西山之药，爰从北岱之征。”[③]《唐故奉义郎前将作监大荫监副监高府君墓志铭并序》曰：“俄非东岱之魂，不救西山之药。”[④] 义净在《南海寄归内法传》卷三中亦提到“访名医于东洛，则贫匮绝其津；求上药于西郊，则恂独亡其路”。[⑤] 西郊应是指西山。所以，西山之药是指仙药，西山童子是指有神药的仙童，将耆

---

① 黄永武：《敦煌曲〈斗百草词〉试释》，载敦煌学国际研讨会编《第二届敦煌学国际研讨会会议论文集》，台北：汉学研究中心编印，1991，第437页。

② 周绍良主编《唐代墓志汇编》，上海古籍出版社，1992，第956页。

③ 同上书，第996页。

④ 同上书，第1029页。

⑤ ［唐］义净：《南海寄归内法传校注》，王邦维校注，第158—159页。

婆与之并列，也是将他当作神仙看待，求神祈福，以除病苦。

从三种吐鲁番材料来看，耆婆在唐代吐鲁番地区的影响无疑是存在的，而且此影响在人们的医事活动中产生了作用。

小　结

通过上述分析，我们初步得到了以下认识：

其一，在印度佛典中，由于其高超的医术，耆婆从人间医王转变成天之医王和医王菩萨，并形成一种对耆婆天的崇拜，特别是民众会为小儿的长寿而进行这种祭拜活动。西域事长命天神耆婆之习俗，传入中原内地。

其二，求法僧人的著作中记载了耆婆的生活遗址，使耆婆的历史真实性大大增强。汉地佛教疏记类著作继续保持了耆婆的形象，并反映了对耆婆的崇拜习俗以及耆婆医术的流传。

其三，以耆婆之名而倡导的温室疗疾习俗，在汉地佛教寺院流行甚广，而且对僧团与民众之社会互动有一定的促进作用。

其四，在唐朝和归义军时期，耆婆在敦煌和吐鲁番地区都有过一定程度的影响，而且文书反映出这种影响是多种文化融合的结晶，这表明各文化圈的人们在面临病苦时，有着类似的文化心理。

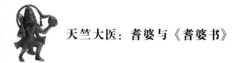

第四章
敦煌出土梵语于阗语《耆婆书》双语残卷的研究

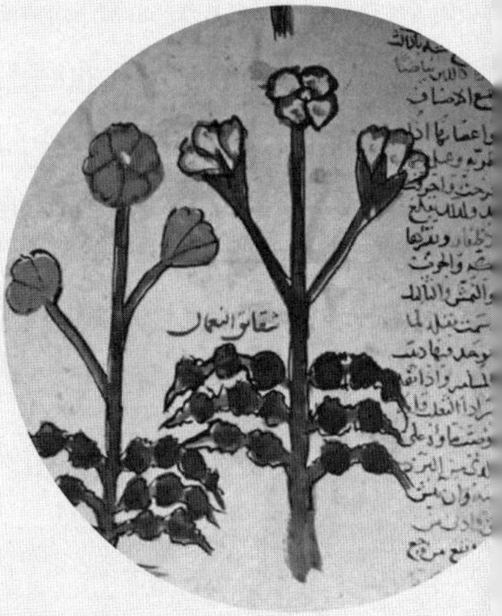

第一节　敦煌出土《耆婆书》的研究综述

《耆婆书》（*Jīvaka－pustaka*，一译《时缚迦书》，以下简称为JP）是斯坦因从敦煌藏经洞盗去的梵文和于阗文的双语卷子，入藏伦敦印度事务部图书馆（Indian Office Library，现已并入英国图书馆东方写本部），原编号为Ch. ii 003。《耆婆书》的双语文本关系中，梵语本是原典，于阗语文本是译本。它的书名是贝利（H. W. Bailey）教授为了研究方便所起的，因为在它现存的开篇部分提到了与佛陀同时代的印度名医耆婆的名字。这个书名后来被学界广泛接受。

《耆婆书》贝叶本，现存的起止页码从44到116，共七十三叶，每叶11.75×31cm，正背书，每面五行。现存的开头完整，而结尾部分残缺过甚。至于最原始的面貌如何，就很难推断了。从内容上看，它是一部印度古典生命吠陀体系的医学著作。它包含了几个部分的医学文献，恩默瑞克教授认为，它至少有四个部分，其标志为每一部分之前都有“Siddham”（成就吧）一词，分别在原卷44r1、47v4、88v1和105r2四处①，即药方*JP*［1］、*JP*［4］、*JP*［47］、*JP*［74］。② 虽然《耆婆书》是梵文和于阗文的双语写本，但双语并不能完全对应，相对于梵文本，于阗文本有所增删。《耆婆书》现存的药方又包含了四种形态，药方的四种形态与文本的四个部分是完全对应的，具体为：第一部分文本即药方*JP*［2－3］（44r1—47v3），是一个大型的“阿揭陀药方”（阿伽陀，agada），也可称为解毒剂方；第二部分文本即药方*JP*［4］—*JP*［46］（47v4—87v5）则是43个“药

---

① 44r1与47v4等是贝利教授转写本对《耆婆书》原卷诗颂位置的编号。以44r1为例，分别表示原卷中的叶数、正面/背面（正为r/背为v）、行数，合即《耆婆书》原卷第44叶正面第1行。下同。

② R. E. Emmerick，“The Mahāsauvarcalādi Ghee，” *Memoriae munusculum. Gedenkband für Annemarie v. Gabain*，ed. by Klaus Rörborn and Wolfang Veenker（Wiesbaden：Harrassowitz Verlag in Kommission，1994），p. 29. *JP*［1］、*JP*［4］、*JP*［47］、*JP*［74］是恩默瑞克教授根据柯诺夫英译本对《耆婆书》药方的编号，如*JP*［4］表示《耆婆书》的第4条药方。下同。

酥方”（ghṛta），也可称为“酥药方”；第三部分文本即药方 *JP*［47］—*JP*［73］（88v1—104v4）是 27 个“药油方”（taila）；第四部分文本是不完整的，药方 *JP*［74］—*JP*［93］（105r2—116v5）列举了 20 个“药粉方”（cūrṇa），也可称为“药散方”。虽然此书有 93 条之多，但真正的药方数目只有 91 条，因为 *JP*［1］形同篇首语，并不是药方，再加上 *JP*［2-3］只能合算为一条。《耆婆书》这四个部分的形成年代也可能是不一样的。它们是从某一部医方选集中抄录过来的，或者其自身就是一部原始选集，这些问题现在都不太清楚。

和《耆婆书》同时由斯坦因盗自敦煌藏经洞的，还有另一部于阗文本的印度医典《医理精华》，亦入藏印度事务部图书馆，编号为 Ch. ii 002。《医理精华》大约是在 10 世纪才译成于阗文本的，而它的梵文母本大约成书于 7 世纪中期。根据恩默瑞克教授的意见，《耆婆书》的成书要晚于《医理精华》。[①] 从性质上看，《耆婆书》与《医理精华》一样，都带有医方精选集的特点。因为二者的药方在印度传世的医典中能找到一些相应的内容，而且二者相互之间雷同的药方也不在少数。

《耆婆书》的抄写年代也无法准确判定。对中亚使用的草书婆罗谜字体的详细研究，在国际学界还没有取得重大突破。而《耆婆书》就是用草书婆罗谜字体抄写的。《耆婆书》的于阗文本的语言属于“晚期于阗语”。这种语言是从相对较早的“早期于阗语”发展而来的，对其具体发展的历史年表，学界还没有彻底弄清楚。恩默瑞克教授认为，就其语言来判断，最多可以说它的抄写年代要早于 11 世纪初，因为此后于阗语就不再被用来写作了。《耆婆书》的梵语也没法提供什么断代线索。

20 世纪，《耆婆书》的研究文章屈指可数。恩默瑞克教授发现的证据表明，最早研究《耆婆书》的学者是霍恩雷（A. F. R. Hoernle），他是于阗语文书的解读专家，而且对印度医学有着特殊的兴趣。他曾经整理研究了最著名的《鲍威尔写本》。1917 年，霍恩雷在印度的一部纪念论文集中发表了《来自新疆的一部古代医学写本》一文，文中对《耆婆书》的一小部分内容，不仅翻译了其于阗文本，而且重建了其梵文本。可惜霍恩雷的这篇重要论文多年来一直被该领域的学

---

① R. E. Emmerick, *A guide to the literature of Khotan* (Tokyo: The International Institute for Buddhist Studies, 1992), pp. 42-43.

者们所忽略。霍恩雷后来继续从事《耆婆书》的研究，他试图出版对残篇 44—72r 部分的研究，仍取题为《来自新疆的一部古代医学写本》，并将它作为他的著作《在新疆发现的佛教文献的写本遗存》的第二卷。他的编订包括对《耆婆书》的写本、字体、语言的长篇介绍，而且除了对于阗文本的编订和翻译，还包括对梵文本的重建。他的这部书稿没有正式出版，而被他标为“打印副本”（“Press-Copy”），收藏在印度事务部图书馆，置于霍恩雷的 Nachlaβ 之中，编号为 MSS Eur D723。① 霍恩雷的这部未刊稿知之者甚少，幸蒙恩默瑞克教授的大力宣扬，霍恩雷的成果才不至于湮没在书海浮尘之中，其心血才得以倡明于世。

1938 年，贝利在《于阗文献选刊》（*Codices Khotaneses*：*Indian Office Library Ch. ii* 002，*Ch. ii* 003，*Ch.* 00274）中首次刊布了《耆婆书》的图版。②

1941 年，柯诺夫出版了《一部于阗文医药文献：印度事务部图书馆 Ch. ii 003 号写卷》（*A Medical Text in Khotanense*，*Ch. ii* 003 *of Indian Office Library*），此书将其于阗文本译成英文，并把全文分为 92 条，第一、第二条是颂赞之辞，其余几乎每一条就是一个药方。译文后附加了词汇表。③

1945 年，贝利出版《于阗语文献集》第一集（*Khotanese Texts* 1）④，此书对《耆婆书》的双语文本均作了转写。1946 年，法国的印度学家菲利奥扎（Jean Filliozat）为该书写了一篇书评，其中将《耆婆书》中的五条药方追溯到《遮罗迦本集》（*Caraka-saṃhitā*）。⑤

---

① R. E. Emmerick, “The Mahāsauvarcalādi Ghee,” *Memoriae munusculum* (1994): 29 – 30.

② H. W. Bailey, *Codices Khotanenses*: *Indian Office Library Ch. ii* 002, *Ch. ii* 003, *Ch.* 00274, Copenhagen, 1938.

③ Sten Konow, *A medical text in Khotanenses*, *Ch. ii* 003 *of Indian Office Library*, with translation and vocabulary, (= Avhandlinger Utgitt av Det Norske Videnskaps – Akademii Oslo, ii Hist. – Filos Klasse, 1940 no. 4), Oslo 1 Kommisjon Hos Jacob Dybwad, 1941. 该书的两篇书评是：M. Leumann, *OLZ*, 1942, pp. 465 – 467; H. Oertel, *KZ*, 67, 1942, p. 244.

④ H. W. Bailey, *Khotanense Texts* 1 (Cambridge: Cambridge University Press, 1945), pp. 136 – 195.

⑤ J. Filliozat, “A Review of ‘H. W. Bailey, *Khotanense Texts* 1’,” *Journal asiatique*, vol. 235 (1946 – 1947): 134 – 135.

1969 年，贝利出版了《于阗语文献集》（第一集至第三集）的合刊本，此书订正了 1945 年所作《耆婆书》的双语转写，并且将菲利奥扎比对出的《遮罗迦本集》中的五条药方附在文后。

1983 年，贝利在《剑桥伊朗史》（*The Cambridge History of Iran*）一书的第 34 章"于阗塞语文献"（Khotanse Saka Literature）中，翻译了《耆婆书》篇首（*JP*［1］）的内容。①

国际上，研究《耆婆书》的主要学者是恩默瑞克教授。他的主要相关论文按年代排列如下：

1979 年，恩默瑞克发表了论文《对〈耆婆书〉研究的贡献》（*Contributions to the Study of the Jīvaka - pustaka*），该文对《耆婆书》与《医理精华》进行了比较研究，指出了两书中雷同的药方，并重点探讨了药方中的剂量方法。②

1982 年，恩默瑞克发表短文《霍恩雷与〈耆婆书〉》（*Hoernle and the Jīvaka-pustaka*），指明了霍恩雷研究《耆婆书》的过程及其主要贡献。③

1992 年，恩默瑞克发表论文《"卍字"解毒剂》（*The Svastika Antidote*），具体分析了《耆婆书》中的第一个大型药方（*JP*［2 - 3］）"卍字"（Svastika）解毒剂，对该药方的双语逐句进行了校订和翻译，特别是对梵文部分进行重新拟构。恩默瑞克的重构工作，是基于他认为，《耆婆书》与其他医学著作用的是同一种梵语。现有的这个文本是由于于阗语的抄写员所受的梵语书写训练不够，不能正确地将口头的叙述写下来所致。恩默瑞克的这项工作具有很强的示范和启发作用。④

1994 年，恩默瑞克在葛玛丽（A. v. Gabain）的纪念论文集中发表了《大青盐酥药方》（*The Mahāsauvarcalādi Ghee*）一文，具体分析了《耆婆书》中的药方

---

① H. W. Bailey, "Khotanese Literature," in *The Cambridge History of Iran*, vol. 3/2: *The Seleucid, Parthian and Sasnian periods*, ed. by E. Yarshater (Cambridge: Cambridge University Press, 1983), pp. 1233 - 1234.

② R. E. Emmerick, "Contributions to the study of the *Jīvaka - pustaka*," *BSOAS*, vol. XLII, no. 2 (1979): 235 - 243.

③ R. E. Emmerick, "Hoernle and the *Jīvaka-pustaka*," *BSOAS*, vol. XIV, no. 2 (1982): 343.

④ R. E. Emmerick, "The Svastika Antidote," *JEĀS*, vol. 2 (1992): 60 - 81.

JP [6]，对该药方的双语逐句进行了校订和翻译，还分析了各句中的重点于阗文词汇。①

1997 年，恩默瑞克发表《霍恩雷未刊之〈耆婆书〉版本中的大青盐酥药方》(*The Mahāsauvarcalādi Ghṛta in Hoernle's Unpublished Edition of the* "*Jīvaka-pustaka*") 一文，主要公布了霍恩雷一书中对《耆婆书》第六个药方"大青盐酥药方"的研究情况，并分析了其中的一些词汇。②

除了以上专门的研究文章之外，贝利的《于阗塞语词典》(*Dictionary of Khotan Saka*)③ 和恩默瑞克对《医理精华》的系列论著中④，都涉及分析《耆婆书》中的若干词汇。

在中国，关注《耆婆书》的学者更少。1997 年，季羡林先生在《新疆的甘蔗种植和沙糖应用》一文中介绍了《耆婆书》的写本情况，并且将《耆婆书》中最后五个药方的于阗文部分译成汉文，利用这几个药方中的蔗糖的药用材料，讨论了古代新疆的甘蔗种植和沙糖应用情况。这篇文章除关注文化交流意义上的沙糖之外，其启发性价值更在于将《耆婆书》中的胡椒、石榴子等 8 味药物与《本草纲目》中的记载进行比较。正如作者所言："以求得中亚医学——表现在药方面的医学——与中国医学之间的联系，并发掘其中蕴涵着的更深一层的意义，这也算是一种比较医学吧。"可以说，该文打开了中亚医学与中国医学比较的窗口，提供了中外医学比较研究的可靠资料，反映出该文的终极主旨在于倡导中国医学、印度医学、波斯医学、阿拉伯医学的汇流研究，在史学领域开辟出中

---

① R. E. Emmerick, "The Mahāsauvarcalādi Ghee," *Memoriae munusculum* (1994): 29 – 42.

② R. E. Emmerick, "The Mahāsauvarcalādi Ghṛta in Hoernle's Unpublished Edition of the 'Jīvaka-pustaka'," *JEĀS*, vol. 5 (1997): 76 – 81.

③ H. W. Bailey, *Dictionary of Khotan Saka*, Cambridge: Cambridge University Press, 1969.

④ R. E. Emmerick, *The Siddhasāra of Ravigupta*, vol. 1: *Sanskrit text* (Verzeichnis der orientalischen Handschriften in Deutschland Supplementbande 23, 1) (Wiesbaden 1980). R. E. Emmerick, *The Siddhasāra of Ravigupta*, vol. 2: *The Tibetan version with facing English translation* (Verzeichnis der orientalischen Handschriften in Deutschland Supplementbande 23, 2) (Wiesbaden 1982).

外古代医学比较的新课题。[①] 该文后收入《季羡林文集》第十卷“糖史（二）”之中。

1998 年出版的《敦煌学大辞典》，收录了由荣新江教授撰写的词条“于阗语时缚迦书”。现将词条内容逐录如下：

> 敦煌写本。Ch. ii. 003 号。贝叶本，共七十三叶，正背书，每面五行。开头称此书系世尊授与医师时缚迦（Jīvaka）的知识，贝利因此名之曰《时缚迦书》。用梵文和晚期于阗语对照书写，梵文部分似是记录稿，颇多讹误。其所收药方有大约三分之一可以从《悉昙娑罗》等梵文药学著作中找到。贝利转写载于《于阗语文献集》第一卷，柯诺夫（Sten Konow）《一部于阗文医药文献》（1941）有英译本和历史价值的论说。[②]

词条中的《悉昙娑罗》，原名 *Siddhasāra*，就是上文提到的《医理精华》。

2000 年，笔者在《中华文史论丛》上发表了《敦煌梵文于阗文医典〈耆婆书〉中的“十味酥”药方解读》，利用《鲍威尔写本》中的相应药方，解读了 *JP*［8］中的每一个词汇，并对其双语文本进行比较，作了其文化意义的初步阐述。[③]

2005 年，笔者出版了《敦煌出土胡语医典〈耆婆书〉研究》，对耆婆以及《耆婆书》写本的梵文部分进行了较为全面的研究。[④]

《耆婆书》是现今存世的以耆婆命名的最重要的医典。它藏于敦煌洞窟，从医学交流的角度来看，这本身就是一个非常有意思的现象。由于国内医学界对“胡语”不太熟悉，以至于对这样一部重要的医典较少利用和研究。这无疑是一件令人遗憾的事情。

---

① 季羡林：《新疆的甘蔗种植和沙糖应用》，《敦煌吐鲁番研究》第三卷，第 1—12 页。

② 季羡林主编《敦煌学大辞典》，上海辞书出版社，1998，第 503 页。

③ 陈明：《敦煌梵文于阗文医典〈耆婆书〉中的“十味酥”药方解读》，《中华文史论丛》，第 63 辑，2000，第 112—132 页。

④ 参见陈明：《敦煌出土胡语医典〈耆婆书〉研究》。

第二节　敦煌医书《耆婆书》的内容构成

从内容上看，《耆婆书》是一部印度古典的医学著作。它包含了至少四个部分的医学文献。《耆婆书》现存91条药方又包含了四种形态：“阿揭陀药方”“药酥方”“药油方”“药散方”等。从性质上看，《耆婆书》和《医理精华》一样，均带有医方精选集的特点。不过，它们在内容结构上又有着很大的差别。

《耆婆书》的内容结构如下。

第一部分

JP[1]：篇首赞辞(非药方)

JP[2–3]：“卍字”解毒剂(Svastika)

第二部分

JP[4]：阿输乾陀酥(Aśvagandhā)(1)

JP[5]：大妙酥(Mahā-kalyāṇaka)

JP[6]：大青盐酥(Mahā-sauvarcala)

JP[7]：胎藏酥(Bāla-garbha)

JP[8]：十味酥(Daśāṅga)

JP[9]：胡瓜酥(Trapuṣa)

JP[10]：千眼酥(Sahasrākṣa)(1)

JP[11]：大胜身王酥(Mahā-vaideha)

JP[12]：大“牛五净”酥(Mahā-pañcagavya)

JP[13]：香胡椒酥(Cavya)

JP[14]：奶酪酥(Dadhi)

JP[15]：黄花假杜鹃酥(Sahacara)

JP[16]：真善酥(Bhūta-kalyāṇaka)

JP[17]：山榕酥(Trāyamāṇā)(1)

JP[18]：三辛酥(Tryūṣaṇa)

JP[19]：长生酥(Rasāyana)

JP[20]：黄果茄酥(Kaṇṭakārī)

JP[21]：酢浆草酥(Cāṅgerī)

JP[22]：含羞草酥(Sātalā)

JP[23]：千眼酥(Sahasrākṣa)(2)

JP[24]：苦甘露酥(Amṛta-tiktaka)

JP[25]：退黄酥(Pāṇḍu-roga-han)

JP[26]：杜松子酥(Hapuṣa)

JP[27]：雄鸡酥(Kurkuṭa)

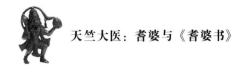

JP[28]：三果酥(Triphalā)
JP[29]：无名酥(1)
JP[30]：涂糖酥(Leha-lepa)
JP[31]：干姜酥(Śuṇṭhī)
JP[32]：视觉酥(Netropalabdha)
JP[33]：阿输乾陀酥(Aśvagandhā)(2)
JP[34]：大滴酥(Mahā-bindu)
JP[35]：尖叶酥(Khara-pattra)
JP[36]：点滴酥(Bindukita)
JP[37]：山榕酥(Trāyamāṇā)(2)
JP[38]：大苦酥(Mahā-tiktaka)
JP[39]：六婆罗酥(Ṣaṭpalaka，六婆罗)
JP[40]：五婆罗酥(Pañca-pala)
JP[41]：食甘露者酥(Amṛta-prāśa)
JP[42]：无伤酥(Akṣata)
JP[43]：闭鞘姜根酥(Puṣkara)
JP[44]：持金刚酥(Vajraka)
JP[45]：无名酥(2)
JP[46]：甘蔗属酥(Muñjātaka)

第三部分

JP[47]：日出油(Sūryodaya)
JP[48]：无敌油(Ajita)
JP[49]：香菜籽油(Kharāśva)
JP[50]：阿输乾陀油(Aśvagandhā)
JP[51]：甜根子草油(Kāśa-rohaṇī)
JP[52]：脆兰油(Rāsnā)(1)
JP[53]：涂脂油(Abhyāñjanaka)
JP[54]：乳山药油(Jīvantī)
JP[55]：脆兰油(Rāsnā)(2)
JP[56]：无名油(1)
JP[57]：无名油(2)
JP[58]：无名油(3)
JP[59]：无名油(4)
JP[60]：无名油(5)
JP[61]：无名油(6)
JP[62]：无名油(7)
JP[63]：无名油(8)
JP[64]：无名油(9)
JP[65]：无名油(10)
JP[66]：萝卜油(Mūlaka)
JP[67]：无名油(11)
JP[68]：大蓖麻油(Mahairaṇḍa)
JP[69]：无名油(12)
JP[70]：无名油(13)
JP[71]：无名油(14)
JP[72]：蓖麻油(Eraṇḍa)
JP[73]：消肿蓖麻油(Śvayathu-nāśana Eraṇḍa)

第四部分

JP[74]：樟脑散(Karpūra)
JP[75]：大沉香散(Mahā/guru)
JP[76]：沉香散(Aguru)(1)
JP[77]：沉香散(Aguru)(2)
JP[78]：大旃檀散(Mahā-candana)
JP[79]：旃檀散(Candana)(1)
JP[80]：旃檀散(Candana)(2)
JP[81]：双马童散(Aśvinau)
JP[82]：心叶青牛胆散(Amṛtāṣāḍhaka)
JP[83]：无名散(1)
JP[84]：印度枳散(Bilva)
JP[85]：劫比他果散(Kapittha)
JP[86]：八分石榴散(Dāḍimāṣṭaka)
JP[87]：无名散(2)
JP[88]：八分糖散(Sitāṣṭa-bhāga)
JP[89]：摩伽陀散(Magandhī)
JP[90]：达子香叶散(Tālīsa)
JP[91]：托盘散(Vardhamānaka)
JP[92]：甜味散(Yavānīṣāḍava)
JP[93]：无名散(3)

《医理精华》由31章组成，其内容结构如下。

Si. 1：医学理论（梵文，Tantra / 藏文，rgyud-kyi lehu，下同）

Si. 2：药物的类别（Dravya-gaṇa / sman-gyi sde-chan-gyi lehu）

Si. 3：食物与饮料的法则（Anna-pāna-vidhi / Kha-zas daṅ btuṅ-bahi cho-gab śad-pahi lehu）

Si. 4：死亡的预兆（Ariṣṭa / hchi-ltas-kyi lehu）

Si. 5：热病（Jvara / rims-nad gso-bahi lehu）

Si. 6：痢疾（Atisāra / hkhru-ba gso-bahi lehu）

Si. 7：出血症（Rakta-pitta / khrag lud-pahi nad gso-bahi lehu）

Si. 8：严重的肺病（Yakṣman / gcoṅ chen-po gso-bahi lehu）

Si. 9：内部肿瘤（痞疾）（Gulma / skran gso-bahi lehu）

Si. 10：水肿（Udara/dmu-rjiṅ gso-bahi lehu）

Si. 11：尿道病（Prameha/gcin sñi-bahi nad gso-bahi lehu）

Si. 12：皮肤病（Kuṣṭha/mje-nad gso-bahi lehu）

Si. 13：痔疮和瘘管（Arśo-bhagandara/gzaṅ-hbrum daṅ mchan-par rdol-ba gso-bahi lehu）

Si. 14：黄疸病（Pāṇḍuroga-kāmalā/skya-rbab-kyi nad gso-bahi lehu）

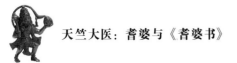

Si. 15：打呃和哮喘（Hikkā-śvāsa/skyigs-buhi naddaṅ dbugs mi-bde-bahi nad gso-bahi lehu）

Si. 16：咳嗽（Kāsa / lud-pahi nad gso-bahi lehu）

Si. 17：呕吐和干渴（Chardi-tṛṣṇā/ skyug-pahi nad daṅ skom-pahi nad gso-bahi lehu）

Si. 18：闭尿症（Mūtra-kṛcchra / gcin sri-bahi nad gso-bahi lehu）

Si. 19：便秘（Udāvarta / rtug-skam-gyi nad gso-bahi lehu）

Si. 20：疯病和癫痫（Unmādāpasmāra / smyo-byed daṅ brjed-byed-kyi nad gso-bahi lehu）

Si. 21：风病和风湿症（Vātavyādhi-vātarakta-cikitsā / rluṅ-nad gso-bahi lehu）

Si. 22：酒精中毒（Madātyaya / chaṅ-nad gso-bahi lehu）

Si. 23：丹毒（Visarpa / me-dbal gso-bahi lehu）

Si. 24：肿胀（Śopha / skraṅs-bahi nad gso-bahi lehu）

Si. 25：疗伤（Vraṇa / rma gso-bahi lehu）

Si. 26：眼科（Śālākya / mig-sman-gyi rgyud-kyi lehu）

Si. 27：疗毒（Viṣa / dug gso-bahi rgyud-kyi lehu）

Si. 28：长生药和春药（Rasāyana-vājīkaraṇa / sman-bcud-kyis len daṅ ro-ca-ba-hi rgyud- kyi lehu）

Si. 29：童子方（Kumāra-tantra / byis-pahi rgyud-kyi lehu）

Si. 30：五业治疗法（Pañca-karma / las rnam lṅahi lehu）

Si. 31：医疗细则（Kalpa / cho-gahi lehu）

可以看出,《耆婆书》与《医理精华》的结构原则是有差异的。其一,《耆婆书》是按照药剂的不同形态来安排药方的；而《医理精华》是按照不同的疾病来安排的，将所有的药方依据所能治疗的主要疾病分配到各个章节中去。其二,《耆婆书》只是90多条医方的集合，现存的材料丝毫没有涉及医学理论；而《医理精华》的前四章是医学理论的浓缩，中间部分各章节都先论述了该疾病的起因、分类、症状等医理内容，再列举治疗的药方，该书最后两章还有对医疗方法的补充说明，所以呈现出一部完整的医学著作的形态。

《医理精华》本身是一部传世的医书，它的结构在印度医学史上可以说是一个转折点，在此之前是一种形式，在此之后，从7世纪下半叶起，摩陀婆迦罗

（Mādhavakara）的《摩陀婆医经》（或译《摩陀婆病理经》，*Mādhava-Nidāna*，又名 *Yoga Viniścaya*）以下，差不多都模仿了它。像《医理精华》一样，《摩陀婆医经》没有分部，只是由70章组成，每一章主要论述一种疾病的形成原因等[①]。而《医理精华》前后的几部主要医典《遮罗迦本集》（*Caraka-saṃhitā*）、《妙闻本集》（*Suśruta-saṃhitā*）、《八支心要方本集》（*Aṣṭāṅga-hṛdaya-saṃhitā*）等，是按照不同的治疗原则来编辑材料的，换句话说，它们是按照印度生命吠陀医学的传统分类来安排医书内容的。生命吠陀医学的传统分类叫作"八支"（aṣṭāṅga）或者"八术""八医"等。义净在《南海寄归内法传》卷三"先体病源"条中有详细的说明，谓：

> 然西方五明论中，其医明曰：先当察声色，然后行八医，如不解斯妙，求顺反成违。言八医者，一论所有诸疮，二论针刺首疾，三论身患，四论鬼瘴，五论恶揭陀药，六论童子病，七论长年方，八论足身力。言疮事兼内外。首疾但自在头。齐咽以下，名为身患。鬼瘴谓是邪魅。恶揭陀遍治诸毒。童子始自胎内至年十六。长年则延身久存。足力乃身体强健。斯之八术，先为八部，近日有人略为一夹。[②]

俄藏敦煌医药文书дx 09888中亦解释了"八术"的内容。[③]

《医理精华》的第一章第一颂也列出了"八支"的名目。如下所示：

Si. 1. 1：tasya tv aṅgāni śālākyaṃ kāya-bhūta-cikitsite

śalyāgada-vayo-bāla-rakṣā bīja-vivardhanam

试译为："医术的诸分支为：（1）眼科；（2）治身患；（3）鬼瘴；（4）治诸疮；（5）恶揭陀药；（6）长年法；（7）治童子病；（8）足身法。"[④]

---

① Mādhavakara. *Mādhava-Nidāna*, tr. by K. R. Srikanta Murthy (Varanasi and Delhi: Chaukhamaha Orientalia, 1993).

② ［唐］义净：《南海寄归内法传校注》，王邦维校注，第151页。

③ 陈明：《俄藏敦煌文书中的一组吐鲁番医学残卷》，《敦煌研究》2002年第3期，第100—108页。

④ R. E. Emmerick, *The Siddhasāra of Ravigupta*, vol. 1: *Sanskrit text* (Verzeichnis der orientalischen Handschriften in Deutschland Supplementbande 23, 1) (Wiesbaden 1980), p. 17. 汉译文参见陈明：《印度梵文医典〈医理精华〉研究》（修订本），下篇"梵文医典《医理精华》翻译"部分，第219页。

用现代的话来说，这“八支”相当于：头部与颈部的疾病治疗（针刺首疾，śālākya）、内科病治疗（身患，kāya-cikitsita）、鬼病治疗（鬼瘴，bhūta-cikitsita）、外科（所有诸疮，śaly）、解毒（恶揭陀药，agada）、长生不老方（长年方，vayo-rakṣā）、儿科与妇科（童子病，bāla-rakṣā）、强精科（足身力，bīja-vivardhana）。

《遮罗迦本集》《妙闻本集》《八支心要方本集》就是以这八个方面为标准的。为了更清楚地看出《耆婆书》与以往古典医著的结构差别，不妨将《遮罗迦本集》《妙闻本集》《八支心要方本集》的结构列举如下。

《遮罗迦本集》分为 8 部、8 支、120 章。8 部的“部”字是简单称谓，其词尾原为 sthāna，可以直译为“学处”。“章”的梵文原为 adhyāya。其 8 部分别是：

1. 绪论部（Śloka-sthāna），有 30 章。
2. 病理部（Nidāna-sthāna），有 8 章。
3. 胚胎部（Vimāna-sthāna），有 8 章。
4. 人体部（Śārira-sthāna），有 8 章。
5. 强精部（Indriya-sthāna），有 12 章。
6. 治疗部（Cikitsā-sthāna），有 30 章。
7. 药术部（Kalpa-sthāna），有 12 章。
8. 成就部（Siddhi-sthāna），有 12 章。

《妙闻本集》分为 6 部、8 支、186 章。6 部分别是：

1. 绪论部（Sūtra-sthāna），有 46 章。
2. 病理部（Nidāna-sthāna），有 16 章。
3. 人体部（Śārira-sthāna），有 10 章。
4. 治疗部（Cikitsā-sthāna），有 40 章。
5. 毒理部（Kalpa-sthāna），有 8 章。
6. 补遗部/无上医理部（Uttara-tantra），有 66 章。

《八支心要方本集》分为 6 部、8 支、120 章。6 部分别是：

1. 绪论部（Sūtra-sthāna），有 30 章。
2. 人体部（Śārira-sthāna），有 6 章。
3. 病理部（Nidāna-sthāna），有 16 章。
4. 治疗部（Cikitsā-sthāna），有 22 章。
5. 药术部（Kalpa-sthāna），有 6 章。

6. 后续部（Uttara-tantra），有40章。

《八支集要方》（*Aṣṭāṅga-Saṁgraha*）也是6部150章，6部分别是：

1. 绪论部（Sūtra-sthāna），有40章。
2. 人体部（Śārira-sthāna），有12章。
3. 病理部（Nidāna-sthāna），有16章。
4. 治疗部（Cikitsā-sthāna），有24章。
5. 药术部（Kalpa-sthāna），有8章。
6. 后续部（Uttara-tantra），有50章。

上述四部医典的结构基本上是接近的，均体现了"八支"的核心格局。而《耆婆书》与此相去甚远。

《耆婆书》是一部方书。是不是在印度生命吠陀体系内，方书的结构就完全相同呢？收入历代藏文大藏经《丹珠尔》医方明部，现存最早被译成藏文的梵文医典《百方篇》（梵名 *Yoga-śataka* / 藏名 *Sbyor-ba brgya-pa*），也是一部方书。该书的作者叫作帕达龙树（梵名 Nāgārjunapāda，藏译名 Klu-sgrub shabs），译者为尼玛坚赞桑布（Nyi-ma rgyal-mtshan bzaṅ-po）。我们不妨将二者稍作对比。《百方篇》不分章节，大致可以分为以下几个部分：内科、头颈部疾病、外科情况处理、毒理学、魔鬼所致精神病之处理、儿科疾病、壮阳及滋补药治疗、五种特殊疗法（五业治疗法）、辅助著作、人体要素加重的原因、减少三液（风、痰、胆汁）的疗法。①

从上不难发现，《百方篇》的内在结构还是以"八支"作为主干骨架的，而不是以药方形态来组织材料的。这至少说明印度生命吠陀体系内方书一类的著作，起码有两种结构原则：一为"八支"，二为药方形态。

《耆婆书》由于没有医理的支持，内容不免显得比较单一。但我们不能说这就是它的缺点，因为从出土材料来看，西域流传过的医学文献并不是所有的都那么结构划一，也有像《耆婆书》这种类型的，即只有医方没有医理。我们试以《精髓集》为证。《精髓集》是著名的《鲍威尔写本》中的第二部分。霍恩雷的研究表明，1889年出土于新疆库车某地的《鲍威尔写本》，约创作于4世纪，抄

---

① 蔡景峰、洪武娌：《〈四部医典〉考源》，大象出版社，1999，第53—54页。

写于350—375年之间。但根据字体年代学的分析，实际上该残卷抄写于6世纪。[①] 它共有七个部分，前三个部分为医学文献，可以说是现存最早的梵文医书之一。第一、第三部分都是残卷，性质不太明确。第二部分相对完整，共32叶，计1119颂。这是一册实用性的方书，很有可能是从当时流行的各类医书中抽取精粹部分选编而成。因为它的开篇题为“Nāvanītaka”，此词即“生酥、奶酪”，喻指“前人的精华”，可译为《精髓集》。开篇的前10颂还指出了该书的结构，其内容试译如下：

> (1) 我将编一本标准的、包含了古代大仙人们（Maharṣis）所创造的最好药方的、以《精髓集》为名的［医学］手册。(2) 那些对患病的男人、女人有益的东西，那些对孩子们有益的东西，它们都将在这本著作中讲述。(3) 它应该受宠于那些性喜简洁的医生们，不过由于它的医方的复杂，它也将受到那些渴望丰富性的人们的欢迎。(4) 第一章将讲散剂药方；第二章有关各种各样的［药用的］酥；第三章有关［药用的］油剂。(5) 第四章将是给出治疗各种疾病的药方的混合性一章；第五章讲灌肠剂，随后的［第六章］是有关补药的说明。(6) 第七章将涉及［给予病人的］药粥；第八章涉及春药；第九章涉及眼药水；第十章涉及洗发水。(7) 第十一章与如何使用诃子的方法有关；第十二章关于五灵脂；第十三章关于白花丹的根；(8) 第十四章涉及童子方；第十五章涉及怀孕的妇女；(9) 第十六章关于［生孩子而］高兴的妇女。此十六章构成了［这部］《精髓集》。(10) 它将不能提供给那些无子嗣的人，也不能给无兄弟的人，还不能教给那些没有弟子的人。[②]

可见《精髓集》原书16章，没有分部，现存14章，缺第15、第16章全部，或者还缺第14章部分内容。它的前13章是以药物为核心的，分别涉及了药方的形态、用途、特殊药物，后3章才是以治疗的对象为中心的。《精髓集》的结构比《耆婆书》要复杂一些，二者又有相同之处，同样是以药物为核心的，均集中涉及了药方的形态。不过，《耆婆书》涉及的药方形态分别为阿揭陀药方、酥药方、油药方、散药方。《精髓集》要少一种，分别为散药方、酥药方、油药方，

---

① A. F. Rudolf Hoernle, *The Bower Manuscript*, Introduction, p. LVII.

② 陈明：《殊方异药：出土文书与西域医学》，第249—250页。

而且顺序也不相同。

《鲍威尔写本》的第三部分可能是某一部古代医书或者处方集的残本。它现有的编排次序也是以药方形态为核心的，分别涉及了油药方、散药方、涂抹剂、酥药方、丸药方、糖浆剂药方。其类型又比现存的《耆婆书》要多3种。这可能说明，在西域流传的方书，其药方形态的编排次序并没有形成一个固定的统一标准。

虽然《鲍威尔写本》《医理精华》《耆婆书》不属于同一个时代，《耆婆书》要比前二者分别晚400多年或者300多年，但是，作为同样在西域多种民族文化圈中流行的生命吠陀体系的医书，它们尽管内容结构有差异，却都体现了实用性强这一根本的特点。因为，在这一丝绸之路的东段地区，其医学文化是多元的，既存在着中医、印度医学、波斯/阿拉伯医学等多方面的交汇与影响①，又有各民族的本土医学。生命吠陀体系并没有像在印度本土那样绝对占据西域医学文化的核心位置，因此，要扩大它的影响力，就必然要在提高实用性方面作出努力。

第三节　《耆婆书》的特色与医学成就

一、《耆婆书》中的佛教色彩

《耆婆书》实际由91个药方组成，它的结构原则是以药方的形态为主线。虽然是一条条药方的排列，但是它仍然有着明显的叙述框架，它的一些特色就是从这种框架中体现出来的。要明了此框架的构成，先看其开篇部分：

成就吧！

---

① 达子香叶散方的流传就是一个很有代表性的例子。参见陈明：《一个新发现的佉卢文药方考释》，《西域研究》2000年第1期，第12—22页。王兴伊：《新疆出土梵文医方集〈鲍威尔写本〉与中国传统医学的关系》，《中华医史杂志》2015年第3期，第172—175页。

向梵天致敬！向成就者以及持明咒者致敬！（*JP* ［1］）

薄迦梵（世尊）说："耆婆啊！请听我说。我将全部告诉你在［南］瞻部洲中能解毒的任何药物。""我将告诉（你）在一切之上的（最好的药物）。听这个吧：……在此，随后就是咒语了……，请听吧，耆婆！我将告诉（你）。（服用）这剂阿伽陀药的人应该念诵这段曼陀罗。通过纯洁的禅定，在鬼宿的结合点上，被赋予智慧。耆婆！请听吧，这种言行的功德我将叙说（它们）。……由薄迦梵（世尊）教导的、名叫"卍字"的大药方结束了。"（*JP* ［2－3］）

可见，《耆婆书》的开篇部分是完整的，因为它有"向某某致敬！"这种用于开篇的套语。《医理精华》的开篇也是类似的一句"向全知者致敬"。梵文本的佛经开篇也往往如此，《佛说阿弥陀经》就是一个明显的例子。不过，在汉译的过程中，译者通常将此套语略去不译。

JP ［2－3］是采取了薄迦梵向耆婆传授的这一叙述方式，薄迦梵是叙事的主体，耆婆是受教的听众。这种叙述框架不见于《医理精华》等生命吠陀体系的主要医典中，但是，它在西藏医学著作中却有所体现。《四部医典》（*Rgyud-bzhi*）的每一独立的章节都是采取佛祖与信徒之间的问答形式来叙述的。不过，实际上是药师琉璃光佛的两个化身"明智仙人"（Rig-pa Ye-shes）与"心生仙人"（Yig-les-skyed）之间的对答。*JP* ［2－3］的不同之处在于耆婆没有提问，不是一问一答的方式。为何《耆婆书》与《四部医典》等会采取问答式的叙事框架呢？这可能是因为它们都受到了佛教文献的影响。在佛教的"三藏"中，特别是经藏（Sūtra-Piṭaka）、律藏（Vinaya-Piṭaka）文本大多采取"弟子询问、佛陀回答"的叙事方式。

《耆婆书》第二部分的开头模式大体相同：

成就吧！

首先向在真理之身中的牟尼致敬！向刹那间开放出百片叶子和花瓣的佛致敬！向是所有人的另一种长年药的佛法致敬，向渡过圣道之海的僧伽致敬之后，我将叙述……（*JP* ［4］）

从这开头的几颂中，《耆婆书》的佛教色彩更清楚地表现出来。*JP* ［2－3］中提到的薄迦梵，也许还可能使人误会为佛典外的湿婆（Śīva）、毗湿奴（Viṣṇu）、黑天（Kṛṣṇa）等天神，实际上，内典中也常用薄迦梵来指称佛世尊。

JP [2－3]. 6 的咒语中包含了一句"向佛致敬!"（namo buddhasya，"南无佛"），因此，此处的薄迦梵就是指佛世尊。此外，由于在《四分律》《十诵律》《佛说温室洗浴众僧经》《佛说柰女耆婆经》等佛典中，耆婆是与佛陀同时代的名医，主要帮助僧团和佛陀治病，所以，*JP* [2－3] 设计为薄迦梵向耆婆传授该药方，这一情节还是合乎逻辑的。*JP* [4] 中明确提到了向"佛、法、僧"致敬。"佛、法、僧"合称佛教的"三宝"，这是最典型、最核心的佛教术语之一。这是没有任何歧义的。此段话近似于"皈依佛教三宝愿文"的形式。此形式流行甚广，比如，在时代相对较后的敦煌回鹘文书"Pelliot divers 11 fragments"（伯希和11 件小残片）中，其第三件残片的首语即为 na(mo) but namo daram namo sang，意为"南无佛、南无法、南无僧"。[①] 因此，我们认为，《耆婆书》的最大特色是它包含了佛教色彩。

另外，《耆婆书》还有两处提到了咒语（真言，Mantra）。即

> 在此，随后就是咒语了，请听吧，耆婆！我将告诉[你]：tadyathā kiśi kiśi kiśa laṃbi halī hilī namo buddhasya sidhyantu mantra-pādāni svāhā（莎婆诃）。(服用）这剂阿伽陀药的人应该念诵这段曼陀罗（*JP* [2－3]. 6）
>
> [诵出如下的一段咒语]：oṁ dāphi trailokya sphoṭāni hūṃ phaṭ oṁ namaḥ kapālini sumukhi kṛṣṇe divya halīma mala caccha gaccha kāpāla amukaśastra viṣapānīyaṣaṃ panna tarāla oṁ svāhā（莎婆诃）！（*JP* [47]. 28－29）

众所周知，咒语与佛教密宗（或称密教）有着很深的关系。在佛教密宗类著作中，有很多地方是将医学知识与咒语混杂在一起的。比如，唐代宝思惟所译《观世音菩萨如意摩尼陀罗尼经》，在一个眼病方中提到"诵心咒一千八遍"。对密宗与医学的关系，目前国内学界尚有待深入地研究。

咒语在医疗中的运用并不始于佛教密宗，而是在吠陀时代就已经很流行了。《梨俱吠陀》（*Ṛg-veda*）和《阿闼婆吠陀》（*Atharva-veda*）中的医用咒语屡见不鲜。*JP* [2－3]. 6 的咒语表达了"向佛致敬"的内容，因此算是佛教咒语。*JP* [47]. 28－29 也列出了具体的咒语，二者的运用场合分别是解毒和治疗童子病。这也是生命吠陀文献中习见的，当然还包括用它治疗鬼魅病等。《医理精华》的

---

① 牛汝极：《伯希和藏品中一件回鹘文皈依佛教三宝愿文研究》，《敦煌研究》，1999 年第 4 期，第 154—159 页。

第29章“童子方”在论述驱除缠住童子的邪魔时，同样提到了应用曼陀罗咒语的方法。即

为了使邪魔平息，要〔诵〕具备各种功能的曼陀罗咒语，要供奉祭品、并烧掉这些能带来安宁的祭品，还应该系上一根施过咒语的圣线等等。

［曼陀罗咒语即］：“噢！向薄伽梵、迦楼罗致敬！向三眼神致敬！satya、satya、tatas、tataḥ、svāhā（莎婆诃）！”（*Si.* 29.57－58）

《医理精华》没有任何佛教成分，但同样使用曼陀罗咒语。可见，生命吠陀与佛教医学都使用曼陀罗咒语，尽管各自的咒语在内容上差别很大。换句话说，我们不能用是否使用了咒语，来作为判断《耆婆书》能否归入佛教医学范畴的唯一标准。

那么，《耆婆书》到底算不算一部佛教医学著作呢？首先，佛教医学有广义和狭义之分。广义而言，因为世俗的生命吠陀文献排除任何相关的佛教因素，所以只要某书其中提到了与佛教相关的因素，就可以算作佛教医学的范畴；狭义而言，佛教医学有其独特的理论指导，特别是在对病因的认识上体现出佛教的教义。因此，只有体现了佛教医学理论特色的，才可以算是佛教医学著作。《耆婆书》没有涉及任何理论问题，因此，它也就没有佛教医学理论可言，在狭义上它就不能算作佛教医学著作。但是，《耆婆书》中提到了“佛、法、僧”；*JP*［2－3］有佛教咒语，还托名为佛世尊的亲自教导，而耆婆与佛陀以及僧团又有着十分密切的关系，他可以称为“佛教医王”，所以，在广义上《耆婆书》应该归入佛教医学著作范畴。

二、《耆婆书》两个文本之间的差异所体现的特色

《耆婆书》两个文本之间的关系，应该如此表述：梵文本是原文本（Original source text），于阗文本是梵文本的翻译文本（Translational text）。因为《耆婆书》中的不少药方可以从印度早期的生命吠陀文献中找出其来源，所以，它只能是印度医学文化的产物，而不可能是于阗本土所孕育的产品。可以说，《耆婆书》是于阗向印度医学学习的一个例子。但问题在于，虽然《耆婆书》是于阗文和梵文的双语写本，二者却不能完全一一对应，于阗文本时有缺漏。这个翻译文本与原文本的差异，并不是翻译者的技术层面的问题。相对于梵文本来说，于阗文本

语言规范、意义清晰，使阅读者更容易理解。那么，这只能说明，翻译文本不仅仅局限于对译，而且在对译的基础上有所发明。一般说来，生命吠陀医典有很强的专业性，不是随随便便就可以阅读、创作和运用于实践的，只有受过医学训练的专业人员才可能从事这类工作。而能够把梵语译成于阗语，又要精通医学，那么这一位（或者几位）译者应该说具有相当高级的专业水平。两个文本的差异无疑出自译者（们）之手，译者（们）在翻译的过程中很可能有意识地将自己实践中的原创或者本土的医学知识纳入译本之中，使之成为“翻译 + 原创”的著作。因此，于阗文本的《耆婆书》也就成了不忠实于原著的译本。

我们对《耆婆书》的两个文本进行比较，就会发现于阗文本的“创造性成分”。要弄清楚这些成分究竟源自何处，是难度很大的工作。笔者曾在解读 *JP*［8］“十味酥（Daśāṅga）”时，对两个文本进行了比较。[①] 通过比较，我们发现于阗文本有下述变化：

1. 于阗文本（Khotanese text，以下用 *K/JP* 表示）药方多出的功能：

比如：*K/JP*［2－3］.20 多出一条：“她也没有八种不幸”。

2. 于阗文本药方换用的药物：

比如：*K/JP*［10］.1 以姜替换了 *S/JP*（指《耆婆书》的梵文本）［10］.1 中的洋葱。

3. 于阗文本多出的药物：

比如：*K/JP*［10］.1 多出了“磨碎的白色稻穗”一味药物。

4. 于阗文本对药物集合名词的解释：

《耆婆书》的梵文本秉承生命吠陀医典的习惯，常常采用集合名词来表示药物。主要的集合名词有：三果、三辛、四种叶子药、五种根、八品药物、十种根、十种救生药等。而《耆婆书》的于阗文本往往对这些集合名词进行解说。比如：

K/JP［6］.3 对五种草根的解释：茅草根、kāṇḍa 草根、达哩薄草根、sauthaja 芦苇根、khaṇauśa 芦苇根。*K/JP*［7］.1 对四种叶子药的解释：山马蝗、尖叶兔尾草、绿豆、钩豆。*K/JP*［12］.1 对十种根、三种果药（三果）进行了

---

① 陈明：《敦煌梵文于阗文医典〈耆婆书〉中“十味酥”解读》，《中华文史论丛》第 63 辑，2000，第 112—132 页。

解释。

5. 于阗文本对药物煎制过程的描述：

比如：*S/JP*［6］.3：这些药研磨成糊状，每一种的分量是用相等的 1 两（akṣa）：医生应该（将它们）与每份 1 婆罗（pala）的五种（草）根合用。

K/JP［6］.3：这些药物在一起研磨，每一种分量为 3 mācāṃga，要求从五种草根中取得汁液，即：茅草根、kāṇḍa 草根、达哩薄草根、sauthaja 芦苇根、khaṇauśa 芦苇根。每一草根要求用 1 盎司（sera）。所有药物研磨后，与 3 斗（ṣaṃga）的水同煮，直到剩下 8 升（śaiga）的药液。

K/JP［6］.3 比 *S/JP*［6］.3 更详细地描述了煎制药物的过程。而这些过程有的还涉及于阗的民俗或者思想观念。

6. 于阗文本中的剂量单位本土化。

于阗文本没有照用印度的剂量单位，而常变为于阗本土的剂量单位。通常的单位有：sera、mācāṃga、ṣaṃga、śaiga、daṃdā 等。[①] 据荣新江教授考证，于阗本土的剂量单位受到过汉制的影响。

从这六个方面，我们可以看出于阗文本的创造性，这种创造性无疑包含了于阗本土医学的成分。所以，《耆婆书》的第二大特色就是：它是印度"生命吠陀"医学与于阗本土医学交流与融合的产物之一。

为了对这一特点有更清楚的认识，不妨再举一例如下：

> 长胡椒（荜茇）、石榴、葡萄、洋葱，以及"大药"；与份量相等的粗糖、1 升的酥一起煮；（加以）牛奶、肉汁，这种酥药就像上等的甘露一样。（该药主治）哮喘、咳嗽，消除肺气肿（肺疟、胸腔内的溃疡）和女性外阴部的一种疾病。在肝病与发烧时，（将该药）与提神的饮料（同饮），（主治）不规则的热病；（该药）加入石蜜，与等量的粗糖，（主治）唾液中夹血、干燥症（消渴）。若受了冷风，产生持续的发烧，应该用长胡椒代替粗糖，加入这种"千眼酥"中。在患尿道病、闭尿症和膀胱瘙痒时，这种"千眼酥"应该混合粗糖、余甘子和蜂蜜。（它）治疗瘦弱、浑身无力，并消除不规则的慢性热病。这种（名叫）"千眼"的酥药，能增加脂肪和力

① R. E. Emmerick, "Contributions to the study of the *Jīvaka-pustaka*," *BSOAS*, vol. XLII, no. 2 (1979): 235 – 243.

量。(*S/JP*［10］)

长胡椒（荜拔）、石榴、葡萄干、生姜，每种 1 sera；剥了壳的白色稻穗为 20 dantaka，这种药应该完全磨碎；3 ṣaṃga 的羊肉丁；用水（将它们）在一起煮，直到剩下 8 śiṃga 的量。再加入 4 śimga 的牛奶、2.5 śiṃga 的酥，整个地放入一个容器中同煎；煎好以后，将它过滤、变干；当它变得像 aspā（?）一样的时候，然后混合 4 sera 的糖蜜（粗糖）。这种酥药应该根据体火的状况而服用。它消除哮喘、咳嗽、诸腺衰弱、不规则的热病。当一个人连续喝烈酒和葡萄酒，他的肝就会患病，而且还有肺病、唾液中夹血、干燥症和消渴。对他来说，应该（在该药中）加入石蜜与等量的粗糖，（服用之），他就会恢复。当一个人连续喝冷水，就会产生来自脾脏的持续发烧，他应该用长胡椒代替粗糖，（加入这种酥药中，服用之），他能治好脾脏。在患尿道病、闭尿症和膀胱瘙痒时，（该酥药）应该混合粗糖、余甘子和蜂蜜。它能使瘦弱的人发胖，使浑身无力的人增强体力，并消除不规则的慢性热病。这种名叫“千眼”的酥药结束了。(*K/JP*［10］)

K/JP［10］与 *S/JP*［10］相比，药物有的替换，有的增加。*K/JP*［10］的主要特色在于，对熬药的过程交代非常细微，特别是要使药变得像 aspā 一样。虽然 aspā 一词意义不明，但它不是印度医学的习惯用法，无疑是于阗本土的一种物产。这也是于阗医学观念的一种反映。此外，*K/JP*［10］在病因方面有重点交代，对喝酒与喝冷水所导致的疾病分析得很清楚，这体现了于阗医学对疾病的认识程度。因此，*K/JP*［10］并不是对 *S/JP*［10］的机械翻译，而是融合了于阗本土医学的因素。这两种文本的《耆婆书》就是两地医学的产物。

三、从相同的药方看《耆婆书》的发展和成就

虽然《耆婆书》与《遮罗迦本集》《医理精华》等医书的结构原则不同，但是它们相互之间雷同的药方却不在少数。这些相同的药方既说明了《耆婆书》有所继承的一面，又体现出其发展的一面。

恩默瑞克教授在《对〈耆婆书〉研究的贡献》一文中，对《耆婆书》的药

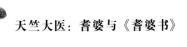

方来源进行了追溯，他列出了《耆婆书》与其他医书相同的药方，一共有 29 条。① 现照录如下：

[5] = *Si*. 5. 97—8

[8] = *Bheḍa*, Ci. 5. 17—19

[14] = *Suśruta*, *Utt*. 42. 27—8 = *Vāgbh*., Ci. 14. 9—10 = *VS* gulma 26—7

[18] = *Caraka*, Ci. 18. 39—42 (Filliozat)

[20] = *Caraka*, Ci. 18. 125—8 (Filliozat)

[21] = *VS grahaṇī* 60—2 = N 2. 2. 48—50

[25] = *Si*. 14. 8 = Cpd., Ci. 8. 54—5 = Vṛ. 8. 19—20 = Paris pp. 4, 24

[26] = *Si*. 9. 14

[28] = *Si*. 26. 60 (Filliozat) = *Cpd*., Ci. 59. 164 (Filliozat) = *Anantakumāra*, Netra-roga 274

[29] = *Si*. 26. 61—4 (26. 61 = *VS*, Netra-roga 274, 423)

[37] = *Caraka*, Ci. 5. 118—21 (Filliozat)

[38] = *Si*. 12. 11

[39] = *Si*. 9. 26

[41] = *Car*., Ci. 11. 35—43 (Filliozat)

[43] = *Si*. 8. 20

[44] = *Si*. 12. 10

[50] = *Si*. 21. 11

[56] = *Si*. 26. 68 = *Anantakumāra*, Netra-roga 565 = Paris p. 110

[59] = *VS* mukha-roga 65—8

[60] = *Si*. 21. 12

[61] = *Si*. 21. 14

[63] = *Si*. 26. 79 = *Bhāva*, Ci. 65. 40 = Cpd., Ci. 58. 5 = M 9. 182 = *Śā* p. 246 = Vṛ 60. 5 = *VS* nāsā-roga 32

[81] = *VS* raktapitta 93—9 = *Soḍhala*, Gada-nigraha, Cūrṇādhikārā 64—8

---

① R. E. Emmerick, "Contributions to the study of the *Jīvaka-pustaka*," *BSOAS*, vol. XLII, no. 2 (1979): 236.

［85］= *Vāgbh.*，Ci. 9. 110—13 = *VS* grahaṇī 195—7 = *Si.* A（6）6. 52 + 1—4 = *Soḍhala*，ibid. 32—4

［86］= *Vāgbh.*，Ci. 9. 113—115 = *Si.* A（6）6. 52 + 5—8 = *Soḍhala*，ibid. 37—8。

［90］= *Si.* 8. 12

［91］= *N.* 2. 1. 64—5

［92］= *Car.*，Ci. 8. 141—4 = Cpd.，Ci. 14. 14—17 = N 2. 1. 14—17 = *VS* arocaka 32—5 = *Vṛ.* 14. 12—15 = *Yogaratnākara* p. 380（1—5）

［93］= *Soḍhala*，Gada-nigraha，Cūrṇādhikārā164—6.

在《医理精华》的梵文精校本的注解中，恩默瑞克教授指出了《医理精华》中许多药方的出处，其中包括与《耆婆书》相同的药方，对上文有所补充和订正。为便于比较，我们按照《医理精华》的次序从中抄录出来，如下所示：

Si. 5. 97—8 = *JP*［5］

Si. 6. 52 + 1—4 = *Vāgbh.*，Ci. 9. 110—112 = *So* i. 154（32—3）= *VS* p. 132（195—6）= *JP*［85］。注：此处将上文 *Vāgbh.*，Ci. 9. 110—113 改为 *Vāgbh.*，Ci. 9. 110—112。

Si. 6. 52 + 5—8 = *Vāgbh.*，Ci. 9. 113—115 = *Cpd.* 4. 34—5 = *So* i. 155（37—8）= *JP*［86］。

Si. 8. 12 = *JP*［90］　　*Si.* 8. 20 = *JP*［43］

Si. 9. 14 = *JP*［26］　　*Si.* 9. 26 = *JP*［39］

Si. 12. 10 = *JP*［44］　　*Si.* 12. 11 = *JP*［38］

Si. 14. 8 = *Cpd.* 8. 54—5 = *JP*［25］= *VS.* p. 208.（30—1）= *Vṛ.* 8. 19—20 = Paris p. 4（lines 7—10）= ibid. p. 24（lines 1—4）。注：多出了 VS. p. 208.（30—1）和 Paris p. 4（lines 7—10）两条。

Si. 21. 11 = *JP*［50］　　*Si.* 21. 12 = *JP*［60］

Si. 21. 14 = *JP*［61］

Si. 26. 60 = *Ananta* iii. 121 = *Cpd.* 59. 164 = *JP*［28］= *So* iii. 125（232）= Vṛ. 61. 194。注：多出了 *So* iii. 125（232）和 *Vṛ.* 61. 194 两条，并且对 *Ananta* 一条有更正。

Si. 26. 61—4 = *JP*［29］

Si. 26. 68 = *Ananta* iii. 155（565）= *JP*［56］= Paris p. 110（lines 16—17）= So

iii. 53（41）。注：多出了 Paris p. 110（lines 16—17）一条。

Si. 26. 79 = Bh，*Ci*. 65. 40 = *Cpd* 58. 5 = *JP*［63］= *Ma* 9. 182 = *Śā* p. 246（182）= *So* iii. 195（70）= *VS* p. 774（32）= *Vṛ* 60. 5。注：多出了 *So* iii. 195（70）一条。

此外，笔者又补充了两条，即：

JP［8］ = *Bo*. 2. 201—203

JP［90］ = *Bo*. 2. 11—13。

这是一个很古老的药方，而且还可追溯到一个佉卢文的残药方。Bo. 即指《鲍威尔写本》。

我们不妨对《医理精华》和《耆婆书》这十七条相同的药方作一比较，探讨它们在全书中的位置，也许会有意外的发现。

Si. 5. 97—8 热病 = *JP*［5］酥药

Si. 6. 52 + 1—4 痢疾之胃泻 = *JP*［85］药散

Si. 6. 52 + 5—8 痢疾之胃泻 = *JP*［86］药散

Si. 8. 12 严重的肺病 = *JP*［90］药散

Si. 8. 20 严重的肺病 = *JP*［43］酥药

Si. 9. 14 内部肿瘤（痞疾） = *JP*［26］酥药

Si. 9. 26 内部肿瘤（痞疾） = *JP*［39］酥药

Si. 12. 10 皮肤病 = *JP*［44］酥药

Si. 12. 11 皮肤病 = *JP*［38］酥药

Si. 14. 8 黄疸病 = *JP*［25］酥药

Si. 21. 11 风病 = *JP*［50］油药

Si. 21. 12 风病 = *JP*［60］油药

Si. 21. 14 风病 = *JP*［61］油药

Si. 26. 60 眼病 = *JP*［28］酥药

Si. 26. 61—4 眼病 - 耳病 = *JP*［29］酥药

Si. 26. 68 耳病 = *JP*［56］油药

Si. 26. 79 鼻子病 = *JP*［63］油药

归纳起来，若按药方分类就是：

酥药方：*JP*［5］、*JP*［43］、*JP*［26］、*JP*［39］、*JP*［44］、*JP*［38］、*JP*［25］、*JP*［28］、*JP*［29］

油药方：*JP*［50］、*JP*［60］、*JP*［61］、*JP*［56］、*JP*［63］

药散方：*JP*［85］、*JP*［86］、*JP*［90］

若按《医理精华》的分类就是：

热病：*JP*［5］

胃泻：*JP*［85］、*JP*［86］

严重的肺病：*JP*［90］、*JP*［43］

内部肿瘤（痞疾）：*JP*［26］、*JP*［39］

皮肤病：*JP*［44］、*JP*［38］

黄疸病：*JP*［25］

风病：*JP*［50］、*JP*［60］、*JP*［61］

眼病：*JP*［28］

眼病－耳病：*JP*［29］

耳病：*JP*［56］

鼻子病：*JP*［63］

一共涉及 8 章（眼病、眼病－耳病、耳病、鼻子病均同在“眼科”一章内）。这样我们就能清楚地明了前文论述过的《耆婆书》与《医理精华》之间的结构差异。在这 17 个对应的药方之中，最可奇怪的是 *Si.* 26. 61—4 = *JP*［29］。因为从《医理精华》第 26 章“眼科”来看，*Si.* 26. 61—4 并不是一个整体的药方。其中，*Si.* 26. 61 是一个治疗失明症的独立眼科药方；而 *Si.* 26. 62—4 则属于该章中的“耳病”（Karṇa-Roga）部分，*Si.* 26. 62 解说了风性耳病的症状，*Si.* 26. 63—4 分别解说了胆汁性耳病和痰性耳病的不同症状。因此 *Si.* 26. 61—4 本是 *Si.* 26. 61 与 *Si.* 26. 62—4 两个互不相干的部分，而 *JP*［29］并没有作出说明或者更改，却将它们糅杂在一起。这恰好证明了《耆婆书》本质上是一部医方选集，它抄录了前代或者同时代的医学著作。

《耆婆书》所抄录的 29 条医方并不是原封不动的挪移。撇开现存抄本语言上的差异不谈，有些相同的药方也能反映出《耆婆书》在某种程度上的创造性，或者说《耆婆书》记录了此等药方在历史进程中的发展变化。下面以 *JP*［44］（= *Si.* 12. 10）为例：

> 酥油与野葫芦、三果、无患子、心叶青牛胆、野茄子、驳骨草，以及印度山毛榉（这些药物的散）同煎。［该药液］被称作“持金刚”，主治皮肤病。（*Si.* 12. 10）
>
> 用野葫芦、三果、无患子、心叶青牛胆、野茄子、驳骨草，以及用印度山毛榉（这些药物的散），与酥油同煎。（该药剂）被称作“持金刚酥”，主治皮肤病。
>
> （上述的药剂）应该与 30 婆罗分量的甘草同煮，然后用煮过的药液

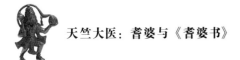

（加入）1升的酥油、（以及）3婆罗的印度当归（具角葫芦巴）。煎好之后的这种酥药，主治大肺病、消渴症、肺结核，以及具有11种症状的严重的肺病。（*JP*［44］.1—3）

我们发现，只有 *JP*［44］.1 = *Si.* 12.10，而 *JP*［44］.2—3 两颂是 *Si.* 12.10 所没有的。*JP*［44］要么是 *Si.* 12.10 的扩展方，要么是由两个药方组成的。因为从 *JP*［44］的形制上来看，*JP*［44］.1 位于《耆婆书》原卷 86r5—86v1，而 *JP*［44］.2—3 位于原卷 86v4—86v5，从 86v1 到 86v4，二者中间想必有所缺漏。而缺漏的成分是属于同一个药方，还是分属于两个药方，也是有办法判定的。因为，从形式上来说，按照《耆婆书》每一个药方的叙述习惯，该药方的名称常常放置于方尾，而 *JP*［44］.1 下半颂已经明确有了"持金刚"的方名，且说明了该剂药的主要用途，它已经是一个独立的药方了。从内容上来说，*JP*［44］.1 主治皮肤病，而 *JP*［44］.2—3 主治的是肺病。*JP*［44］.1 的方剂组成不能主治肺病。所以，我们更倾向于认为 *JP*［44］是两个药方。

《耆婆书》中还有63条药方暂时没有比定出来，可能其中有些药方不见于其他医书。尚未比定的药方数目占药方总数92条的三分之二。这些药方可能有几种来源：其一，来自已佚的古医书。其二，录自作者同时代集体的医疗经验。其三，作者个体的医疗心得。不管其来源真相如何，都能体现出《耆婆书》重大的学术价值。在用药方面，《耆婆书》保持了生命吠陀的传统：主要使用植物类药物，而较少使用动物类药物和矿物类药物。矿物类药物主要是盐类和灰碱类，相当于佛教医学中的盐药和灰药。《医理精华》与《耆婆书》相同的药方最多，我们就以"青盐"这味药在两书中的用法为例，来探讨《耆婆书》的医学发展。

青盐，梵文与于阗文形式均为 Sauvarcala，俗语形式为 Sovaccala。在梵文本《根本说一切有部毗奈耶律事》（*Mūla-sarvāstivāda-vinaya-vastu*）的《药事》（*Bhaiṣajya-vastu*）一书中，Sauvarcala 被列为五种盐药之一。在汉译佛典中，它也曾被列在五种盐药之内，音译为"骚跋折罗"，义净对它的译注为"因山为名"（《大正藏》卷二十四，页569下）。见于《医理精华词汇》（《医理精华尼犍荼》，*Siddhasāra Nighaṇṭu*，以下简称为 *SiN*）第153条，"盐即 rucaka、黑盐、青盐"。它的主要功能见于 *Si.* 3.24.2，"青盐，热性，通便，主治心脏病"。在《医理精华》中，涉及青盐的主要药方有：

Si. 6.18：治急性痢疾。*Si.* 9.11：治发痛的风性肿瘤、打嗝、哮喘、虫病、

脾脏病、咳嗽。*Si.* 9. 18：治肿瘤、疼痛、便秘。*Si.* 9. 28：增热。*Si.* 19. 14：治风性疝痛。*Si.* 19. 15：主治由风引起的疝痛。*Si.* 19. 25：治心脏病、哮喘、内部肿瘤。*Si.* 19. 26：治心脏病、哮喘。*Si.* 21. 16：治风病。*Si.* 22. 10：治风性酒精中毒。*Si.* 22. 11：治风性酒精中毒。*Si.* 26. 94：治咽喉病。*Si.* 29. 6：治阴道疼痛。

《耆婆书》于阗文本中常用 spajū（明矾）来对译 Sauvarcala，所以贝利教授在《于阗塞语词典》中，亦将 Sauvarcala 解释为明矾。在《耆婆书》中，有关青盐的药方不少，*JP*［6］更是以之命名的“大青盐酥”药方。使用青盐的主要药方及其功能如下：

> 这种叫作“大青盐”的酥，能够祛除风性热病。在患了“特殊的膀胱病”（vasti-kuṇḍala）和腰部风湿症两种病时，它能消除在腰部、背部的疼痛。它能摆脱在脚上、手上以及关节上的肿胀。它能治愈大腿部麻痹以及风性痞疾。人体一肢的疼痛、所有各肢的疼痛，以及半身不遂，耳聋、耳朵痛和肋骨痛、厌食；在四处游走的内风——它（该药）驱除 80 种风病——以及在患上大便秘结和水肿、闭尿症时，（对这些病）患者能被解脱出来。它能治疗各种情况下的尿道病，清洁精子和膀胱。（*JP*［6］）
>
> 主治风性内部肿瘤（痞疾）、脾脏病、咳嗽、哮喘、诸虫病。（*JP*［8］）
>
> 所熬出的这种药油，主治耳痛，是最好的。（并）主治耳聋、耳鸣以及流脓，还有头发根部的一种疾病。当虫爬进耳中的时候，将该药油［滴进耳中］，能消灭之。（*JP*［59］）
>
> 这种药散主治痢疾、胃病、肺病、内部肿瘤（痞疾）、gala-mayā、咳嗽、哮喘、经常性的痔疮，并战胜 pīnasā-rocana。（*JP*［85］）
>
> （此药散）主治消化不良、体火虚弱和其他（疾病）；使痔疮和水肿病立即平息。（*JP*［88］）
>
> 这种药散能清洁舌头，是健心的，它还能增强食欲；（它）消除心痛、脾脏疼痛、肋骨疼痛，解除便秘和闭尿症；治疗咳嗽、哮喘、胃病、痔疮，而且它还是一种涩肠剂（用于治疗痢疾）。（*JP*［92］）

算起来，《耆婆书》中使用青盐的场合比《医理精华》中多很多。这些多出的部分应该说明了《耆婆书》对青盐的认识和使用水平超过了《医理精华》。这也算是医学发展的一个证据吧。

小　结

通过以上简要的分析，我们初步得到以下认识：

其一，《耆婆书》以“成就吧”（Siddham，“悉得成就”）一词为标志，分为四个部分，并且按照阿伽陀药方、酥药方、油药方、药散方等四种药方的不同形态来建构内容。这不同于生命吠陀体系医典中“八分医方”（“八支”）的格局。

其二，现存《耆婆书》没有医理，只有医方，是一部医方选集。

其三，《耆婆书》提到向“佛、法、僧”三宝致敬，而且有大型药方是托名佛世尊向耆婆传授的知识，因此有明晰的佛教色彩，在广义上可以纳入佛教医学的范畴。

其四，《耆婆书》两种文本的差异，表明了它是印度生命吠陀医学与于阗本土医学知识交流和融合的产物。

其五，虽然是继承生命吠陀医典中的相同医方，但《耆婆书》也有所发明。从青盐这一味药物的使用中，就能反映《耆婆书》所记录的医学认知水平与前代相比有所进展。

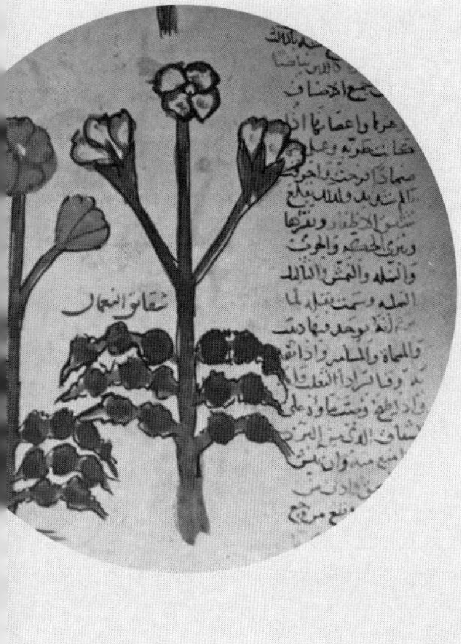

第五章 《耆婆书》与《医心方》中的《耆婆方》之比较

第一节　《医心方》中的《耆婆方》内容

《医心方》是日本平安朝圆融帝时的名医丹波康赖（912—995）编撰的。此书始于日本天元五年（982），成于永观二年（984），即宋太宗雍熙元年。[①]《医心方》引录中国（晋唐时期）、高句丽、新罗、百济、印度等国医籍二百余种，其中大部分今已亡佚，幸赖此书得以存留，故此书可提供大量晋唐中医发展的珍贵史料，也是校勘和辑佚晋唐医籍的重要史料源，还为研究中外医学文化交流提供了实证史料。《医心方》中以耆婆命名的《耆婆方》《耆婆服乳方》《耆婆脉诀经》均独见于此，其珍贵性自不待言。因此，人民卫生出版社据浅仓屋藏板于1955年在中国影印该书，现已重版数次。近年来，另有好几种校本在中国出版。[②]《医心方》在日本的版本甚多[③]，研究著作不断涌现。

《医心方》共30卷。卷次如下：

1．治病大体部。　　2．忌针灸部。
3．中风部。　　4．鬓发部。
5．头面部。　　6．胸腹痛部。
7．阴疮并谷道部。　　8．手足部。
9．咳嗽部。　　10．积聚并水肿部。
11．霍乱并下利部。　　12．消渴并大小便部。
13．五劳七伤部。　　14．治卒死并伤寒部。
15．痈疽部。　　16．肿物部。

---

① 一说成书于982年。参见《中医学史》，“医心方”条，第201页。

② 比如，高文铸等校注《〈医心方〉校注》，华夏出版社，1996。［日］丹波康赖：《医心方》，王大鹏等校注，上海科学技术出版社，1998。

③ 王大鹏、樊友平：《〈医心方〉研究》（代前言），载［日］丹波康赖：《医心方》，王大鹏等校注，第13页。有关《医心方》的版本及其在日本的传奇命运、在中国的印行，均参看此文，第1—15页。

17. 丹毒疮部。
18. 汤火并灸不愈部。
19. 服石部。
20. 服石诸病部。
21. 妇人部。
22. 妇人部。
23. 产妇部。
24. 治无子部。
25. 小儿部。
26. 延年部。
27. 大体养性部。
28. 房内。
29. 饮食部。
30. 证类部。

归纳起来就是：用药法度及本草 1 卷；俞穴及针灸疗法 1 卷；内科疾病 9 卷；外科及皮肤疾病 6 卷；五官科疾病 1 卷；妇产科 4 卷；小儿科 1 卷；服石 2 卷；养生 3 卷；食疗 2 卷。

《医心方》以隋代巢元方的《诸病源候论》为经，以唐代孙思邈的《备急千金要方》为纬，广征博引，汇集多种医籍，并加以分类择录编辑而成。其体例是每卷各为一类，下分子目，再分条论病，全书有七千余条，每条先载证候，下列其方，遇有可注者则附以按语。《医心方》还摘录佛道典籍中的医学资料，以及方术（占卜，特别是房中术）等方面的史料，因此，《医心方》也是研究晋唐民俗文化的一个资料宝库。

《医心方》引《耆婆方》凡六十处，共计药方八十三条，外加一条月杀厄月衰日法、二条对服石的药理说明、三条服石的禁食说明、一条没有药物的“习俗方”（卷二十四，敬佛求子的习俗）。《耆婆方》散见于《医心方》卷二至卷十四、卷十六至卷十九、卷二十一至卷二十六、卷二十八、卷二十九各卷中。其药方的具体分布为：

卷二，月杀厄月衰日法第十：1 条

卷三，共 15 条。即：

治一切风病方第二：2 条　　治头风方第七：7 条

治中风声嘶方第十二：1 条　　治声噎不出方第十三：1 条

治客热方第廿五：4 条

卷四，治疮瘢方第廿三：1 条

卷五，共 7 条。即：

治目青盲方第十四：1 条　　治雀盲方第十五：1 条

治目赤痛方第廿二：1 条　　治鼻中燥方第卅五：1 条

治唾血方第四十八：2 条
治风齿痛方第五十七：1 条
卷六，共 5 条。即：
治心痛方第三：1 条
治心腹痛方第五：1 条
治心腹胀满方第六：1 条
治心病方第十一：1 条
治肾病方第十四：1 条
卷七，共 3 条。即：
治阴痒方第三：1 条
治诸痔方第十五：1 条
治寸白方第十八：1 条
卷八，治足尰方第十六：2 条
卷九，共 7 条。即：
治咳嗽方第一：1 条
治上热下冷不食方第十二：6 条
卷十，共 4 条。即：
治寒疝方第四：1 条
治大腹水肿方第十八：2 条
治水肿方第廿一：1 条
卷十一，共 5 条。即：
治霍乱心腹痛方第二：2 条
治霍乱心腹胀满方第三：1 条
治欲作霍乱方第十五：1 条
治热利方第廿一：1 条
卷十二，治消渴方第一：1 条
卷十三，治虚劳羸瘦方第二：1 条
卷十四，共 3 条。即：
治瘴疟方第十九：1 条
治伤寒困笃方第廿六：1 条
治伤寒后目病方第五十一：1 条
卷十六，共 7 条。即：
治疔疮方第一：2 条
治风毒肿方第四：1 条
治热肿方第六：1 条
治瘿方第十四：2 条
治诸瘘方第十六：1 条
卷十七，治漆疮方第十二：3 条
卷十八，共 5 条。即：
治汤火烧灼方第一：1 条
治金疮血出不止方第九：1 条
治众蛇螫人方第卅五：2 条
治蝮蛇螫人方第卅六：1 条

卷十九，共5条。即：

服石禁食第七：3条　　服石钟乳方第十六：2条（药理）

卷廿一，治妇人月水腹痛方第廿二：1条

卷廿二，共2条。即：

治妊妇心痛方第十八：1条　　治妊妇腹痛方第廿：1条

卷廿三，共2条。即：

治产后恶血不止方第廿一：1条　　治产后心腹痛方第廿三：1条

卷廿四，治无子法第一：1条（习俗方）

卷廿五，小儿腹中有虫方第七十六：1条

卷廿六，辟虫蛇方第十五：1条

卷廿八，用药石第二十六：3条

卷廿九，共4条。即：

治饮酒大醉方第十八：3条　　治食噎不下方第廿七：1条

《耆婆方》覆盖了《医心方》六分之五的卷数，内容非常丰富，包括临床各科及服石养生等，是一部比较实用的综合性方书。[①]

根据高文铸等校注的《〈医心方〉校注》本，将《耆婆方》的所有条目转录如下（该书页码附后）：

卷二，“月杀厄月衰日法第十”：

《耆婆方》云：正月杀鬼在丑不向东，治病者死。二月杀鬼在戌不向北。三月杀鬼在戌不向北。四月杀鬼在辰不向南。五月杀鬼在丑不向东。六月杀鬼在戌不向北。七月杀鬼在未不向西。八月杀鬼在辰不向南。九月杀鬼在丑不向东。十月杀鬼在戌不向北。十一月杀鬼在未不向西。十二月杀鬼在辰不向南。右月杀所在之处，勿向治病，病人死。（第78页）

卷三，“治一切风病方第二”：

《耆婆方》治一切风病日月散方：秦艽八分、独活八分。　二味，切，捣筛为散，以酒服一方寸匕，日二。还遂四时之，四季作服之，春散、夏

① 高文铸：《〈医心方〉引用文献考略》，此文乃高氏校注之《〈医心方〉校注》的附录，第764页。

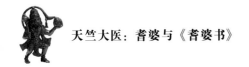

汤、秋丸、冬酒，四季煎膏。

又云：治男女老小一切风病。病风之状，头重痛，眼暗，四肢沉重，不举不随，头闷心闷烦躁，手足疼痛，肿气，不能多食，嗔怒忧思，健忘多梦悟，昏昏只欲睡卧，懒起，面目失色，房事转弱，渐自瘦，不能劳动，劳动万病即发，万病并主之方：人参、白鲜、防风、防己、芎䓖、秦艽、独活，老小各一两，小壮二两。　右七味，切，以水一斗二升，煮取二升，分为六服。一方以水六升，煮取一升半，分为三服，服之相去十里。分六服者，相去卅里，令了。勘无相恶，宜丘久服之，延年益智聪慧。汤服讫，散服方寸匕。酒服：酒三斗，渍之一宿，少少饮之。煎服：少少服之。丸服：蜜和为丸，丸如大豆，一服十四丸，并用酒服之，其分两一依前法，恒遂四时，常合服，使人不生万病。（第 86—87 页）

又，卷三，“治头风方第七”：

《耆婆方》治人一切风气，风眩病，三光散方：秦艽十二分、茯神十二分、独活八分　三味，切，捣筛为散，以酒服方寸匕，日三。依日月法。

又云：治人风气，风眩，头面病，四时散方：秦艽、独活、茯神、薯蓣　四味，切，捣筛为散，以酒服一方寸匕，日二。依日月法。春各四分，夏各二分，秋各八分，冬各十二分。

又云：治人风气，风眩，头面风病，五脏散方：秦艽、独活、茯神、薯蓣、山茱萸，分两依四时散　五味，切，捣筛为散，以酒服一方寸匕，日二。依日月散法。

又云：治人风气，风眩，头面风，头中风病，六时散方：秦艽、独活、茯神、薯蓣、山茱萸、槁本，依四时散分两　六味，切，捣筛为散，以酒服一方寸匕，日二。依日月散法。

又云：治人风气，风眩，头中风病，中风脚弱，风湿痹病，七星散方：秦艽、独活、茯神、薯蓣、天雄、山茱萸、槁本　七味，切，捣筛为散，以酒服方寸匕，日二。依四时散法。

又云：治人风气，风眩，头面风，中风湿痹，脚弱，弱房少精，八风散方：秦艽、独活、茯神、薯蓣、山茱萸、槁本、天雄、钟乳研七日　八味，切，捣筛为散，以酒服方寸匕，日二。依四时散分两，依日月散法。

又云：治人风气，风眩，头面风，中风脚弱，风湿痹，弱房少精，伤寒，心痛中恶，冷病，十善散方：秦艽、独活、茯神、薯蓣、山茱萸、槁本、天雄、钟乳研七日、芍药、干姜　十味，切，捣筛为散，以酒服一方寸匕，日二。依四时散分两。（第89—90页）

又，卷三，“治中风声嘶方第十二”：

《耆婆方》治人声嘶，喉中不利方：桂心、杏仁、干姜，芎䓖、甘草各一分　右五味，捣筛，以蜜和为丸，如梧子，口中餐，咽汁。（第95页）

又，卷三，“治声噎不出方第十三”：

《耆婆方》治人风噎方：羚羊角五两（炙）、通草二两半、防风二两、升麻二两、甘草四两（炙）　五味，捣筛为散，以白饮服一方寸匕，日二。（第95页）

又，卷三，“治客热方第廿五”：

《耆婆方》治人客热方：生地黄根一握，净洗，捣绞取汁，纳少许蜜，少少服之。

又方：以竹沥待冷，少少饮之。

又云：治季夏月客热方：升麻一两、甘草一分（炙）、蓝二分、人参一分、粟米一升（一方一合）　以水五升，煮取半升，去滓，夜露之，平旦一服之。

又云：治人舌涩不能食方：荠苨十二分、人参二分、防己二分　切，捣筛为散，以饮服一方寸匕，日二。服此方至夏月。恒须早服之，无此病之。（第102页）。

卷四，“治疮瘢方第廿三”：

《耆婆方》：胡粉和白蜜，敷之。（第115页）

卷五，“治目青盲方第十四”：

《耆婆方》治人目青盲，昼夜不见物方：秦皮、升麻、黄芩　分等，以水三升，煮取一升半，沾绵，敷目中。（第124页）

又，卷五，“治雀盲方第十五”：

《耆婆方》治雀盲方：取猪肝去上白幕，切作脍，以淡姜齑，三朝空腹食之，瘥。（第125页）

又，卷五，“治目赤痛方第廿二”：

《耆婆方》治人眼赤痛方：秦皮二两、升麻三两、黄连二两　三味，以水三升，煮取二升，去滓，少少纳目中，洗之。（第129页）

又，卷五，“治鼻中燥方第卌五”：

《耆婆方》治人热风，鼻中燥，脑中焮方：杏仁一小升，去皮炙，苏二升，纳杏仁于酥中煎之，杏仁黄沥出之，纳臼中捣作末，还纳酥中搅令调，少少服之。（第133页）

又，卷五，“治唾血方第四十八”：

《耆婆方》治人唾血方及水涎不能食方：干地黄、人参、蒲黄　等分，为散，以饮　服一钱匕，日二。腹痛者加芍药八分。

又方：生大豆五小升，以水二小斗，煎取二升豆汁，纳一小升酒，煎取一升半，分为二服，三服亦佳，即瘥。（第139页）

又，卷五，“治风齿痛方第五十七”：

《耆婆方》治风齿，疼痛不可忍，验方：独活一两、细辛二分、椒一勺、当归一分　四味，以好酒大升半，微火煮令减半，稍稍含之吐出，更含，以瘥为度。（第143页）

卷六，“治心痛方第三”：

《耆婆方》治卒心痛欲死方：吴茱萸三两、芍药三两、桂心三两　右，以淳酒大一升生煮之，令有半升在，顿服。（第152页）

又，卷六，“治心腹痛方第五”：

《耆婆方》治人心腹绞痛不止方：生姜十两、桂心三两、甘草三两、人参二两　四味，切，以水一斗，煮取二升，分三服。（第155页）

又，卷六，“治心腹胀满方第六”：

《耆婆方》治人腹胀痛方：厚朴三两、高良姜三两　切，以水三升煮，分取一升半，少少热饮之，乃止。（第155页）

又，卷六，“治心病方第十一”：

《耆婆方》治人心中热风，见鬼来亲合阴阳，旦便力乏，黄瘦不能食，日日转羸方：龙胆三分、苦参三分　右二味，为散，以白米饮一服一钱，日二服，忌猪肉、酒、面。（第158页）

又，卷六，“治肾病方第十四”：

《耆婆方》治肾气虚，则梦使人见舟船溺人，冬时梦见伏水中，及在水行，若有恐畏，恶人见。肾气盛，则梦见腰脊两解，不属不连，厥气客于小腹，则梦聚邑街衢方：秦艽、石斛、泽泻、防风、人参各一分，茯苓、黄芩、干地黄、远志各八分　九味，切，捣筛为散，以酒服方寸匕，日二。（第160页）

卷七，“治阴痒方第三”：

《耆婆方》治人阴下痒湿方：蛇床子作末，和米粉，少少粉之。（第169页）

又，卷七，“治诸痔方第十五”：

《耆婆方》治人下部热，风虚结成痔，久不瘥，令人血下，面黄瘦无力方：白饧糖，但少少空腹食，瘥乃止。若是秋月弥宜。（第177页）

又，卷七，“治寸白方第十八”：

《耆婆方》云：狼牙丸，治寸白方：狼牙四分、芜荑四分、白蔹四分、狗脊四分、干漆四分　右五味，捣筛，丸如完豆，服十丸。（第178页）

卷八，“治足尰方第十六”：

《耆婆方》：刺内踝上大脉，血出即瘥。

又方：炙外踝尖。（第190页）

卷九，“治咳嗽方第一”：

《耆婆方》：治卅年咳嗽方：细辛、紫菀、麻黄、甘草、干姜各四分　五味为散，白饮服一方寸匕，日三。（第197页）

又，卷九，“治上热下冷不食方第十二”：

《耆婆方》治人上冷下热，痰饮风气虚劳方：独活、茯苓、白术、泽泻、厚朴、黄芪、升麻、槁本、紫菀、干草、人参、黄芩各二两，生姜三两、橘皮一两　右十四味，切，以水一斗二升，煮取三升，去滓，分三服。

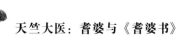

又云：因饮酒，上热下冷，不能食方：人参二分、甘草二分、升麻二两、甘蓝二两、粟米一合　凡五味，切，以水六升，煮取米，去滓，分

三服。

又方：平旦空腹服真酪一合，即愈。

又方：常食粟餐及粟粥之。

又云：治虚，上热下冷，气上头痛，胸烦，人参汤方：人参二两、茯苓三两、麦门冬一两、粟二两　凡四物，水七升，煮取四升，分三服，日三夜二。

又云：治内虚，上热下冷，气不下，头痛胸烦，豉汤方：豉一升，水二升一方三升，令小沸，纳豉令三沸，顿服，有验。（第 208 页）

卷十，“治寒疝方第四”：

《耆婆方》治寒疝积聚，用力不节，脉绝伤，羸瘦，不能食饮，此药令人强健，除冷气瘖丸方：乌头廿分，炮；甘草八分，炙；真芎劳八分；葶苈八分，熬；芍药八分、大黄八分　右六味，捣筛、以蜜和为丸如梧子，服五丸，日二，忌猪鱼、五辛、生冷、醋滑。（第 217 页）

又，卷十，“治大腹水肿方第十八”：

《耆婆方》治人水病，四肢脚肤面腹俱肿方：香薷一百斤，以水煮之令熟，去滓更煮，令如饴糖，少少服之，当下水，小便数即瘥。

又云：治人多水身重，口中水出，面虚越肿，宜泻方：桂心一两半、大腹槟榔三七口，捶研、生姜一两半　三味，切，以水九升，煮取三升，去滓，分为三服，当下水即瘥。（第 225 页）

又，卷十，“治水肿方第廿一”：

《耆婆方》治人风水气，面身俱肿，上气腹胀不能食，羸弱在床，经时不瘥者方：小豆三升、大麻子三升，捣筛，以水研汁，桑根白皮一斤，合煮豆熟，食豆饮汁即大下水，即瘥。（第 229 页）

卷十一，“治霍乱心腹痛方第二”：

《耆婆方》治霍乱先腹痛方：煮生姜，热饮之。

又方：厚朴汁饮之。（第 236 页）

又，卷十一，“治霍乱心腹胀满方第三”：

《耆婆方》治霍乱烦闷凑满方：厚朴二两（炙），以水三升，煮取一升

半，分三服，老人小儿亦佳。（第 237 页）

又，卷十一，“治欲作霍乱方第十五”：

《耆婆方》治人腹胀，欲作霍乱方：厚朴二两（炙）　以水三升，煮取一升半，分三服，即瘥。小儿最善，老人亦佳。夏秋月，恒置此药在家，有急即煮服。（第 242 页）

又，卷十一，“治热利方第廿一”：

《耆婆方》黄连丸，治中热下利方：黄连十二分、干姜八分、当归八分　右三物，捣筛，蜜和丸如梧子，服二丸，不知加之。（第 245 页）

卷十二，“治消渴方第一”：

《耆婆方》治人渴方：瓜蒌十两、白粱米五小升　右，以水一斗二升，煮取三升，去滓，分三服。（第 255 页）

卷十三，“治虚劳羸瘦方第二”：

《耆婆方》治人瘦，令人肥健肥白，能行阴阳，并去风冷，虚瘦无力，神验方：取枫木经五年以上树皮，去上黑皮，取中白皮五斗，细剉，微曝令水气去，以清美酒于白瓦器中渍之，依春夏七日、秋冬二七日，少少饮酒，酒欲尽至下逆，似如枫胶，少少匕取食之，不经数月，即肥白，立验，忌如法。（第 271 页）

卷十四，“治瘴疟方第十九”：

《耆婆方》治瘴疟要方：蜀恒山三两、甘草二两、光明砂一两　三种捣筛，以蜜和丸如梧子，未发前服三丸，发时服二丸，于后三日更一服，三日慎食。（第 297 页）

又，卷十四，“治伤寒困笃方第廿六”：

《耆婆方》治热病困苦者方：生麦门冬小一升，去心捣碎，熬，纳井花水，绞取一升半，及冷分三服，热甚者吐即瘥。（第 301 页）

又，卷十四，“治伤寒后目病方第五十一”：

《耆婆方》温病后目黄方：麦门冬叶三握，以水一升，煮取三升，去滓，少少饮之，自瘥。（第 307 页）

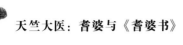

卷十六，“治疔疮方第一”：

《耆婆方》治一切疔疮神方：以硿碏末少少敷即瘥。

又云：治人热毒疔疮在口中方：凝水石捣末研之，少少以敷疮上，日三四敷，即瘥。（第336页）

又，卷十六，“治风毒肿方第四”：

《耆婆方》治人风肿在皮上，发有时方：升麻三两、射干二两、芍药二两　三味，切，以水三升，煮取一升，分三服。（第337—338页）

又，卷十六，“治热肿方第六”：

《耆婆方》治人热肿疼痛方：升麻三两、射干二两、大黄二两、芒硝二两、青木香一两、栀子一两、甘草半两（炙）　七味，㓗，以水六升，煮取三升，纳芒硝搅令调，分三服，得下利即瘥。（第338页）

又，卷十六，“治瘿方第十四”：

《耆婆方》治人气瘿方：松萝二两、海藻三两、通草二两、半夏三两（洗一遍）、桂心二两、海蛤三两、昆布三两、干姜六两、茯苓二两、细辛三两、桔梗二两　右十一味，捣筛为散，以酒服一方寸匕，日三。

又方：炒盐薄之。（第343页）

又，卷十六，“治诸瘘方第十六”：

《耆婆方》治人卅年瘘疮方：取蒴藋根曝令土燥，槌去土，大釜中以水煮令熟，去滓，置大盆中，绞取清汁煮之；若盛复熟小器中煮，令如薄糊，纳器中；若有痂，去之纳煮；若病深，以鸡毛取煎冷暖软以纳中，瘥乃止。取所煎蒴藋滓举著，其人瘥而不报恩者，取滓烧还发瘘也。秘之。（第346页）

卷十七，“治漆疮方第十二”：

《耆婆方》治漆疮方：荏菜汁涂之。

又方：煮生椒汤洗上。

又方：栀子和水涂之。（第363页）

卷十八，“治汤火烧灼方第一”：

《耆婆方》治人火灼烂疮，长毛发方：取柏白皮作末，和猪脂敷之，良；煮汁洗之。（第369页）

又，卷十八，“治金疮血出不止方第九”：

《耆婆方》治金疮血出方：口嚼薯蓣以薄之，辟风早瘥。（第372页）

又，卷十八，“治众蛇螫人方第卅五”：

《耆婆方》治恶蛇所螫方：取苦苣菜，捣薄螫处，又饮汁一二升，即瘥。

又方：捣车前草根、茎，敷，验。（第383页）

又，卷十八，“治蝮蛇螫人方第卅六”：

《耆婆方》蝮蛇螫人方：干姜屑薄之。（第384页）

卷十九，“服石禁食第七”：

《耆婆方》云：服石后不可食诸物十种：油脂药、芜荑、芥子及芥菜、荠苨、桃、竹笋、荠、蔓菁、葵菜、薯蓣。

又云：凡诸服石之士，不得多进面及诸饼饵，生菜、五辛、五果、黍、肥羊，不得多食也。

又云：压下石诸物十三种：乔麦、粟米、淡竹笋、水芹、干苔、木耳、柑子、冬瓜、芋、龙葵、菰菜、鹿角菜、猪。（第406页）

又，卷十九，“服石钟乳方第十六”：

《耆婆方》云：夫钟乳者，取管成白光润泽如虻翅蝉翼者好，得服，服即得力，厚者不可服之耳。但水而南流者上，东流者次，余方不中服之。凡钟乳白光者为上，黄光者次之，赤者不中服，性大热。诸长生补益之中，不过乳也，须常服之。服乳人若多嗔，只得九年即死，好好慎之。唯不能禁嗔，勿服之。（第409页）

《耆婆方》云：凡服乳药，通忌生冷、醋滑、尘臭、大饱、大饥及嗔忧悲泣愁不乐，不得冒诸风雪及淹秽之事。常令酒食气温温然，恒取暖，常自逍遥适意。服乳忌五茄、地榆，为药去之。（第410页）

卷廿一，“治妇人月水腹痛方第廿二”：

《耆婆方》治妇人月节来腹痛血气方：防风二两、生姜六两、厚朴三两（炙）、甘草二两、术二两、枳实二两（炙）、桔梗一两　七味，切，以水六

升，煮取一升半，去滓，分为三服。（第 436 页）

卷廿二，“治妊妇心痛方第十八”：

《耆婆方》云：高良姜三两，以水一升半，煮取半升，去滓，分三服。（第 453—454 页）

又，卷廿二，“治妊妇腹痛方第廿”：

《耆婆方》云：熬盐令热，不裹与熨之，乃停。（第 454 页）

卷廿三，“治产后恶血不止方第廿一”：

《耆婆方》治产后恶露不尽方：生姜一斤、蒲黄三两　以水九升，煮取三升，分三服，得恶血出即瘥。（第 473 页）

又，卷廿三，“治产后心腹痛方第廿三”：

《耆婆方》治人心腹痛，此即产后血瘀方：生姜三斤　以水小三升，煮取一升半，分三服，当下血及恶水，即愈。（第 474 页）

卷廿四，“治无子法第一”：

《耆婆方》云：常以四月八日、二月八日，奉佛香花，令人多子孙，无病。（第 483 页）

卷廿五，“小儿腹中有虫方第七十六”：

《耆婆方》治小儿腹中有虫方：芜荑作末，每食随多少，和少少水，食之乃止。百无所禁。（第 520 页）

卷廿六，“辟虫蛇方第十五”：

《耆婆方》避蛇法：蜈蚣一枚，纳管中带之。（第 561 页）

卷廿八，“用药石第二十六”：

《耆婆方》云：治阴萎方：枸杞、菖蒲、菟丝子各一分　合下筛，以方寸匕服，日三，坚强如铁杵。

又方：早旦空腹，温酒纳好饮之。

又方：单末蛇床子，酒服之。（第596页）

卷廿九，“治饮酒大醉方第十八”：

《耆婆方》治饮酒连日不解，烦毒不可堪方：取水中生虾蚬，若螺蚌辈，以恭豉合煮，如常食法，亦饮汁。

又方：食瓜及大麦餐。

又方：食粟餐并粟粥。（第610页）

又，卷廿九，“治食噎不下方第廿七”：

《耆婆方》治食噎方：取盘中醋，三咽，良。（第613页）

在《医心方》的不同版本中，《耆婆方》的药方征引数量稍有不同。王大鹏等的《医心方》校注本，是以其半井瑞策家藏本（简称半井家本）为底本的。该底本中的“今案”和小注部分，还提到了《耆婆方》的以下8条内容。现转录如下：

卷二，“针灸服药吉凶日法第七”：

《湛余经》云：天季日：正月子，二月卯，三月午，……，十二月酉。上日不可用。[今案]《耆婆方》云：天狱日也。《大清经》云：不得和药服药。

卷八，“脚气胀满方第九”：

苏徐　疗身体浮肿，心下胀满，短气，小便涩，害饮食方：大豆一斗，以水三升，煮取一斗七升，去豆，内清酒一斗和煎之，令得一斗七升许，调适寒温，一服一升，日三服，甚佳。[今案]《耆婆方》大豆三升，酒一升，水无升数。

卷九，“治咳嗽方第一”：

《僧深方》紫菀丸　治咳嗽上气，喘息多唾方。

又方，如樱桃大含一丸，稍咽其汁，日三。新久嗽，昼夜不得卧，咽中水鸡声，欲死者，治之甚良。[今案]《耆婆方》为散，以白饮服一方寸匕。

卷十六，“治疔疮方第一”：

《痈疽方》治疔疮方。……

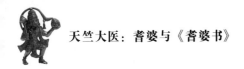

又云：治恶疮疔肿。五香汤方《耆婆方》同之：青木香、熏陆香、沉香、丁子香、藿香各一两　水三升，煮取一升半，分三服，得麝香二分，去藿香。

卷十八，“治众蛇螫人方第卅五”：

《拯要方》蛇螫方：合口椒、苍耳苗，合捣，以敷疮上。

又方，生椒三合、好豉四两　以人唾和，捣敷立定。《耆婆方》“等分”云云。

《龙门方》蛇螫方：蜂巢烧灰，封，瘥。

又方，捣梨，敷之。《耆婆方》同之。

又云：毒入腹者方。羊蹄草叶一握，捣汁饮，吐差。《耆婆方》同之。

卷廿一，“治妇人妒乳方第四”：

《小品方》治妒乳方……

天麻草汤：天麻草　切，三升　以水一斗五升，煮取一斗，随寒温分洗乳。[今案]《耆婆方》：茺蔚，一名天麻草。

此外，还有一条药方，在《医心方》的仁和寺本、按政本中均作《集验方》，而半井家本却作《耆婆方》。现将该条转录如下：

卷廿二，“治妊妇体肿方第廿三”：

《耆婆方》云：小豆五升，好豉三升，以水一斗，煮取三升，分二服之。

从这九条《耆婆方》来看，也是以药方为主，另涉及本草学、占卜（占日）方面的内容。而所谓“今案”则说明，《医心方》984 年成书以后，后世有所增补，在增补时，还引用了当时尚存的《耆婆方》。丹波康赖的孙子丹波雅忠曾经著成《医心方拾遗》二十卷。

第二节 《耆婆书》与《耆婆方》之比较

《医心方》征引《耆婆方》共99条资料，内容涉及面相当广泛。虽然《耆婆方》原书已佚，但是现存资料也能够反映原书之概貌。《耆婆书》也是一本残书，虽然尾残部分不知几何，但现存部分亦能揭示其性质。《耆婆书》与《耆婆方》均无完整形态，现拟从以下几个方面来探讨二者的异同。

一、内容范围之比较

如前所言，《耆婆书》是一部实用性的、精选性的方书。其结构是以药方的形态为主线，将各类方剂串联起来。而《耆婆方》的原始形态，根据《医心方》的材料来回推拟构的话，它很可能是一部以治疗的病症为主线的实用性方书。因为，一者《医心方》的模拟原型是《外台秘要》，以《诸病源候论》为经，以《千金要方》为纬，主体章节是按照不同的疾病类型来排列的。二者，《耆婆方》现存的这近百条资料，看不出有任何以药方形态（比如，散、丸、汤剂）来分类的痕迹，反而表现出以不同疾病来统摄药方的明显趋势。所以，《耆婆书》与《耆婆方》二者都是方书，但其结构原则却不同。从二者各自与其他医典的关系来看，《耆婆书》从其他医书中选取了将近三分之一的药方，现存的91条药方，就有29条在其他医书中可以找到。《耆婆书》还有一些药方可能来自已佚的某些印度医典，因此，《耆婆书》可能是“选编的成分”大于作者“原创的成分”，甚至该书可能是完完全全的选编之作。《耆婆方》则只有3条药方与其他医书相同，即2条同于《龙门方》，1条同于《痈疽方》，其余的在其他医书中几乎都找不到来源。因此，《耆婆方》是一部原创之作，选编成分甚少。

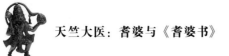

《耆婆书》没有什么理论成分，几乎是一条条药方的集成。《耆婆方》的理论色彩也不是很强，《医心方》卷一“治病大体部”就没有引用《耆婆方》，但它的医理成分多于《耆婆书》。其医理成分具体有：卷二，月杀（煞）厄月衰日法第十中的一条，该条是关于“月煞所在法”，说明不同的月份，鬼所在的时辰，以及患者的方位禁忌。卷十九，服石禁食第七中的三条，说明服石后应该禁止的食物。同卷，服石钟乳方第十六中的二条，说明钟乳的特性、服石钟乳的效果与副作用，以及所应采取的对应措施。另外，还有补充的两条，即《耆婆方》中对“天狱日”和“茺蔚一名天麻草”的说明，这暗示《耆婆方》中含有天学知识和本草知识的说明。《耆婆书》中也将天学知识运用于医疗之中，*JP* ［2-3］.7“通过纯洁的禅定，在鬼宿的结合点（puṣya-yoga）上，被赋予智慧。耆婆！请听吧，这种业行的功德我将叙说（它们）”。《医理精华》第27章中也提到了星宿的对应时间和解毒的关系。在汉译佛典中，《摩登伽经》中有月离的位置所主疾病及如何禳祭的说明。这些表明印度医学中运用天学知识是较普遍的。因此，《耆婆方》在内容范围比《耆婆书》要多出的部分，主要就是其医理方面的“月煞所在法”、服石与本草知识，特别是具有典型中医与道教特色的服石内容。《耆婆方》还较注重服药与季节的关系，卷三，治头风方第七，《耆婆方》一方中提到“春各二分、夏各二分、秋耕八分、冬各十二分”，同一剂药在不同的季节要使用不同的分量。卷十三，治虚劳羸瘦方第二，《耆婆方》一方中提到“春夏七日、秋冬二七日”，同一剂药在不同的季节服用的时间长度不同。这两种观点均不见于《耆婆书》。

二、药方名之比较

《耆婆书》与《耆婆方》的内容范围有所不同，但重心均在治病的药方上，其药方的特点亦各有千秋。总体观之，《耆婆书》的药方多大型化，且通治多种疾病，具有“万病方”之性能。《耆婆方》的药方则较为小型化，治疗一种或几种对症疾病。此外，二者药方的命名方式亦不相同。将二者的药方名列条如下，就会一目了然。

《耆婆书》（各无名方除外，重出方名选一）：

“卍字”解毒剂

阿输乾陀酥、大妙酥、大青盐酥、胎藏酥、十味酥、胡瓜酥、千眼酥、大胜身王酥、大“牛五净”酥、香胡椒酥、奶酪酥、黄花假杜鹃酥、真善酥、山榕酥、三辛酥、长生酥、茄子酥、酢浆草酥、含羞草酥、苦甘露酥、退黄酥、杜松子酥、雄鸡酥、三果酥、涂糖酥、干姜酥、视觉酥、阿输乾陀

酥、大滴酥、尖叶酥、点滴酥、大苦酥、六婆罗酥、五婆罗酥、食甘露者酥、无伤酥、闭鞘姜根酥、持金刚酥、甘蔗属酥

日出油、无敌油、香菜籽油、阿输乾陀油、甜根子草油、脆兰油、涂脂油、乳山药油、萝卜油、大蓖麻油、蓖麻油、消肿蓖麻油

樟脑散、大沉香散、沉香散、大旃檀散、旃檀散、双马童散、心叶青牛胆散、印度枳散、劫比他果散、八分石榴散、八分糖散、摩伽陀散、达子香叶散、托盘散、甜味散

可见《耆婆书》的方名：其一，主要是用该剂药中的主味药来命名的；其二，该剂药的功效与性能，如日出油、无敌油、甜味散、长生酥、退黄酥等；其三，以人物命名，大胜身王酥、双马童散等。其四，标明药方的形态。

《耆婆方》中的相关方名如下：

治一切风病日月散方

治人一切风气，风眩病，三光散方

治人风气，风眩，头面病，四时散方

治人风气，风眩，头面风病，五脏散方

治人风气，风眩，头面风，头中风病，六时散方

治人风气，风眩，头中风病，中风脚弱，风湿痹病，七星散方

治人风气，风眩，头面风，中风湿痹，脚弱，弱房少精，八风散方

治人风气，风眩，头面风，中风脚弱，风湿痹，弱房少精，伤寒，心痛中恶，冷病，十善散方

治人声嘶，喉中不利方

治人风噎方

治人客热方

治季夏月客热方

治人舌涩不能食方

治人目青盲，昼夜不见物方

治雀盲方

治人眼赤痛方

治人热风，鼻中燥，脑中焮方

治人唾血方及水涎不能食方

治风齿，疼痛不可忍，验方

治卒心痛欲死方

治人心服绞痛不止方

治人腹胀痛方

治人心中热风，见鬼来亲合阴阳，旦便力乏，黄瘦不能食，日日转羸方

治肾气虚，则梦使人见舟船溺人，冬时梦见伏水中，及在水行，若有恐畏，恶人见。肾气盛，则梦见腰脊两解，不属不连，厥气客于小腹，则梦聚

邑街衢方

治人阴下痒湿方

治人下部热，风虚结成痔，久不瘥，令人血下，面黄瘦无力方

狼牙丸，治寸白方

治卅年咳嗽方

治人上冷下热，痰饮风气虚劳方

治虚，上热下冷，气上头痛，胸烦，人参汤方

治内虚，上热下冷，气不下，头痛胸烦，豉汤方

治寒疝积聚，用力不节，脉绝伤，羸瘦，不能食饮，此药令人强健，除冷气痞丸方

治人水病，四肢脚肤面腹俱肿方

治人多水身重，口中水出，面虚越肿，宜泻方

治人风水气，面身俱肿，上气腹胀不能食，羸弱在床，经时不瘥者方

治霍乱先腹痛方

治霍乱烦闷凑满方

治人腹胀，欲作霍乱方

黄连丸，治中热下利方

治人渴方

治人瘦，令人肥健肥白，能行阴阳，并去风冷，虚瘦无力，神验方

治瘴疟要方

治热病困苦者方

温病后目黄方

治一切疔疮神方

治人风肿在皮上，发有时方

治人热肿疼痛方

治人气瘿方

治人卅年瘘疮方

治漆疮方

治人火灼烂疮，长毛发方

治金疮血出方

治恶蛇所螫方

蝮蛇螫人方

治妇人月节来腹痛血气方

治产后恶露不尽方

治人心腹痛，此即产后血瘀方

治小儿腹中有虫方

避蛇法

治阴萎方

治饮酒连日不解，烦毒不可堪方

治食噎方

五香汤方

蛇螫方

《耆婆方》的这些药方名不太像一种方剂名，只有三光散、四时散、五脏散、六时散、七星散、八风散、十善散、狼牙丸、黄连丸、人参汤、豉汤方、五

香汤等才称得上是地道的方名，其余的严格说来并不是方名，而只是在其中详细列举出该方所对治的每一种病名而已。这与《耆婆书》有两点不同，其一：不是以主要药物来定方名，而多以方剂的性能来定；其二：药方的写作结构也相反。《耆婆书》一般先列出药物组成、配药、煎制及服用等，最后是所治疗的疾病。而《耆婆方》是先说明该方的用途，然后给出药物组成、配药、煎制及服用等事项。这种结构颇为醒目，使人们先对该药剂的作用就一目了然。

从《耆婆方》的方名来看，其中没有提到《耆婆书》中常见的由“三液”（风、痰、胆/胆汁）所引起的疾病。《耆婆方》中没有疾病由三种体液引起之类的说法，而此说法却是印度古典医学最典型的特征。这反映了《耆婆方》的医理背景不是印医式的，而是中医式的。

三、用药之比较

《耆婆书》与《耆婆方》用药的总体特点是相同的，即以植物类药物为主，而较少使用动物与矿物类药物。这也是印医、中医、藏医等东方医学的共同特征。[①] 在印度医学中，也有近似于中医本草类的著作。《佛说柰女耆婆经》中耆婆购买药王树时，有这么一段话：“耆婆心念：‘《本草经》说，有药王树，从外照内见人腹脏’”[②]。此处译为“本草经”，而且该经用来说明药物的用途。除了专门的本草类的著作之外，在医典中也有独立的章节来叙述药物。《医理精华》的第二章“药物的类别”和第三章“食物与饮料的法则”就带有本草的特点。各举一例，以资证明。

> 吉祥草、两种茅草（甜根子草）、达哩薄草、芦苇，这些都叫作草。这五种（草）的根，可去胆汁、利尿、清理膀胱。（*Si*. 2. 32）
>
> 阿魏，主治肿瘤、止痛、治便秘、去风和痰。（*Si*. 3. 23. 4）

---

① 季羡林先生曾分析了于阗文本《耆婆书》中的第87—91五个药方，他认为，这些药方中的动、植物药品远远超过矿物药品，这一点是非常有深意的，可以说体现了东方医学的特点。参见季羡林：《新疆的甘蔗种植和沙糖应用》，第1—12页。后收入季羡林：《糖史》（二），《季羡林文集》（第十卷）。

② 《大正新修大藏经》第14册，第903页中栏。

印度医典中既将药物分成若干类别或组别（gaṇa），分别说明各组药物的特点；又单独说明每一药物的性能。其中，与中医最大的不同在于，它并不说出该药物或者该组药物有无毒性，而中医则非常强调药物有毒与无毒这一点。印度药物类著作还有一种很有特色的书，叫作“尼犍荼书（*Nighaṇṭu*）”①。它是一种同义词手册，常与医典配套，用同义词的方式来解释药物的名称。《医理精华》就有一种写于12世纪的《医理精华尼犍荼书》（*Siddhasāra-Nighaṇṭu*），或译为《医理精华词汇》。

《耆婆书》与《耆婆方》所用药物，有小部分是相同的，如：甘草、干姜、桂心、蜜、龙胆、青木香等，但大部分不同。《耆婆书》中有特色的药物是“三果”“三辛”等。三果，即诃黎勒（诃子）、毗醯勒、阿摩勒（余甘子）；三辛，即荜茇（长胡椒）、胡椒、干姜。《医心方》卷一“治病大体第一”中引用了唐代义净译的《金光明最胜王经》中的一段话，即

> 《最胜王经》：……诃黎勒一种，具足有六味，能除一切病，无忌药中王。又三果三辛，诸药中易得，沙糖酥蜜乳，此能疗众病。自余诸药物，随病可增加，先起慈愍心，莫规（矩）于财利。（第3页）

这是一段印度“生命吠陀”理论的浓缩，它充分强调了三果、三辛的药用价值。《耆婆书》中使用这些药可谓比比皆是。而《耆婆方》中使用却不见于《耆婆书》的药物有：人参、独活、当归、半夏、乌头、枸杞、蜀恒山、厚朴、白术、麻黄、茯苓、升麻等，其中最典型的要算人参，人参在中医内地位特殊。义净在《南海寄归内法传》卷三中记录了中药和印药的不同：

> 须知西方药味与东夏不同，互有互无，事非一概。且如人参、茯苓、当

① 慧琳的《一切经音义》卷三十二（在《摄大乘论》第五卷第一条）将“尼犍荼”解释为“尼犍荼书：此集异名书也，如一物有多名等”。《翻译名义大集》第5051条，Nighaṇṭu释为“音声相合，韦陀之语汇”，则当成了吠陀的字汇。又，《方广大庄严经》卷四译之为“尼建图论”（《大正新修大藏经》第3册，第564页下栏）。参见饶宗颐先生：《尼卢致论（*Nirukta*）与刘熙的〈释名〉》，《中国语言学报》1984年第2期。又刊于饶宗颐：《中印文化关系史论集：语文篇——悉昙学绪论》，香港中文大学中国文化研究所、三联书店（香港）有限公司，1990，第1—10页。又收入饶宗颐：《梵学集》，上海古籍出版社，1997，第17—26页。值得注意的是，印度药物学的Nighaṇṭu类著作，多是集中一物的几种名称，没有词义方面的解释。

归、远志、乌头、附子、麻黄、细辛，若斯之流，神州上药，察问西国，咸不见有。西方则多足诃黎勒，北道则时有郁金香，西边乃阿魏丰饶，南海则少出龙脑。三种豆蔻，皆在杜和罗。两色丁香，咸生堀沦国。[1]

义净所列举的这几种“神州上药”，在《耆婆方》中是普通药，而他所列举的诃黎勒等几种药，在《耆婆方》中则无影无踪。这清楚地表明了《耆婆方》用的是中药，除五香汤外，绝少有从印度等地流入的外来药物。

四、《耆婆方》的来源臆测

《耆婆方》的成书年代，今不能确考。高文铸先生从所辑《耆婆方》佚文中不避“治”字、不避“恒”字等分析，认为该书似为隋朝以前的著作。[2] 那么，它的年代或许要早于《耆婆书》。

《耆婆书》与《耆婆方》还有一个细微的相似点：二者都有佛教因素。《耆婆方》的佛教因素较微弱，仅仅在求子法上提到一条，即“《耆婆方》云：常以四月八日、二月八日，奉佛香花，令人多子孙，无病。”这一条也是隋唐时期医书中唯一的向佛求子的方法。因为四月八日、二月八日都是佛教的重要节日，所以《耆婆方》提倡在这两天去求子。

《耆婆方》不见史志书目所载。以耆婆命名的相关医书，《隋书·经籍志》记有《耆婆所述仙人命论方》二卷、《宋史·艺文志》记有《耆婆要用方》一卷。现在没有发现任何证据表明《耆婆方》与此二书有关系。

清代姚振宗《〈隋书·经籍志〉考证》中讨论了耆婆的医书。如下：

《耆婆所述仙人命论方》二卷，目一卷，本三卷。

《通志·艺文略》：《耆婆所述仙人命论方》二卷。

案：《宋史·艺文志》载《耆婆脉经》三卷，《耆婆六十四问》一卷，《耆婆要用方》一卷，《耆婆五藏论》一卷，大抵皆本于是书而增长附益者。慧皎《高僧传》言：于法开祖述耆婆，妙通医法。则其人在东晋之前。《日本书目》又有《耆婆茯苓散方》一卷，《耆婆脉诀》十二卷，释罗什注。

---

[1] ［唐］义净：《南海寄归内法传校注》，王邦维校注，第153页。

[2] 高文铸：《〈医心方〉引用文献考略》，载《医心方校注》，第764页。

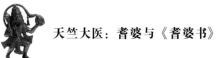

姚振宗所谓以耆婆命名的诸医书，“大抵皆本于是书（指《耆婆所述仙人命论方》）而增长附益者”，并没有什么证据，推测而已。我们倒认为，《耆婆所述仙人命论方》应该是译本，源头在印度。而以下以耆婆命名的诸医书，可能多是中国医人的托名之作，不是印医，而是中医学著作。因为，《隋书·经籍志》中还提到了以下来自西域和印度的方书：

《龙树菩萨药方》四卷
《西域诸仙所说药方》二十二卷
《香山仙人药方》十卷
《西域波罗仙人药方》三卷
《西域名医所集药方》四卷
《婆罗门诸仙药方》二十卷
《婆罗门药方》五卷
《乾陀利治鬼方》十卷
《新录乾陀利治鬼方》四卷
《龙树菩萨和香法》二卷
《龙树菩萨养性方》一卷

包括《耆婆所述仙人命论方》在内的这一批方书，应该都是汉译本。从佛教传入以来，佛教徒多假医术以弘扬佛教，至南北朝结束之际，可以说印度医学的典籍，包括理论与实践的部分，已经大量流入我国。① 所以，《隋书·经籍志》中出现这一批汉译的医学典籍就不足为奇了。另从它们的题名来看，有几部医书中有“仙人”一词，该词与中国神话传统或者道教中的仙人（天仙/神仙）不是一回事。“仙人”（ṛṣi）指的是有别于天神、阿修罗和凡人的特殊群体，即婆罗门修苦行的得道者，多住在净修林之中。根据正统的印度教的观点，如果用了“仙人所述说的”这种格式，就表明这部著作是“一部神圣的作品”。所以，《梵书》和后世的经典中常常用到这一句式。这也是医书题名中使用“仙人/诸仙”“诸仙所说”等的根本原因。比如，《精髓集》的第一颂就宣称：“我将编一本标准的、包含了古代大仙人们（Maharṣis）所创造的最好药方的、以《精髓集》为

① 蔡景峰：《唐以前的中印医学交流》，《中国科技史料》1986 年第 6 期，第 16—23 页。

名的［医学］手册。”① 可见，作者也认为重要的药方都是古代大仙人们创造的，而这种宣称对读者也有很大的吸引力。

孙思邈在《千金翼方》卷二十一“万病”中，解释“浸酒法”时，提到了下面一段话：

> 论曰：黄、青、白硝石等是百药之王，能杀诸虫，可以长生，出自乌场国，采无时。此方出《耆婆医方论·治疾风品法》中。黄力三岁译，后演七卷《治疾风品法》云：服药时，先令服长寿延年符，大验。荡除身中五脏六腑，游滞恶气皆出尽，然后服药得力，其疾速验无疑。②

乌场国，即《大唐西域记》中的乌苌那国。《耆婆医方论》是译本，其中的《治疾风品法》演变成了七卷《治疾风品法》，而这种“演”无疑出自中医之手，从后列的“朱书此符”也可见一斑，因为该朱符完全是中式的。这则材料说明了两点：其一，《耆婆医方论》译成了汉文；其二，中医对《耆婆医方论》进行了改造，其目的就是要使理论背景完全不同的印度医学能够为中医所用。

我们在上述《耆婆书》与《耆婆方》的比较之中，已经看出《耆婆方》的医理及药物，均属中国医学体系，与《耆婆书》差距甚远，它没有什么外来因素，可知其非印度耆婆所为。从《隋书·经籍志》和《千金翼方》中的《耆婆医方论·治疾风品法》讨论中，我们得到启发：《耆婆方》与《耆婆所述仙人命论方》没有关系，倒有可能是彻底改造《耆婆医方论》而来，或者采取了《治疾风品法》的演变模式。

第三节　《医心方》中与耆婆相关的其他资料

除《耆婆方》之外，《医心方》还辑录了一些与耆婆相关的材料，本节略作讨论。

① 陈明：《殊方异药：出土文书与西域医学》，第 249 页。

② ［唐］孙思邈：《药王千金方》，高文柱主编，华夏出版社，2004，第789 页。

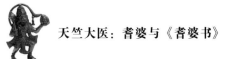

一、《耆婆脉诀经》

《医心方》引《耆婆脉诀经》凡一处，即：

卷二，“明堂图第十二”：

《耆婆脉诀经》云：壬午、辛卯、庚戌、辛酉、壬寅、乙卯。右六日，允病人代死，善善忌之。

［凡不问见病者日］

正月巳、午，二月午、未，三月戌、亥，四月戌、寅，五月亥、子，六月丑、寅，七月丑、寅，八月寅、卯，九月卯、辰，十月辰、巳，十一月巳、午，十二月酉、未。凡戌日不见病人，巳日不问病者。

［天狗下食日］

子岁丁、丑，丑岁庚、寅，寅岁丁、卯，卯岁壬、辰，辰岁丁、巳，巳岁丙、申，午岁丁、未，未岁庚、申，申岁辛、酉，酉岁丙、戌，戌岁辛、巳，亥岁庚、子。右不可看病及合药作服也。

凡甲乙日平旦，丙丁日食禺中，戊己日日中、日昳，庚辛日晡时，壬癸日黄昏、人定。右日时不可诣看病者。（第81—82页）

从上下文来看，“凡不问见病者日”与“天狗下食日”都是《耆婆脉诀经》的内容，不宜分割。其内容为省病问疾及合药服药禁忌日时等内容，与卷二“明堂图第十二”中的“明堂图”不符，因为“明堂图”是针灸之图。《医心方》卷二整卷论述针灸之诸方面，《耆婆脉诀经》与之不协。《医心方》的一版本之眉注曰：“次以下内容宇治本无之，医本等同之。”此条似为后人所增。从《医心方》所引佚文内容分析，《耆婆脉诀经》也不是诊脉专书，似与方术占卜吉凶有关。[①]

《宋史·艺文志》记有《耆婆脉经》共3卷。《通志·艺文略》记有《耆婆脉经》全1卷。《日本国见在书目录》记有《耆婆脉诀》十二卷、《秘书省续编到四库阙书目》记有《耆婆脉经》一卷。《补晋书艺文志》记有《耆婆脉诀注》十二卷，并注明“罗什撰，见《日本见在书目》”。罗什，乃佛经翻译家鸠摩罗

---

① 高文铸：《〈医心方〉引用文献考略》，载《医心方校注》，第797页。

什的略称，有关鸠摩罗什的僧传作品中并没有提到此书，也没有他行医或者撰写医著的记载，所以，此书必定伪托无疑。又，这一批作品都已佚散。从题名来看，它们似与《医心方》所引《耆婆脉诀经》同体而别名者。需要指出的是，这批脉书是中医作品，因为印度古代医学并不擅长脉诊。义净在《南海寄归内法传》卷三中指出："且如神州药石根茎之类，数乃四百有余，多并色味精奇，香气芬郁，可以蠲疾，可以王神。针灸之医、脉诊之术，瞻部洲中无以加也。"① 印度医学并无脉诊专术，而中医脉诊是世界首屈一指的。事实上，不是耆婆的脉诊术传入中医，而是王叔和的《脉经》传入西藏、印度和阿拉伯。Huard 教授曾经指出，"大约写于公元 3 世纪的《脉经》流传到吐蕃，在那里被译为藏文，受到吐蕃人的欢迎。它也传播到印度，并由印度最后传播到伊斯兰国家。在伊斯坦布尔，可以见到《脉经》的阿拉伯语译本，并带有中文原图。显然，《脉经》对阿拉伯脉学是有影响的。"② 中医脉诊对印度的影响还值得进一步探讨。

二、《耆婆服乳方》

《医心方》引《耆婆服乳方》凡一处，即：

卷十九，"服石钟乳方第十六"：

《耆婆服乳方》云：若发热渴者，以生芦根一握，粟米一合，煮米熟饮之，甚良。

又服乳讫，单服菟丝子三斤，大益人。

又方：车前子亦佳。(第 411 页)

《耆婆服乳方》一名不见于任何医籍或者史志书目，独见于此，虽仅三条药方，却亦是吉光片羽。其价值并不在于药方本身，而在于此书亦以耆婆命名。《耆婆服乳方》前有《耆婆方》对钟乳的两条说明，这肯定了《耆婆服乳方》是一部独立的著作。服石、服钟乳是地地道道的中医特色，亦是道教特色，乃印度

① ［唐］义净：《南海寄归内法传校注》，王邦维校注，第 161 页。

② F. N. L. Poynter，*medicine and culture*（London：Wellcome Institute of the History of Medicine，1969），p. 291。转引自蔡景峰：《唐以前的中印医学交流》，《中国科技史料》1986 年第 6 期，第 20 页。

医学所缺。此书托名耆婆，就是因为耆婆是大医王，而且耆婆的名字在汉译中有“寿”“命”之意，以此来暗示服乳长生之意。

三、耆婆丸

《医心方》引《僧深方》一条，小注为“耆婆丸”，出处如下：

卷十四，“治注病方第十一”：

《僧深方》云：西王母玉壶赤丸　备急治尸注卒恶水陆毒螫万病丸一名耆婆丸。（以下药物成分及炼药过程略）

新旧《唐书》中记录了医僧著作三种，其一为僧深撰《僧深集方》（三十卷）。僧深无传，事迹无考。《医心方》所引《僧深方》，即《僧深集方》，是一部由僧人编辑的医方学著作，内容属于传统中医范围，也可算作佛教医学著作。单就此方而言，“西王母玉壶赤丸　备急治尸注卒恶水陆毒螫万病丸”有典型的道教医学色彩，为何与佛教医王扯上了关系呢？关键在于“万病丸”一词。《备急千金要方》卷十二“胆腑”专辟“万病丸散”一节，共载13条药方，“耆婆万病丸”是其中最有代表性的。“耆婆万病丸……，此药以三丸为一剂，服药不过三剂，万病悉除，说无穷尽，故称万病丸，以其牛黄为主，故一名牛黄丸，以耆婆良医，故名耆婆丸方。”① 《外台秘要》引此方为“千金耆婆万病丸”。又，在前引卷三《耆婆方》“治一切风病，日月散方”之下，有“……，劳动万病即发，万病并主之方”以及“使人不生万病”等说法。佛经中耆婆能治万病，所以，此处亦将一道教色彩医方另取名为“耆婆丸”。

四、对耆婆的崇拜

《医心方》的引文中，还有两处表现了对耆婆的崇拜。即：

卷一，“合药料理法第六”：

《千金方》云：凡捣药法，烧香洒扫洁净，勿得杂语，当使童子捣之，

---

① ［唐］孙思邈：《备急千金要方校释》，李景荣等校释，人民卫生出版社，1998，第443页。

务令细熟，捣数可至千万过，多为佳。和合已讫，置于佛前案上，启告十方三宝、药王药尚（上）、耆婆菩萨、俞附、扁鹊，一心求请咒愿，具述本心，即有神助，八方生气，充溢四体，当以四时王相日造，所求皆得，攘灾灭恶，病者得瘥，死者更生。（第13页）

卷二，“针灸服药吉辛日第七”（服药颂）：

《新罗法师方》云：凡服药，咒曰：南无东方药师琉璃光佛，药王药上菩萨，耆婆医王、雪山童子，惠施阿竭，以疗病者，邪气消除，善神扶助，五脏平和，六腑调顺，七十万脉，自然通张，四时强健，寿命延长，行住出外，诸天卫护，莎诃！向东诵一遍，乃服药。（第72页）

第1条所引《千金方》，实出自《备急千金要方》卷一“序例”之“合和第七”，但二者差别很大。原文为：

凡捣药法，烧香洒扫净洁，不得杂语喧呼，当使童子捣之，务令细熟。杵数可至千万杵，过多为佳。[1]

现存《备急千金要方》的诸版本中，并无和合已讫……一心求请咒愿”这段话。这要么是保存了《备急千金要方》的最古老形态，要么是《医心方》抄自别本而无注明，抑或是《医心方》作者所增衍。若是《备急千金要方》原本所出，就与孙思邈大力宣扬耆婆医方相符。“十方三宝、药王药尚（上）、耆婆菩萨、俞附、扁鹊”这种排列句式，将耆婆与药王、药上二位菩萨以及俞附、扁鹊二位中国上古神医并举。这是中印医学代表人物的大汇合，是两种医学文化的杂糅。

第2条所引的《新罗法师方》是统一新罗时期的医方著作，也是朝鲜半岛医学文化的反映。[2] 其来源应是：印度—中国—新罗，这正是佛教流传的结果。“东方药师琉璃光佛，药王药上菩萨，耆婆医王、雪山童子”，均是佛教医学的象征人物。它没有提到中医人物，而包含纯粹的佛教色彩。“惠施阿竭”中的“阿竭”一词，乃“阿迦陀/阿伽陀/阿揭陀”的略译，梵文为agada。它本指解

---

① ［唐］孙思邈：《备急千金要方校释》，第31页。

② 蔡正德：《〈新罗法师方〉年代考》，《延边大学医学学报》1999年第2期，第150—153页。

毒药，也代表生命吠陀八支之一，后作为神药的代称。[①] 正由于《医心方》和孙思邈的两部《千金方》在日本的流传，阿伽陀圆也成了一种颇为神奇的药丸，其广告一直延续到江户时期（见图5.1）。上引《新罗法师方》中的“莎诃”则是印度咒语中常用的尾词，即 svāhā（娑婆诃），作不变词用，表示“hail! Hail to! May a blessing rest on”等意思。第1条是捣药后的祈愿，第2条是服药时的咒语，均反映了人们在面对病苦时，渴望得到耆婆等神助以解脱病苦的心理。这也是中古时期人们心目中的耆婆信仰的具体表现。

小　结

通过对《医心方》中有关耆婆医方等资料的简要研究，我们得到以下认识：

其一，《医心方》中有关耆婆医方等资料是最多的，其主体是《耆婆方》，共征引90多条。

其二，通过与《耆婆书》的比较，《耆婆方》的医理背景和用药，都属于中医范畴。其中虽有少数佛教因素，但没有印度医学成分。

其三，《耆婆方》与《隋书·经籍志》所载《耆婆所述仙人命论方》没有关系。经过推测，《耆婆方》倒有可能是彻底改造《千金翼方》所载《耆婆医方论》而来，或者采取了《治疾风品法》的演变模式。

其四，《耆婆脉诀经》和《耆婆服乳方》均是托名耆婆的中医著作。

其五，《医心方》中还反映了中古时期人们对耆婆的崇拜，这种信仰循佛教传播之途，从印度经中国流传到朝鲜半岛和日本。

---

① 参见 *JP*［2-3］中的词汇解说。有学者认为，“‘阿伽陀’实为‘阿陀阿迦陀’（答塔葛达）的简称，即‘净眼如来’别称，是释迦牟尼佛像左侧的药师佛，施良药治疗众生身心两种疾苦的药王（Bhaiṣajyarāja）。”（马伯英：《中国医学文化史》，上海人民出版社，1994，第374页）。此说似乎不确。阿陀阿迦陀、答塔葛达，实乃“如来”（tathāgata）的音译。“净眼如来”的梵名还原应为 Vimala-netra tathāgata，与 agada（阿伽陀）毫不相干。

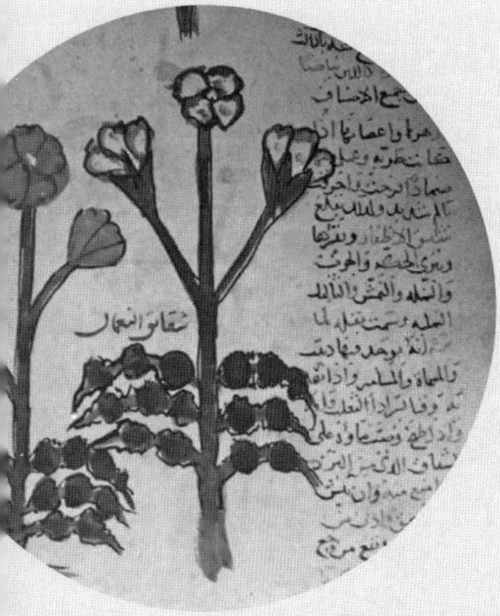

第六章 吐鲁番出土《耆婆五藏论》的源流

《耆婆五脏论》一卷[1]，宋代郑樵《通志·艺文略》的“医方类下”有《耆婆五藏论》一卷。《宋史·艺文志》的“子类”之“医书类”亦有《耆婆五藏论》一卷。《崇文总目》与《崇文总目辑释》均载此书目。可知北宋时期此书已有多种传本。上文已引吐鲁番出土的《耆婆五藏论》残本。又，南宋陈自明的《妇人大全良方》卷十曾引《耆婆五藏论》文字，明代医书又多番征引，姑且称之为宋明传本。两种版本之间的相互关系，以及与印度医学的源流关系究竟如何，是值得深入探讨的。

《耆婆五藏论》的内容及成书年代，根据丹波元胤（1785—1823）《医籍考》“藏象门”中的看法，“《医方类聚》所载《五藏论》，篇首生育说与陈氏《妇人良方》所引同。其‘药名之部……’及‘五常之体……’其方理殆类《雷公炮炙论序》，体制古朴，似非唐以后之书也。且有‘黄帝为医王’‘耆婆童子妙述千端’，又‘禀四大五常，假合成身’等语，则所谓托名于耆婆三藏者，而《崇文总目》所载是也。弟茝庭从《类聚》中录出，别为一卷。”[2] 此中提到的“黄帝为医王、耆婆童子妙述千端、禀四大五常，假合成身”等内容，现已据敦煌出土文书，归入《张仲景五脏论》。[3] 丹波元胤认为《耆婆五藏论》是唐代或者唐以前的中医著作，该观点被学界普遍接受。

第一节　吐鲁番本《耆婆五藏论》

德国柏林所藏吐鲁番出土文书中，有一件来自交河古城的医书，录文如下：

正面《耆婆五藏论》（Ch. 3725R，原始编号 TIIY49）：

---

① 《耆婆五脏论》，有些刻本中作《耆婆五藏论》，吐鲁番出土残卷也写作《耆婆五藏论》。今两种书名的写法并存，不作统一。

② ［日］丹波元胤：《医籍考》，东京：国本出版社，1934，第 549 页。

③ 姚美玲：《敦煌写本张仲景〈五脏论〉考辨》，《敦煌学辑刊》2010 年第 4 期，第 99—104 页。范家伟：《张仲景〈五藏论〉研究》，《中国文化研究所学报》第 45 期，2005，第 23—46 页。范家伟：《张仲景与张仲景〈五藏论〉研究》，载《中古时期的医者与病者》，复旦大学出版社，2010，第 23—50 页。

（前缺）分，右捣莭（筛）为散，一服方寸匕，□□□［忌］/ 如药法。五梦（劳）：肺劳则语声□涩；心劳/则膂（腰）疼痛。伤心即吐血；伤肾即尿血；/伤肥宍（肉）即白（百）骨疼，恶寒盗汁（汗）；伤肠/即洩（泄）［痢］；伤肺则语［声］不通。伤肝即眼膜腤（暗）。《焉（耆）婆五藏论》一卷

背面《诸医方髓》（Ch. 3725V）的录文如下：

《诸医方髓》一卷 / 夫天［地］□（竖?）立之时，［天人］无异，众生福 / 重，随身光明，饥湌（餐）淋（林）藤（藤）、地味、自然 / 粳米，众生受五欲乐。君王有道，无有/诤事，众生不识生老病［死］，□□□ /四足疼，梵云伽啰都伽时（后缺）①

《诸医方髓》的页面左侧残存三行回鹘文字，Peter Zieme 博士已经释读。他指出：

Ch. 3725 has three lines in Uighur script (from the fourth only traces of letters are visible). From shape and contents it is sure that it is the beginning of a letter. Few words only are clear:

(2) kutinga kuluti

(3) sinkay k (i) ya

So far I could not identify the names themselves.

The word (3) sinkay seems to be a title, probably of Chinese origin, but here as a name's element. The name before that word is perhaps w'tsyn = watsin, a name known from the famous aitrisimit nom bitig in Old Turkish. That name is also from Chinese. The names in line 1 are still unclear.

Altogether one can understand:

---

① 陈明：《殊方异药：出土文书与西域医学》，第 158 页。另参见［日］真柳诚：《目でみる汉方史料馆（123）：トルファン出土の〈耆婆五藏论〉と〈诸医方髓〉》，《汉方の临床》第 45 卷第 8 号，1998，第 986—988 页。王兴伊、段逸山编著《新疆出土涉医文书辑校》，上海科学技术出版社，2016，第 31 页。沈澍农主编《敦煌吐鲁番医药文献新辑校》，高等教育出版社，2017，第 640 页、第 645 页。

"To the Majesty of N. N. , I (the slave), Watsin Sinkay k(i)ya..."[①]

该《耆婆五藏论》文书存六行，尾题完整（见图6.1）；而《诸医方髓》文书也存六行，首题完整（见图6.2）。

1935年，黑田源次在《支那学》杂志上发表《普鲁西学士院所藏中央亚细亚出土医方书四种》一文，对此残卷作了解说，断定它是宋明两代书志上所记载的《耆婆五藏论》的一部分。[②] 1940年，冈西为人在《宋以前医籍考》一书中再次讨论了该文书。它以耆婆为名，医史学者多认为是唐代中医托名之作。那么，它究竟有无印度医学的因素呢？从内容分析，它主要反映的是五脏与五行的中医思想。印度医学有无五脏学说呢？印度医学对身体的集合名称，以"五"为归纳的有"五大"（地火水风空）、"五根"（眼耳鼻舌身）等。对内部脏腑器官并没有像"五脏"这样的集合名称，只有单个的称呼，如：心脏（hṛdaya）、肺（kloman）、肝（kālaka/kāleya）、脾（gulma/plīhan）、肾（guḍa/gurda）等。蔡景峰先生认为："《耆婆五藏论》显然是古印度医学谈及脏腑问题的专书。此书曾由朝鲜金礼蒙所编《医方类聚》予以引用，确有其书。但应该指出的是，古印度医学并无'五脏'专名之说，如印度医学内科代表作《遮罗迦全集》所载之脏腑名称，计有15个，即脐、心、肺、肝、脾、肾、膀胱、盆腔结肠、结肠、直肠、肛门、大肠、小肠、网膜及胃。因此，耆婆的五脏之说显然是受中医的影响。"[③] 按此观点，则《耆婆五藏论》是受中医影响的印度医学著作，那么，它是怎样被译成汉文的呢？它在其他印度医书中留有痕迹吗？这些问题恐怕都是难解之谜。又，《医方类聚》卷四所引，并不是直接来源于吐鲁番本《耆婆五藏论》，可能另有所本。二者论述五脏劳伤等病候的文字亦有出入。

虽然印度生命吠陀体系没有中医这样的五脏学说，但在汉地僧人的佛教著述中却能发现以中医五脏学说去解释佛经的例子。隋代天台智者大师在《摩诃止观》中，不仅总结出"五脏病相"和"五脏脉相"的现象，还论述了药物的五

---

① 录自 Peter Zieme 博士 2006 年 9 月 18 日给笔者的电子邮件，特此致谢！

② ［日］黑田源次：《普鲁西学士院所藏中央亚细亚出土医方书四种》，《支那学》1935 年第 7 卷第 4 号，第 91—123 页。

③ 蔡景峰：《唐以前的中印医学交流》，《中国科技史料》1986 年第 6 期，第 20 页。

味对四大和五脏的增损："五味增损五脏者，酸味增肝而损脾，苦味增心而损肺，辛味增肺而损肝，咸味增肺而损心，甜味增脾而损肾。"这也可看作是中医理论在佛教领域（具体为中国佛教医学）所产生的影响。

从正背面的关系来看，《诸医方髓》浓缩叙述了佛教创世神话的内容，属于佛教文献的范畴。《耆婆五藏论》也是佛教徒或者佛教信仰者的作品，而不是一件与佛教无关的文书。Ch. 3725 残存的文字前面肯定有一些药方，最后仅列举了"五劳""七伤"的内容，而没有展开论述，就直接以"《耆婆五藏论》一卷"为尾题而结束了。而对比敦煌出土的数件《张仲景五藏论》，后者只记录了药名与性能，而并未发现任何药方。那么，《耆婆五藏论》的一个特色就是收录了药方，而"捣節（筛）为散，一服方寸匕，□□□［忌］如药法"这样的句子正表明那些药方的书写与使用的格式是中医常用的。再加上从宋代陈自明《妇人大全良方》卷十记录的"《五脏论》有称耆婆者"一段佚文来判断，笔者认为，《耆婆五藏论》无论是名称还是内容，都称得上是一种经过了"加上"的文献。换言之，在编译、汇聚一些印度医学知识或某一文本的基础上，编译者（或撰著者）"加上"了大量的中医内容。对这些"加上"的内容，自然不必去追溯原本。

为什么在西域会出现《耆婆五藏论》这样的文献？这需要从佛教传播的大背景上去考察。由于耆婆是佛教医王，他在西域出土的佛教、医学、文学等多类文献，包括佛教注疏、变文、愿文、《五藏论》、邈真赞、塔铭、墓志等中经常出现。耆婆作为外来医术的化身，经常与中土神医扁鹊等并举。

第二节　宋明传本《耆婆五藏论》

南宋陈自明《妇人大全良方》卷十：

夫妇人妊娠十月，其说见于古书有不同者多矣。……又《五脏论》有称耆婆者，论一月如珠露，二月如桃花，三月男女分，四月形象具，五月筋骨成，六月毛发生，七月游其魂，儿能动左手，八月游其魄，儿能动右手，九月三转身，十月受气足。更有称张仲景者亦然。[①]

对《耆婆五藏论》的妊娠学说（即“十月胎象”）的源流讨论得最详细的，是李勤璞先生的《〈耆婆五藏论〉妊娠学说的源流》一文。该文不仅排列了历代对《耆婆五藏论》的著录、征引和研究，而且将《妇人大全良方》的引文、《医方类聚》的引文、《备急千金要方》的妊娠文字、藏译本《八分医方要集》（*Yan-lag brGyad-pa'i sNyin-po bsDus-pa*，即 *Aṣṭāṅgahṛdaya-Saṃhitā*，《八支心要方本集》）的妊娠文字，进行逐月对勘，又归纳出古典汉籍中的五种妊娠思想体系，最后讨论《耆婆五藏论》所代表的印度学说对汉医的影响。其结论是《耆婆五藏论》的妊娠学说等文字是印度《八分医方要集》或其祖本的汉语遗文，且《耆婆五藏论》首次将印度古典月系妊娠学说纳入汉医学中。[②]

为深入地研究《耆婆五藏论》，我们拟在此文的基础上，再发表一些看法，以求教于方家。

李勤璞先生认为，《医方类聚》（1445）中的胚胎月系学说，与《八支心要方本集》的内容要紧密一些，而且语句不洗练，因此，它比陈自明《妇人大全良方》（1237）引文更古老一些，并推断高丽或朝鲜初期有古本。《医方类聚》卷四“五藏门”之“五藏论”，引“十月胎象”之文，但并没有提及《耆婆五藏论》之名。引文曰：

夫天地之精气，化万物之形。父之精气为魂，魂则黑；母之精气为魄，魄则白也。以分昼夜。一月怀其胎，如酪。二月成其果，而果李相似。三月有形象。四月男女分。五月筋骨成，六月发鬓具生，七月游其魂而能动右手，是男于母左，是女于母右。八月游其魄而能动左手。九月三转身。十月

---

① ［南宋］陈自明：《妇人大全良方》，《文渊阁四库全书》本，第742册，上海古籍出版社，1987，第609页。

② 李勤璞：《〈耆婆五藏论〉妊娠学说的源流》，《中华医史杂志》1997年第3期，第170—175页。另见［日］山下琢巳：《近世〈聖徳太子伝历注〉所载“怀胎十月の说”考：〈耆婆五藏论〉の说と“十月怀胎三十八転”の说をめぐって》，《东京成德短期大学纪要》第34号，2001，第11—27页。李勤璞：《印度七日住胎论及其在汉医的一个表现》，《“中央研究院”历史语言研究所集刊》第77册第3分，2006，第517—590页；第77册第4分，2006，第729—789页。

满足，母子分解讫。其中亦有延月者，有相富贵；而有月不足者，下贱而贫穷。①

此一系的妊娠学说，除在《备急千金要方》留下痕迹外，另影响了明代的《普济方》(1406)，其卷三百三十七“妊娠诸疾门”亦引之，引文为：

夫妇人妊娠十月，其说见于古书有不同者多矣。……又《五脏论》有称《耆姿(婆)》者，论一月如珠露，二月如桃花，三月男女分，四月形象具，五月筋骨成，六月毛发生，七月游其魂，而能动左手，八月游其魄，而能动右手，九月三转身，十月受其气足。更有称张仲景者亦然。②

此处不同在于，将七、八月中的“儿”改为“而”字。它还部分影响了明代李梴的《医学入门》(1575)。亦影响了明代张介宾的《景岳全书》(1624)，其卷三十八“胎候十九”引文为：

《五脏论》有《耆婆论》曰：一月如珠露，二月如桃花，三月男女分，四月形象具，五月筋骨成，六月毛发生，七月游其魂，男能动左手，八月游其魄，女能动右手，九月三转身，十月受气足。③

此处最大的不同，是将七、八月中的“儿”分改成了“男”“女”二字。④ 又，《景岳全书》卷三十九“小产四三”引用了前六个月的胎象之说，如下：

盖胎元始肇，一月如珠露，二月如桃花，三月四月而后，血脉形体具，五月六月而后，筋骨毛发生。方其初受，亦不过一滴之玄津耳。⑤

以上是李勤璞先生所指出的影响。他在另一篇主题相似的论文《〈耆婆五藏

---

① [朝鲜] 金礼蒙辑《医方类聚》，浙江省中医研究所、湖州中医院校点校，第一分册，人民卫生出版社，第 81 页。

② [明] 朱橚等撰辑《普济方》，《四库全书》本，第 758 册，上海古籍出版社，影印本，1987，第 28 页。

③ [明] 张介宾：《景岳全书》，《四库全书》本，第 778 册，上海古籍出版社，1987，第 18 页。

④ 这并不是一般的随意改动，而是体现了中医“男左女右”的观念。

⑤ [明] 张介宾：《景岳全书》，《四库全书》本，第 778 册，第 39 页。又，清代佚名《宜麟策》亦引此《小产之论》。

论〉研究——印中医学关系的一个考察》中[①]，还指出了《耆婆五藏论》影响了明代的《奇效良方》、明代的《明医杂著》，以及伪经《佛说父母恩重难报经》，并认为《佛说父母恩重难报经》的制作年代要晚于《耆婆五藏论》。

据陈祚龙先生研究，《佛说父母恩重难报经》应是《佛说父母恩重经》的母本。《佛说父母恩重经》有敦煌古抄数种存世，该经的艺文则有敦煌出土的两种《父母恩重经讲经文》，即P. 2418号以及北图活字12号。此一报父母恩系列的经文还有托名东汉安世高翻译的《佛说父母恩难报经》，收入《大正藏》第16册。学界多认为，《佛说父母恩重经》乃初唐成于我国之作，倡导孝亲观念，属于伪经一类。就其涉及的妊娠文字来看，《佛说父母恩重经》与《佛说父母恩难报经》均没有十月胎象的内容，而只有《佛说父母恩重难报经》一类有之。

牧田谛亮先生在《疑经研究》一书中从疑伪经的角度，讨论了《佛说父母恩重经》(P. 2285)、《佛说父母恩难报经》、《佛说父母恩重胎骨经》（高丽刊本)、《佛说父母恩（重）难报经》(北图活字12号)、《佛说大报父母恩重经》(有影照图版)，并提供了它们的录文。[②] 不过，此处误将《佛说父母恩（重）难报经》注为“北图活字12号”，而实际上该经并无敦煌写本存世，北图活字12号乃《父母恩重经讲经文》。

后世流行的《佛说父母恩重难报经》假托“姚秦三藏法师鸠摩罗什奉诏译”。鸠摩罗什是佛经翻译史上的四大家之一，托其名是为了抬高身价和强调真实性，此或许是刻经者妄自添附之把戏。陈祚龙先生考订该经属伪，当作于唐代宗大历九年（774）之前，因为该年十月“莲宗四祖”法照大师撰述了《净土五会念佛略法事仪赞》，内收《父母恩重赞文》，其文词、体式与《佛说父母恩重难报经》多有雷同。[③] 该经在赞父母恩德之时，提到了十月怀胎之苦，其中涉及十月胎象的妊娠学说。现根据陈祚龙先生的录文，将相关部分抄录如下：

---

① 李勤璞：《〈耆婆五藏论〉研究——印中医学关系的一个考察》，《文史》第45辑，中华书局，1998，第85—94页。

② 牧田谛亮：《疑经研究》，日本京都大学人文科学研究所，临川书店刊，1976，第49—58页。

③ 陈祚龙：《敦煌学新简》，“关于《佛说父母恩重难报经》”，载《敦煌学》第十四辑，台北：新文丰出版公司，1989，第9—54页。后收入陈祚龙：《敦煌文物散论》，台北：新文丰出版公司，1993，第137—210页。

《佛说父母恩重难报经》：

姚秦三藏法师鸠摩罗什奉诏译

（前略）

佛告阿难：汝今谛听，我当为汝分别解说：

母胎怀子，凡经十月，甚为辛苦。

在母胎时，第一月中，如草上珠，朝不保暮，晨聚将来，年消散去。

母怀胎时，第二月中，恰如凝酥。

母怀胎时，第三月中，犹如凝血。

母怀胎时，第四月中，稍作人形。

母怀胎时，第五月中，儿在母腹，生有五胞。何者为五，头为一胞，两肘两膝，各为一胞，共成五胞。

母怀胎时，第六月中，儿在母腹，六精（情）齐开。何者为六？眼为一精（情），耳为二精（情），鼻为三精（情），口为四精（情），舌为五精（情），意为六精（情）。

母怀胎时，第七月中，儿在母腹，生成骨节，三百六十，及生毛孔八万四千。

母怀胎时，第八月中，出生意智，以及九窍。

母怀胎时，第九月中，儿在母腹，吸收食物所出各质，桃梨蒜果、五谷精华。其母身中，生脏向下，熟脏向上。喻如地面，有山耸出。山有三名：一号须弥，二号业山，三号血山。此设喻山，一度崩来，化为一条母血，凝成胎儿食料。

母怀胎时，第十月中，孩儿全体，一一完成。方乃降生。（后略）①

其中第一月胎象“如草上珠”和第四月胎象“稍作人形”，与《妇人大全良方》所引《耆婆五藏论》能够对应，其余胎象并不相同。

《佛说大报父母恩重经》亦有多种刊本，如日本至德三年（1386）九月的图绘刊本、朝鲜天宝山佛严寺的康熙二十六年（1687）刻本等。该经亦涉及十月胎象的妊娠学说。现据牧田谛亮《疑经研究》书前的影照图版，将其相关部分摘要如下：

① 陈祚龙：《敦煌学新简》，《敦煌学》第十四辑，第26—27页。

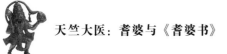

《佛说大报父母恩重经》（摘要）

阿娘一个月怀胎，恰如草头上珠，保朝不保暮。早晨聚将来，午时消散去。阿娘两个月怀胎，恰如扑落凝苏。凝苏，凝酥也。阿娘三个月怀胎，恰如凝血。阿娘四个月怀胎，稍作人形。阿娘五个月怀胎，在娘腹中，生五胞。何者名为五胞？头为一胞，两肘为三胞，两膝为五胞。阿娘六个月怀胎，孩儿在娘腹中，六精（情）始开。何者名为六精（情）？眼为一精（情），耳为二精（情），鼻为三精（情），口是四精（情），舌是五精（情），意为六精（情）。六精（情）即六根，而六根有身无口，六精（情）有口无身者。胞中无触，故不言身。觉味有舌，故不言口。阿娘七个月怀胎，孩儿在娘腹中，生三百六十骨节，八万四千毛孔。阿娘八个月怀胎，生其意智，长其九窍。阿娘九个月怀胎，孩儿在娘腹中吃食，不餐桃梨蒜果、五谷饮味。阿娘生藏向下，熟藏向上。有一座山，有三般名字。一号须弥山，二号业山，三号血山。此山一度崩来，化为一条凝血，流入孩儿口中。阿娘十个月怀胎，方乃降生。①

其十月胎象与《佛说父母恩重难报经》没有什么差别。另外，牧田谛亮《疑经研究》一书第52—54页所辑录的《佛说父母恩重胎骨经》是高丽王朝（明太祖洪武十一年，1378）刊本。该经中关于十月胎象的文字如下：

《佛说父母恩重胎骨经》（摘要）

孩子在母腹中一个月日，犹如草头珠露……孩子在母腹中二个月日，化为一片凝酥……孩子在母腹中三个月日，化为一片凝血……孩子在母腹中四

---

① 陈祚龙：《敦煌学新简》，《敦煌学》第十四辑，第38页。《佛说大报父母恩重经》亦指出其十月胎象与“七日系”之不同。其文曰：“《俱舍经》云，胎中凡有五位，一七名羯罗蓝，此云凝滑。二七名遏蒲昙，此云疱状，如疮疱。三七名闭尸，此云软肉。四七名健南，此云坚肉。五七名钵罗奢去，此云形位。与此不同者，彼以七日为界，此以十朔论胎也。”《俱舍经》可能是《俱舍论》之误。所谓“胎中，胎内五位”，其梵文名依次为：kalala、arbuda、peśī、ghana、praśākhā，是以七日为度的，将胎儿自母体受胎至出生之266日（即38个七日）分成五个阶段。Praśākhā是指胎儿第五个七日至第三十八个七日（出生时）之间的状态。这是佛教的传统说法，但胎内分位还有六位、八位、四位之说。参见《大智度论》《瑜伽师地论》《阿毗达摩俱舍论》《增一阿含经》等佛典。

个月日，生于四肢……孩子在母腹中五个月日，生于五胞……孩子在母腹中六个月日，生于六根……孩子在母腹中七个月日，生于七般肢骨……孩子在母腹中八个月日，受八般地狱［苦］……孩子在母腹中九个月日，得三回转身。阿难问佛，何名三回转身？世尊答曰：一回转身男左女右。二回转身，两手把母心肝。三回转身，两脚踏娘腰胯。恼得四肢疫痛，百节拘解。孩子在母腹中，十个月日，看看降生下来。①

此处与《佛说父母恩重难报经》《佛说大报父母恩重经》相比，第八个月、第九个月的胎象之文明显不同。而此处的意义在于解释了宋明传本《耆婆五脏论》与《医方内聚》诸引文中“九月三转身”的具体内容，诸本语焉不详，此处则交代得清楚明白。它与宋明传本《耆婆五脏论》在一、四、九月这三个月的胎象之文是相同的。虽然这一系列的三部经都是伪经，但是它们反映了民间对妊娠过程的认识。而从“五胞、六根（六精/六情）、七般肢骨、八般地狱苦、三回转身”这些词语来看，它们有着非常强烈的印度佛教色彩。这一系的妊娠思想又早于宋明传本《耆婆五脏论》，因此，它们可以看成印度妊娠思想在唐代民间的部分反映，其后曾对宋明传本《耆婆五脏论》有所触动。

第三节　中医印医藏医妊娠学说之简要比较

中医的妊娠学说自古至今多坚持十月胎象之说。现存最古老的当属长沙马王堆汉墓出土帛书《胎产书》。其内容节选如下：

一月留（流）刑。二月始膏。三月始脂。四月而水受（授）之，乃始成血。五月而火受（授）之，乃始成气。六月而金受（授）之，乃始成筋。七月而木受（授）之，乃始成骨。八月而土受（授）之，乃始成肤革。九月而石受（授）之，乃始成豪（毫）毛。十月气陈……

这是以五行（金木水火土）来说明胎象的做法。李勤璞先生指出，它代表

① 牧田谛亮：《疑经研究》，第52—54页。又，陈祚龙：《敦煌学新简》，《敦煌学》第十四辑，第44—45页。

了中国古代南方体系的思想。后世的《文子》《广雅》《诸病源候论》《徐之才逐月养胎方》[1] 乃至清代的《女科经纶》均祖述此说。[2] 实际上，属于此系列的还有《淮南子·精神》《太素》等著作。

《医心方》卷二十二“妇人部”引《产经》，曰：

> 《产经》云：黄帝问曰：人生何以成？岐伯对曰：人之始生，生于冥冥，乃始为形，形容无有扰，乃为始收。妊身一月曰胚，又曰胞，二月曰胎，三月曰血脉，四月曰具骨，五月曰动，六月曰形成，七月曰毛发生，八月曰瞳子明，九月曰谷入胃，十月曰儿出生也。[3]

又，其后文亦有胎象文字，摘录如下：

> 怀身一月，名曰始形。怀身二月，名曰始膏。怀身三月，名曰始胎。怀身四月，始受水精，以盛血脉。怀身五月，始受火精，以盛血气。怀身六月，始受金精，以成筋骨。怀身七月，始受木精，以成骨髓。怀身八月，始受土精，以成肤革。怀身九月，始受石精，以成皮毛。怀身十月，俱已成子也。[4]

印度的妊娠理论起源也很早。印度医学“对胎儿的发育状况有相当精确的描述，据说胎儿的性别有一段时间是不确定的。也有人宣称，在某些情况下，胚胎的性别会受到食物或者药物的影响”[5]。其妊娠理论分为两大体系，其一为“十月胎象系”，其二为“七日系”。

印度“十月胎象系”的学说主要包含在“生命吠陀”体系的医典之中。《妙闻本集》中《人体学处》（Śārira-Sthāna，《人体部》）部分的3.3颂解释了胚胎（Garbha）形成的方式。活动的胚胎代表了三种体液的原始状态，三种体液即风

---

① 南北朝《徐之才逐月养胎方》：“妊娠一月始胚，二月始膏，三月始胞，四月形体成，五月能动，六月筋骨立，七月毛发生，八月脏腑具，九月谷气入胃，十月诸神备，日满即产矣。”

② 李勤璞：《〈耆婆五藏论〉妊娠学说的源流》，《中华医史杂志》1997年第3期，第173页。

③ 王大鹏等校注《医心方》，卷二十二，第875页。

④ 王大鹏等校注《医心方》，卷二十二，第875—886页。

⑤ ［美］维尔·杜伦（Will Durant）：《东方的文明》（下），李一平等译，青海人民出版社，1998，第618页。

（Vāta，指宇宙之风 vāyu）、胆汁（Pitta，指母亲的卵子）、黏液/痰液（Kapha，指父亲的精子）。这三种体液产生了三德（Three Gunas）等。“生命吠陀”体系诸医典关于十月胎象的说法并不完全一致，特别是关于内脏器官形成的月份有不同意见，这也反映了其妊娠理论有一个发展过程。大致说来，十月胎象是这样的：

在第一个月，胚胎是被五种元素覆盖的小块，像一种明胶状的物质（羯剌蓝，Kalala）。在第二个月，它变成了小球状的圆块（鞍部昙，Arbuda），并确定了性别。第三个月，它生长五胞（Aṅgas，即头与四肢），稍具人形。第四个月，身体外形各部分和心脏大致成形，胎儿已经固定。第五个月，血和肉大量增加。第六个月，毛发、指甲、筋骨、动脉等形成。第七个月，全体支分具备。第八个月，母亲和胎儿之间的元气（Ojas）互相传递，要避免两者的分离。从第九个月的第一天开始至第十个月末，为分娩期。正常的分娩应在此时出现。第十一、十二个月，有的胎儿滞留盆腔内，延迟出生。①

在《妙闻本集》《遮罗迦本集》《八支心要方本集》《八支集要》和《迦叶本集》等医典，以及《夜婆迦法典》（*Yajñavalkya-Smṛti*，一译《树皮仙人法典》）和《毗湿奴法典》（*Viṣṇu-Smṛti*）当中，均为“十月胎象系”的妊娠思想，而丝毫没有涉及以七日为度的妊娠计算方式。为了有更清楚的认识，现将《八支心要方本集》与《遮罗迦本集》的十月胎象内容分说如下：

《八支心要方本集》在《人体学处》第二章“胎儿的形成”（Garbhā vakrānti Śīrira）之中，描述了“胎儿的成长过程”（Garbha Vṛddhi Krama），具体内容如下：

> 在怀孕的第一个月，将形成明胶状的物质（羯剌蓝，Kalala）。在第二个月，形成小球状的圆块（鞍部昙，Arbuda），并分别出男、女及中性性别。在第三个月，胎儿长出五胞，即头部、两手、两脚。……，（三月）之后，胎儿的感觉更清晰，有运动的欲望……在第四个月，身体的主干部分变得更加清楚，胎儿也稳定了。在第五个月，思维很活跃，肌肉和血液增多。在第

① J. Jolly, *Indian Medicine*, tr. by C. G. Kashikar, (Poona, 1951), pp. 79 – 82. S. K. Ramachandra Rao, *Encyclopaedia of Indian Medicine*, vol. 2: *Basic Concepts*, (New Delhi, 1999), pp. 88 – 91.

六个月，毛发生长，增强力量和滋润肤色。在第七个月，胎儿各部分发育完全。在第八个月，母子之间的元气互相交流，传递着养分。所以，这一个月母亲时喜时忧。……，过了八个月之后，就可正式分娩。[①]

《遮罗迦本集》的内容：

伴随各种属性的到来，灵魂开始以胚胎的形式出现。怀孕第一个月之时，其状如胶，这是由于五种要素（即五大）混合而成。此时，胎儿无固定的特殊形状，脏器虽已存在，但是仍隐其形而不见。

怀孕第二个月，胚胎形成比较致密的形状如结（指鞍部昙），有长条形肌肉或肿块（也可呈圆形及稍隆起伏）。此结状胚将发育成男性胚胎，肌肉形的则发育成女人，肿块形的则可成中性人。

在第三月时，所有的感觉（器官）、肢体及其他器官，均已同时出现了。

怀孕第四月，胚胎外形固定了。因此，孕妇此时体形明显过重。

（五月）与其他几个月比较，胎儿的血肉增长过量。次时，孕妇体重锐减。

与其他各月比较，胚胎第六个月在气力和色泽变化方面十分突出。因此，孕妇此时的力气及面色润泽也有相当损失。

在第七个月胚胎全面发育，此时，孕妇在各方面也都表现出虚弱的状态。

在第八个月，此时胎体中形成之元气移向母体，母体的也转移到胎儿，它是输送养料的，因为此时胎儿仍很不成熟。此时，孕妇时而欢快，时而悲伤，波动很大。胎儿也有这种情况。正因为如此，胎儿在其后娩出是隐藏着危险的。

从第九个月的第一天开始至第十月末，是为分娩期。正常的分娩应在此时出现。如胎儿滞留在盆腔内，就是异常现象。[②]

这说明在印度主流医学——生命吠陀体系中，妊娠学说的主流是“十月胎象系”。《医理精华》第二十九章《童子方》虽然没有列举十月胎象，但其妊娠理

---

① Vaidya Asha Ram, etc. (trans.), *Vāgbhaṭa's Aṣṭāṅga Saṃgraha*, vol. 2 (Delhi, 1999), pp. 19 – 21.

② 转引自蔡景峰、洪武娌：《〈四部医典〉考源》，第108—113页。

论的背景仍然是以十月而不是以七日为度的。“孕妇在怀孕后的一、二、三个月内，应该吃甜味的和凉性的食品。在第四个月内，应吃含酥的食物。”（*Si*. 29. 23）“在第五个月内，应吃含酥和牛奶的食物。在第六、七个月，应服食用天门冬做的美味的汤和酥药。”（*Si*. 29. 24）“在第八个月内，应吃含牛奶的食物。并且用甘草、牛奶、芝麻油同煎的药液来洗浴身体。”（*Si*. 29. 25）“在此之后，吃喝鸟兽的肉汤、肉汁和肉脂是有益的。”（*Si*. 29. 26）

以七日为度的妊娠学说，实际上只是印度佛教医学体系的观点。它主要见于《佛说胞胎经》（西晋竺法护译）、《修行道地经》（西晋竺法护译）、《大宝积经》（唐菩提流志等译）、《瑜伽师地论》（唐代玄奘译）等佛典之中。《佛说胞胎经》相当于《大宝积经》卷五十五“佛为阿难说处胎会第十三”的异译。①

兹将《修行道地经》卷一之“五阴成败品第五”中的妊娠学说摘录如下：

> 如是和合名曰五阴。寻在胎时，即得二根，意根，身根也。七日住中而不增减。又二七日其胎稍转譬如薄酪。至三七日似如生酪。又四七日精凝为熟酪。至五七日胎精遂变犹如生酥。又六七日变为息肉。至七七日转如段肉。又八七日其坚如坏。至九七日变为五胞，两肘、两髀及其颈项而从中出也。又，十七日复有五胞，手腕、脚腕及生其头。十一七日续生二十四胞，手指、足指、眼、耳、鼻、口，此从中出。十二七日是诸胞相转成就。十三七日则现腹相。十四七日生肝、肺、心及其脾、肾。十五七日则生大肠。十六七日即有小肠。十七七日则有胃处。十八七日生藏、熟藏起此二处。十九七日生髀及膞肠胲，手掌、足趺、臂节筋连。二十七日生阴、脐、乳颐项形相。二十一七日体骨各分随其所应，……如是身骨凡有三百，而相连结，其骨柔软如初生瓠。二十二七日其骨稍坚如未熟瓠。二十三七日其骨转坚譬如胡桃。此三百骨各相连缀。……二十四七日生七百筋连着其身。二十五七日生七千脉尚未具成。二十六七日诸脉悉彻具足成就，如莲花根孔。二十七七日三百六十三筋皆成。二十八七日其肌始生。二十九七日肌肉稍厚。三十七日才有皮有像。三十一七日皮转厚坚。三十二七日皮革转成。三十三七日

① Robert Kritzer, *Garbhāvakrāntisūtra*: *The Sūtra on Entry into the Womb*（Studia philologica Buddhica monograph series31），日本国际佛教学大学院大学国际佛教学研究所，2014。

耳、鼻、唇、指、诸膝节成。三十四七日生九十万毛孔、发孔，犹尚未成。三十五七日毛孔具足。三十六七日爪甲成。三十七七日其母腹中若干风起。……三十八七日在母腹中，随其本行自然风起。……九月不满四日，其儿身体骨节则成为人。①

“七日系”与“十月胎象系”彼此之间也有相同之处。《医方类聚》本《五脏论》中的“一月怀其胎，如酪”，与此处“薄酪、生酪、熟酪”的比喻是一致的。“七日系”对中医学主流理论的影响不是很大，但也有影响的实例。如《竹林寺女科》：“妇人受胎在腹，七日一变。辗转相成，各有相生。”② 所谓“七日一变”就是佛典以七日为度的妊娠学说的反映。另一最明显的实例是明代《普济方》卷一“方脉总论”之“辩男女形生神毓论”，引“七日系”胎象之说，如下：

按藏教，父母及子有相感业，神乃入胎，依地火水风，众缘和合，渐得生长。一七日如藕根。二七日如稠酪。三七日如鞋蠛。四七日如温石。五七日有风触胎，名曰摄提，两臂、两胫及头五种相现。六七日有风名旋转，两手、两脚四相现。七七日及八七日手足十指，二十四相现。九七日眼、耳、鼻、口及下二穴、大小便处，九种相现。十七日有风名普门，吹定坚实及生五脏。十一七日上下气通。十二七日大小肠生。十三七日渐知饥渴，饮食滋味皆从脐入。十四七日身前、身后、左右两边，各生二百五条脉。十五七日又生二十条脉，一身之中共有八百吸气之脉，至是皆具。十六七日有风名甘露，为安置两眼，通诸出入息气。十七七日有风名毛拂，能令眼耳鼻口咽喉胸臆一切合入之处，皆得通滑。十八七日有风名无垢，能令六根清净。十九七日眼耳鼻舌四根成就，得三种报，曰身，曰命，曰意。二十七日有风名坚，二脚、二手、二十指节，乃至一身二百大骨及诸小骨，一切皆生。二十一七日有风名生起，能令生肉。二十二七日有风名浮流，能令生血。二十三七日生皮。二十四七日皮肤光悦。二十五七日血肉滋润。二十六七日毛发爪

① 《大正新修大藏经》第 15 册，第 187 页上栏至下栏。对印度“七日系”妊娠学说的图像，参见《五臟六腑形式注文》（武田科学振兴财团杏雨书屋藏），载《临床实践针灸流仪书集成 7》，大阪，1997，第 167 页。

② 转引自史旺成：《佛教医药学初论》，《亚洲医药》1991 年第 5 期，第 17 页。

> 甲皆与脉通。二十七七日毛发爪甲悉皆生就，母所饮食，行住坐卧，儿皆辛苦。二十八七日生屋、园、池、河等八想。二十九七日各随其业，或黧或白。三十七日黧白相现。三十一七日至三十四七日渐得增长。三十五七日肢体具足。三十六七日不乐住腹。三十七七日生不净、具秽、黑暗三想。三十八七日有风名蓝花，能令长舒两臂，转身向下。次有一风名趋下，能令头下足上，以向生门，如是处胎始终。三十有八七日于胎胞中自然生十一种风，开通整合，使之筋脉、肌骨、机关、空窍皆得流通，然后得成为人。然则父母生育，功侔造化，其为恩也，岂曰小哉。①

这段引文录自宋代《简易方》“辩男女形生神毓论”，可见佛典“七日系”的妊娠学说在宋代就已影响中医。另外，元代李鹏飞《三元延寿参赞书》与道教典籍亦参用此“七日系”学说。杜正胜提出：“印度医学最主要的胚胎观，七日为度，并未对中国医学理论或民间观念有所影响。”② 这个判断是错的。因为，一者印度医学最主要的胚胎观是十月胎象学说，而印度佛教医学的主要的胚胎观才是以七日为度。二者，如上所论，七日为度的胚胎观对中国医学理论是有所影响的。不过，值得注意的是，佛典中并非全是“七日为度”，也有许多是以“十月为度”的。《迦叶仙人说医女人经》就是逐月叙述怀孕女性的疾病及其治疗方法的。

藏医学的妊娠学说有自己的特色。③ 一方面，藏译的一些印度梵语医典中是以十月胎象为主的。如藏译婆跋陀（伐八他，藏名 Pa’-khol，梵名 Vāgbhaṭa）的《八支心要方本集》第二部分“人体学处”第一节“住胎品”，就是如此。另一方面，在《四部医典》等藏医典籍中，主要有“七日系胎象”学说。蔡景峰先生在《〈四部医典〉考源》第四章“《四部医典》的比较文献学研究”第七节“《四部医典》中胚胎学的文献学比较研究”，专门讨论了《四部医典》中《论说

---

① ［明］朱橚等编《普济方》，第3—4页。

② 杜正胜：《作为社会史的医疗史》，《新史学》第6卷第1期，1995，第133页。李建民：《〈明译天文书〉的妊娠思想》（《大陆杂志》第100卷第3期，2000，第97页）一文中沿袭杜氏之说。

③ 洪武娌：《藏医妊娠生理及胚胎学初探》，《中华医史杂志》1994年第3期，第172—174页。

医典》第二章“身体的形成”对胚胎的发育过程的学说。在与中医学、印度吠陀医学相关文献比较的基础上，他认为，“从文献学的角度来看，藏医对胚胎的发育以周为单位，逐周进行分析、观察和记载，在几个古代医疗体系中是最先进的”①。而对佛典中的“七日系”妊娠理论，他认为是受大食文化的影响而产生的。藏医以七日为单位的胚胎学内容与佛典则无关系。我们认为，藏医的胚胎学内容并不是无源之水，它的源头应该是印度佛典。因为在《四部医典》（创作于8世纪末）之前，没有任何藏医文献提到以七日为单位的胚胎学内容，《四部医典》中却有大量的佛教和印度医学内容，而《佛说胞胎经》和《修行道地经》在西晋（265—317）时就已由竺法护译出，这说明在3世纪或3世纪之前印度佛教界就流行了这一学说，从这些佛典的译出到《四部医典》的形成，其间又有数百年时间，这一学说完全有可能从印度或者汉地传播到西藏。②

第司·桑结嘉措（1653—1705）编撰的藏医名著《蓝琉璃》的第二部《论述续诠释》第二章“身体形成”中，比较详细地解释了受胎、性别的形成以及胎儿的发育过程。对其中有关母腹中的胎儿形成过程，作者指出，“受孕成胎的胎儿身体，由于受到与三十八个七日之数相等的隆的作用，逐渐发生变化，到了九个月胎儿发育足月。九个月的发育过程是这样的”。可见，该书也是在月的框架下，以七日为单位逐一描绘。③ 这种描绘胎儿发育过程（即“七日一变”）的形式也是源自印度佛教医学。

小　结

综合来看，中医学的十月胎象记载简单、模糊，据李勤璞先生的观点，在其

① 蔡景峰、洪武娌：《〈四部医典〉考源》，第113页。

② 有关藏文文献中的胚胎学及其象征意义，参见Frances Garrett：《藏文文献中的胚胎学及其象征——叙事性的认识论与自我认知的修辞学》，端智、彭毛卓玛译注，《青藏高原论坛》（社会科学版）2013年第2期，第56—62页。

③ 第司·桑结嘉措：《蓝琉璃》，第34—47页。

五种体系中（包括两种道教妊娠学说），有两种是与印度相关的。[①] 而印度本土生命吠陀体系主流是“十月胎象系”，印度佛教医学坚持“七日系”，这两种之间又有联系。并且，这两种对藏医学均有影响，特别是在“七日系”的基础上，藏医学发展了最先进、最详细的妊娠学说。吐鲁番本《耆婆五藏论》与宋明传本《耆婆五藏论》应是同一部著作所保留下来的两个部分。前者附益了中医理论，而后者则主要来源于印度的生命吠陀体系的“十月胎象”学说。整部书的成书年代应在唐代或者唐以前。这说明，《耆婆五藏论》的妊娠学说来自印度，被译成汉文以后，被改造和附益了中医五脏理论。该书的全型在宋代应该还存在，故《宋史·艺文志》等载其目。该书后来佚散，其妊娠学说内容赖《妇女大全良方》和明代诸医书保存。

① 李勤璞：《〈耆婆五藏论〉妊娠学说的源流》，《中华医史杂志》1997年第3期，第170—175页。此见第173页。

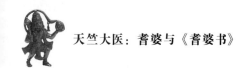

第七章

日本江户时期抄本《耆婆五脏经》初探

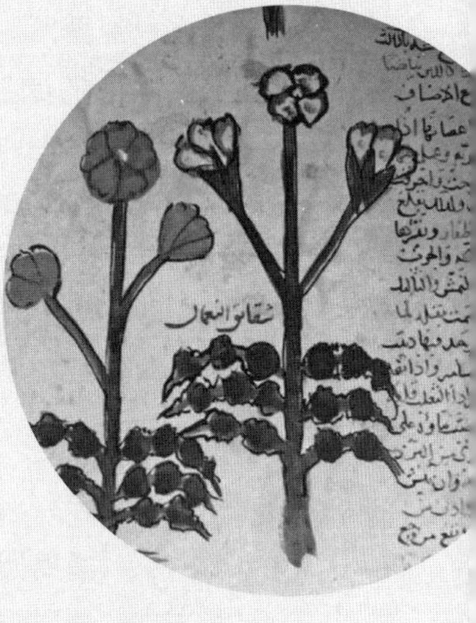

第一节　以耆婆命名的著作梳理

天竺大医耆婆是与佛陀并称的医王，正是借助于佛教的中介，耆婆的医学著作、治疗方法与事迹得以在印度本土之外广为传播，乃至成为印度古代医学的代表符号之一①。以耆婆来命名的著作虽然很可能都不是出自耆婆的手笔，但这种假托其名号来为著作命名的现象，是特别值得关注的。

我国以及日本古代史志书目中所载以耆婆命名的著作主要如下：

《隋书·经籍志》：《耆婆所述仙人命论方》共二卷（目一卷，本三卷）

《日本国见在书目录》：《耆婆脉诀》十二卷、《耆婆茯苓散方》一卷

《通志·艺文略》：《耆婆脉经》全一卷、《耆婆所述仙人命论方》共二卷、《耆婆八十四问》全一卷

《宋史·艺文志》"医书"：《耆婆脉经》共三卷、《耆婆六十四问》一卷、《耆婆要用方》一卷

《崇文总目辑释》卷三：《耆婆八十四问》全一卷（见天一阁抄本）、《耆婆五脏论》全一卷

《国史经籍志》：《耆婆脉经》全一卷、《耆婆八十四问》全一卷、《耆婆五脏论》全一卷、《耆婆所述仙人命论方》共二卷

《秘书省续编到四库阙书目》：《耆婆脉经》一卷

---

① K. G. Zysk, *Asceticism and healing in Ancient India: Medicine in the Buddhist Monastery*, pp. 120－127. 陈明：《耆婆的形象演变及其在敦煌吐鲁番地区的影响》，第138—164页；《敦煌出土胡语医典〈耆婆书〉研究》（香港敦煌吐鲁番研究丛书十）；《佛医东渐——以耆婆的医方和医著为中心》，第717—734页。C. Pierce Salguero, "The Buddhist Medicine King in Literary Context: Reconsidering an early example of Indian influence on Chinese medicine and surgery," *History of Religions*, vol. 48, no. 3 (2009): 183－210. Chen Ming, "Le roi des médecins dans les manuscripts médicaux de Dunhuang: Un titre exotique dans la Chine médiévale," *Études chinoises*, vol. XXX (2011): 141－172.

现将历代以耆婆命名的著作初步归纳，如表 7.1 所示。

表 7.1　历代以耆婆命名的著作一览表

序号	文献名称	出处/编号	引者/年代	备注
1	＊*Vṛddhajīvakiya Tantra*			= *Kāśyapa-saṃhitā*
2	＊*Jīvaka-pustaka*	Ch. ii 003		英藏敦煌梵语－于阗语双语写本《耆婆书》
3	＊《耆婆五脏论》	Ch. 3725（TIIY49）		德藏吐鲁番写本，一卷（仅存一叶）
	《耆婆五藏论》	《通志·艺文略》“医方类下”	宋代郑樵	
	＊《耆婆五脏论》	《妇人大全良方》卷十“胎教门”	宋代陈自明	“〈五脏论〉有称耆婆者”
	＊《耆婆五藏论》	《有林福田方》	有林，1363 年	仅引一句话：“油尽灯枯，髓竭人亡”
4	《耆婆所述仙人命论方》	《隋书·经籍志》		共二卷（目一卷，本三卷）
5	＊《耆婆医方·论治疾风品法》	《千金翼方》卷二十一“万病”	唐代孙思邈	
6	＊《耆婆五脏经》	《故宫所藏观海堂书目》	日本僧人	二卷，日本佚名作者，相庭熙抄本。现藏台北“故宫博物院”
	＊《耆婆五脏经》	《杏雨书屋藏书目录》	日本僧人	二卷，研 547；室町，著者未详。昭和 32 年（1957）武田研究所写真；内阁文库藏写本ニョル，一帙一册
	＊《耆婆经》	《内景图说》	日本僧人	《内景图说序》

（续表）

序号	文献名称	出处/编号	引者/年代	备注
7	＊《耆域》	《备急总效方》	北宋末、南宋初李朝正	共引《耆域》580 条
	《耆域方》	《针灸资生经》	南宋王执中	五条药方，同《耆域》
8	《耆婆要用方》	《宋史·艺文志》		一卷
9	＊《耆婆方》	《本草和名》	深江辅仁，918 年	引用三处
		《医心方》	丹波康赖，982 年	凡六十处
		《医略抄》	丹波雅忠，1081 年	引用三处
10	＊《耆婆脉诀经》	《本草和名》	深江辅仁，918 年	
	＊《耆婆脉诀经》	《医心方》卷二，明堂图第十二	丹波康赖，982 年	凡一处
11	＊《耆婆服乳方》	《医心方》卷十九，服石钟乳方第十六	丹波康赖，982 年	凡一处
12	《耆婆脉经》	《通志·艺文略》	宋代郑樵	共三卷
		《宋史·艺文志》		全一卷
	《耆婆脉经》	《秘书省续编到四库阙书目》	宋代改定，清末叶德辉考证	一卷
13	《耆婆脉诀》	《日本国见在书目录》	藤原佐世，891 年	十二卷，释罗什注
14	《耆婆茯苓散方》	《日本国见在书目录》	藤原佐世，891 年	一卷
15	《耆婆八十四问》	《通志·艺文略》		或名《耆婆六十四问》

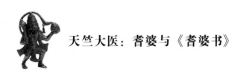

（续表）

序号	文献名称	出处/编号	引者/年代	备注
16	《歧婆论》	《太清石壁记》卷下	唐代楚泽	道教著作
17	《耆域四术经》			已佚佛典
18	《国字演义医王耆婆传》	杏 5197	江户，鹿鸣野人（巢居主人）译，宝历 13 年（1763）	五卷，浪华称觥堂・杨芳堂同刊本，一帙五册

上述 18 种以耆婆命名的文献，书名则有 21 种写法。其中有 17 个文本的内容保存至今。不过，它们基本上不是耆婆本人的著作，而是后人托名的。其中既有印度本土的医学著作《长老耆婆论》（*Vṛddhajīvakiya Tantra*），即印度古代儿科专著《迦叶本集》（*Kāśyapa-saṃhitā*）；也有丝绸之路流传的两种文献，即敦煌出土的梵语和于阗语双语写本《耆婆书》（*Jīvaka-pustaka*）以及吐鲁番出土的汉语医书《耆婆五藏论》残片；还有中土历代史志著作著录以及医书和道教典籍中引用的耆婆著作数种；以及日本古代史志书目著录以及医书中摘用的耆婆著作多种。尽管这些著作均以耆婆命名，但是成书的年代与来源各不相同，既夹杂了印度医学知识的中土著作，又有纯粹的中医著作，还有日本从中土引进的文献或者日本医家（或学者）杂抄众书而写成的论著。因此，这些文献的年代、来源与文化内涵各不相同，需要仔细甄别，而不能混为一谈。

第二节　《耆婆五脏经》的内容、结构与引用文献分析

《耆婆五脏经》为日本古抄本。目前共发现有两种抄本：第一种是台北“故宫博物院”藏《耆婆五脏经》抄本；第二种是日本公文书馆内阁文库藏《耆婆五脏经》抄本。该文本分别解说如下。

一、台北“故宫博物院”藏《耆婆五脏经》抄本

清光绪六年（1880）杨守敬赴日本，任清廷驻日公使随员，有机会购得大批流散日本的中国古籍，其中以医籍最为丰富。《耆婆五脏经》即其中之一。杨守敬《日本访书志》中没有著录这部书。该书于民国八年（1919）随杨氏观海堂藏书，售归国家，后辗转藏于故宫博物院。何澄一编《故宫所藏观海堂书目》记载：

《耆婆五脏经》二卷。　日本钞本。一册。

该书又于中华人民共和国成立前夕运抵台湾，现藏台北“故宫博物院”。据该院编印的《“国立故宫博物院”善本旧籍总目》（下）记载：

《耆婆五脏经》二卷。　不著撰人　日本天保癸巳（四年）小岛质门生相庭熙抄本　一册。

本抄本书末题记“门下晚生、相庭熙奉/宝素先生命、谨写于塾中。时维/天保四年癸巳十二月也”。日本天保癸巳（四年）即1833年。宝素先生即小岛质（小岛尚质，1797—1848），字学古，通称春庵，江户八代世医，精汉学，喜藏书。杨守敬所购医籍不少就是出自他家的藏书，后汇聚为观海堂藏书，辗转收藏于台北“故宫博物院”。[①] 台北“故宫博物院”所藏医籍中，多处有小岛尚质的识语和藏书印，如“江户小/岛氏八/世医师”“小岛质精校医经”“宝素堂/所藏医/书之记”“葆素堂/藏惊/人秘笈”等。

1997年，日本根据台北的这一《耆婆五脏经》抄本影印于《临床实践针灸

---

① 该书著录于《“国立故宫博物院”善本旧籍总目》，下册，第716页。《“国立故宫博物院”善本旧籍总目》旧作“日本天保癸巳（四年）小岛质门生相庭熙抄本”。现编号为“故观014048”。吴璧雍：《杨守敬与“国立故宫博物院”藏观海堂医书》，《“故宫”学术季刊》（台北）第21卷第4期，2004，第149—176页。[日]真柳诚：《杨守敬と小岛家—古医籍の搜集と校刊》，《东方学报》（京都）第83册，2008，第157—218页；《杨守敬之医书校刊与江户考证医学家之文献研究》，《“故宫”学术季刊》第26卷第1期，2008，第75—132页。

流仪书集成》丛书第七册。[①] 2019 年 3—6 月，台北“故宫博物院”举办了“寿而康：院藏医药图书文物特展”，其中展出了此《耆婆五脏经》抄本实物。刘世珣为此展览专门撰文介绍重点展品，也论及此书。[②]《耆婆五脏经》的相关研究较少，杜正胜曾介绍其内容，就该书的年代作了简要的推论，其文如下：

> 台北“故宫博物院”收藏一种《耆婆五脏经》，日本古抄本，分上下卷，文字颇有讹夺。卷上末节曰：“夫人者，禀天地而没胎，凭父母精血而成孕，案本无行而成五脏，以六律而蕴六府，自成胎至五月遂脏府，各有三魂七魄九虵。”……《耆婆五脏经》虽杂掺印度医说，如《针灸图第四》“五脏次第”条云四百四病是地大、水大、火大和风大不调所致，但全书主要理论是中国传统的医说，证据甚多，本文不烦细举，可能是唐或宋人托名于印度医神的伪作。[③]

但其推论并不深入，可供参考的信息不多。其后，真柳诚在其《台湾访书志》中对该书的形制作了较详细的描述，并推论其作者宜著录为“（日本）不著撰人”。[④]

---

① 《耆婆五脏经》，著作未详，长野仁解说，收入《临床实践针灸流仪书集成》丛书第七册，大阪：オリエント，1997。该丛书第十五册为解说部分，笔者暂未能读到此册。2019 年 8 月底，笔者托请日本学者池内早纪子女史代为查询有关《耆婆五脏经》的解题。蒙池内老师咨询长野仁先生，得知《临床实践针灸流仪书集成》中并没有撰写《耆婆五脏经》的解题。森ノ宫医疗大学针灸情报センター准教授横山浩之先生也帮忙查询，同样没有发现有关《耆婆五脏经》的解题。仅长野仁先生在《皆传・入江流针术：入江中务少辅御相传针之书の覆刻と研究》（大蒲慈观、长野仁共编，东京：六然社，2002）一书的第 97—98 页中，对《耆婆五脏经》有简单的解说。此据池内早纪子 2019 年 9 月 5 日的邮件信息，特此向池内早纪子、长野仁、横山浩之致谢！

② 可参看 https：//artouch. com/exhibition/content-11315. html，访问日期：2020 年 8 月 5 日。

③ 杜正胜：《作为社会史的医疗史——并介绍“疾病、医疗与文化”研讨小组的成果》，《新史学》（台北），第 6 卷第 1 期，1995，第 134—135 页。

④ ［日］真柳诚：《台湾访书志Ⅰ：“故宫博物院”所藏の医药古典籍》，《汉方の临床》第 49 卷第 1 号—第 51 卷第 4 号连载，2002—2004。有关《耆婆五脏经》的条目，参见《汉方の临床》第 50 卷第 8 号，2003，第 1190—1196 页。

《耆婆五脏经》以耆婆为名，内容丰富，其中隐藏了印度、中国与日本的一段佛教与医学相互缠绕的因缘。台北“故宫博物院”所藏的《耆婆五脏经》抄本（以下简称抄本A，参见图7.1）其抄写情形不佳，难称善本。不仅同一个字有不同的写法，即便是同一个字，在同一行中都有不同的写法，如“药”“咸”等字。此外，还有简繁体字混杂的情况，如“門”与“门”等字。更严重的是，有一些通俗简单的语词被抄漏或抄错。如卷上有关三魂七魄的名目，抄作“三魂合光/幽精/夹　此三神在肝　七魄/天灭/非毒/雀阴/户垢/除秽/臭肺/共已　此七神在肺”。实际上，三魂应是“胎光、幽精、爽灵”，而七魄对应的应是“吞贼、非毒、雀阴、尸狗、除秽、臭肺、伏矢”。尽管抄本A存在不少问题，但是，其内容颇有值得研究之处。

抄本A的正文前页有一段跋文，字迹与抄本不符，应是奈须柳邨观此书所作，内容如下：

> 奈须柳邨云、當今汉唐经方ノ学ヲ志スモノ、此等ノ书ヲ见ハ弃/舍スヘケント。是亦一种ノ古传ニテ、足利时代ノ密家ノ僧ノ手ニ出ル/モノナラン。《吃茶养生記》《秘玄良方》ノ如キモ皆梵字ヲ以テ五智ヲ五/藏ニ配当セリ。其説释氏ノ论ノミナラス、道家ノ言モアルヘキ。书中灸穴/明堂ノセサルモノアリ。《顿医》《福田》ノ两书ヲ引用セルニ因テ此书ノ时代、有/邻ノ後タルコト知ニ足レリ。大传法院我窃力灸法ヲモ引用セリ。

奈须柳邨可能是该书的校阅者或读者。奈须柳邨（恒德，1774—1841）其嗣为奈须菊庵，其家为久昌院，父子均为幕府医官。他是小岛尚质的朋友，父子二人均与小岛尚质一起校读医籍。据前引真柳诚《台湾访书志I：“故宫博物院”所藏の医药古典籍》揭示，“故宫博物院”所藏元代萨德弥实撰《瑞竹堂经验方》（日本江户末期抄本）的卷七末叶、卷一五末叶识语中都出现了奈须柳邨的名字。奈须柳邨的这段跋文对理解《耆婆五脏经》的内容和作者也有重要的参考价值。

二、日本公文书馆内阁文库藏《耆婆五脏经》抄本

日本公文书馆内阁文库所藏《耆婆五脏经》抄本（以下简称抄本B），番号为195—0078。抄本B首尾齐全，首题为“《耆婆五脏经》卷之上”，其尾题为“《耆婆五脏经》”。其尾页最末另题为“天保七年丙申五月十三日手抄茜皋寿乐

小堂了坂璋六十二岁”，可见其抄写年代为日本天保七年（1836），要比抄本A晚四年。两个抄本的内容大体一致，但抄本B比抄本A的字迹要工整。其抄写者署名“茜皋寿乐小堂了坂璋”，但其具体信息暂未厘清，有待细考。该抄写者时年六十二岁，具有认真细致、经验丰富的特点。抄本B的正文前页，和抄本A一样，也抄写了奈须柳邨的这段跋文。这貌似可证明抄本B是直接从抄本A抄录的。但笔者经过比对发现，抄本A中的一些误字在抄本B中都是正字，这说明抄本B和抄本A也可能来自同一个原抄本，在原抄本中就有了奈须柳邨的跋文。因此，抄本B与抄本A之间是否存在直接的关联，还需要更多的史料来判定。以下以抄写情况更好的抄本B为据进行讨论。

三、《耆婆五脏经》的内容与结构

《耆婆五脏经》共分为上下两卷，有多处小标题，但无序号。首题为“《耆婆五脏经》卷之上”，正文开篇为“针灸明唐图凡三百六十穴”，其后附文为：

新渡唐书以此寻常病人灸之，但针者不能知者，不可使一针一灸，错阻一毛则如隔大山。无案内之人针灸者，使病者辛苦而已，不能德成。先向病者时，药师尊号八遍可诵之；然后男之病人手从左见之，女人之病从右手见之，次第如斯。此方不可卒许，袖中之秘书也，甚密密有。

其后所列的小标题依次为：“《大般若经》勘文五百内帙在之”“灸治颂文曰《新罗什法师颂》”“灸穴不可出日”“灸火恶八木”“十干人神《百忌历》云”“十二支人神《百忌历》曰”“日人神久（灸）《铜人经》云”“凡人身养生方有七种”“《金贵（匮）经》曰”“《五脏论》曰”“灸针图第一”“灸针图第二”“灸针图第三”“灸针图第四”“五脏次第”“《黄庭秘图序》”“五脏所肤之图”。卷上首先讨论的是与针灸有关的人神问题，再分述五脏的内涵，然后是四幅针灸图的穴位以及各穴位的针灸与所治病症。

《耆婆五脏经》卷上在“五脏次第”条下，有这样的论述：

人四大在，四百四病在同时成。地大不调者，上身背病成也。水大不调者，身上背强病成。火大不调者，身上背强病成。火大不调者，身上背状热为病也。风大不调者，身上背堀强，依之百味饮食。背若死时，形风去火，消姿朊却也。

《耆婆五脏经》中的这段论述有汉译佛经的影子，主要模仿了印度佛教医学的四大与四百四病的学说，但又有较大的区别。比如《佛说五王经》（失译人名，今附东晋录）卷一云：

何谓病苦？人有四大，和合而成其身。何谓四大？地大、水大、火大、风大。一大不调，百一病生，四大不调，四百四病，同时俱作。地大不调，举身沉重；水大不调，举身膖肿；火大不调，举身蒸热；风大不调，举身掘强，百节苦痛，犹被杖楚。①

二者比较可见，《耆婆五脏经》的语句改写了佛经中的句子，但作者并未对四大不调所导致的病症作较为严格的区分，反而给读者一种混乱的感觉。

《耆婆五脏经》卷上在“《黄庭秘图序》”条下，还有道教医学的内容，除三组图像（五脏、内景、九虫）外，还涉及三尸神（上尸、中尸、下尸）、三魔、七魄、九真宫等内容。

《耆婆五脏经》卷下开头的第一段末尾提到了耆婆一处，“是八耆婆八百廿九人之眴中，见出注也。虽千金亦辄无相传云云。”此句文意欠通，有待细解。卷下所列的小标题依次为：头上诸穴、传尸二十五病录、凡传尸病禁物、曰好物、天尸病十三所秘灸事。尾题：“耆婆五脏经”。

《耆婆五脏经》卷下的主要内容有：肝脏虚冷及其疗法、心脏虚冷、脾脏虚冷、肺脏虚冷、肾脏补药；肝实热及其疗法（酒清丸）、心实热（道赤散）、脾实热、肺实热、肾实热（降理散）；小肠府虚冷、大肠府虚冷、胆府实热、小肠府实热、胃府实热、膀胱府实热；大肠府长、小肠府长；肝有病、心有病、脾有病、肺有病、肾有病等病状；胎藏界图、金刚界图；瑜伽三蜜（密）；五脏六腑之腧穴、头上诸穴、传尸二十五病录（解释二十五种传尸病的症状）、凡传尸病禁物、曰好物、天尸病十三所秘灸事。卷下还引用了“《实积经》曰”“明堂曰”“华佗云”“崔知侍郎四花针灸图多依之，略之，良方在之”“《五藏论》云”“《广韵》云”等内容。其尾题为“耆婆五脏经”。

就总体印象而言，《耆婆五脏经》不是一部有理论体系的新著，而是一部汇抄之作，卷上有云：“检作诸书成一轴，先图烟罗子之形像。”该书混杂了佛教、道教、医学、音韵书、图像等比较庞杂的内容。其中涉及佛教的有“《大般若

① 《大正新修大藏经》第14册，第796页中栏。

经》勘文”、《新罗什法师颂》《实积经》、胎藏界、金刚界、密教脏像图等。涉及道教的有《〈黄庭秘图〉序》、五脏所肤之图、内景图、烟罗子之形像。属于纯粹中医的有《金贵经》(应该是《金匮经》之误)、《病源论》、《明堂经》、《五脏论》、《灸针图》、五脏六腑之腧穴、针灸和养生等内容。音韵书则有《广韵》。

《耆婆五脏经》卷上即云“新渡唐书以此寻常病人灸之”，所谓“新渡唐书”即指从中国流传到日本的著作，卷下药方中还有“唐黍”和“唐竹叶”两种药物。“唐×”这样的文句自然不可能是中土著述者的口气。卷中也夹杂一些日文字符。该书最主要的是有关脏腑、腧穴、针灸以及相关的禁忌等记载，所引录的密教内容或许暗示作者的身份是密教僧人。从书中众多的佛教（特别是密教）的相关内容来看，该书是日本的佛学者（或者是有佛教知识背景的学者）所撰著的。

从现存的抄本A来看，抄写者相庭熙不可谓不认真，但仍出现了不少的失误，给阅读造成了一些困难。这可能是他对所抄写的内容不够熟悉造成的。

四、《耆婆五脏经》与《耆婆五藏论》的内容比较

现存的《耆婆五藏论》共有三则史料，分别为：

1. 吐鲁番交河出土《耆婆五藏论》。其内容如下：

(前缺)分，右捣莭（筛）为散，一服方寸匕，□□□［忌］/如药法。五梦（劳）：肺劳则语声□涩；心劳/则胥（腰）疼痛。伤心即吐血；伤肾即尿血；/伤肥宍（肉）即白（百）骨疼，恶寒盗汁（汗）；伤肠/即泄［痢］；伤肺则语［声］不通。伤肝即眼膜腤（暗）。《焉（耆）婆五藏论》一卷

背面是《诸医方髓》(Ch. 3725V）的开头部分。《耆婆五藏论》是一件与佛教有关的文书，由“捣筛为散，一服方寸匕，忌如药法”这样的书写格式可见，其药方应该属于中医范畴。在药方的后面简要列举了“五劳”“七伤”的内容。

2.《妇人大全良方》中的引文。宋代陈自明《妇人大全良方》卷十记录的“《五脏论》有称耆婆者”一段佚文，主要描述十月胎相。而明代朝鲜《医方类聚》中的“五藏论”部分，未以耆婆为名。

3.《有林福田方》中的引文。有林《有林福田方》卷十二中的“五脏论略

诀”引用了《耆婆五藏论》的一句话，即：

> 烟罗子云：一藏损则百病生，五藏损则［百］形灭。《耆婆五藏论》云：油尽灯灭，髓竭人亡。虚征士甄权云：人赤躯腑臓其内包，皮肤其外结，圣知孰能辨之？又有十二经脉，奇经八脉，十五络等，宜见本经。①

“烟罗子”（“烟萝子”），即五代道士燕真人（号烟萝子，后晋天福年间去世）。南宋石泰及其门人所编辑的《修真十书》中，收录了烟萝子的著作多种（见于《杂著捷径》卷十八）。烟萝子最有名的著作是在944年以前绘制的《内景图》（或称《修真图》），可谓是我国现存最早的人体解剖图，收录于《道藏》之中，对后世颇有影响。②《修真十书》中还收录了《黄庭内景五藏六府图》卷之五十四《〈黄庭内景五藏六府图〉序》，乃“太白山见素子胡愔撰”。胡愔是唐代的女道士，名著有《黄庭内景五脏六腑补泻图》等。③ 胡愔的《〈黄庭内景五藏六府图〉序》中有下列的论述：

> 夫天主阳，食人以五气；地主阴，食人以五味。阴阳相成，结为五藏之气，散入四肢、十二部、三百六十关节，引为经脉、津液、血髓，蕴成六府、三焦、十二经，通为九窍。散五藏者为人形之主。一藏损则百病生，五藏损则百形灭。故立五藏者，神明魂魄志意之所主，是以心主神，肝主魂，肺主魄，脾主智，肾主精。发外为五事，上应五星，下应五岳，皆模范天地，禀象日月，触类而不胜言。④

可见，所谓“烟罗子云：一藏损则百病生，五藏损则［百］形灭”，实际上该句乃源自胡愔的《〈黄庭内景五藏六府图〉序》。《有林福田方》所引《耆婆五藏论》的“油尽灯灭，髓竭人亡”之句，常用来描述不能节制性欲而导致的严重

---

① ［日］有林：《有林福田方》，内阁文库藏版，科学书院，1987，第966页。

② 祝亚平：《中国最早的人体解剖图——烟萝子〈内境图〉》，《中国科技史料》1992年第2期，第61—65页。何振中、王休：《〈内经图〉图式源流初考》，《山东中医药大学学报》2015年第5期，第443—447页。

③ 王家祐、郝勤：《黄庭碧简 琅嬛奇姝——胡愔及其〈黄庭内景五脏六腑补泻图〉》，《中国道教》1993年第1期，第28—34页。盖建民：《唐代女道医胡愔及其道教医学思想》，《中国道教》1999年第1期，第22—24页。

④ 《道藏》，第6册，文物出版社、上海书店、天津古籍出版社，1988，第686页。明代章潢撰《图书编》卷六十九的“脏腑总论”亦抄录此段文字。

后果。元代九华澄心老人李鹏飞集《三元延寿参赞书》卷一就有如下的说法：

书云：或新病可而行房，或少年而迷老，世事不能节减，妙药不能频服，因兹致患，岁月将深，直待肉尽骨消，返冤神鬼。故因油尽灯灭，髓竭人亡。添油灯壮，补髓人强，何干鬼老来侵，总是自招其祸。

《三元延寿参赞书》所引的是“书云”，可见其“油尽灯灭，髓竭人亡”之句，也是来自某部典籍，不过，李鹏飞此处并没有列出书名，因此，也无法断定其是否来自《耆婆五藏论》一书。因为《金晶论》（不著撰人，或谓出自唐代）下篇中也提到了这个譬喻，即“汞者是血，血传入骨为髓，如油尽灯灭，髓尽人亡。故云欲要不老，还晶补脑；若要身强，烹液纳堂”。

《耆婆五脏经》中没有能与上述这三则《耆婆五藏论》的史料相对应的内容，可以说，尽管名称只有一字之差，但《耆婆五脏经》与《耆婆五藏论》是不相干的两种文献。

五、《耆婆五脏经》中的引用文献

《耆婆五脏经》的引用文献，如表 7.2 所示。

表 7.2　《耆婆五脏经》引用文献一览表

卷次	引用文献名称	对应的相关文献与内容	备注
卷之上	针灸明唐图		针灸明堂图
	《大般若经》勘文	玄奘译《大般若波罗蜜多经》卷第五百七十三“第六分劝诫品第十四之二”	四句偈颂基本对应
	《新罗什法师颂》	《虾蟆经》（《医心方》卷二引）	鸠摩罗什法师
	《百忌历》	《新雕阴阳广济百忌历》	关系待考
	《铜人经》	《铜人腧穴针灸图经》	北宋王惟一
	《金贵经》	《金匮经》	唐代曹士蔿，三卷
	《病源论》	《诸病源候论》	隋代巢元方
	《明堂经》	《黄帝明堂经》	
	《五脏论》		与密教有关联

（续表）

卷次	引用文献名称	对应的相关文献与内容	备注
卷之上	《〈黄庭秘图〉序》	《黄庭内景五脏六腑图》之序	唐代胡愔
	五脏所肤之图	或指五脏六腑之图	
卷之下	崔知侍郎四花灸图	四花穴出于崔知悌《骨蒸病灸方》	唐代崔知悌侍郎
	《实积经》		与《大宝积经》无关
	《五藏论》		
	《广韵》	《广韵》	
	《资生经》	《针灸资生经》	北宋王执中
	《传尸二十五病录》	《传尸二十五病事》（出［日］《溪岚拾叶集》）	释光宗编撰

《耆婆五脏经》的引用文献与现存典籍的关系，略举几例如次。

1.《大般若经》勘文。

《耆婆五脏经》的文句未见精当，不知是原本如此，还是因为抄者疏漏所致。所引用的“《大般若经》勘文”偈语“能疗一切病　世间今所说　般若微药　我等顶戴持”，实际上出自唐三藏法师玄奘译《大般若波罗蜜多经》卷第五百七十三“第六分劝诫品第十四之二”，原文为：

时天帝释、持髻梵王、毗沙门王，皆从座起顶礼佛足，偏覆左肩，右膝着地，合掌恭敬而说颂言：

能疗一切病　世尊今所说　般若微妙药　我等顶戴持①

不仅漏掉了“妙”字，而且将“世尊”误作“世间”，殊为失察。

2.《耆婆五脏经》卷之上“灸治颂文”所引《新罗什法师颂》。

灸治颂文曰　新罗什法师颂

天师天医　愿我等众　疗治百病　我等针灸

病疾不治　神明恶神　毒风令克　饮食药毒

万气万毒　速自消灭

此处《新罗什法师颂》不见于《大正新修大藏经》的汉译佛经以及中土撰述，

① 《大正新修大藏经》第7册，第963页中栏。

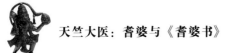

或许是日本僧人为罗什法师（鸠摩罗什，Kumārajīva）新作的偈颂。实际上，《耆婆五脏经》的这段文字是改写自丹波康赖《医心方》卷二的“作艾用火法灸治颂第十一”中的“灸治颂”，其原文为：

灸治颂：《虾蟆经》云：灸时咒曰：天师天医，愿我守来疗治百病，我当针灸疾病，不治神明，恶毒、龟神精毒、风冷克毒、饮食菜毒、百气万毒，速自消灭。急急如律令。

比较可见，所谓的《新罗什法师颂》就是《虾蟆经》的一个段落的改写本而已。接着《新罗什法师颂》的是“灸穴不可出日”与“灸火恶八木”的内容，分别列出不宜灸治的日子以及不能用作灸火的材料。《医心方》卷二的“作艾用火法灸治颂第十一”中的“用火法”引用了《虾蟆经》和《小品方》的内容，解说不能用作灸火的八种木料及其原因，其八木为松木、柏木、竹木、橘木、榆木、枳木、桑木和枣木。《耆婆五脏经》的“灸火恶八木”仅仅列举了七种，即“松、柏、橘、榆、枳、桑、莅。”

3.《百忌历》。

《耆婆五脏经》卷之上有下列内容：

十干人神《百忌历》云：

甲头　乙喉　丙肩　丁胸　戊腹　己脐　庚腰　辛膝　癸足

十二支人神《百忌历》曰：

子目　丑腰　子（寅）胸　卯鼻/脾　辰足　巳手　午心　未手　甲（申）头　酉眉　戌面　亥头顶

孙思邈《备急千金要方》卷二十九“针灸上”列有“十干十二支人神忌日”。明嘉靖八年（1529）高武的《针灸聚英》中也有“十二支人神”。《耆婆五脏经》的“十干人神”部分缺了一个，即“壬肾”。“甲头”应是“甲不治头”，“丁胸”应是“丁心”。其“十二支人神”部分与一般的“子目，丑耳，寅胸，卯齿，辰腰，巳手，午心，未足，申头，酉膝，戌阴，亥颈”，也有一些差别。明代《普济方》卷四百十一中的“十二支人神所在诸法”，即为：子目，丑耳/腰，寅胸/口，卯脾/鼻，辰腰，巳手，午心腹，未足，申肩/头腰，酉胫，戌咽喉，亥背颈。这说明关于十二支人神所在有不同的说法。

《百忌历》中涉及“针灸百病人神所忌”的内容，亦为道家医书所吸收。[①]《百忌历》在晚唐五代非常流行，后来基本散佚。或谓“日本国会图书馆藏有一册影印自宫内省图书寮土御门家文书的《新雕阴阳广济百忌历》”。黄正建指出，这册《百忌历》很有可能抄自唐人写本。所谓的“唐人写本”即是指唐代吕才的《广济阴阳百忌历》。[②]《耆婆五脏经》中引用了《百忌历》，正是中土术数文化知识与文献在日本流传的又一个例证。

4.《铜人经》。

《耆婆五脏经》卷之上有“日人神久（灸）《铜人经》云”，列出从“朔”到“卅日”共一个月每天针灸时所对应的人神位置。明代《普济方》卷四百十一中的“人神所在不宜针灸”，列出了一个月（三十天）每日人神所在的位置。二者的内容有相同之处。《铜人经》多指宋代王惟一所撰三卷本《铜人腧穴针灸图经》（又名《新铸铜人腧穴针灸图经》）。《铜人腧穴针灸图经》（简称《铜人经》）被引次数最多的是《普济方》，多集中在卷四百十四、四百十五、四百十六共三卷之中。《铜人腧穴针灸图经》中有比较复杂的“避忌人神之图”，其内容与《耆婆五脏经》中所引略有相同。

又，《耆婆五脏经》卷之上有“凡人身养生方有七种”，即“针治、灸治、汤治、药治、外境治、散治、术治”。从其行文来琢磨，似乎所谓的“养生方”不是书名，而是指养生的方法。不过，其中的“外境治”在真柳诚辑录的《中国医籍记录年代总目录（十六世纪之前）》一文中，居然有《外境治方》，出自1240年的《普门》。[③]

5.《金贵经》（《金匮经》）。

《耆婆五脏经》卷之上在“《金贵经》”之下，抄录了四行文字：

> 《金贵经》曰：
>
> 心柱七推，一穴 众病皆发，众伏治毒热心能治之物也。

---

① 或谓明代高濂《遵生八笺》的“延年却病笺”上卷末有“针灸百病人神所忌考”引“《百忌历》载”的内容，待查。

② 黄正建：《敦煌占卜文书与唐五代占卜研究》，学苑出版社，2001。

③ 此文引自网络版：www. mayanagi. hum. ibaraki. ac. jp/materials/Pre16ChiMed. htm，访问日期：2012年8月12日。

《病源论》曰：后背七八穴发背热毒治者也。

《明堂经》曰：禅顶五所，后背八所，耳根乳穴云。

南无天梦天神　南无天神　地神 土王神　三反

在历代书目中，未见《金贵经》之名。《新唐书》卷五十九的五行类著作中有“曹士蔿《金匮经》三卷”。《宋史》卷二百〇六、《通志》卷六十八、《崇文总目》卷八均载“《金匮经》三卷”。《耆婆五脏经》所引的《金贵经》应为《金匮经》之误。

此处所用的《病源论》疑即隋代巢元方的《诸病源候论》，而《明堂经》也很可能是《黄帝明堂经》，不过，现存的这两部医书中均找不到与引文完全相同的语段。

六、《耆婆五脏经》所引用的药方

《耆婆五脏经》不仅有理论的描述，还有几个具体的药方：安中散（治肺脏虚冷）、六和丸（肾脏补药）、酒清丸（治肝实热者）、道赤散（治心实热者）、降理散（治肾实热者）、降理丹（治小肠府虚冷）、益黄散（治胃府虚冷）等。酒清丸、道赤散、降理散、降理丹此四个药方，目前未检索到相关资料，估计是日本的医方。

安中散使用胶、唐黍、糯米、桑白皮、藤根入药。此方与《太平惠民和剂局方》《三极因一病证方论》《普济方》中的安中散均不相同，应是另有出处。又，六和丸使用地黄、山姜、茯苓三味入药。中医多用六和汤，仅宋代陈直撰著、元代邹铉续增《寿亲养老新书》第四卷收录了“秘传六和元”，称之为“益老扶羸、助脾活血、进美饮食、第一平和之剂”，使用熟地黄、破故纸、菟丝子、白茯苓、山药、胡桃等。《耆婆五脏经》所引六和丸很可能是“秘传六和元”的减缩方，其中的“山姜”或是“山药”之误。又，益黄散则见于多部中医典籍之中。北宋钱乙（仲阳）1114 年著《小儿药证直诀》三卷，上卷论证，中卷述医案，下卷记载药方，在儿科方面有不少创见。其中有益黄散，主要用来温气补脾。

第三节 《耆婆五脏经》中的宗教内容及其图像分析

《耆婆五脏经》抄录的内容涉及面很广，就宗教而言，就有道教、佛教（如密教）等内容。

一、《耆婆五脏经》所引道教医学内容

《耆婆五脏经》所引道教医学的内容，主要集中在卷之上“黄庭秘图序”条之下。“黄庭秘图序”条的文字为：

> 黄庭秘图序
>
> 夫天王（主）阳，食此五气；地主饮（阴），食人以五味；相感结为五藏之气，散入四部分，为十二部也，三百六十关节，为筋脉、津液、血髓；蕴成六府、三憔（焦）、十二经；通为九窍，五脏也。

此段文字抄自唐代胡愔《黄庭内景五脏六腑图》之序言，即前引《黄庭内景五脏六腑序》：

> 夫天主阳，食人以五气；地主阴，食人以五味。阴阳相成，结为五藏之气，散入四肢、十二部、三百六十关节，引为经脉、津液、血髓，蕴成六府、三焦、十二经，通为九窍。散五藏者为人形之主。一藏损则百病生，五藏损则百形灭。

胡愔《黄庭内景五脏六腑图》（或称《黄庭内景五脏六腑补泻图》）是道教养生学著作。现存《道藏》本中有 6 幅脏腑图，均为动物形状，与《耆婆五脏经》下引的三组图像（五脏、内景、九虫）不符，可见，《耆婆五脏经》下引图不是源自《黄庭内景五脏六腑图》。

《耆婆五脏经》所引道教医学的内容，除三魂、七魄、九真宫外，还涉及三尸神（上尸、中尸、下尸）之说。

三尸神	上尸彭质	日日上天官罪人也
	中尸彭踞	中亭要人死实甲也

下尸彭矫　　　此三尸神者在人身也

三尸神之说是典型的道教身体观。[①] 其具体的内容见于宋代张君房编道教类书《云笈七签》所引的《三尸经》等文献。与《三尸经》的文字相比，《耆婆五脏经》所引三尸神之说过于简单，且有文字不通之处。

二、《耆婆五脏经》所引密教医学内容

《耆婆五脏经》卷之下在论述五脏之形时，列举了五脏、五大、五根、五脉、五味、五色的内涵，如表7.3：

表7.3　《耆婆五脏经》的五脏配属一览表

五脏	肝	心	脾	肺	肾
五大	空	火	地	风	水
五根	眼	口	舌	鼻	耳
五脉	强	钓	代	毛	石
五味	酸	苦	甘	辛	醎
五色	青	赤	黄	白	黑

按照《黄帝内经素问·宣明五气篇》，则表7.3中“五脉”的“强”和“钓”二字，应该分别是“弦”和“钩”字。中医典籍中常有五脏、五味、五气、五病、五脉、五色和五行的配属，但较少有“五大”和“五根”的配属，因为“五大”和“五根”是伴随佛教而来的印度医学的内容。将“五大”“五根”和“五脏”来相配，却是中医家的作为，特别是将“五大”（或“四大”）和中土原有的“五行”理论匹配，其目的在于将域外的医学知识与本土的中医理论搭配起来，尽管二者有着不同的哲学背景。这种搭配中印医理的做法，早在六朝隋唐之际就已经开始了[②]，其效果并不见佳，后世的中医理论框架中并未给印度医理留下适当的位置。

① 陈娟娟：《道教的三尸观念与医药养生学》，《中国道教》2010年第2期，第57—59页。

② 陈明：《中古医疗与外来文化》，第一章第一节“从‘一大不调’到‘一脉不调’——出土文献所见外来医学理论的痕迹探寻”，第6—32页。

台北“故宫博物院”还收藏了来自杨守敬观海堂藏书中的另一部医书《五藏次第图》，也是日本抄本，其作者应该也是日本学者。《五藏次第图》，不分卷一册，天字一〇二一号。《五藏次第图》亦有下列文字：

五藏虚实法

五藏次第　凡病　病有六种

一四大不调、二饮食不调、三坐禅不调／四业病、五魔病、六鬼病、／此六种中，魔鬼二病以咒治之，都非法／力亦不能治之。坐禅一病者，还依坐禅／治之。业病以忏悔力治之。此方非所可治／也。四大不调、饮食不调，于此二病者，医／不治也，但除定业。是四大各有百一病，合／成四百四病，是则无不发五藏。①

《五藏次第图》中的“四大不调”和“四百四病”，同样来自印度佛教医学理论。

《耆婆五脏经》卷之下在“胎藏界”和“金刚界”图之后，列举了五方、五行与五明王之间的对应关系，如表7.4所示。

表7.4　《耆婆五脏经》的五方与五明王配属一览表

五方	五行	五明王
东方	木	降三世明王
南方	火	军荼（荼）利夜叉明王
西方	金	大威德明王
北方	水	金刚夜叉明王
中央	［土］	大圣不动明王

此外，《耆婆五脏经》还列举了五脏与五佛等系列的对应关系，如表7.5所示。

表7.5　《耆婆五脏经》的五脏与五佛等配属一览表

五脏	五行	五方	五明王	五佛	五智	五部	五门
肝	木	东	降三世明王	阿閦佛	大园镜智	金刚部	菩提心门
心	火	南	军荼利夜叉明王	宝生佛	平等性智	宝部	称德寿门
脾	土	中央	大圣不动明王	大日如来	法界躯性智	佛部	万物有情门

① 《临床实践针灸流仪书集成》丛书第七册，第149—150页。

（续表）

五脏	五行	五方	五明王	五佛	五智	五部	五门
肺	金	西	大威德明王	阿弥陀如来	妙观察智	莲华部	智慧门
肾	水	北	金刚夜叉明王	释迦牟尼如来	成所作智	羯摩部	大精进门

《耆婆五脏经》的上述系列配属关系，有明显的密教色彩，其明王、大日如来等均是典型的密教神灵。这样的配属并不是《耆婆五脏经》的首创。宋代日本僧人荣西《吃茶养生记》的“五藏和合门”早就有此类的论述。① 荣西首引《尊圣陀罗尼破地狱法秘抄》云：“一肝藏好酸味，二肺藏好辛味，三心藏好苦味，四脾藏好甘味，五肾藏好咸味。”其下云：“又以五藏充五行（金木水火土也），又充五方（东西南北中也）”。并详列五藏与五方、五时、五行、五色、五志、五官的配属关系。与《吃茶养生记》相比，《耆婆五脏经》的配属虽然有一些出入，但其密教色彩是一样的。

《耆婆五脏经》中另一处有比较明显的密教医学色彩，即“传尸二十五病录”。从“一总名传尸病、二天理传尸病”到“廿四推热风传尸病、廿五神判传尸病”，共有二十五种，以下还详细描述每一种传尸病的病状特征以及针灸治疗的位置等内容。“传尸二十五病”的论述，见于日本镰仓（1185—1333）末期释光宗所编撰的佛教著作《溪岚拾叶集》，原书300卷，现存113卷。《溪岚拾叶集》有《青面金刚传尸二十五病事》。其源流为：“傅青面金刚医疏法有治方是二十五病也。次第一一明是者也。”其中关于第一种总名传尸病的描述为：

> 第一总ノ名ニ传尸病ト。此病相者。身热觉心サハキヲトル。人ニ追立ラレタルコトシ。日日ニ衰ヘ死ル也。酢物辛物样样ノ物ヲ愿病也。治方ニハ五悬骨ノ下坛中心ノ中トヲリヨリ。一寸五分宛两ヘ去テ二十一火炙ヲ又坛中ヲ炙ニ乳ノ中ナリ。又章门炙又ヲトル处炙。又キヨケツヲ二十一火炙。药ニハ五香煎饮ム。

与《青面金刚传尸二十五病事》相比，《耆婆五脏经》的文字有一定的差异，但二者的基本内容大致相同。

---

① 有关《吃茶养生记》的研究，参见廖育群：《〈吃茶养生记〉——一个宗教医学典型案例的解析》，《中国科技史杂志》2006年第1期，第32—43页。

三、《耆婆五脏经》中的图像

《耆婆五脏经》中的图像全是手绘的，而且有些配了彩色，较有美感。该书卷上有8幅图，卷下有11幅图。其中彩色图10幅，白描图9幅。所包括的图像有《〈黄庭秘图〉序》、五脏所肤之图、内景图、烟萝子之形像、针灸图、九尸虫、明王像、胎藏界、金刚界等，既有道教的，也有密教的。这些图像与《有林福田方》中的“五脏略图”，梶原性全的《顿医抄》中的灸穴、明堂图等可以比对。

《耆婆五脏经》卷之上云：“检作诸书成一轴，先图烟罗子之形像。”但《耆婆五脏经》现存的图像，与烟萝子的六幅图（《烟萝子首部图》《烟萝子朝真图》《内境左侧之图》《内境右侧之图》《内境正面之图》《内境背面之图》）的形状也多有不同。《耆婆五脏经》卷之上的第一幅图，即在《五脏论》的文字之下，彩绘的五脏之图，内脏从上至下标明了咽喉、大肠/肺、心/小肠、肝/胆、脾、胃腑、膀胱、肾/命门（参见图7.2）。从其所标出的脏器位置来看，这不是人体实际脏器的反映，而是密教脏器观的一种体现。《耆婆五脏经》的脏腑图像，比《顿医抄》《万安方》中的脏腑图像还要简略。

《耆婆五脏经》的针灸穴位图较多，卷之上“灸针图第一”，列出人体正面的穴位图；“灸针图第二”，列出人体背面的穴位图；“灸针图第三”，列出人体向右侧的穴位图；“灸针图第四”，列出人体向左侧的穴位图。

《耆婆五脏经》在《〈黄庭秘图〉序》之后，绘有一彩色图，为人体蹲坐式，所标示的人体内脏从上到下依次为：上焦/肺/大肠、肝、肾/脾/命门、胃、下焦、膀［胱］。此应为道教体系的人体图（参见图7.3）。其下为“五脏所肤之图”，彩绘了人体内的九种虫的形象（参见图7.4），分为三排，分别为（从上到下，从右至左）：

尸虫：形如小儿

肺虫：饮人津液

寸白：食肝血也

苗虫：食人多胜

咽虫：令人面黄

饶虫：令人为痕
肉虫：人食血肉
胃虫：人令气虚
恶虫：接人饮食

与这类人体内的九种虫的图像相似的著作，有日本国立公文书馆内阁文库藏写本《五脏六腑之次第》（天保七年，即 1836 年），描绘九虫之形象图、肺脏饮人津液等情形。[①] 池内早纪子、大形徹细致地梳理了日本近世时期（16—19 世纪）的针灸吉田流派的范式书之中的两部写本——《虫书》和《吉田虫之书》所描绘的“虫（mushi）”的图像，并与日本医学、宗教相关著作（比如：《万安方》《五脏之守护并虫之图》《针闻书》等）中的“虫”图进行了比较详尽的比对。

《耆婆五脏经》卷之上绘制了一幅彩色的九真宫图（参见图 7. 5a—b），旁边标注的文字有：“习为上丹田、耳为娠日女”“眼为日月”“自元真人”“天柱骨寸四节四脉”以及“肺、化主、脾、肝、神门、婴儿、五海、闷／胱”“左皃为烈女”“五躯表相也”“金精秀中髓首”等。此人体的“九真宫”图，是根据天地的四个方位来描绘的，即上/头部：朱雀；左：青龙；右：白虎；下：玄武（龟）。这种九真宫图是典型的道教人体结构图。

《耆婆五脏经》卷之下的第一幅图为彩色的人体图，袒胸，呈发达状之肌肉，而无任何文字标识，故读者不明此图之作用（参见图 7. 6）。第二幅为人体白描图，标明了五个穴位，此图的特征是从头到胸下，有一排黑点图，其文字标识为：“鼻血出舌之病、中风用之、膻时冲、渴、消渴”。

《耆婆五脏经》卷之下的第三幅图为彩绘的人体五脏，未标明任何文字，但从外形来看，颇与密教图像中的五脏之形相似（参见图 7. 7）。第四幅图则为彩绘的人体内脏，（参见图 7. 8）。图中有文字分别标识，即“肺、心、肝、脾、肾”，以及由五脏所衍生联系的其他器官：“大肠、上焦；小肠、中焦；胆；胃、粪袋、下焦；膀胱、尿袋”。这些器官是分开描绘的，没有包含在一个人的躯体之内。它是较为典型的宗教脏器观的抽象表现。

---

① ［日］池内早纪子、大形徹：《针灸吉田流〈虫书〉的成书过程——从图示的“虫（mushi）”图的比较入手》，董涛译，“从中古到近代：写本与跨文化”国际学术研讨会论文，北京，2019。

《耆婆五脏经》卷之下还有彩绘的胎藏界、金刚界图（参见图7.9）。两幅彩绘的坐在莲花上的菩萨，有背光、飘带、一倾向左、一倾向右，菩萨的手势不同，头冠也不同（参见图7.10）。但从人物的整体形象或者线条来看，这两幅菩萨画像的艺术水平一般，体现了绘制者（或许是抄写者）的艺术素养并未达到较高的程度。卷之下的另一幅为白描坐禅式的人体正面图，主要标明胸前的一排穴位。相应的一幅为白描坐禅式的人体背面图，主要标明背后的一排穴位。再一幅为白描的五脏简图，即肺、心、肝、脾、肾，下有文字："门户堂舍室；门肝户肺堂心；舍脾室肾也。"另一幅则为白描图：面向右侧的人体图，有穴位。

总体而言，《耆婆五脏经》具有《耆婆五藏论》所没有的插图，而且其中的插图内容多元，来自不同的文化源头。因此，将这些图像与古代中日的宗教或医学著作中的相关图像资料进行对比研究，将有助于理解中日医学与文化之间内在联系的复杂性以及文化传播的丰富性。

余论　《耆婆五脏经》的流传与价值

除现藏台北和日本的两种《耆婆五脏经》抄本之外，笔者查阅财团法人武田科学振兴财团杏雨书屋编《杏雨书屋藏书目录》，发现其中也著录了一部二卷本的《耆婆五脏经》，著录内容如下：

《耆婆五脏经》二卷　研547

室町　著者未詳　昭和32（1957）武田研究所寫真　内閣文庫藏寫本ニョル　一帙一冊①

这一抄本应该就是来自日本国立公文书馆内阁文库藏的写本。它的原本被判定是日本室町时代（1392—1573）的作品。有关《耆婆五脏经》的流传线索不多，影印本《临床实践针灸流仪书集成》丛书第七册中，还影印了武田财团杏雨书屋藏《内景图说》。《内景图说》一书中有三幅图标明"右三图出《耆婆

① 财团法人武田科学振兴财团杏雨书屋编《杏雨书屋藏书目录》，第170页。

经》，传于和介氏之书也”。[1]（参见图7.11）这是笔者目前所找到的关于《耆婆五脏经》的流传情况的唯一信息，其链条为：《耆婆经》—和介氏之书—《内景图说》。

《内景图说》的序言中提及了《耆婆经》，该序写于日本延宝八年（1680，即清康熙十九年）六月，其内容如下：

《内景图说》序

河上丈人曰：斯人也，心若醉六经，凡诸醉者/无他杂心，唯斯嗜耽焉，弥醉弥耽。/我蚤岁曾住心于方伎书，朝夕揣度/物量，唯斯事焉，似如醉者。间曾于丹/波氏家视《烟罗子》，于和命氏家瞒《耆/婆经》，皆画五藏之神，有鸟，有兽，有如/玉童娠女者，若妄又似诬也。《千金》及《稗类》/书有言五藏之神矣。意是有从来焉。故/择采其所可然亦为是之者，而附之以诸贤所论/藏府之形象及说，咸集之图之，/挥（汇?）以为一书，奖养之士而见之，说/知我此腔内有神而恐敬无斤（?）丧，则/又当为一助矣。然君子因其如妄诬而/驳杂，以我为醉人。

旹延宝八年庚申六月上旬　撰之。

内景图说

雒下　名古屋氏玄医撰[2]

《内景图说》此处所引《耆婆五脏经》的这三幅图，即（1）蹲坐的人体内景图，画出了人体的内脏，只有一处文字标记。（2）人体九宫图，文字简化了许多，分别标明了朱雀、青龙、白虎、玄武，另外，腹中有“勾使”一名。（3）内脏图，但没有任何文字。类似密教的五脏内景图。除引用《耆婆五脏经》的这三幅图外，《内景图说》还引用了其他的图像，如“右七图出《针要集》”。[3]

与丹波氏家族一样，和介氏也是日本的医学世家。明代陈会撰《神应经》，明成化十年（1474）韩继禧序言云：“适有日本释良心以《神应经》来献，兼传其本国神医和介氏、丹波氏治痈疽八穴法。其八穴虽未试用《神应经》，其传授远有所自。而所论折量补泻法，皆古贤所未发者，其取穴又多有起发古人所未尽

① 《临床实践针灸流仪书集成》丛书第七册，第220页。
② 《临床实践针灸流仪书集成》丛书第七册，第210页。
③ 《临床实践针灸流仪书集成》丛书第七册，第220—221页。

处，其所著穴，皆撮其切要而得效多者，文简而事周，令人披阅昝刻间，证与穴了然在目。”“隐士良心言，我国二百年前有两名医，一为和介氏，一为丹波氏，此二医专治痈疽疔疖瘰疬等疮，定八处灸法甚有神效。”

根据《内景图说》中的这一说明，《耆婆五脏经》简称为《耆婆经》，“传于和介氏之书”，再为《内景图说》一书所引用。因此，该书并非毫无影响之作，其流传情形有待进一步追溯。从全书的分量来看，有关五脏的内容并不占主要地位。《耆婆五脏经》此书名并不是非常贴切的。《耆婆五脏经》的作者应是日本的密教僧人（或熟悉密教的医者），与和介氏家有密切关系。其成书年代很可能是在日本镰仓时代（1192—1333）。该著作的文本性质为汇抄之作。现存的抄本应该是辗转抄录多次之后的产物，其中有不少的讹误需要留意。从印度佛教医学、中医学与道教医学知识在日本流传与演变的宏观视野来考察，《耆婆五脏经》的价值是不容置疑的。

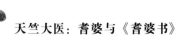

第八章
中医典籍中散见的耆婆医药方与耆婆医书

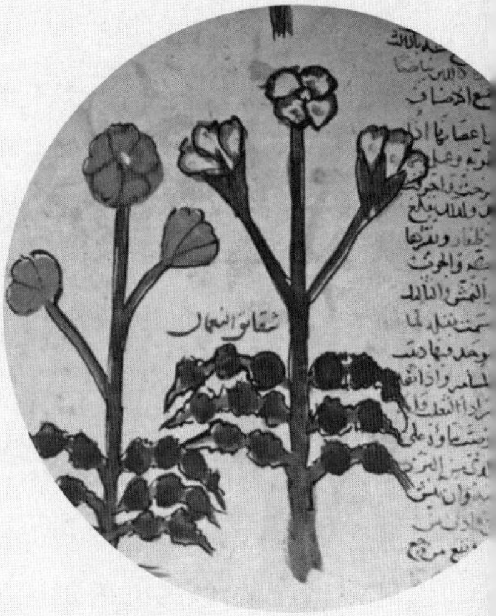

第一节　孙思邈《千金方》中的“耆婆医药方”

孙思邈的《千金方》是中国医学主流中的名著，分为《备急千金要方》和《千金翼方》两种。耆婆及其医药方对孙思邈有着一定程度的影响，而且通过《千金方》进一步影响到中国的主流医学及民间生活。

孙思邈对耆婆及其医药方持非常肯定的态度。他接受了耆婆“天下物类，皆是灵药”这种“万物皆药”的理论，具体体现在《千金翼方》卷一“药录纂要”中的“药名第二”：

> 论曰：有天竺大医耆婆云：天下物类，皆是灵药。万物之中，无一物而非药者。斯乃大医也。故《神农本草》举其大纲，未尽其理，亦犹咎繇创律，但述五刑，岂卒其事？且令后学者因事典法，触类长之无穷竭，则神农之意可从知矣。所以述录药名品，欲令学徒知无物之非药耳。[①]

如第二章所述，孙思邈所引耆婆“万物皆药”的理论乃是来自汉译佛经。《祇域因缘经》、《四分律》卷三十九、巴利文律藏《大品》的《犍度》卷八、《佛说海印菩萨所问净印法门经》中有同样的论述。这种药学思想对开阔孙思邈的视野以及扩宽本草学的范畴，都是有重大意义的。孙思邈接受这种思想，与他开放的心态有极大的关系。

源自佛经的耆婆“万物皆药”理论的影响在我国还见于另两个方面。其一，敦煌本道经《无上内秘真藏经》卷一所谓的“譬如大医，观诸草木，皆入医方”之说[②]，实本于《四分律》卷三十九中，耆婆在出师考试时“所见草木一切物，善能分别，知所用处无非药者”的故事。[③] 对佛经中的这个耆婆故事，很明显该

---

① ［唐］孙思邈：《千金翼方校注》，朱邦贤等校注，第 6 页。

② 李小荣：《敦煌道教文学研究》，巴蜀书社，2009，第 337 页。

③ 《大正新修大藏经》第 22 册，第 851 页中栏。又，不空译《供养十二大威德天报恩品》中亦有“如耆婆悲一切即万物成药”之句（《大正新修大藏经》第 21 册，第 384 页下栏）。

道教文献有所模仿。其二，中土禅师以此作为素材入诗或语录。《希叟绍昙禅师广录》卷五的禅诗云：

十字街头铺席开，
牛溲马渤尽收来。
等闲落在名医手，
贵贱无非是药材。

又，《虚堂和尚语录》卷六将此耆婆事迹改成了文殊菩萨令善财童子采药的故事。[①] 在医学理论方面，孙思邈还吸取了印度佛教医学的“四大成身”“四百四病”学说。《千金要方》卷一“序例”中说：

地火水风和成人。凡人火气不调，举身蒸热；风气不调，全身强直，诸毛孔闭塞；水气不调，身体浮肿，气满喘粗；土气不调，四肢不举，言无音声。火去则身冷，风止则气绝，水竭则无血，土散则身裂。……凡四气合德，四神安和。一气不调，百一病生。四神动作，四百四病同时俱发。又云，一百一病，不治自愈；一百一病，须治而愈；一百一病，虽治难愈；一百一病，真死不治。[②]

“四大成身”“四百四病”学说并不是印度“生命吠陀”系统的范畴，而是佛教医学的独特理论。《佛说佛医经》（三国吴时竺律炎、支越合译）中曰：

人身中本有四病，一者地、二者水、三者火、四者风。风增气起，火增热起，水增寒起，土增力起。本从是四病，起四百四病。土属身，水属口，火属眼，风属耳。火少寒多目冥。[③]

《佛说五王经》在解释病苦时，也是用“四大成身”和“四百四病”的理论

---

① 《大正新修大藏经》第 47 册，第 1029 页上栏。

② ［唐］孙思邈：《备急千金要方》，人民卫生出版社，1955，影印本，第 3 页。刘建忠、李良松认为，“在现代疾病谱中，确有不治而愈、须治而愈、虽治难愈和真死不治，孙氏的精辟见解，符合现代医学关于疾病转归的普遍规律”（刘建忠、李良松：《〈千金翼方〉中的佛教医药探论》，《亚洲医药》1997 年第 4 期，第 17 页）。而实际上这乃佛经中的看法，并非孙氏的原创理论。

③ 《大正新修大藏经》第 17 册，第 737 页上栏。另参见释昭慧：《原始佛教对身心保健与疾患防护的看法——以〈阿含经〉与〈佛说佛医经〉为主》，《西南民族大学学报》（人文社科版）2010 年第 5 期，第 92—97 页。

来说明：

何谓病苦？人有四大和合而成其身。何谓四大？地大、水大、火大、风大。一大不调，百一病生；四大不调，四百四病，同时俱作。地大不调，举身沉重；水大不调，举身膖肿；火大不调，举身蒸热；风大不调，举身掘强，百节苦痛，犹被杖楚。①

孙思邈还注重中印医理的结合。他将佛教医学中的“四大”（地火水风）分别配上了中医理论中的“气”，分别变成了“火气”“风气”“水气”“土气”；还将“一大不调，百一病生”改换成了“一气不调，百一病生”。在《千金翼方》卷二十一“耆婆治恶病”中，孙思邈指出：

疾风有四百四种。总而言之，不出五种，即是五风所摄。云何名五风？一曰黄风，二曰青风，三曰白风，四曰赤风，五曰黑风。其风合五藏，故曰五风。五风生五种虫，……凡百病不离五脏，五脏各有八十一种，计成四百四病，事需识其相类，善以知之。

尽管“疾风有四百四种”“五脏各有八十一种”有硬凑之嫌，但也反映了孙氏一种努力的方向，即试图将印度医学的“四百四病”理论与中医的固有理论（如五行学说、脏腑病理学说等）互相结合，以丰富中医的学术内容。②“疾风有四百四种”实源自隋代巢元方的《诸病源候论》卷二“恶风候”，“凡风病，有四百四种。总而言之，不出五种，即是五风所摄。一曰黄风，二曰青风，三曰赤风，四曰白风，五曰黑风。……”此外，需注意的是，佛经中“风病有一百一种”与巢、孙二氏“风病/疾风有四百四种”，不仅数量上有差异，而且所指疾病内涵也不相同。前者是指由内风（vāta/vāyu）所引发的疾病，梵语为 Vāta-vyādhi；后者则专指麻风病，梵语为 kuṣṭha，乃皮肤病中的一种。

孙思邈的《千金方》还征引耆婆方十余个，使耆婆在中国的名声大涨。《备急千金要方》卷十二“胆腑”，专辟“万病丸散”一节，共载 13 条药方，“耆婆万病丸”是其中最有代表性的。《外台秘要》卷三十一，引之为“千金耆婆万病丸方”。该方内容为：

---

① 《大正新修大藏经》第 14 册，第 796 页中栏。

② 蔡景峰：《唐以前的中印医学交流》，《中国科技史料》第 7 卷第 6 期，1986，第 18 页。

耆婆万病丸　治七种癖块、五种癫病、十种疰忤、七种飞尸、十二种蛊毒、五种黄病、十二时疟疾、十种水病、八种大风、十二种瘴痹，并风入头，眼暗漠漠，及上气咳嗽，喉中如水鸡声，不得眠卧，饮食不作肌肤，五脏滞气，积聚不消，拥闭不通，心腹胀满及连胸背，鼓气坚结，流入四肢，或复又心膈气满，时定时发，十年二十年不瘥，五种下痢，疳虫寸白诸虫，上下冷热，久积痰饮，令人多睡，消瘦无力，荫人骨髓，便成滞患，身体气肿，饮食呕逆，腰脚酸疼，四肢沉重，不能久行立，妇人因产冷入子脏，脏中不净，或闭塞不通，胞中瘀血，冷滞出流不尽，时时疹痛为患，或因此断产，并小儿赤白下痢，及胡臭耳聋鼻塞等病。此药以三丸为一剂，服药不过三剂，万病悉除，说无穷尽，故称万病丸。以其牛黄为主，故一名牛黄丸。以耆婆良医，故名耆婆丸方。①

该方共有药物 31 味，牛黄、麝香、犀角、朱砂、雄黄、黄连、禹余粮、大戟、芫花、芜菁、人参、石蜥蜴、茯苓、干姜、桂心、当归、芎䓖、芍药、甘遂、黄芩、桑白皮、蜀椒、细辛、桔梗、巴豆、前胡、紫菀、蒲黄、葶苈、防风、蜈蚣。这些药物多为常见中药材，没有特殊的印度药物。印度药方与中医药方在组成方面的一个共同特点：杂取来自植物、动物、矿物等多味药品。不同之处在于，中医药方有“君臣佐使”的制方法度。② 此药应该是一个中印医学结合之方，在流传过程中，它被进行了加工改造。因为孙思邈在《千金要方》的“自序”中指明其创作原则，是“乃博采群经，删裁繁重，务在简易”。他在多年的实践中，大有可能在其中加入了自己的心得。

马伯英先生批评该药方，“制法、服法均颇繁杂。百治百灵，万病可治，不免流于街头叫卖的狗皮膏药之类矣”③。此说未免过于苛刻。孙思邈的医著中收录大型复方不少，其中用药与制法繁杂的现象也不时出现。对与“耆婆万病丸”

---

① ［唐］孙思邈：《备急千金要方校释》，李景荣等校释，第 443—444 页。校释者对耆婆的解释为“古印度名医。姓阿提梨，字宾迦罗。著有《耆婆脉经》《耆婆六十四问》等”。此处将耆婆的师父名误为耆婆之名。

② 马伯英、高晞、洪中立：《中外医学文化交流史——中外医学跨文化传通》，文汇出版社，1993，第 144 页。

③ 马伯英：《中国医学文化史》，第 373 页。

这类大型复方类似的“芫花散”一方，孙思邈作了自我评价：

> 遐览前古，莫睹此方。有高人李孝隆者自云：隋初受之于定州山僧惠通道人，此后用之，大有效验。秘而不传，但得其药，其方不可得而闻。始吾得之于静智道人，将三纪于兹矣。时俗名医未之许也。然比行之，自有神验。其用药殊不伦次，将服节度，大不近人情。至于救急，其验特异。方知神物效灵，不拘常制。至理关感，智不能知。亦犹龙吟云起，虎啸风生，此其不知所然而然。虽圣人莫之辨也。故述之篇末，以贻后嗣。

“芫花散”这味药可能来自佛门，其流传过程应为：定州山僧惠通道人……高人李孝隆——静智道人……孙思邈。在此过程中，药方被进行了加工改造。从多方的实践（特别是孙思邈“三纪于兹”）效果来看，其验特异，好似龙吟云起，虎啸风生。这就是该药方带给孙思邈的极大新奇感和诱惑力。孙思邈对天竺大医/良医耆婆的观念和事迹应该是颇熟悉的，他才将这种大型的复方叫作“耆婆万病丸”。

王焘《外台秘要》引此方为“千金耆婆万病丸”。又，丹波康赖《医心方》卷十四所引《僧深方》中，将一道教色彩医方，亦另取名为“耆婆丸”。但与此“耆婆万病丸”的药物成分及其炼药过程又不相同。马伯英先生推论，该丸后来可能转化为“牛黄清心丸”，1798 年刊行的《温病条辨》有载，药物减为 17 味，成分相似，用于治疗温疫高热昏迷，有芳香开窍、苏醒神志之效。[①]

《千金翼方》中的耆婆医药方远远超过《千金要方》，主要药方如下：

1. 耆婆汤。

《千金翼方》卷十二“养性”中“养老食疗第四”：

> 耆婆汤　主大虚冷风、羸弱无颜色方一云酥蜜汤。酥一升，炼，生姜一合，切，薤白三握，炙令黄，酒二升，白蜜一升，炼，油一升，椒一合，汗，胡麻仁一升，橙叶一握，炙令黄，豉一升，糖一升。上一十一味，先以酒渍豉一宿，去滓，内糖、蜜、油、酥于铜器中，煮令匀沸；次内薤、姜，煮令熟；次下椒、橙叶、胡麻，煮沸，下二升豉汁，又煮一沸，出内瓷器中，密封。空腹吞一合。如人行十里，更一

---

① 马伯英：《中国医学文化史》，第 373 页。

服。冷者加椒。①

此方多用酥、白蜜、油、胡麻仁、糖，这是比较典型的印度用药习惯。特别是酥蜜油糖，不仅在“生命吠陀”体系的药方中比比皆是，而且在佛教医药体系中属于“七日药”一类。《根本说一切有部毗奈耶药事》卷一中，七日药（sāptāhika）就包括酥（sarpis）、油（taila）、糖（phānita）、蜜（madhu）和石蜜（śarkarā）②。此“耆婆汤”方，多用“七日药”，所以又名“酥蜜汤”。此方即使不是耆婆亲自所传，也必是印度（或西域）药方无疑。受此影响，孙思邈也很强调酥蜜之功用，“惟奶酪酥蜜，常宜温而食之，此大利益老年”③。

《外台秘要》卷三十八引用了此方，作“耆婆汤　疗人风劳虚损，补髓令人健方”，但是内容有改动。详见下节分析。

2. 耆婆大士治人五脏六腑内万病及补益长年不老方。

《千金翼方》卷二十二“飞炼”：

> 耆婆大士治人五脏六腑内万病及补益长年不老方：
>
> 紫石英研一两日，白茯苓、麦门冬去心、防风、芍药、甘草炙，各七两。上六味，治择捣筛为散，麦门冬捣令如饴，和散更捣千杵，又内少许蜜，更捣一千杵，令可丸如梧子。酒服七丸，日二服。服之一年，万病皆愈；二年骨髓满实；三年筋化为骨，肉变为筋，身轻目明，除风去冷，辟鬼神良；服之不绝，则寿年千岁，不老不衰而致神仙。然服忌慎，须持五戒、十善，行慈悲心，救护一切，乃可长生。此等六药应六时，合阳养阴，常须服之。已有疾病者，依检六味之药，即合服之。检勘诸经，此六味之药，相生如母子也，服之，久久在人腹耳。④

此方所用八味主药即紫石英、白茯苓、麦门冬、防风、芍药、甘草、蜜、酒，其中只有甘草和蜜是印度医方中常用药物，而特别是前五种乃是中国道家服石方中

① ［唐］孙思邈：《千金翼方校注》，朱邦贤等校注，上海古籍出版社，1999，第368—369页。

② 《大正新修大藏经》第24册，第1页中栏。另，有关七日药的讨论，参见陈明：《佛教律藏药物分类及其术语比定》，《华林》第一卷，中华书局，2001，第149—176页。

③ ［唐］孙思邈：《千金翼方校注》，朱邦贤等校注，第368页。

④ 同上书，第611页。

之常用药，因此，该方虽有耆婆之名，又强调持五戒、十善，但它不是印度药方，实乃伪托的道家药方。在道家典籍涉及医药的内容以及中医典籍内，往往有佛道融合之痕迹，可以说，医学领域内的佛道融合是一个很值得研究的课题。

3．耆婆治恶病。

《千金翼方》卷二十一“万病”中“耆婆治恶病”指的是治疗麻风病之类的恶疾。有论及方11首，论7首。11个药方即阿魏雷丸散方、苦参消石酒方、大白膏方、大黑膏方、浸酒法、浸汤方、作酒法、仙人黄灵先生用天真百畏丸治一切癞病方、九霄君治十种大癞不可名状者服之病无不愈方、仙人治癞病神验方和矾石酿酒方。从方名来看，“仙人黄灵先生”与“九霄君”都是道家人物，因此，这一组药方不能都当成是印度药方。实际上，只有一种药方直接与耆婆的医方书有关。

“阿魏雷丸散”方使用了阿魏、紫雷丸、雄黄、牛黄、紫铆等药物，其中有些药，如阿魏（梵名 hiṅgu）、紫铆（梵名 palāśa）、雄黄（梵名 manaḥ-śilā）、牛黄（梵名 go-rocanā），也是古代印度的常用药物。因此，该方有强烈的印度色彩，可以说很可能是原创于印度。在该方之前，孙思邈有一段议论：

> 论曰：若欲疗之，先服阿魏雷丸散出虫，看其形状青、黄、赤、白、黑，然后与药疗，千万无有不瘥。胡云迦摩罗病，世医拱手，无方对治，名曰正报。非也。得此病者，多致神仙。往往人得此疾，弃家室财物入山，遂得疾愈，而为神仙。今人患者，但离妻妾，无有不瘥。[①]

西晋竺法护译《大般涅槃经》卷十七中亦曰“如迦摩罗病，世医拱手”[②]。从“胡云迦摩罗病，世医拱手，无方对治，名曰正报”一句来看，孙思邈恐怕是转述佛经中的观点或者是自己耳闻的“胡人”（或许是印度人）所说的佛教报应学说。他对此并不认同，而代以道教的成仙理论。值得注意的是，胡人的转述有误。因为迦摩罗病的梵语为 kāmalā，它并不是指麻风病，而是指黄疸病的一种。在汉译佛典中，译音有迦末罗、伽摩罗，意译为：黄病、恶垢等。《翻译名义集》卷六：“迦摩罗，或迦末罗，此云黄病、又云恶垢、亦云癞病。”[③] 慧琳《一

① ［唐］孙思邈：《千金翼方校注》，朱邦贤等校释，第593页。
② 《大正新修大藏经》第12册，第720页下栏。
③ 《大正新修大藏经》第54册，第1165页下栏。

切经音义》卷四十七："迦末罗病：梵语，旧云迦摩罗病，此云黄病、或云恶垢，言腹中有恶垢，即不可治也。"[①] 又，《一切经音义》卷二十六："迦摩罗病，此云大风病。"[②] 佛教辞书中将迦摩罗病释为癞病、大风病，都不十分准确。《医理精华》第14章"黄疸病（pāṇḍu-roga）与迦摩罗病（kāmalā）"，论述了迦摩罗病的病因："由于胆汁，迦摩罗病就会产生。其特征为：眼睛和身体呈黄色。而所谓的'大黄疸'，则是由于胆汁增多而产生。此二者均应服用油性的泻药。"(Si. 14. 13)[③]

浸酒法，是以苦参浸酒，以治疗麻风病人皮肤疮疡损伤。"苦参处处有之，至神良。"[④] 义净《南海寄归内法传》卷三中提到印度的一些药物用法："若患热者，即熟煎苦参汤，饮之为善。茗亦佳也。自离故国向二十余年，但以此疗身，颇无他疾。"[⑤] 从中可见，印度或许也有苦参。用苦参酒配黄消石，则疗效更好。《外台秘要》卷三十中，引有"近效婆罗门僧疗大风疾，并压丹石热毒、热风手脚不随方"，使用消石及生乌麻油，它可以佐证印度医方惯用消石来治疗麻风病。对浸酒法，孙思邈亦有议论：

> 论曰：黄、青、白消石等是百药之王，能杀诸虫，可以长生，出自乌场国，采无时。此方出《耆婆医方论·治疾风品法》中。黄力三岁译后，演七卷《治疾风品法》，云：服药时，先令服"长寿延年符"，大验。荡除身中五脏六腑游滞恶气，皆出尽，然后服药得力，其疾速验无疑。符力亦是不思议神力，先服，药者无有不效。又生造药入瓮中时，令童子小儿和合讫，即告符书镇药，药腹在瓮腹，令药不坏，久久为好，一切神鬼不可近之矣。[⑥]

乌场国，即《大唐西域记》中的乌苌那国。《耆婆医方·论治疾风品法》，亦有学者断为《耆婆医方·论治疾风品法》。又，"黄力三岁译后，演七卷"宜断为

① 《大正新修大藏经》第54册，第620页上栏。

② 同上书，第475页中栏。

③ 陈明：《印度梵文医典〈医理精华〉研究》（修订本），第290页。另见该书第377页的"kāmalā：迦摩罗病"条。

④ ［唐］孙思邈：《千金翼方校注》，朱邦贤等校注，第596页。

⑤ ［唐］义净：《南海寄归内法传校注》，王邦维校注，中华书局，2009，校注部分第161页。

⑥ ［唐］孙思邈：《千金翼方校注》，朱邦贤等校注，第596—597页。

“黄力三岁译，后演七卷”。《耆婆医方》（或《耆婆医方论》）是黄力三岁[1]所译，而历史上并无此年号。在孙思邈著此书之前，与“黄力”相近的年号有三国时期的“黄龙”“黄武”和“黄初”，而“龙”“武”与“力”字形相差太大，“初”字右偏旁“刀”与“力”字相若，所以，“黄力”或许是“黄初”之误。黄初是魏文帝曹丕的年号，黄初三年即222年。如果在三国时期真译有该耆婆医书，为何不见于史志书目和佛教诸目录呢？《隋书·经籍志》只注录了耆婆的另一本医书《耆婆所述仙人命论方》，而没有《耆婆医方论》。孙思邈作为医学大家，应该不会无中生有，编造出这一说法。因此，这或许说明，当时《耆婆医方论》已经散佚，部分内容被加以改造。其中的《治疾风品法》演变成了七卷，而这种“演”无疑出自中医之手，从后列的“朱书此符”也可见一斑，因为该朱符完全是中式的，与印度无关。笔者认为，这则材料说明了两点：其一，有《耆婆医方论》译成了汉文；其二，中医对《耆婆医方论》进行了改造，其目的就是要使理论背景完全不同的印度医学能够为中医所用。

与上述《耆婆医方论·治疾风品法》相关的还有《歧婆论》。唐代楚泽先生改编道教文献《太清石壁记》卷下引文为：

> 又按《歧婆论》云，硝石出乌场国，其气臭，飞鸟闻其气，则不敢上过直尔。单服之，则能使人身内所有虫，其药入口，立化为水。又炼一切金石服之者，皆可长生。[2]

这段引文内容与孙思邈《千金翼方》卷二十一中的文字类似，这或许能证明在唐代存在《耆婆医方论》或者《歧婆论》这样的医书，其中论述了天竺的药物与医方。

若对《千金方》中的耆婆医药方进行综合考察，一则可以发现孙思邈对耆婆及其医药方的认识和价值判断，有一个升华的过程，因为《千金翼方》中肯定了耆婆的药学理论，所引用的耆婆医药方又远远超过《千金要方》，还以“耆婆治恶病”作为专节。二则可以发现耆婆医药方被孙思邈当作通治方来使用，他将其加减进退以治疗各种疾病，可以说，通治方的运用成了孙思邈临床特色的主

---

① “黄力三岁”在有的版本中写作“黄力三藏”，“黄力”成了僧人的名号。然而在佛经翻译史上也没有留下此人的任何记载。

② 《道藏》，第18册，第775页。

要精髓。三则可以发现耆婆医药方虽有印度医学的源头因素，但已经不是纯粹的印度医药方了，其中加入了大量的中医以及道家的成分，表现了在唐代中印医学相融合的一种努力方向。

《千金方》中体现的印度医学思想和耆婆医方，对孙思邈以及中国医学具体有何影响呢？不妨看看徐大椿对孙思邈之评价：

其所论病，未尝不依内经，而不无杂以后世臆度之说。其所用方，亦皆采择古方，而不无兼取后世偏杂之法。凡所用药，未必全本于神农，兼取杂方、单方及通治之品。故有一病而立数方，亦有一方而治数病。其药品有每至数十味者，其中对症者固多，不对症者亦不少，故治病亦有效，有不效。大抵所重端在于药，而古圣制方之法不传矣！此医道之一大变也，然其用意之奇、用药之巧，亦自成一家，有不可磨灭之处。①

孙思邈博采百家之长，精通儒、道、释及诸子百家，特别是佛学思想，这对他的知识结构和临床思维产生了积极的影响。印度医学思想和耆婆医方是促使孙思邈在中医历史上“医道之一大变”的主要动力之一。

第二节　散见的耆婆及其医药方

晋惠帝年间（290—306）来洛阳的天竺僧人耆域②，梵名为 Jīva 或 Jīvaka。他与“耆婆”的另一个汉译名“耆域”一样。其事迹见于《高僧传》卷九“神异上”。耆域从海路乘船，由天竺、扶南至于交广。上岸后，再经襄阳，于晋惠之末（306）抵达洛阳。他认为洛阳宫城是由忉利天下来的天匠所建成。耆域倜

① 徐大椿：《“医学源流论”之“千金方·外台论”》，载《徐灵胎医书全集》，广益书局，1939。

② 参见［梁］慧皎《高僧传》卷九本传。《佛祖历代通载》卷六云“永平四年”来洛阳，误。此耆域的故事又见载于《梁元帝杂传》（参见《酉阳杂俎》续集卷第四的“贬误”条。［唐］段成式：《酉阳杂俎》，曹中孚校点，上海古籍出版社，2012，第 144 页）。

傥神奇，医术高明，在中土有两件著名的医案。其一，在洛阳满水寺寄住的衡阳太守南阳滕永文，得病经年难愈，两脚挛屈不能起行，耆域取施加了咒语的净水，用杨柳净枝拂水，洒在他的脚上，竟然让他行步如故。其二，一位患者在酷暑中得病将死，耆域将一个空器皿（钵）放在病者的腹上，用白布盖上。耆域施加了数千言咒语，使患者放出了腹中类似臭淤泥的污秽，患者顺利康复。耆域传法时，不重高深的义理，而强调言少行多。耆域的行事属于神异之流，能分身传教，令人感到高深莫测。或谓耆域用杨柳禁咒的法术，其渊源可能并非印度，而是西域地区的一种古老观念，有丝绸南道墓葬出土的细柳枝为证。在印度密教文献中，用柳条拂水的用法并不鲜见。耆域故事中，杨柳枝仅仅是疗病法术的道具，法术的核心是咒水，因此，不必以柳枝坐实耆域此法为西域古老的巫术信仰。陈寅恪先生在阅读《高僧传》这位耆域的传记时，所写的札记为："本印度神医，详见《柰女祇域因缘经》、《柰女耆婆经》、《四分律》第四十、《根本说一切有部毗奈耶杂事》二十一，乃神话之托之中国者。今遽为历史上真实之人物，谬矣。"[①] 此耆域是与佛教医王或耆婆仅仅同名而已。他是一位神异的高僧，亦精通医术，特别是禁咒疗法。印度古代文献中同名现象太多，不足为奇。袭取古代先贤之名，是印度的一个传统习俗，影响至今。王大伟认为此位耆域法师"更像一个神异僧，而非涉医僧人"，并怀疑"耆域有可能不是佛教徒，而是从印度来的其他宗教的信徒"。[②] 此类观点尚有待更确切的论据来证实。

又，南朝梁代慧皎《高僧传》卷四"于法开传"记载：

> 于法开，不知何许人。事兰公为弟子，深思孤发，独见言表。善《放光》及《法华》。又祖述耆婆，妙通医法。尝乞食投主人家，值妇人在草危急，众治不验，举家遑扰，开曰："此易治耳。"主人正宰羊，欲为淫祀。

---

① 陈寅恪：《陈寅恪集·读书札记三集》，第139页。另参见林伯谦：《陈寅恪〈三国志曹冲华佗传与佛教故事〉质疑》，《中华文化复兴月刊》第26卷第6期，1987，第61—73页。又，林伯谦：《陈寅恪先生〈三国志曹冲华佗传与佛教故事〉商榷》，载《中国佛教文史探微》，台北秀威资讯科技公司，2005，第28—31页。

② 王大伟：《出世者的技术：魏晋时期的涉医僧人与他们的医术》，《世界宗教研究》2019年第1期，第54—64页。

开令先取少肉为羹，进竟，因气针之。须臾羊膜裹儿而出。[①]

不少学者注意到，在于法开的传记中，他使用了针法和脉法两种医术，这都是中医的独特之技。[②] 他使用医术的原因是“明六度以除四魔之病，调九候以疗风寒之疾。”“六度”即大乘佛教的六种波罗蜜，《法门名义集》释为“布施度、持戒度、忍辱度、精进度、禅定度、智能度。到彼岸名之度，西国正音名波罗蜜。波罗者，言彼岸；蜜之言到，彼岸到也。”[③] 而“四魔”指佛初成道所破的“烦恼魔、五众魔、死魔、天子魔”[④]，或者是佛涅槃时所破的“一无常、二苦、三无我、四者不净”等四魔[⑤]。这些“四魔之病”即心理或者精神上的疾病，需要用佛法来进行医疗。“九候”在其他佛教文献中罕见使用，经检索《大正新修大藏经》电子版 CBETA，除上引于法开之句外，未见他人使用。在中医文献中，“九候”的含义有二，一种是脉相的候测方法，即“三部九候”。[⑥] 另一种表示内积风冷所导致的九种症候。[⑦] 所谓的“明六度”与“调九候”，正反映了佛教初传中土时与医疗的种种关联。

于法开是一位僧医，他的部分医学传承是耆婆一脉，此处为妇人接生的医案属于童子方的范畴，恰好吻合耆婆一脉的长处。据此推测，耆婆或许有弟子代代相传，所习的就是童子方一类。此处说“祖述耆婆，妙通医法”，也可作另一种解释，即此处耆婆是印度医学的代名词，而不是具体指耆婆一派。于法开善针法与视脉，说明他的医术主要还是中医范畴。神僧耆域和于法开两人对耆婆及其医

---

① 《大正新修大藏经》第 50 册，第 350 页上栏。［梁］慧皎：《高僧传》，第 167—168 页。

② 曹仕邦：《于法开救治难产孕妇所牵涉的佛家戒律问题》，《新亚学报》第十九卷，1999，第 1—7 页。

③ 《大正新修大藏经》第 54 册，第 196 页下栏。

④ 《翻译名义集》卷二，《大正新修大藏经》第 54 册，第 1079 页下栏。

⑤ 《一切经音义》卷二十五，《大正新修大藏经》第 54 册，第 466 页上栏。

⑥ 郭霭春主编《黄帝内经素问校注》，人民卫生出版社，1992，第 288—304 页。

⑦ ［朝鲜］金礼蒙《医方类聚》卷四引《五藏论》云：“九候者：一手足青；二手足九肿；三脉枯齿噤；四语声散，鼻虚张；五唇寒冷宣露；六唇肿齿焦；七手顺衣缝；八汗出不流；九舌卷卵缩。”（金礼蒙辑《医方类聚》第一册，浙江省中医研究所、湖州中医院点校，人民卫生出版社，1981，第 82 页）

术在中土的传播有着一定的作用。

明代成化时期的内府刊本《释氏源流应化事迹》共四册，改编自报恩寺沙门宝成《释迦源流》（四卷本）。《释氏源流应化事迹》有彩绘本，现藏美国国会图书馆。该书的卷三有“耆域治病”和“法开医术”两条，分别源自《神僧传》中的“耆域传”，以及《高僧传》中的“于法开传”。《释氏源流应化事迹》的彩绘本也绘制了这两个故事的插图（参见图 8. 1、图 8. 2），体现了明代佛教故事画的一些特点。“耆域治病”图中伴随在耆域身边的有两只老虎，而在明代王世贞、汪云鹏所编撰的一部文图相应的道家传说故事书《列仙全传》（万历年间刊行）第四卷中，也有一幅名为“耆域”的插图，图中也绘制了耆域与两只老虎（参见图 8. 3）。

除《医心方》和《千金方》记录了数量较多的耆婆医药方之外，其他中医典籍中也偶有之。在文人墨客的笔下，也曾出现过耆婆的大名，试论如下。

一、梁简文帝《劝医论》

南朝梁简文帝萧纲在位两年，即大宝元年至二年（550—551）。他有大量的文学作品传世，后人辑录于《全上古三代秦汉三国六朝文》之《全梁文》中。其中《全梁文》卷十一有《劝医论》一篇。该文中提到了耆婆之名，现将相关文字抄录如下：

> 劝医曰：天地之中，唯人最灵。人之所重，莫过于命。虽修短有分，夭寿悬天，然而寒暑反常，嗜欲乖节。故虐寒痟首，致毙不同。伐性烂肠，摧年匪一，拯斯之要，实在良方。故祇域医王，明于释典，如大师乃以医王为号，以如来能烦恼病祇，能治四大乖为故。亦有骚人之咏彭城，秦国之称和缓，季梁之遇卢氏，虢子之值越人。爰至九市飞仙，长生妙道，犹变六一于金液，改三七于银丸，蓄玉匣之秘，研紫书之奥。① （后略）

该《劝医论》被收入《文苑英华》卷七〇五，在《初学记》卷二十和《大观本

① 此文收录于《全上古三代秦汉三国六朝文》中《全梁文》卷十一，1958，中华书局，影印本，第 3013 页下。

草》中作《劝医文》。马伯英先生在《中国医学文化史》中引之。[①]“祇域医王”即“祇域医王”，乃是耆婆无疑。从以上引文来看，简文帝对耆婆的认识来自佛经（释典）。在简文帝之前，有许多与耆婆相关的佛经已经汉译，略举二例：三国时吴国支谦译《撰集百缘经》、西晋竺法护译部分《大宝积经》。

二、唐代王焘《外台秘要》中的耆婆医药方

《外台秘要》是唐代医学家王焘辑录的一部方书，成书于唐玄宗天宝十一年(752)，比《千金翼方》（成书于682年）要晚70年。该书“凡古方纂得五六十家，新撰者向数千百卷”，凡引资料皆详细注明出处。全书共分40卷，其中引用《千金方》内的两条耆婆医药方。

《外台秘要》卷三十一“古今诸家丸方十八首”，收录“千金耆婆万病丸”，即前引《千金要方》中的“耆婆万病丸”方。

又，《外台秘要》卷三十八“石发痰结大小腹、留壅老小虚羸方六首”，收录“耆婆汤，疗人风劳虚损，补髓令人健方”，即前引《千金翼方》卷十二“养性”中的“耆婆汤　主大风虚冷，羸弱无颜色方”。但二者内容出入较大，《外台秘要》中此方为：

> 耆婆汤，疗人风劳虚损，补髓令人健方
>
> 麻油一升，牛酥一升，葱白一握，胡麻人一升（研），豉二升（以水二升渍一宿，取汁），蜜一升，上酒二升。右七味，先于锅中入油煎令沸，著葱白令色黄，下酥、蜜、豉汁、麻人，沸下酒，成煎收不津器中盛之。日服一匙两匙；或和酒服亦妙。冷即加生姜一斤取汁，干姜末亦可用之。[②]

此方与《千金翼方》的“耆婆汤”相比，主药由十一味减少为七味，减去的主药为生姜、椒、橙叶、糖四种。其制药的过程以及服药的事项也大不相同。“耆婆汤”的异名“酥蜜汤”也消失了。这说明“耆婆汤”在流传的过程中，已发

① 马伯英：《中国医学文化史》，第357页。但引文中作“只域医王”，不知引自何种版本。

② 王焘《外台秘要方》，高文铸校注，华夏出版社，1993，第773页。

生了极大的变化。若与印度原方相较，这已起码是第二次加工改造了。中医对印度医学的再创造，就是从这些小小的药方中体现出来的。

三、北宋陈自明《妇人大全良方》

北宋陈自明《妇人大全良方》卷十“胎教门”，引用了《耆婆五脏论》的内容，明代不少医著对其中的十月胎象理论，又多次征引。其具体分析见本书第六章。

四、《备急总效方》中的《耆域［方］》

与耆域一名相关的医书还有收录在北宋末、南宋初李朝正（1096—1155）《备急总效方》中的《耆域》。宋版《备急总效方》现藏日本杏雨书屋，为天涯孤本。李朝正在《备急总效方·序》中描述了该书编纂的过程：

> 于是亲加研究，编成门类，益以《卫生》《鸡峰》等方及平昔所得经验载之《耆域》者，与夫海上方士所传秘之巾箱者，搜罗剔抉，聚为一书，命曰《备急总效方》。[①]

小曾户洋分析了此序言中提到的四种书，即《九钥卫生方》《鸡峰普济方》和崔元量的《海上集验方》，但对《耆域》一书的名称来历颇有疑问，“玩其语义，或为李氏自身临床经验方集”[②]。其实这个书名中的耆域就是印度医王耆婆的名字。为什么该书取名为《耆域》而不是《耆婆［方］》？这可能与宋代诗词中多

---

① 参见杏雨书屋藏宋版《备急总效方》，武田科学振兴财团杏雨书屋，2005。该刻版中，多处《备急总效方》刻作《备全总效方》。

② ［日］小曾户洋：《宋版〈备急总效方〉的文献研究》，《中华医史研究》2005年第3期，第132—137页。

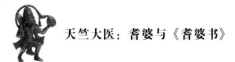

用耆域一名有关。[①]《备急总效方》共引《耆域》580 条[②]，从现存的内容来分析，该书基本上没有明显的印度医学内容，而是李朝正的撰述，除作者自己的临床经验外，也有作者所搜罗了解到的前代或者同时代的处方。[③]《耆域》无疑是一部方书，但流传不广，后世医籍偶有征引。南宋王执中《针灸资生经》引用了五条，其中有的直接称之为《耆域方》。因此，年代相距不远的王执中应该见过《备急总效方》或者以单本形式流传的《耆域方》。

五、南宋王执中《针灸资生经》

王执中是南宋著名针灸学家。《针灸资生经》全书取穴三百六十穴，行分类别，以穴对病。凡百家之说切于理者，并己之心得和针灸验案，悉注于条下且附

---

① 黄庭坚《听宋宗儒摘阮歌》：“翰林尚书宋公子，文采风流今尚尔。自疑耆域是前身，囊中探丸起人死。”黄庭坚《赠王环中》：“丹霞不蹋长安道，生涯萧条破席帽。囊中收得劫初铃，夜静月明狮子吼。那伽定后一炉香，牛没马回观六道。耆域归来日未西，一锄识尽婆娑草。”黄庭坚《席子泽盘礴图赞》：“百遇毒而成医，九折臂而信道。慈子而长人之幼，爱亲而寿人之老。盖尝饮长桑之丸，而得耆域之草。……”王安石《北窗》：“病与衰期每强扶，鸡壅桔梗亦时须。空花根蒂难寻摘，梦境烟尘费扫除。耆域药囊真妄有，轩辕经匮或元无。北窗枕上春风暖，漫读毗耶数卷书。”葛胜仲《临江仙》：“郊外黄垓端可厌，归来移病香闺。象床珍簟共委蛇。耆婆寻草尽，天女散花迟。小雨作寒秋意晚，檐声与梦相宜。冷侵罗幌酒烟微。试评书五朵，何似画双眉。”

② 《〈备急总效方〉引用书名索引》统计出《耆域》为 578 条，实际《备急总效方》卷九引“治脚膝风湿”的《御药院［方］》中提到“《耆域》一方治脚汗……”又，卷三十六“催生经效”中提到了“《耆域》独圣散”一条药方。

③ 这可以从几条药方的叙述中看出来。卷一：“治身软倒地语涩乃气疰、似中风状，杨介曾以此治刘器之数日乃安《耆域》。”卷一：“治因中暑作痼疾《耆域》……苏养直之子得效。”“治暗风应风痼皆治《耆域》……宋子荣得于卖药家一媪。李应之传一方……吕纯道云：……”卷九：“治手足身体上筋缩起，……众医皆不能晓，有一王医以此方与之，即验。”卷十：“治老人不睡、精神恍惚，辰砂丹《耆域》……刘器之晚年苦此，杨介传此方，服之，效。”卷十七：“治眼生翳膜，黄鲁直手疏《耆域》……”类似的例子还有多处，余不详举。该书卷二十、第 221 页有更详细的说明。

以方药，所载灸法亦颇详备。该书有五处涉及“耆域方”。据四库本，略引如下：

1. 卷三，“肾虚”：“治小肠气方甚多，未必皆效。《耆域方》寿命散良方、仓猝散，皆已试之效者。”

2. 又，卷三：“效《耆域（方）》密（蜜）公丸治大便秘。”

3. 又，卷三：“诸痢惟《耆域方》用厚朴、樱粟壳末最佳。”

4. 又，卷三：“脾疼”：“予尝久患脾疼，服治脾药反膨胀，不得已，依《耆域方》，用面裹火炮蓬莪茂（术）末水，与酒醋煎服，立愈。”

5. 卷七，“血崩”：“有皮匠妻患血崩，两月饮食不进，与镇灵丹服，少减而未断，因捡得《耆域方》如圣散。”

尽管王执中没有标明《耆域方》的来历，但从上引五条药方中可以看出三点：其一，《耆域方》可治疗多种疾病，如：小肠气、大便秘、痢疾、脾疼、血崩。其二，正由于它能治诸病，这说明它不是一个药方的名字，而有可能是一部医方书的名字。其三，从所用药物来判断，《耆域方》用的是中药，不是典型的印度药物。王执中所引用的《耆域方》内容，或许来自《备急总效方》。在《宋史·艺文志》中另载有《耆婆要用方》一卷。从书名来判断，《耆婆要用方》应该是一种实用性很强的医方集成。《耆域方》或许与《耆婆要用方》也有些关系。

《针灸资生经》所引用的《耆域方》内容，在后世医书中又多次被征用。比如，《普济方》卷四百二十三引用上列第 2、3 条药方。明代医学家李时珍的名著《本草纲目》除受到耆婆“万物皆药”理论的影响之外，卷十四“蓬莪术”条亦引用上列第 4 条药方，并指出“盖此药能破气中之血也。”

六、《医方类聚》中的“耆婆童子”

《医方类聚》是朝鲜金礼蒙所辑的一部大型中医类书，成书于 1445 年，相当于明英宗朱祁镇正统十年。原书共 266 卷，现存 262 卷，分为 92 门，共约 950 万字。其卷四至卷十二为五脏诸论。

《医方类聚》卷四“五藏门”中“五藏论”之“医人”条，提到了耆婆童子，引文如下：

> 药名之部，所出医王。黄帝造针经，历有千卷。药姓（性）名品，若

匪神仙，何能备著？……只如八味肾气，补六极而差五劳；四色神丹，荡千痾而除万病。槟榔下虫除气，玉壶丸去积冷消坚。李子预有杀鬼之方，刘涓有遣鬼之录。耆婆童子，妙述千端。喻父医王，神方万品。是以有命者必差，虢太子死而更苏；无命者难理，晋公生而致死。此之养病，如积薪投火而薪存，人若有病，去病而人活，不去火而薪被焚，病不除而徒丧命。①

（后略）

此段引文没有注明来源，但有部分文字与敦煌出土的 P. 2755 号《张仲景五脏论》相同，又与金代张元素修订的《张仲景五脏论》类同。对《张仲景五脏论》一书，医史学者亦有许多考论。② 这些文本均赞颂耆婆童子对药性“妙述千端”。这是肯定了耆婆的“万物皆药”理论。

七、明代王肯堂《证治准绳》中的耆婆医药方

自宋至明，不少医书引用《千金方》中的耆婆医药方。比如，宋代陈师文等撰《大平惠民和剂局方》卷八；明代《普济方》卷二百二十九、二百五十八；《医垒元戎》卷六；《景岳全书》卷三十四等处引之，扩大了耆婆医药方的影响。

虽然明代王肯堂的《证治准绳》所引用的耆婆医药方也是来自《千金方》，但他新增了一些说明。共有三处，即：

1. 卷十，提到“《千金翼（方）》有耆婆治恶病阿魏雷丸散诸方”，并指出“此出西域异人，龙宫所秘，病者能洗涤身心”。

2. 卷二十七，引用“耆婆治恶病”，无说明。

3. 又，卷二十七，列举两种雷丸散，并指出“右二方皆本《耆婆方》而增损之，使用皆效。以药有难致，拘方取足，则毕世不成矣。小有出入，并何不可？故列备焉”。

---

① ［朝鲜］金礼蒙原辑《医方类聚》第一册，人民卫生出版社，1981，第 83 页。

② 赵健雄：《敦煌写本张仲景〈五脏论〉考析》，载赵健雄编著，徐鸿达、张士卿协编《敦煌医粹——敦煌遗书医药文选校释》，贵州人民出版社，1988，第 269—273 页。

从王肯堂的解说之中，可明白耆婆医药方能够流传的两大原因：一是药方本身的功效好，“使用皆效”。二是中医学家对之“增损”，将中医的理论与实践融合其中，使之完成“本土化”的过程。

综上所述，含耆婆医药方的中医典籍，按照年代排列，主要有：

1. 黄力（初）三年（222 年）译：《耆婆医方论·治疾风品法》，后演七卷《治疾风品法》。

2. 《千金要方》（约652 年）：耆婆万病丸。

3. 《千金翼方》（682 年）：耆婆汤、“耆婆治恶病”等。

4. 《外台秘要》（752 年）：千金耆婆万病丸、耆婆汤。

5. ［日本］《医心方》（982 年）：《耆婆方》《耆婆脉诀经》等。

6. 《妇人大全良方》（北宋）：《耆婆五脏论》。

7. 《针灸资生经》（南宋）：《耆域方》。

8. 《证治准绳》（明代）：《耆婆方》。

9. 明代《本草纲目》等：《耆域方》。

第三节　以耆婆命名的医书略探

耆婆对汉传佛教与医学界的影响自不待言。在历代史志书目中，记载了一批以耆婆命名的医书。为了对耆婆医书有一整体认识，下面将逐一作简要讨论。

一、《耆婆所述仙人命论方》

《耆婆所述仙人命论方》见于《隋书·经籍志》，应该是唐以前的汉译耆婆医书。《通志·艺文略》和《国史经籍志》亦载其目。清代姚振宗《〈隋书·经籍志〉考证》中讨论了耆婆的医书。如下：

> 《耆婆所述仙人命论方》二卷，目一卷，本三卷。
>
> 《通志·艺文略》：《耆婆所述仙人命论方》二卷。
>
> 案：《宋史·艺文志》载《耆婆脉经》三卷，《耆婆六十四问》一卷，

《耆婆要用方》一卷，《耆婆五藏论》一卷，大抵皆本于是书而增长附益者。慧皎《高僧传》言：于法开祖述耆婆，妙通医法。则其人在东晋之前。《日本书目》又有《耆婆茯苓散方》一卷，《耆婆脉诀》十二卷，释罗什注。[①]

姚振宗所谓以耆婆命名的诸医书，“大抵皆本于是书（指《耆婆所述仙人命论方》），而增长附益者”，这也没有证据，只是推测而已。笔者认为，《耆婆所述仙人命论方》应该是译本，源头在印度。

从《耆婆所述仙人命论方》的题名来看，有几点值得我们注意。其一，这是耆婆转述仙人的著作。它很可能是采用了相互问答的形式。前文已经提到，《耆婆书》就是采用佛（薄伽梵）向耆婆讲述医方的结构。又，在汉译佛典《迦叶仙人说医女人经》（北宋法贤译）中，亦是哷嚩迦仙人（即耆婆）诣于其师迦叶仙人，请教女人怀孕期诸病救疗之法，迦叶仙人告之。其二，这是仙人之作。“仙人”（ṛṣi）指的是有别于天神、阿修罗和凡人的特殊群体，即婆罗门修苦行的得道者，多住在净修林之中。根据正统的印度教的观点，如果用了“仙人所述说的”这种格式，就表明这部著作是“一部神圣的作品”。所以，在《梵书》和后世的经典中，常常用到这一句式。这也是医书题名中使用“仙人/诸仙”“诸仙所说”等的根本原因。其三，这位仙人很可能就是迦叶仙人。在《修行道地经》卷一“五阴成败品”中，提到了耆婆和尊迦叶都是儿科名医。尊迦叶与迦叶仙人实际是同一个名号。其四，从“生命吠陀”的八分医方来看，并没有直接的“命论方”这一词语，指长寿延年的是 Vayo-rakṣā 一词。可见，“命论方”并不等同于长年方。“命论方”一词反而与耆婆本名有莫大关系。《翻梵语》对耆婆一名有如下解释：

耆婆品，译曰寿命。　　《善见律》卷十四[②]
耆婆，译曰命也。　　《大涅槃经》卷十[③]
耆婆伽，译曰命行。　　《僧祇律》卷三十三[④]

---

① ［清］姚振宗：《〈隋书·经籍志〉考证》，《二十五史补编》本，第四册，第 5659 页。

② 《大正新修大藏经》第 54 册，第 984 页中栏。

③ 同上书，第 994 页中栏。

④ 同上书，第 997 页上栏。

耆波医王，译曰命，亦云寿。　　　《大方等大集经》卷九①

耆婆伽，译曰寿者，亦云命者。　　　《增一阿含》卷二十四②

耆婆，律曰话（活）童子，译曰命也。　　　《善见律》卷十三③

其中均把 Jīvaka 一词译成“命”词。笔者发现有一部现存的印度“童子方”专科医典，名为《迦叶本集》（*Kāśyapa-Saṃhitā*），又名《长老耆婆经》（*Vṛddha-Jīvaka-Tantra*），与上述四条有些吻合。该书是迦叶仙人向耆婆讲述的药方书，常有“迦叶仙人如是说”的句式。它分为八个部分，共有 200 章，涵盖了医方八支的内容。其年代也比较古老，《鲍威尔写本》中的许多药方就出自该书。再者，此书名中的“Jīvaka-Tantra”一词也可意译为“命论方”，Jīvaka 即“命”，Tantra 本指密咒、真言，在医书中也可指“医论/论方”，或可译为“续”。《医理精华》第一章就以 Tantra 为名，全部是医学理论的内容，而没有任何咒语，就可将其译成“医学理论”。该书第二十九章《童子方》，亦名为 Kūmara-tantra，其中只有一条咒语，其余均为医方。因此，笔者认为，《耆婆所述仙人命论方》很可能是《迦叶本集》的节译，并且将其书名作了意译化的处理。

二、《耆婆脉诀经》与《耆婆脉经》

《日本国见在书目录》载《耆婆脉诀》十二卷。

《宋史·艺文志》载《耆婆脉经》三卷。

《通志·艺文略》载《耆婆脉经》全一卷。

《国史经籍志》载《耆婆脉经》全一卷。

《补晋书·艺文志》载《耆婆脉诀注》十二卷。（罗什撰，见《日本国见在书目录》）

《秘书省续编到四库阙书目》载《耆婆脉经》一卷。

又，《医心方》卷二引《耆婆脉诀经》凡一处。耆婆脉经类著作，前文已有所讨论。这类书在日本流行，有经与注疏之分。

---

① 《大正新修大藏经》第 54 册，第 1010 页上栏。

② 同上书，第 1010 页中栏。

③ 同上书，第 1023 页中栏。

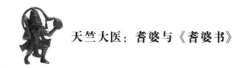

三、《耆婆六十四问》与《耆婆八十四问》

《宋史·艺文志》载《耆婆六十四问》一卷。

《通志·艺文略》载《耆婆八十四问》一卷。

《国史经籍志》载《耆婆八十四问》全一卷。

《崇文总目辑释》载《耆婆八十四问》全一卷（见天一阁抄本）。

从书名来看，仍然是“耆婆问”的模式，但有“六十四问”与“八十四问”两种本子。从书目年代来看，亦是“六十四问”本在前。《崇文总目辑释》注明有天一阁抄本，但不知此书尚在否。

四、《耆婆要用方》

《宋史·艺文志》载《耆婆要用方》一卷。仅见于此，内容不详。该书有可能是一种实用性很强的医方集成。如前所述，南宋王执中《针灸资生经》所引用的《耆域方》或许与《耆婆要用方》密切相关。

五、《耆婆服乳方》

《医心方》卷十九，引《耆婆服乳方》凡一处。前文已有论述。

六、《耆婆茯苓散方》

《日本国见在书目录》载《耆婆茯苓散方》一卷，仅见于此。由于茯苓是印度所缺的中药，所以，该书应该是中医托名之作。

七、《耆婆五脏经》

即台北“故宫”博物院所藏《耆婆五脏经》手抄本。详见本书第七章。

八、以耆婆题名的已佚佛典

在历代佛教经录中，还记载了两部以耆婆题名的佛典。

1.《耆域四术经》（或称《耆域经》《耆域术经》《耆域术四经》）。

（1）南朝梁僧祐《出三藏记集》卷三“新集安公凉土异经录第三”载：

《耆域术经》　一卷　旧录云《耆域四术经》

……右五十九部凡七十九卷是凉土异经。①

（2）《众经目录》（隋代沙门法经等撰）卷三：

《耆域四术经》　一卷　一名《耆域经》

……前二百五十经，并是众经失译，虽复遗落译人时事，而古录备有，且义理无违，亦为定录。②

又，卷五，在“阙本旧录有目，而无经本”条下，列有“《耆域术四经》一卷”。③

（3）唐代释静泰撰《众经目录》卷五：在“阙本旧录有目，而无经本”条下，列有“《耆域四术经》　一卷”。④

（4）唐代明佺等撰《大周刊定众经目录》卷七：

《耆域术经》　一卷　旧录云《耆域四术经》

……已前《僧祐录》云凉土异经。⑤

又，卷十二，“小乘阙本经”条下，列有“《耆域四术经》　一卷”。⑥

（5）唐代智升撰《开元释教录》卷四：

《耆域术经》　一卷　旧录云《耆域四术经》

……右四十七部四十九卷，唯初四部六卷有本，余者并阙。

---

① 《大正新修大藏经》第55册，第19页上栏至中栏。

② 同上书，第133页上栏至中栏。

③ 同上书，第179页下栏。

④ 同上书，第217页中栏。

⑤ 同上书，第414页中栏至下栏。

⑥ 同上书，第456页上栏。

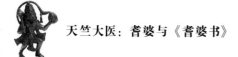

《僧祐录》云：安公凉土异经，长房等录阙而不载。今还附入凉录，以为失译。祐载安公凉土异经总五十九部，于中五部《房录》已载。今更出四十七部，通前五十二部，余有七部一十四卷。谨按长房等录，皆有所凭，即非失译，是故此录删之不存，今具条件，列之如左。[1]

又，卷十五：

《耆域术经》 一卷 旧录云《耆域四术经》

《僧祐录》云：安公凉土异经今附凉录。[2]

（6）唐代圆照撰《贞元新定释教目录》（No. 2157）卷六、卷二十五，内列"《耆域术经》 一卷"，其说明悉同上引《开元释教录》文字。

《耆域四术经》见于以上六部经录，共有四种异经名。有两点值得注意：一者，自《出三藏记集》开始，定其为"安公凉土异经"，安公乃指东晋名僧道安，凉土即凉州。它并非安公所译，实指安公所编经录中记载的在凉土翻译的佛经。《耆域四术经》流传未广，很快佚失，后世只存其目。二者，自《大周刊定众经目录》始，定其为"小乘阙本经"，但没有说明原因。涉及耆婆的佛经，有小乘经，尤多大乘经。小乘类的如《长阿含经》中的《沙门果经》《增一阿含经》等。

《耆域四术经》题目中的"四术"一词较为关键。佛典中，"八术"除指印度生命吠陀的八分医方之外，也用来指称八正道。那么，"四术"是否对应于"四谛"呢？并没有这种明确的用法。就"四"一字而言，涉及医学内容的有"四大""四种医""四种病""四种师""四种医方明"等合称词汇。别译《杂阿含经》（失译人名，附于秦录）卷十三曰：

世有四种医，能治四种病，
所谓疗身疾，婴儿眼毒箭。
如来治眼病，过于彼世医，
能以智慧鎞，决无明眼膜。
如来治身患，过于彼世医，
世医所疗者，唯能治四大。

① 《大正新修大藏经》第55册，第522页下栏至第523页上栏。

② 同上书，第645页中栏。

如来善分别，六界十八界，

以此法能治，三毒身重病。

能治婴愚病，最胜无有上，

故我今敬礼，瞿昙之大师。

医王名迦留，多施人汤药，

复有一明医，名为婆呼庐。

瞻毗及耆婆，如是医王等，

皆能疗众病，是等四种师。①

此处四种病，即八分医方中的四个方面，身疾即身患（Kāya-cikitsita），婴儿即童子方（bāla-rakṣā），眼即眼科（Śālākya），毒箭指代阿伽陀（Agada）。此“四种师”也包括耆婆在内。那么，“四术”是否指治疗上述四大类型疾病的医术呢？还无法加以肯定。

“四种医方明”与“四术”是否有关联呢？《瑜伽师地论》卷十五，提到了“四种医方明”。《法门名义集》（唐代李师政撰）“现教品法门名义集第四”之“五明论”条解释为：

医方明者有四种，一者显示差知病因，二者显示病因，三者能显示除已起之病，四者显示已除之病令更不起。②

可见，这是将“四种医方明”与“四谛”（苦集灭道）对应。

隋代智者大师说、灌顶记的《请观世音经疏》曰：

耆婆是世医，妙术不救者，就世间妙术为四，一因缘事相中明妙术，即医方、神仙、禁咒等术。二空见外道无因无果，谓此为是为术也。亦有亦无，非有非无，外之妙术。此四种妙术，世医所不能救治，爱见之病故，令五眼不明，五分之身羸损，福慧之精消歇。③

这里也提到耆婆，所谓“妙术为四”可以看作“四术”的同一指称，即“医方、神仙、禁咒等术”，而不仅仅是指治疗四类疾病的医术。因此，笔者推断，《耆域四术经》是一部讲述了一定医学知识的佛典，可以算作佛教医学典籍的范畴。

---

① 《大正新修大藏经》第 2 册，第 462 页下栏至第 463 页上栏。

② 《大正新修大藏经》第 54 册，第 199 页下栏。

③ 《大正新修大藏经》第 39 册，第 971 页中栏。

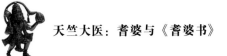

但需指出的是，上文后半段所谓“亦有亦无，非有非无，外之妙术。此四种妙术”则不是指医术，而是指印度外道对诸法所持之四种执着，通常被称为“四执”，也称“四邪”“四迷”“四术”等。如就“法”而言，数论派主张一切法为“一”，胜论派主张一切法为“异”，尼犍子外道主张一切法亦一亦异，若提子外道则主张一切法非一非异。

2.《弟子为耆域述慢戒经》。

在历代经录中，该经的异名有五种，即《弟子为耆域述慢戒经》《弟子耆域述慢戒经》《弟子慢为耆域［述］经》《弟子为耆域述慢经》《弟子慢（优）多耆域述经》。它的异译则有《弟子戏诞经》《阿难问事佛吉凶经》《佛说阿难分别经》。它们均只一卷。《弟子为耆域述慢戒经》是北凉河西王沮渠蒙逊的从弟安阳侯沮渠京声所译，唯流传不广，很快佚散。

小　结

通过上述讨论，可初步得出以下认识：

其一，耆婆的药学思想及其医药方，促使孙思邈“医道之一大变”。

其二，从《劝医论》《外台秘要》《医方类聚》《本草纲目》来看，耆婆的大名及其医方一直流传，影响之余波深远。

其三，一批以耆婆为名的医书，反映了对异域神医的崇拜。其中既有印度医学译作（《耆婆所述仙人命论方》），又有纯粹的中医托名之作，如《耆婆脉诀经》《耆婆服乳方》与《耆婆茯苓散方》等。耆婆成了中印医学汇通的一个象征符号。

其四，《耆婆所述仙人命论方》可能即现存梵文医典《迦叶本集》之节译。

其五，已佚佛典《耆域四术经》包含了一定的医学知识，可以算作佛教医学著作。

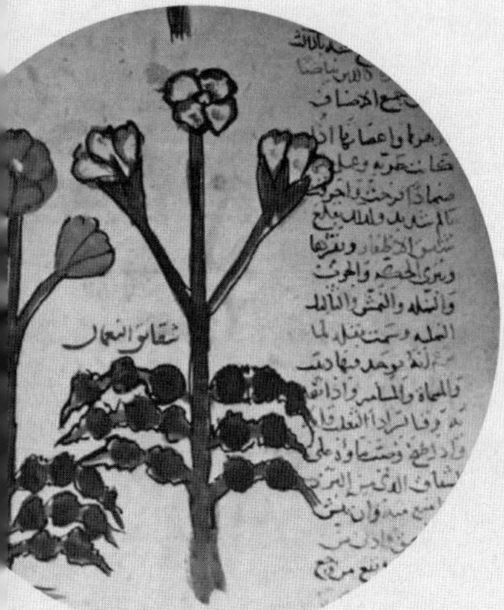

第九章

医王的称号、事迹与图像流传：耆婆在东南亚与东亚

第一节 “三界医王”
——中古“医王”概念的来源与扩散

从宗教符号学的角度，来梳理与天竺大医耆婆的名号相关的医学文化关键词的研究，是值得尝试的。1991 年，K. G. Zysk 在其论著中讨论了佛陀作为“大医王”治病的事例。[①] 1999 年，马小鹤《摩尼教、基督教、佛教中的“大医王”研究》一文分析了摩尼教、基督教、佛教所使用的“大医王”这一宗教符号，并揭示了该符号的起源、发展与演变的各自特点。[②] 该文的着眼点是宗教史上的“大医王”，没有涉及任何医学层面上的“医王”内涵。该文仅仅论证了佛陀是大医王，亦未涉及佛教文献中的其他相关人物。2003 年，笔者在《沙门黄散：唐代佛教医事与社会生活》一文中，也简略讨论了“医王”一词。[③] 2004 年 5 月初，夏德安（Donard Harper）教授曾经当面提示笔者，医王是佛教传入之后才有的名号。[④] 2005 年，范家伟在《张仲景〈五藏论〉研究》一文中，对敦煌本

① K. G. Zysk, *Asceticism and healing in ancient India.*

② 马小鹤：《摩尼教、基督教、佛教中的“大医王”研究》，《欧亚学刊》第一辑，中华书局，1999，第 243—258 页。收入马小鹤：《摩尼教与古代西域史研究》，中国人民大学出版社，2008，第 101—120 页。

③ 陈明：《沙门黄散：唐代佛教医事与社会生活》，载荣新江主编《唐代宗教信仰与社会》，上海辞书出版社，2003，第 252—295 页。

④ 夏德安（Donard Harper）在讨论敦煌吐鲁番出土的《五藏论》写本时，也论及了医王一词。Cf. Donard Harper, “Précis de connaissance médicale. Le *Shanghan lun* 伤寒论（Traité des atteintes par le Froid）et le Wuzang lun 五藏论（Traité des cinq viscères),” in *Médecine, Religion et Sociéte dans la Chine Médiévale: Étude de Manuscripts Chinois de Dunhuang et de Turfan*, Tome I, Sous la direction de Catherine Despeux (Paris: Collège de France, Institut des Hautes Études Chinoises, 2010), pp. 65 - 106.

《五藏论》中的医王一词有所讨论。[①] 2009 年，C. Pierce Salguero 在《文献网络中的佛教医王》一文中，讨论了耆婆的名号与医王概念，他强调汉译佛经中的耆婆故事与大医的形象，是译者为了劝化而有意重塑的。[②] 2011 年，笔者对敦煌文献中的医王名号的来源再度进行了梳理。[③]

上述成果都给笔者的下一步研究提供了有益的启发。尤其是 C. Pierce Salguero 的观点非常新颖。佛经汉译过程中，译者具体有多大程度的“重塑”，需要进行细致的梵汉文本对勘才能得出可靠的结论。就“医王”这一名号而言，梵本佛经中，如《根本说一切有部毗奈耶破僧事》卷十四、梵本《大乘集菩萨学论》（*Śikṣāsamuccaya*）第八章等，耆婆就有“医王”的称呼，这说明耆婆在印度本土的佛教原典中就是“医王”，耆婆的主体事迹是印度佛教徒所书写的，而不是汉译过程中译者的“再创造”。

一、佛经中的“医王”

佛经中的“医王”有两种含义。一是指世间医师中那些医术最高超的人，不过他们对世人的烦恼、邪见等心理疾病无能为力。二是指能用智慧法药来治愈世人心病的佛和菩萨等。前者是医王一词的原义，后者是它的譬喻义。佛经中经常出现两位医王：佛陀与耆婆。佛陀精通医学知识，亲自护理患病比丘，对僧团日常生活所涉及的医药事做出详细的规定。但是，需要注意的是，佛陀被称为医王，并不是强调他的医术高超，而是强调他觉悟了解脱世人生死烦恼的佛法，他是佛祖。佛陀是“慈悲大医王”，佛法是“无上智良药”，目的在于“疗治众生苦”。了解这一点，可以帮助下文分辨中土文献中的医王含义。

---

① 范家伟：《张仲景〈五藏论〉研究》，《中国文化研究所学报》第 45 期，2005，第 23—46 页。该文的修订稿另题《张仲景与张仲景〈五藏论〉研究》，收入范家伟《中古时期的医者与病者》，复旦大学出版社，2010，第 23—50 页。有关医王一词的讨论，参见该书第 29—32 页。

② C. Pierce Salguero, “The Buddhist Medicine King in Literary Context,” pp. 183 - 210.

③ Chen Ming, “Le roi des médecins dans les manuscrits médicaux de Dunhuang”. (Traduction du chinois en français par Catherine Despeux)

佛经中对医术高明的人，一般称为大医、明医，但也有偶尔称为医王的。《医喻经》云：

> 是时世尊，告诸比丘言："汝等当知，如世良医，知病识药，有其四种，若具足者，得名医王。何等为四？一者识知某病，应用某药；二者知病所起，随起用药；三者已生诸病，治令病出；四者断除病源，令后不生。是为四种。"①

别译《杂阿含经》中列举了数位名医和医王，如下：

> 医王名迦留，多施人汤药，复有一明医，名为婆呼庐。
> 瞻毗及耆婆，如是医王等，皆能疗众病，是等四种医。②

此处就有迦留、婆呼庐、瞻毗、耆婆等四人并称为医王。《杂阿含经》是小乘的经文，到了大乘的佛经中，诸多医师就仅有耆婆一人专称为医王了。

有关耆婆的佛经故事中有着强烈的神话色彩。在耆婆的两部传记色彩的汉译佛典（《㮈女祇域因缘经》与《柰女耆婆经》）中，耆婆天生就是医王下凡。他出生时就随身带着医药囊，后来去印度西北学术中心得叉尸罗，向阿提耶学医七年，医术精湛，治疗许多疑难杂症而名满天下。耆婆被称为医王，当然首先是基于他高超的医术。但与他医术并肩的那些医师，为何没被称为医王呢？最重要的原因在于耆婆是佛陀的信仰者，是当时僧团的专门医生，与僧团有着密切的联系，提出了许多涉及僧团制度的建议。因此，他才有可能在诸医师中独尊为医王。在汉传以及南传的佛经中，没有记载耆婆获得医王封号的具体过程，只是在藏传佛教文献中出现了这一事件。在藏文本的耆婆故事中，耆婆凭借自身的智慧和努力，以举世无双的医术而博得医王称号，瓶沙王和阿阇世王先后三次为耆婆举行了分封医王的仪式。③ 耆婆三次获得医王的封号，而且是由国王授予的，可谓具有了名副其实的医王资格。

就汉译佛经来看，耆婆所涉及的名号有"医王""童子医王""大医王""天之医王""医王菩萨"等五种，其内涵有所变化。

---

① 《大正新修大藏经》第4册，第802页上栏。

② 《大正新修大藏经》第2册，第463页上栏。

③ G. M. Bhaiṣagācārya, ed., *The History of Indian Medicine. Cf. F. Anton von Schiefner*, Tibetan tales derived from Indian sources.

在梵本《大宝积经·迦叶品》（*Kāśyapaparivarta*）及其汉译本和相关的诸异译本中①，笔者发现了与“医王”和“耆婆”相关的用例。其相关文句的梵汉对勘情况如下：

（1）东汉支娄迦谶（Lokakṣema）译《佛说遗日摩尼宝经》云：“若阎浮利，若医若医弟子者，若医王最尊。”②

（2）晋本（《佛说摩诃衍宝严经》）云：“假令三千大千国土诸有识者，悉如耆域医王。”③

（3）秦本（即《大宝积经》卷一一二之《普明菩萨会》第四十三）云：“阎浮提内诸医师中，耆域医王最为第一。”④

（4）于阗地区出土的梵本《迦叶品》（*Kāśyapaparivarta*）中对应的句子为：“yāvaṃta kāśyapa jaṃbudvīpe vaidyā vā vaidyāṃ tevāsino vā sarveṣāṃ teṣāṃ jīvako vaidyarājā agromākhyāyate.”⑤

梵本中的Jīvako vaidyarājā，就是指“耆域（耆婆）医王”。此外，在其他大乘佛典中，他均被称为耆域医王（时缚迦医王、耆婆医王）。比如，《佛五百弟子自说本起经》中云：“遣耆域医王，擎药与鹿子”。⑥《大宝积经》卷四十八（唐代玄奘译）：“彼诸人等并成良医，寿命一劫，明练方术，通闲医道，为大医师，善疗众病，皆如今者时缚迦（Jīvaka）医王。”⑦《佛说如来不思议秘密大乘经》（北宋法护译）卷二等经文中云：“譬如世间耆婆医王，积集一切胜上

---

① Baron A. von Staël-Holstein, *The Kāśyapaparivarta—A Mahāyānasūtra of the Ratnakūṭa class edited in the original Sanskrit, in Tibetan and in Chinese*《〈大宝积经·迦叶品〉梵藏汉六种合刊》，上海商务印书馆，1926.

② 《大正新修大藏经》第12册，第192页上栏。

③ 同上书，第197页下栏。

④ 《大正新修大藏经》第11册，第635页上栏。

⑤ M. I. Vorobyova-Desyatovskaya, ed., *The Kāśyapaparivarta*, *Romanized Text and Facsimiles* (Tokyo: The International Research Institute for Advanced Buddhologyat Soka University, 2002), p. 34.

⑥ 《大正新修大藏经》第4册，第199页上栏。

⑦ 《大正新修大藏经》第11册，第281页上栏。

之药。”①

东晋竺昙无兰译《佛说寂志果经》云：“时有童子医王，名曰耆域晋言故活，持扇侍王。”② 童子医王，可能是指明耆婆的专业范围。耆婆童子的全名为梵文Jīvaka Kumārabhṛta（巴利文：Jīvaka Komārabhacca）。他的名字与“小儿医/童子医”（梵 Komarobhṛtya、巴 Komārabhacca）一词有词源关系。精通童子医方的人就叫做 Kaumārabhṛtya，既然耆婆全名中的 Kumārabhṛta 与 Kaumārabhṛtya 是同一词源，那么这就有可能暗示了 Kumārabhṛta（童子）乃是耆婆的“名号”，指明他为童子方医师。西晋竺法护译《修行道地经》卷一“五阴成败品第五”列举了各类医家的姓名：“复有小儿医，其名曰尊迦叶、耆域、奉慢、速疾，是等皆治小儿之病。”③耆婆名列其中。《迦叶仙人说医女人经》《佛说长寿灭罪护诸童子陀罗尼经》《鲍威尔写本》卷二中的耆婆药方，都表明了耆婆在童子医方面的杰出成就。所以，他才被称为“童子医王”。

《佛说如来不思议秘密大乘经》中所谓“世间耆婆医王”，即肯定他是人间医王。医王是对耆婆最常见的称呼，而大医王比医王的尊敬性意味更强。《大宝积经》卷二十八（北魏佛陀扇多译）云：“佛告目连，令到耆婆大医王所，问服药法。”④ 又，《大宝积经》卷四十八云：“如时缚迦大医王者，聚集众药合为形相。”⑤

除医王外，在汉译佛经中，耆婆也被称为药王。后秦凉州沙门竺佛念译《出曜经》卷十九云：“尔时，耆域药王请佛及比丘僧。”⑥《大宝积经》卷一百〇八（东晋竺难提译）云：“以何缘故，如来先无诸病，而从耆域药王，索优钵罗花，嗅之令下。”⑦ 耆婆被称为药王，其原因应该源于《四分律》卷三十九与《㮈女祇域因缘经》中耆婆关于“天下所有，无非药者”的药学理论。“药王”一词的梵文原语是 bhaiṣajya-rājā。在佛典中，耆婆的药王称呼远远少于医王。其原因可

① 《大正新修大藏经》第 11 册，第 708 页下栏。
② 《大正新修大藏经》第 1 册，第 271 页上栏。
③ 《修行道地经》卷一，《大正新修大藏经》第 15 册，第 185 页中栏。
④ 《大正新修大藏经》第 11 册，第 155 页中栏。
⑤ 同上书，第 283 页中栏。
⑥ 《大正新修大藏经》第 4 册，第 712 页下栏。
⑦ 《大正新修大藏经》第 11 册，第 605 页中栏。

能在于，耆婆主要是以医术而不是以药术而著称的。

耆婆还有神话色彩的称呼“天之医王”。《㮈女祇域因缘经》记载祇域（Jīvaka）为迦罗越家的女儿治病故事时，有这样一段话：“祇域生而把针药，弃尊荣位，行作医师，但为一切命。此乃天之医王，岂当妄耶？”[1] 此段话又见《佛说柰女耆婆经》：“耆婆生而把持针药，弃国尊位，行作医师，但为一切人命故耳。此乃天之医王，岂当妄耶？”[2]

天之医王，就超出了人间医王的层面，使耆婆从人转变为神。在密教经典中，耆婆的地位显然又提高了一级，被尊为“医王菩萨”。《佛说长寿灭罪护诸童子陀罗尼经》（唐代佛陀波利译）云：“尔时，医王菩萨名曰耆婆，前白佛言：世尊，我为大医，疗治众病。”[3]

佛经中掌管医药的菩萨主要是东方药师琉璃光佛（Bhaiṣajya-guru-vaiḍūrya-prabhā）、药王菩萨（Bhaiṣajya-rājā）与药上菩萨（Bhaiṣajya-samudgata）。耆婆被称为菩萨，得以与他们并列。值得注意的是，药师佛、药王菩萨、药上菩萨与医王的名号均无关系。在汉译佛经中，他们之间的区别是十分清楚的。

“医王”一词的梵语名 Vaidya-rāja-，不仅前引《迦叶品》梵本中就出现过，梵本《普曜经》《金光明经》等经文中亦多见。佛本生故事中，世尊前生曾为大医王，求疗众生的疾苦。北宋施护译《佛说护国尊者所问大乘经》（*Rāṣṭrapālapari-pṛcchā-sūtra*）卷二中指出：

> 又昔曾为大医王，常救病苦诸众生，
> 或出身血及髓脑，救疗疾病令除愈。[4]

与“大医王”对应的梵语词就是 Vaidya-rāja-。就所出现的文本性质而言，“医王”一词多见于大乘经文，可见，“医王”一词的流行与大乘佛教普度众生

---

① 《大正新修大藏经》第 14 册，第 899 页上栏。

② 同上书，第 903 页中栏。

③ 《卍续藏经》（中），第 150 册，第 374 页。

④ 《大正新修大藏经》第 12 册，第 5 页下栏。《大宝积经》卷八十中所收的隋代阇那崛多译《护国菩萨会》第一十八之一中的偈颂，与此略有不同，未见“大医王”一词。Cf. Daniel Boucher, *Bodhisattvas of the Forest and the Formation of the Mahāyāna: A Study and Translation of the Rāṣṭrapālaparipṛcchā-sūtra* (Hawai'i: University of Hawai'i Press, 2008), p. 133.

的思想有较大的关系。

在佛教之外，生命吠陀文献中是不是另外有医王呢？Dhavantari 就是生命吠陀的医王。按照生命吠陀的传说，Dhavantari 是世俗的国王，他精通医学，是妙闻（Suśruta）的老师，因此，他有医王之称。“生命吠陀”医籍中并不看重“医王”这一名号。Dhavantari 的年代在佛陀之后。笔者认为，Vaidya-rāja-先出现于佛教文献，后来为生命吠陀所借用。作为印度古代的名医，耆婆也被记载在生命吠陀的医籍中，但他并无资格称为医王。因为在生命吠陀医学知识的传承体系中，耆婆只是人间的一位大医而已，并没有像在佛教文献中占据那么高的地位。

二、敦煌写本中的“医王”

敦煌出土的《张仲景五藏论》共有 5 个写本，即 P. 2115、P. 2378、P. 2755、S. 5614 和 Дх. 01325v。[①] 其中，提到医王的如下：

P. 2115《张仲景五藏论》开篇云：

> 五脏论一卷　张仲景撰
>
> 普名之部，出本于医王。皇（黄）帝与造《针灸经》，历有一千余卷。耆婆童子，妙娴（闲）药性，况公私等凡夫何能备矣。[②]（后略）

S. 5614《张仲景五藏论》中的文字基本同上，也是“普名之部，出本于医王。”而 P. 2755《张仲景五藏论》中没有卷首语，只在后文提及医王：

> 李子预有杀鬼之方名，刘涓子有鬼遗之录。耆婆童子，药性妙述千端。俞（逾）跗（附）医王，神方［万］品。[③]

① 李应存：《新发现 Дх. 01325v 为敦煌〈张仲景五脏论〉又一写本》，《敦煌研究》2006 年第 1 期，第 89—90 页。李应存、李金田、史正刚：《俄藏敦煌文献中新发现 Дх. 01325v〈张仲景五脏论〉录校》，《甘肃中医》2006 年第 3 期，第 16—17 页。姚美玲：《敦煌写本张仲景〈五脏论〉考辨》，《敦煌学辑刊》2010 年第 4 期，第 99—104 页。范家伟：《张仲景〈五藏论〉研究》，《中国文化研究所学报》第 45 期，2005，第 23—46 页；《张仲景与张仲景〈五藏论〉研究》，载《中古时期的医者与病者》，复旦大学出版社，2010，第 23—50 页。

② 马继兴等辑校《敦煌医药文献辑校》，第 56 页。

③ 马继兴等辑校《敦煌医药文献辑校》，第 120 页。

P. 2115、S. 5614 中的这段话，在明代朝鲜金礼蒙编纂的《医方类聚》五藏门的“五藏论”中“医人”部分，引作“药名之部，所出医王。黄帝造针，历有千卷。药性名品，若匪神仙，何能备著?”其中的“普名之部”变成了“药名之部”。此外，“耆婆童子，妙娴药性”这一句在《医方类聚》中已经佚散了。

P. 2755 的上引文不见于 P. 2115、P. 2378、S. 5614，而见于《医方类聚》的“五藏论”中，但后者有明显修订过的痕迹。这表明唐代存在《张仲景五藏论》的异本，而这些文本之间的差异，可能反映了《五藏论》在当时的流传情形。P. 2755 中，与耆婆童子（药性妙述千端）并列的是逾附医王（神方万品）。这是医王的名号用在中医学家的身上。逾附，也写作俞父、踰附，是上古传说的名医。

要了解《张仲景五藏论》中的“医王”含义，还有必要梳理一下敦煌文献中提及的医王有哪几种类型。这里不拟讨论佛经抄本中出现的医王资料，而关注中土撰述（包括愿文、变文、讲经文、诗歌、邈真赞）中的相关资料。可以发现，医王有以下三类：

其一，佛为医王。愿文中多处将佛法比作良药，而将佛陀比作医王。

S. 4992《愿文范本》(拟)：“夫经称法药，佛号医王。”①

P. 2044《愿文范本》(拟)：“是知佛作医王，法称良药。”②

S. 5639《亡文范本》(拟)：“释迦大圣，为三界之医王；……鹫岭医王，灌醍醐之妙药。”③鹫岭医王也就是指佛陀。

S. 4571《维摩诘经讲经文》云：“为大医王，善疗众病，应病与药，令得服行。……方称菩萨，始号医王。河沙烦恼病消除，菩萨慈悲方愿满。所以经云：‘以现其身为大医王，善疗众病，应病与药，令得服行’。”④又，《御制莲花心轮回文偈颂》卷三（P. 3130）云：“背生死之患，赖佛医王；留慈悲之云，希乘良药。”⑤ S. 2454《十二时》“维摩五更转”中写道：“一更初，医王设教有多途，

---

① 黄征、吴伟编校《敦煌愿文集》，第 142 页。

② 同上书，第 152 页。

③ 同上书，第 203 页。

④ 黄征、张涌泉校注《敦煌变文校注》，中华书局，1997，第 771 页。

⑤ 徐俊：《敦煌诗集残卷辑考》，中华书局，2000，第 197 页。

维摩权疾从方丈，莲花实想坐街衢。”

《愿文》（P. 2058、P. 3566）云：“夫佛为医王，有疾咸救；法为良药，无苦不治。……伏闻三宝，是出世医王。”[①] 三宝即佛、法、僧，此处将三宝比作医王，是引申义。又，《俗丈夫患文》（S. 5561、S. 5522）云：“伏闻三宝，是出世之法王；诸佛如来，为四生之慈父。”[②]《俗丈夫患文》（S. 5561）中还有“医王潜佑”之句。[③] S. 6417《父患文》云：“唯愿医王大圣洒甘露之莫祁。”[④]这几处无疑也是指佛陀。医王也就是法王的意思。从敦煌的这些愿文中，可见医王已经成了一种程序化的用语。P. 3425《金光明变相一铺铭》：“作大医王，济诸疾苦。得流水之宿果，正萨埵之坚持。……医王长者，涸鱼□泉。”[⑤]P. 3023《妙法莲华经序》：“建八谛之医王，授掌中之妙药。”[⑥]这两处的医王也是佛教语境中的常见用法。

P. 4660《河西都僧统翟和尚邈真赞》云：“五凉师训，一道医王。”郑炳林认为此医王是指扁鹊，然后以此为根据推论出翟和尚是僧医。[⑦] 此观点值得怀疑。因为该件文书中除此句之外，再没有任何一个字提到他的医术，不像《索崇恩和尚修功德记》（P. 4010、P. 4615）那样明显提及“门师悲同药王，施分医术”。笔者认为，此处将“师训”与“医王”并列，正好说明了翟和尚是精通佛法的高僧，所谓“医王”只是譬喻用法，并非实指他是僧医。

其二，世上医王。

P. 2854《患文》：“虽服人间药饵，世上医王，种种疗治，未蒙痊损。复闻三宝，是出世之法王。”[⑧] 北图 6854《患文》：“虽复（服）人间药饵，世上医

---

① 黄征、吴伟编校《敦煌愿文集》，第 664 页。

② 同上书，第 696 页

③ 同上书，第 690 页。

④ 同上书，第 706 页。

⑤ 另见陈尚君辑校《全唐文补编》中册，中华书局，2005，第 1091 页。

⑥ 同上书，第 1509 页。

⑦ 郑炳林、党新玲：《唐代敦煌僧医考》，《敦煌学》第 20 辑，1995，第 31—46 页。

⑧ 黄征、吴伟编校《敦煌愿文集》，第 671 页。

王、诸佛如来为种种疗治，未蒙痊损。复问（闻）三保（宝）之力，是出世法王。”① 这两处的格式几乎相同。

敦煌本《维摩诘经讲经文》（六）云：“若值劫中有病，现身教作医王。众生病者令安，胜将十劫财施。”②又，《禅门秘要诀》（S. 4037、P. 2105、P. 2104中均有）云：“饥逢玉膳不能餐，病遇医王争得差。”③

S. 6234《唐佚名诗集诗31首》中的《问友人疾》一诗云：

未季何时疾，轻微免著床。

大须餐保药，少是饮琼浆。

有阙驰书问，亲临俎（诅）路长。

塞垣唯委命，无处召医王。④

这几处提及的“医王”都是人间的医生，治疗世人普通的疾病。

其三，耆婆医王。

《患文》（S. 343、P. 3259）、《俗丈夫患文》（S. 5561、S. 5522）、《愿文段落集抄》（拟）（P. 2543R、P. 2526R）中，数次提到“耆婆妙药，灌注身心；般若神汤，恒流四大”这样的套语。这些均表达了敦煌民众对耆婆的信仰，其目的在于祈求解除病苦。粟特语写卷中，耆婆也被叫作医王，其名号 βyc'n xwt'w（king of physicians）见于敦煌西域所出的巴黎法国国家图书馆藏粟特语佛教文献 P9 的第78、79、92、95行。⑤

与耆婆相关的《佛说温室洗浴众僧经》，在敦煌有两种经疏抄本，还有众多涉及浴僧的杂类文献。S. 2832《愿文等范本》云：“腊月八日，时属风寒月，景

---

① 同上书，第676页。

② 黄征、张涌泉校注《敦煌变文校注》，第906—907页。

③ 徐俊：《敦煌诗集残卷辑考》，第14页。

④ 同上书，第653页。

⑤ Cf. E. Benveniste, *Textes sogdiens* (Paris, 1940), pp. 122 – 123. Nicholas Sims-Williams, “Two Bactrian Fragments from Yar-khoto,” in Desmond Durkin-Meisterernst, Simone-Christiane Raschmann, Jens Wilkens, Marianne Yaldiz & Peter Zieme (eds.), *Turfan Revisited-The first Century of Research into the Arts and Culture of the Silk Road* (Berlin: Dietrich Reimer Verlag, 2004), p. 332.

在八辰。如来说温室之时，祇域浴众僧之日。”[①] P. 3103《浴佛节愿文》（拟）：“宣传不绝于龙沙，传授无亏于柰苑。所乃效未生怨之盛作，袭祇域王之芳踪。”此处的祇（祇）域（Jīvaka）王，其实是祇域王子或者祇域医王的略称，因为耆婆并没有当过国王，只是瓶沙王的王子及被称为医王而已。

《温室经讲唱押座文》提到祇域（耆婆）：“祇域还从柰女生，妙通法术救众生，能疗众病一切差，国称至宝大医王。”耆婆被称为“大医王”，自然是来自佛经中的说法。在 P. 2191V0《维摩诘所说经释》中也提到：

> 言为大医王，善疗众病，应病以药，令得复行者，如世耆婆、祇域等［善］救众生，能除身病，弁色知声，五明通达，故借喻也。言五明者，一内明论，二因明，三声明论，四工巧明，五医方明。治无不愈，名曰善疗，世医上自如是，况菩萨元大能也？兴大悲心，广设法药，身心二病，两总俱除。

此处将耆婆、祇域并列称作大医王，是作者未曾意识到二者均为梵语名 Jīvaka 的音译。

吐鲁番出土的唐咸亨四年（673）海生墓志中写道：“求以殊方之药，访以回驾之医。致使无验无方，薨尔淹从迁化”。[②] 一般而言，回驾之医，在中医本来指的是扁鹊，这里很可能指的是耆婆。扁鹊与耆婆常用来对举。S. 2073《庐山远公话》所云“假使祁婆浓药，扁鹊行针”就是一个例证。[③] 因为在《温室经疏》与《温室经讲唱押座文》等敦煌文献以及佛教经疏之中，均提到耆婆的神奇医术，能够起死回生。再者，出自吐鲁番的《故旅帅张相欢墓志》中所谓“追诸耆域”，亦表明耆婆在吐鲁番地区有着一定的影响。“殊方之药”与“回驾之医”，正反映了处于丝绸之路重镇吐鲁番地区的人们对外来医学文化的追求。将原来形容中医人物的词语，加诸类似耆婆这样的异域医家身上，这样做的目的一来是肯定外来者的能力，令本土的读者信服，二来是将外来的形象本土化，便于读者接受。

丝绸之路还流传一些故事，其中耆婆不是主角，但起了比较重要的作用。比

① 黄征、吴伟编校《敦煌愿文集》，第 85 页。

② 侯灿、吴美琳：《吐鲁番出土砖志集注》（下），巴蜀书社，2003，第 550 页。

③ 黄征、张涌泉校注《敦煌变文校注》，第 260 页。

如，前述《经律异相》所引《大般涅槃经》中耆婆从火中取儿的故事。该故事的场景先后出现在犍陀罗地区的石刻以及新疆克孜尔的壁画中。福歇尔（A. Foucher）曾经辨认出一幅1—2世纪的犍陀罗地区所出火生童子获救的故事石雕（参见图9.1）①。该石雕描绘的就是火生童子为耆婆从火中所救（童子站在熊熊的火焰之中）、佛陀以此训诫耆那教徒（或谓耆那教医生）的场景。其中，站在形象巍峨的佛陀的左侧下方、双手前伸而右手抓住站立着的火中小儿的、并非出家人打扮的那位长者就是耆婆。与此相似，美国纽约布鲁克林博物馆（Brooklyn Museum）也收藏了2世纪贵霜时期犍陀罗地区所出的“火中取子”故事石雕。该石雕要比前一幅完整一些，耆婆也是站在佛陀的左侧，双手伸向火中站立着的小儿（参见图9.2）。②

在克孜尔石窟第34窟东侧壁画中，也有一幅火生童子的菱格故事画，但其画面中耆婆的形象并不清晰（参见图9.3）。③ 此“火中取子”故事图像除出自前述带插图的《释氏源流应化事迹》诸多版本之外，另见于四川剑阁觉苑寺大雄宝殿的十四铺佛传壁画之中。该壁画中的耆婆正抱着一个孩子从火中跳出，一位外道正跪拜在佛陀的脚下。此图还有一个榜题，名为“火中取子”（参见图9.4a－b）。④

---

① A. Foucher, *L'art gréco-bouddhique du Gandhāra*, tome 1：*Les bas-reliefs gréco-boud-dhiques du Gandhāra*（Paris：E. Leroux. 1905）, p. 526, fig. 258. 图版转引自Emmanuelle Lesber,“Une Vie illustrée du Buddha（*Shishi yuanliu*, 1425）, modèle pour les peintures murales d'un monastère du XVe S.（Jueyuan si, Sichuan oriental）”, *Arts Asiatiques*, vol. 57（2002）：69－101. fig. 10b.

② Alvan C. Eastman, “Three Hitherto Unpublished Gandharan Sculptures in the Brooklyn Museum,” *Parnassus*, vol. 4, no. 1（1932）：25－28.

③ Emmanuelle Lesbre, “An Attempt to Identify and Classify Scenes with a Central Buddha Depicted on Ceilings of the Kyzil Caves（Former Kingdom of Kutcha, Central Asia）,” *Artibus Asiae*, vol. 61, no. 2（2001）：305－352. cf. fig. 10.

④ Emmanuelle Lesber,“Une Vie illustrée du Buddha（*Shishi yuanliu*,1425）,modèle pour les peintures murales d'un monastère du XVe S.（Jueyuan si,Sichuan oriental）,”*Arts Asiatiques*,vol. 57（2002）:69－101. fig. 10a. 另见《中国寺观壁画全集》编辑委员会编《中国寺观壁画全集4：明代寺院佛传图》，广东教育出版社，2011。

三、唐宋文献中的医王与耆婆

在唐代的文献中，医王的第一重含义就是指精通佛法的高僧，但又分为两种情况。

第一种，并不强调他们是否知晓医术。《大唐朝议大夫行闻喜县令上柱国临淄县开国男于君请移□□唐兴寺碑》云："时夏县威神寺法师俗姓张，法名忽硉，其先衣冠出南阳，精持律仪，熏修戒行。……大道未行，同孔丘之历聘；众生有病，等医王之援手。……示方便品，导波若流。"① 忽硉法师是一名精持律仪的高僧。所谓"众生有病，等医王之援手"，显然是将他比作了疗治众生心病（也可能包括身病）的医王。"示方便品，导波若流"，则反映此僧乃佛法意义上的"医王"。

《大唐神都青龙寺故三朝国师灌顶阿阇黎惠果和尚之碑》云："我师之禅智妙用在此乎！示荣贵，导荣贵；现有疾，待有疾。应病投药，悲迷指南。……天返岁星，人失惠日。筏归彼岸，溺子一何悲哉！医王匿迹，狂儿凭谁解毒？"② 惠果和尚师事大照禅师，是不空三藏一系的弟子，传承密宗大法。他的演说佛法被称为"应病投药"，是对悲迷者的指南。因此，他的圆寂被喻为"医王匿迹"。可见，惠果在撰碑文者（日本空海大师）看来，就是疗人心病的医王。

白居易《东都奉国寺禅德大师照公塔铭》云："夫如是，可不谓烦恼病中师，为医王乎；生死海中师，为船师乎？呜呼！病未尽而医王去，海方涉而船师失。"（《白氏长庆集》卷七十一）白居易在此塔铭中，将禅德大师照公称为能消除众生烦恼和痛苦的"医王"和在生死之海中指引航向的"船师"。照公的圆寂就如同医王离去、船师失踪。上述的三位僧人分别是律师、密宗僧和禅师，他们固然身份有别，但在佛法的修为上是一致的。

唐诗中经常出现将一些佛门大德譬喻为医王的例子：

道宣《广弘明集》（664）卷三十载《隋著作王胄卧疾闽越述净名意》："信矣大医王，兹力诚无量。"

---

① 吴钢主编《全唐文补遗》第三辑，三秦出版社，1996，第 9 页。
② 吴钢主编《全唐文补遗》第五辑，三秦出版社，1998，第 4—5 页。

沈佺期（？—约714）《九真山净居寺谒无碍上人》："大士生天竺，分身化日南。……弟子哀无识，医王惜未谈。"（《全唐诗》卷九七）

皇甫冉（714—767）《问正上人疾》："医王犹有疾，妙理竟难穷。"（《全唐诗》卷二四九）

卢纶（748—约800）《秋夜同畅当宿藏公院》："礼足一垂泪，医王知病由。"卢纶《送惟良上人归江南》："群生一何负，多病礼医王。"（《全唐诗》卷二七九）

刘禹锡（772—842）《病中一二禅客见问因以谢之》："医王有妙药，能乞一丸无。"（《全唐诗》卷三五七）

赵嘏（806—852/853）《题崇圣寺简云端僧录》："回首故园红叶外，只将多病告医王。"（《全唐诗》卷五四九）

司空图（837—908）《修史亭二首》："今日无疑亦无病，前程无事扰医王。"（《全唐诗》卷六三四）

王继勋（五代中人）《赠和龙妙空禅师》："谁知今日秋江畔，独步医王阐法筵。"（《全唐诗》卷七六三）

谭用之（五代末人）《贻净居寺新及第》："此境空门不曾有，从头好语与医王。"（《全唐诗》卷七六四）

修雅（唐五代，年代不明）《闻诵法华经歌》："师名医王行佛令，来与众生治心病。"（《全唐诗》卷八二五）

这些诗中所提到的均为佛门中的人或者事，但并不能肯定他们全都知晓医术。

大诗人白居易的笔下数次出现"医王"一词，它还是同佛教息息相关的。白居易《不二门》："作看老病逼，须得医王救，唯有不二门，其间无夭寿。"又，《渭村退居寄礼部崔侍郎翰林钱舍人》（诗一百韵）："渐闲亲道友，因病事医王。息乱归禅定，存神入坐亡。"白居易《病中诗十五首（并序）之病中五绝句之四》的序中提到在年老多病之后，"余早栖心释梵，浪迹老庄。因疾观身，果有所得。何则？外形骸而内忘忧恚，先禅观而后顺医治"。因此，自我参禅解脱："身作医王心是药，不劳和扁到门前"。白居易《斋居偶作》："不须忧老病，心是自医王。"最终达到的境界是自身为"医王"，而不需要世俗的名医来治疗了。

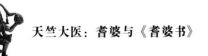

第二种，那些精通医药与佛法的高僧更有可能被譬喻为或称作医王。洛阳龙门故宁刹寺比丘尼志弘墓志铭云："一自苦心，禅寂斯固；入三昧乐，得解脱门；可以为住世医王，可以为释教法主。"[1] 在石刻史料中，最能说明这一点的就是《大唐荷恩寺故大德法律禅师塔铭》，云：

天宝中，采药崆峒。遇逢天使，道与时会，名称上闻，征入京师，住宝台寺。加以悬鉴来事，见重时君，得大总持，固能护摄。外假药妙，内实知人。……未逾岁时，代宗皇帝以万方为心，忧劳兴疾。梦寐之际，遂见吾师奉献神膏。未踰翌日，厥疾乃瘳。遂赐院额号医王寺，令将军段公等就寺为师设千僧会。[2]

此则塔铭中虽然没有具体描述法律禅师的医术，但他"采药崆峒""外假药妙，内实知人"，说明他对药术还是精通的。尤其是他梦献神膏，最终获得了医王寺的院额名号。这实际上就是唐代宗赐封他为医王。

又，在道教经典中，也有袭自佛经的"医王"之说。敦煌本《太玄真一本际经》即云"如此人者亦名医王"。[3]《云笈七签》卷九十五引"病说"云："念于众生，勿令忧恼。劝助众生，勤行进道。作大医王，疗治众生一切病根，慰喻众生，以疾而卧。""作大医王"实际上是强调以道法来救度众生。

唐代将上古时期的中医人物称为医王的有两人。其一就是《张仲景五藏论》中的俞父医王。其二，是孙思邈《千金翼方》卷二十九所载"禁金疮法"的咒语中云："医王扁鹊，药术有神，还丧车，起死人。"这样，中医就将佛教文献中的一个名号移植到了中医史家的头上。在唐代还有一位神医，后人也称之为医王子。法云《翻译名义集》卷一，引《本草序》云：

医王子姓韦名古，字老师，元是疏勒国得道人也。……寿年五百余岁。洎开元中，孟夏之月，有人疾患，稍多疼困。师发愿心存目想，遂普施药饵，无不痊平，睹之者便愈。后乃图形供养，皇帝敬礼为药王菩萨。[4]

---

① 张乃翥、张成渝：《洛阳与丝绸之路》，国家图书馆出版社，2009，第350—351页。

② 吴钢主编《全唐文补遗》第四辑，三秦出版社，1997，第7—8页。

③ 叶贵良：《敦煌本〈太玄真一本际经〉辑校》，巴蜀书社，2010，第61页。

④ 《大正新修大藏经》第54册，第1062页中栏。

该引文与《佛祖统纪》卷四十的记载相同，定为开元八年（720）五月医王韦老师施药救济疫病患者。这位来自西域疏勒国的得道人（宗教徒），在佛教徒看来是医王，皇帝则敬奉他为“药王菩萨”。

唐代湛然在《止观辅行传弘决》卷十中指出：“医法者，如此方华陀、歧伯、扁鹊、神农、黄帝、葛仙公、张仲景等所集。西方如耆婆、持水、流水等。”[①] 孙思邈《千金翼方》中亦赞耆婆为“天竺大医”，其“万病丸”药方之名亦因“耆婆良医，故名耆婆丸方”。汉地人士或“祖述耆婆”，或“请耆域之方”，或“习耆婆秘密之神方”，或“《五脏论》有称耆婆者”，或医书托名《耆婆茯苓散方》《耆婆五脏经》等，无不显示耆婆在汉地乃天竺大医的最高象征。言天竺之医，必称耆婆也。为什么耆婆会有如此的地位呢？其根源就是他乃印度佛经中的医王。唐代义净在《南海寄归内法传》卷三中提到，只要掌握了印度医方明的精髓，则“既不劳其诊脉，讵假问乎阴阳。各各自是医王，人人悉成祇域”。[②] 这也是前引白居易诗句中“自身作医王”的出处。

宋代诗人的笔下也不时提及佛教语境中的医王。

苏辙（1039—1112）《次韵子瞻病中游虎跑泉僧舍二首》（之二）：“还家烦热都消尽，不信医王与药尝。”

陈师道（1053—1101）《赠二苏公》：“如大医王治膏肓，外证已解中尚强。探囊一试黄昏汤，一洗十年新学肠。”宋代的一个变化为，医王由佛教中的专门词语转变为普通的名词，乃至一般的名医也被称为医王。这一变化在《全唐诗》卷六六五罗隐（833—909）的《投浙东王大夫二十韵》中已见端倪：“深惭百般病，今日问医王。”

杨万里（1127—1206）《送戴良辅药者归城郛》：“寄言仲景与安常，古今何代无医王？”这是将药者（药丞）戴良辅与张仲景、庞安常相比较，赞美其为医王。

张耒（1054—1114）《赠庞安常先生》：“懒把穷通求日者，试将多病问医王。一丸五色宁无药，两部千金合有方。”宋代像庞安常这样的普通名医，也可称为医王，这说明该词已经完成了由宗教向世俗的转变。

---

① 《大正新修大藏经》第46册，第438页下栏。

② ［唐］义净：《南海寄归内法传校注》，王邦维校注，第158页。

《全唐文》卷九一七的清昼《唐石圯山故大禅师塔铭并序》云：“开元中，诣前溪光律师，请医王之方，执门人之礼。”① 但在《宋高僧传》卷十七“神悟传”的文本中却为“开元中，诣溪光律师，请耆域之方，执门人之礼”。在唐人的原塔铭中是将律师所习的佛法比作“医王之方”，而到了宋代，却实化为“耆域之方”，这表明宋人是将耆婆等同于医王的。

佛经中耆婆寻草的故事在宋人的诗词中也有流传。

王安石（1021—1086）《北窗》：“耆域药囊真妄有，轩辕经匮或元无。”

葛胜仲（12世纪）《临江仙》：“耆婆寻草尽，天女散花迟。”

黄庭坚（1045—1105）有三处诗文提到耆婆。黄庭坚《山谷集》卷四《听宋宗儒摘阮歌》诗云：

翰林尚书宋公子，
文采风流今尚尔。
自疑耆域是前身，
囊中探丸起人死。
…………

这无疑是赞美对方有耆婆一般的高超医术。黄庭坚《山谷集》卷十四《席子泽椠礴图赞》云：

百遇毒而成医，九折臂而信道。
慈子而长人之幼，爱亲而寿人之老。
盖尝饮长桑之丸，而得耆域之草，此天地之仁气也。
…………

耆域之草就是指所有的药物。黄庭坚《山谷集·外集》卷十四《赠王环中》诗云：

丹霞不蹋长安道，生涯萧条破席帽。
囊中收得劫初铃，夜静月明师子吼。
郁伽定后一炉香，牛没马回观六道。
耆域归来日未西，一锄识尽婆娑草。

---

① 清昼：《唐石圯山故大禅师塔铭并序》，载董诰等编《全唐文》卷九一七，第4册，上海古籍出版社，1990，第4238页。

《丹阳集》卷二十三的《临江仙·嘲尉姜补之托疾卧家》（上阕）亦云："郊外黄埃端可厌，归来移病香闺，象床珍簟共委蛇。耆婆寻草尽，天女散花迟。"二者均以耆婆寻草入诗词之中。宋代李石撰《方舟集》卷五中的一首诗：

寒藤霜露又经秋，梦入江湖戏白鸥。

二十年来行脚地，耆婆天上看河流。

《侨吴集》（元代郑元祐撰）卷三的《赠翰古清》咏及：

神膏点鳞翠鬣舞，金篦刮瘼星芒张。

珊瑚千树宫室秘，献以耆婆未睹之药方。

在宋元及以后的历代禅诗或者语录中，禅师们或深爱谈禅的文人们常以耆婆入题，来阐发禅理。《禅宗颂古联珠通集》（南宋法应集，元代普会续集）卷二十八的佛印元（北宋高僧佛印禅师，法名了元）的一首诗：

尘中辨主眼分明，特地寻方更点睛。

堪笑耆婆虽瞑眩，至今南北绝人行。[①]

《禅宗颂古联珠通集》卷四十的虚堂愚（径山虚堂智愚禅师）的一首诗：

耆婆去后无消息，病者憧憧日扣门。

百草自知无识者，丛丛垂泣在篱根。[②]

《宗鉴法林》（清代僧迦陵性音编）卷五十的南石琇的一首诗：

世子从来有大病，

药医无效为年深。

耆婆老有神通术，

偏向膏肓穴上针。[③]

《续指月录》（清康熙十八年聂先编撰）卷九《示医士》一诗云：

话头一则耆婆药，大藏诸经和剂方。

抹过二途开口笑，不劳针砭起膏肓。[④]

《佛祖正传古今捷录》（清代僧雪兆果性撰）卷一"第十三世白云守端禅师"中

---

① 《卍续藏经》第 65 册，第 647 页下栏。

② 同上书，第 726 页下栏。

③ 《卍续藏经》第 66 册，第 578 页下栏。

④ 《卍续藏经》第 84 册，第 91 页中栏。

的颂一首：

窃得耆婆医道神，满腔都是活人心。

真方假药须灵验，到底难谩个里人。①

《无准师范禅师语录》（宋无准师范撰，宗会、智折编）卷一中记录了一段绕路谈禅的经过，如下：

师拈起拄杖云：“今朝五月端午，乳峰收得一服药，不是耆婆留下，亦非扁鹊传来。虽然不直分文，要且无病不治。所谓佛病、祖病、禅病、心病、一切毛病，凡曰服者，悉得痊愈。乳峰不敢珍惜，今日击鼓升堂，普施大众。若是有病者来，左手分付。无病者来，右手分付。且道因甚如此，有亦不有，无亦不无，乃卓一下。”云：“赵州东壁挂葫芦。”②

这剂与耆婆和扁鹊无关的药物，能普施大众，也能普救大众。

令人惊奇的是，耆婆的影响居然延续到了当代中国。山东东营天宁寺的药师殿中，供奉着耆婆的塑像。从外形上看，所塑的耆婆像是完全中国化的老翁形象，其头挽发髻，留着长长的胡须，双手交叉而端坐（参见图 9.5）。该寺在浴佛节等节庆之时，还发放“耆婆水”，吸引了四面八方的信众到此朝拜，甚至还传说一些患者因朝拜而疾病痊愈。该殿中还悬挂着信众赠送的匾额，上书“耆婆尊者　佛门神医”，表达了对耆婆的信仰之情。该寺院的僧人与信众日常还念诵出自该寺清净法师新编的《神医耆婆尊者供奉仪轨》和《神医武将爷供奉仪轨》。根据网络上流传的《神医耆婆尊者供奉仪轨》资料，其中的一首《神医赞》为：“神医耆婆　妙手佛心　情系苍生报佛恩　流芳万古今　悬壶济世　天地为至仁　南无护法藏菩萨摩诃萨 摩诃般若波罗蜜”。另有一篇《随念文》内容如下：

天竺王舍城，神医耆婆尊，
佛子济世苦，杏林大士身。
博极医源志，精勤不懈倦，
贵贱与贫富，普同如至亲。
不惜身家命，不避昼夜劳，

---

① 《卍续藏经》第 86 册，第 5 页中栏。

② 《卍续藏经》第 70 册，第 227 页上栏。

一心赴救护，作苍生大医。
疮痍痼患者，臭秽不可视，
人所共恶见，眷属相散离。
医者仁慈心，深发忧恤意，
彼苦若己有，不起蒂芥心。
胆大而心细，详察不缺失，
智圆而行方，针药无参差。
空绮罗丝竹，不经略财物，
无炫耀虚名，唯慈悲救苦。
上天好生德，神医妙药石，
万病大总持，仁心眷属众。①

从这些诗文的内容来看，其作者对耆婆的事迹有所了解，而塑造耆婆为拥有奇妙医术的佛门大医形象，乃六朝以来中国民间社会的惯常做法，这也说明耆婆的影响源远流长，经久不衰。此外，从“耆婆水”与“耆婆塑像”的设计手法来看，中国佛教寺院僧侣充分利用佛经中记载的印度人物及事迹，对其进行本土化处理，以便吸引更多的信众。这也是当代佛教的世俗化、社会化倾向的表征之一。

第二节　佛门医王：文化交流视野中的耆婆在东南亚与东亚

佛教起源于古代天竺，其对外传播的主要途径是南传与北传。其中，南传佛教以印度南部及沿海地区、楞伽岛（斯里兰卡）为基础，沿着海上丝绸之路，流传到东南亚、东北亚地区。

① Cf. https://www.douban.com/note/553365665/，访问日期：2018 年 12 月 28 日。

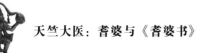

一、耆婆及其形象在东南亚的流传

耆婆作为印度佛教医生的代表人物，又与多个佛教故事有密切关系，因此，在印度古代艺术品中，耆婆的形象并未缺席。不过，遗留至今与耆婆相关的艺术品并不多见。目前所发现的具有一定代表性的耆婆艺术形象，除出现在前述两幅“火中取子”石雕之外，还出现在刻画阿阇世王的故事场景之中。耆婆与阿阇世王有一定的联系，阿阇世王是佛教史上著名的恶王之一。耆婆对阿阇世王的作用不小，主要体现在他劝诫阿阇世王不要弑母以及引导他去叩见佛陀两件事情上。在印度早期巴尔胡特的一幅石雕中，刻画了阿阇世王与耆婆在一起的场景。该石雕上的铭文：A[jā]tasat[u]bhagavato vamdate，意即“阿阇世王崇拜薄伽梵（世尊）”。该石雕描绘的是阿阇世王率众人去朝拜佛陀这一故事，随从之中就有耆婆（参见图9.6）。[①] 该故事见于南传的《沙门果经》（北传的为《寂志果经》，东晋西域沙门竺昙无兰译）等，类似的情节流传颇广。比如，阿旃陀石窟壁画中也有关于阿阇世王朝拜佛陀的残片[②]，而在克孜尔石窟乃至敦煌和内地[③]，有关这一故事场景的艺术表现比印度本土还要多一些。

耆那教是和佛教同时代产生的一种印度宗教，是印度文化孕育的精神财富之一。佛教研究应该放在印度总体宗教与文化史的脉络中去讨论。佛教不只是印度佛教，而且是印度多种宗教的一部分，是印度文化的产物，不能将佛教从印度文化的大背景中剥离出来，只是就佛教而论佛教。因此，有必要提倡，在学习和研

---

① Ananda K. Coomaraswamy, *La Sculpture de Bharhut* (Paris, 1956). Plate XI, fig. 30. Heinrich Lüders, *Bhārhut Inscriptions*, rev. by E. Waldschmidt and M. A. Mehendale (Ootacamund, 1963), p. 118.

② Dieter Schlingloff, *Ajanta-Handbuch der Malereien / Handbook of the Paintings 1. Erzählende Wandmalereien / Narrative Wall-Paintings*, vol. I: Interpretation, Wiesbaden (2000), p. 436, no. 77/XVII, 21, 1[1].

③ Jorinde Ebert, *Parinirvāṇa: Untersuchungen zur ikonographischen Entwicklung von den indischen Anfängen bis nach China* (Stuttgart, 1985), pp. 220 – 221, fig. 18 – 19. 以上三条注释中涉及的史料（含铭文、石雕图像）及其参考文献，皆由清华大学中文系吴娟老师告知，谨此致谢！

究佛教的时候，不要忘记了印度教（婆罗门教）、耆那教等相关的宗教与文化知识，特别是在有些议题同时见于佛教、印度教（婆罗门教）、耆那教等宗教的典籍时，更应进行综合的考察或者相互的比较研究。此处讨论的耆婆和阿阇世王就是一个例子，不仅仅是佛教文献中叙述了耆婆和阿阇世王，耆那教的文献中也涉及了耆婆和阿阇世王，因此，在论述耆婆和阿阇世王的故事时，就不能忽略耆那教文献中的相关记载。

耆那教的白衣派（Śvetāmbara）和天衣派（Digambara）的经典中，阿阇世王名为 Kūṇika，是一位反派角色，做了很多坏事，最后堕入地狱，却不能如同在佛教文献中那样最后得到救赎。[①] 在研究印度佛教和耆那教文献中的阿阇世王时[②]，吴娟注意到耆那教白衣派文献 *Āvaśyakasūtra*（四部根本经典之一）的注疏 *Āvaś yakacūrṇi* 中，有与根本说一切有部律典类似的平行故事，并进行了初步的比较研究。[③] 她指出，*Āvaśyakacūrṇi* 出自七世纪耆那陀娑（Jinadasa）之手，但其中与根本说一切有部律典共享的一些叙事[④]，可能源自公元纪年开始的时代。在吉尔吉

---

① Juan Wu, "The Buddhist Salvation of Ajātaśatru and the Jaina Non-Salvation of Kūṇika," *Bulletin of the School of Oriental and African Studies*, *University of London*, vol. 82, no. 1 (2019): 85 – 110. 吴娟老师提供此文，谨此致谢！

② Juan Wu, "Stories of King Bimbisāra and His Son Ajātaśatru in the *Cīvaravastu* of the *Mūlasarvāstivāda-vinaya* and Some Śvetāmbara Jaina Texts," *Studies in Indian Philosophy and Buddhism*, vol. 21 (2014): 19 – 47. Juan Wu, "The Story of the Previous Life of Ajātaśatru/ Kūṇika in Buddhist and Śvetāmbara Jaina Texts", *Journal of Indian and Buddhist Studies*, vol. 62 (2014): 1173 – 1178. Juan Wu, "Comparing Buddhist and Jaina Attitudes towards Warfare: Some Notes on Stories of King Ajātaśatru/ Kūṇika's War against the Vrjis and Related Material," *Annual Report of The International Research Institute for Advanced Buddhology at Soka University*, vol. 18 (2014): 95 – 112.

③ Juan Wu, "Parallel Stories in the *Āvaśyakacūrṇi* and the Mūlasarvāstivāda *Vinaya*: A Preliminary Investigation," *Journal of the American Oriental Society*, vol. 137, no. 2 (2017): 315 – 347.

④ 根据吴娟的说法，数十年前就有学者指出 Āvaśyaka 系列与根本说一切有部律典之间有共享的故事。参见 Adelheid Mette, "The Tales Belonging to the *Namaskāra-vyākhyā* of the *Āvaśyakacūrṇi*: *A Survey*," *Indologica Taurinensia*, vol. 11 (1983): 129 – 144. Nalini Balbir, *Āvaśyaka-Studien*: *Introduction générale et traductions*. Alt-und Neu-Indieche Studien, vol. 45, 1. Stuttgart: Franz Steiner, 1993.

特出土的梵本《衣事》（*Cīvaravastu*，根本说一切有部律事之一）中，作者对耆婆的医事比较感兴趣，花了较长的篇幅来描述他，而不是描述无畏王子。一方面，由于耆那教和佛教对医术及医师的态度不同；另一方面，由于耆婆是佛教僧团的专门医师，也是最有代表性的佛门医王，很显然，本来就不太认可医学作用的耆那教徒对耆婆这种“非我教类”的医王就更没有多大的兴趣了，在耆那教经典中基本上没有描写耆婆神奇的医术也就可以理解了。不过，耆那教徒对耆婆能够辨析动物足迹的故事有一些兴趣，因此，在 *Āvaśyakacūrṇi* 中就出现了类似梵本《衣事》中耆婆辨析动物足迹的平行书写。[①] 由此可知，虽然都是印度文化的产物，但不同的印度宗教派别对耆婆的书写存在很大的差异。佛教典籍中将耆婆的医术描述得神乎其技，而印度教的医籍中耆婆基本上没占据重要的地位，耆那教文献中对耆婆的医术同样是漠不关心的。耆那教徒关注的只是类似耆婆的智慧中的一种小技巧而已，辨析大象等动物的足迹属于广义的古代印度术数的范畴。

在南传佛教巴利文经典中，耆婆已经颇具大医的名望。斯里兰卡流传的僧伽罗语医学写本中，也有佛教的影响痕迹，也出现了耆婆的名字。在一些祈愿型的医疗仪轨或医疗咒语中，不仅提及佛陀的加持作用，也涉及耆婆的名字。其中的一则咒语内容转译如下：

> 南无！世尊在生命的最后几天有些腹部不适。当医者耆婆带来一种神圣的药物，佛陀没有服用，而是将它投入 Neranjara 河中，河水就一分为二。通过那种精神力量和命令，我今天甚至可以获得超常佛陀的权威，来阻止这个病人的呕吐和腹泻。在呕吐的情况下，把这个咒语念入水中，然后让其饮服［此水］。[②]

由于佛教的中介作用，耆婆的传说自然依附着佛教的流传而在东南亚地区扩散。东南亚的一些地区维持耆婆的神医形象，但又采取了当地化的措施，试图使之融

① Juan Wu, “Parallel Stories in the *Āvaśyakacūrṇi* and the Mūlasarvāstivāda *Vinaya*: A Preliminary Investigation,” *Journal of the American Oriental Society*, vol. 137, no. 2 (2017): 315 – 347.

② Jinadasa Liyanaratne, “Some Sri Lankan Medical Manuscripts of Importance for the History of South Asian Traditional Medicine,” *Bulletin of the School of Oriental and African Studies*, *University of London*, vol. 64, no. 3 (2001): 392 – 400. Cf. p. 393.

入当地人的日常生活之中。泰国受到来自南亚的印度教影响比较少，即便是一些印度教（婆罗门教）的神灵及知识也是以佛教的面目出现的。泰国的佛教医学就脱胎于耆婆的医术。耆婆在泰国被当作"医学之祖"（Phra bida haeng kan phaet），也是大乘菩萨的化身之一，加以崇拜。耆婆在泰国的泰语名字为 Shivago，全名或写成 Phra Chiwok Goman，泰国还有不少的耆婆塑像，其形象与印度本土的医生形象有不少的差别，有时更像是一名苦行的僧人（参见图 9.7a－b）。[①] 耆婆的塑像见于泰国不同的地区，在曼谷的泰国大王宫中，就有一尊耆婆的塑像（参见图 9.8）。该塑像说明耆婆在泰国官方得到了高度的认可，被当成了神灵的一个化身来祭拜。从该塑像的形貌来看，此耆婆与印度高僧或医生的形象均不相符，所戴的头饰已经是泰国本地化的样式，而左肩搭披巾、袒露胸乳的样子，与中国流行的大肚弥勒和济公和尚颇有几分神似之处。作为一处旅游胜地，目前的泰国大王宫游人如织，很多游客向耆婆塑像礼敬，可见，耆婆在当地人的心目中至今仍然保持较高的地位，甚至依然渗透到佛教医院的日常治疗活动之中。[②] 耆婆在泰国影响至今，可视为其所代表的印度佛教医学在东南亚的一个缩影，是印度佛教文化对当地医学影响的一个代表性案例。

二、朝鲜半岛医学文献与诗歌中所涉及的耆婆

一般而言，东汉末年佛教先从印度、西域传入中国，隋唐时期再经中土第二次迁转至东亚的朝鲜半岛和日本。在这个漫长的过程中，佛教医学的因子并非仅在中土滞留，而是悄然传入东亚地区，耆婆也落下了一道或明或暗的痕迹。与在中土不同的是，佛教医学的第二手转播，除以佛教为桥梁之外，中医也是重要的传播媒介。

日本丹波康赖编撰的《医心方》，成书于日本永观二年，即宋太宗雍熙元年

---

① 图 9.7a 引自 Pierce Salguero 的一篇介绍耆婆的短文（"Jivaka Komarabhacca"），参见 http：//www.thaihealingalliance.com/pdf/Jivaka_essay.pdf. 访问时间：2018 年 12 月 30 日。

② Justin McDaniel, "This Hindu holy man is a Thai Buddhist," *South East Asia Research*, vol. 21, no. 2（2013）：191－209.

(984)。《医心方》援引了魏晋至唐五代时期大量的中医学文献，也不乏新罗医生的著作。《医心方》卷一引《真本孙真人千金方》，列举了捣药时所祈求的神灵，即“十方三宝，药王、药上、耆婆、菩萨、俞附、扁鹊”。这里的耆婆与菩萨并列。《医心方》卷二中“针灸服药吉凶日第七”引述了朝鲜半岛的《新罗法师方》，其内容如下：

> 《新罗法师方》云：凡服药，咒曰：南无东方药师琉璃光佛、药王药上菩萨、耆婆医王、雪山童子，惠施阿竭，以疗病者，邪气消除，善神扶助，五藏平和，六府调顺，七十万脉，自然通张，四体强健，寿命延长，行住出外，诸天卫护，莎诃！向东诵一遍，乃服药。[①]

《医心方》有四处引用了《新罗法师流观秘密要术方》《新罗法师秘密方》和《新罗法师方》[②]，此三者应是同一部书。《新罗法师方》成书于统一新罗时期[③]，其内容表现了医疗与佛教信仰的密切关系，可视为一部佛医著作。[④]《新罗法师方》并非孤例，在唐的新罗僧人习医者也不罕见，王焘《外台秘要》中引用了更早的《高丽老师方》。[⑤]《新罗法师方》将耆婆医王与东方药师琉璃光佛、药王药上菩萨、雪山童子并列[⑥]，作为服药颂咒的启请神祇，说明在佛教文化的背景下，耆婆在新罗的医疗活动中居于相当高的地位。

朝鲜金礼蒙编纂的《医方类聚》是一部非常重要的医学著作，征引了明代以前大量的中医文献。其卷四“五藏门”中引《五藏论》云：“药名之部，所出医王。黄帝造针经，历有千卷。药姓（性）名品，若匪神仙，何能备著？……

---

① ［日］丹波康赖：《医心方》，人民卫生出版社，1955，第66—67页。

② 马继兴：《〈医心方〉中的古医学文献初探》，载《马继兴医学文集》，中医古籍出版社，2009，第369—396页。小曾户洋：《〈医心方〉引用文献名索引》，《日本医史学杂志》第32卷第1号，1986，第89—118页；第3号，第333—352页。高文铸：《〈医心方〉引用文献考略》，载《医心方》，高文铸等校注研究，第798页。

③ 蔡正德：《〈新罗法师方〉年代考》，《延边大学医学学报》1999年第2期，第150—153页。

④ ［日］三木荣：《朝鲜医书志》，大阪：学术图书刊行会，1973，第1—3页。

⑤ 蔡正德：《〈高丽老师方〉年代考》，《延边大学医学学报》1999年第2期，第154—156页。

⑥ 关于雪山童子，《大宝积经》卷四十八提到“大雪山中，有大药王，名为毗伽摩。”（《大正新修大藏经》第11册，第284页中栏）

耆婆童子，妙述千端。喻父医王，神方万品。”① 此处将印度的耆婆童子与中国的“喻父”（即逾附或榆柎）医王对举，这和前引敦煌邈真赞中的用法同出一辙。而且，《医方类聚》所引《五藏论》的内容，与《耆婆五藏论》有着密切的关联。

与耆婆有关的医王名号也传入朝鲜。除上述《医心方》所记的《新罗法师方》外，崔致远《桂苑笔耕集》卷十五中的“斋词十五首”之一的“天王院斋词”云：“略假医王之术”。② 新罗 924 年所立的《风林寺真镜大师宝月凌空塔铭》，描述民众迎接真镜大师为“犹如孤儿之逢慈父，众病之遇医王”。③ 这也是将佛门大师譬喻为医王。白云居士李奎报（1168—1241）《东国李相国集·后集》卷九的《谢景阳公送龙脑及医官理目病》云：“医王才到华门前”。④ 李穑（1328—1396）《牧隐藁》卷十八《西瓜》一诗云：“医王隙地有西瓜”，这都是将普通的医者或医官尊为医王。

在朝鲜半岛的历代文人笔下，耆婆的大名也有所提及。李齐贤（1287—1367）《益斋乱藁》卷四中的《奉贺竹轩金政丞》诗，其一云：

谁将国病付庸医，岂念苍生命若丝。
幸有耆婆一丸药，从今试手疗疮痍。⑤

这是作者对金政丞的夸赞和期待，包含了中国传统的“上医医国”的思想，而“耆婆一丸药”无疑是治国安邦的妙药，异域的耆婆在此化成了朝鲜语境中的上医之代表人物。该诗也是以耆婆的神奇丸药为喻，来疗治天下民生之痛苦。李穑（1328—1396）《牧隐藁》卷十一《鸡头花下有感》诗，其一云：

灵丹当日谢耆婆，秋晚看花脚力多。

---

① ［朝鲜］金礼蒙原辑《医方类聚》第 1 册，第 83 页。

② 《韩国笔记丛刊》卷一，首尔：财团法人民族文化促进会印，1990，第 91 页。

③ 许兴植编著《韩国金石全文》（古代），首尔：亚细亚文化社，1984，第 258 页。

④ 《韩国笔记丛刊》卷二，首尔：财团法人民族文化促进会印，1990，第 228 页。

⑤ 李齐贤：《益斋乱藁》，载《韩国文集丛刊》（2），首尔：财团法人民族文化促进会印，1990，第 532 页。

祇恐流光曾不贷，忽如鷄子过新罗。[①]

这里也是赞美耆婆所拥有的“灵丹妙药”。明末朝鲜的使臣许葑（1551—1588）在来北京的行程中，写有一诗《患指疔有作》，其诗云：

肿发葱尖百脉伤，回生悉藉大医王。
此身四大皆非我，一指何劳见月忘。
平生无寇致阴阳，肘后虚藏摄养方。
天向指端生此病，想嗔拈笔戏文章。[②]

可见，从《新罗法师方》到《医方类聚》所引《五藏论》，以及朝鲜不同时期的诗歌中，我们可以看到，不管是朝鲜医生的著述，还是征引中医文献，唐朝至明代朝鲜半岛的文人或者医家对作为医王的耆婆应该是不陌生的。

三、日本古代医学文献中的耆婆以及耆婆方

日本的佛教文献异常丰富，要从中查找出耆婆的大名当非难事，本文不拟讨论之，而以医籍中的耆婆医方或者名号为重点，按照年代顺序略加讨论。目前所知最早流传日本的以耆婆为名的医籍，见于《日本国见在书目录》中的记录，即《耆婆脉诀》（十二卷，释罗什注）、《耆婆茯苓散方》一卷。《耆婆伏苓散方》已佚，孙猛在《日本国见在书目录详考》中，将其作者与佛教医王耆婆相等，并列举了佛教经典中的耆婆治病事，以及历代医籍中对耆婆医方的记载。[③]至于《耆婆脉诀》，孙猛列出四种目录中有著录，其书有辑佚本。他认为丹波康赖《医心方》所引《耆婆脉诀经》与此书有关，而“《耆婆脉诀经》似非诊脉专著，杂有占卜方术”。[④] 丸山裕美子以《医心方》和《本草和名》引用了《耆婆脉诀经》为依据，推测日本的《养老令·医疾令》中所谓针生要学习的教科书

---

① 《韩国文集丛刊》(4)，第106页。

② 林基中主编《燕行录全集》第7册，首尔：东国大学校出版部，2001，第382页。

③ 孙猛：《日本国见在书目录详考》，上海古籍出版社，2015，第1716—1718页。

④ 同上书，第1722页。

《脉诀》很可能是此书，但此推测并没有切实的证据。虽然汉译佛经中出现过脉诊与针灸之类的词汇，但实际上，印度的脉诊之术（Nāḍī Parīksha Vidhi）甚晚，直到十三世纪才在医家持弓（Śārṅgadhara）的《持弓本集》（*Śārṅgadhara-saṃhitā*）中出现，而且该书中的脉诊法不是用来诊断不同的病症，而是用来预后[①]，这与中医的脉法有很大的差别。正如义净在《南海寄归内法传》卷三中指出的：

> 且如神州药石根茎之类，数乃四百有余，多并色味精奇，香气芬郁，可以蠲疾，可以王神。针灸之医、诊脉之术，赡部洲中无以加也。长年之药，唯东夏焉。良以连岗雪巘，接岭香山，异物奇珍，咸萃于彼，故体人像物，号曰神州。五天之内，谁不加尚？四海之中，孰不钦奉？云文殊师利现居其国。[②]

义净对“针灸之医、诊脉之术”的这一观察在《大川普济禅师语录》卷一的《针医》一诗中，也得到了继承，其诗云：

> 药知性亦病知源。谁管尸灵骨已寒。
> 痛下一针双眼活。耆婆应未得其传。[③]

有学者曾指出，日本平安时代的《延喜式》（927 年编纂）三十七的“典药”、《倭名类聚抄》十二的“药名”中还提到了“耆婆膏”之名，很可能是来自孙思邈的著作。其他散见医籍中的耆婆大名以及医药方情形如下：

1.《本草和名》。

《本草和名》是现知日本最早的本草学著作，为平安时代源濑朝大医博士深江辅仁奉敕编撰，成书于日本延喜十八年（918）。《本草和名》引用《耆婆方》3 处[④]，分见于第六、八、十四卷。内容如下：

> 茺蔚子：一名益母草、一名益明、一名大札、一名贞蔚已上本条、一名天

---

① Śārngadhara, *Śārṅgadhara-saṃhitā: A Treatise on Ayurveda*, trans. by K. R. Srikanta Murthy (Varanasi: Chaukhambha Orientalia, Fourth edition, 2001), pp. 14 – 16.

② 义净：《南海寄归内法传校注》，第 161 页。

③ 《卍续藏经》第 69 册，第 770 页上栏。

④ 肖永芝：《〈本草和名〉所引亡佚古医籍备考》，2000 年 10 月，第十届中国本草学术会议发表，湖南炎陵。又，［日］真柳诚：《〈本草和名〉引用书名索引》，《日本医史学杂志》第 33 卷第 9 号，1987，第 381—396 页。

麻草、一名苦麻已上二名○芜蔚子苗也，出《耆婆方》、一名爵臭草田野人之出《本草拾遗》、一名虎麻、一名马新蒿、一名马矢蒿已上三名出《稽疑》○[1]

石龙芮《仁谐》音如瑞反：一名鲁果能、一名地椹苏敬注云：实如桑椹，故以名之、一名熊、一名彭根、一名天豆、一名蓄菜籽出陶景注、一名水堇出苏敬注、一名王孙蒜、一名水蒜、一名水餈已上出《稽疑》、一名水姜苔出《释药性》、一名水建出《耆婆方》，和名之乃比多比久佐，一名布加都美。

钓藤杨玄操音丁川反：一名予藤出陶景注、一名鹅藤出《耆婆方》○（卷六，第13页；卷八，第53页；卷十四，第113页）

这三条资料只有第一条见于半井瑞策家藏本《医心方》卷二十一中的"治妇人妒乳方第四"，内容如下：

《小品方》治妒乳方……

天麻草汤：天麻草 切，三升 以水一斗五升，煮取一斗，随寒温分洗乳。[今案]《耆婆方》：芜蔚，一名天麻草。

其他两条则未见转引，但至少证明在五代时期（十世纪初），在日本就已经有了《耆婆方》的传播。又，《本草和名》还引用了《耆婆脉诀经》[2]。

2.《医心方》。

丹波康赖《医心方》引用与耆婆相关的医籍共有三种，即《耆婆方》《耆婆脉诀经》和《耆婆服乳方》。其中，《耆婆方》被引60多处，药方与疗法90余条，半井瑞策家藏本《医心方》版本还多出8次。《耆婆脉诀经》和《耆婆服乳方》各被引1处。此外，《医心方》还引用了《僧深方》中的"西王母玉壶赤丸"，小注为"耆婆丸"。综合《本草和名》和《医心方》中的引文来看，《耆婆方》是一部综合性的方书，而且包括了本草学的内容。它不是日本学者的作品，而是中国医学者的撰述。根据以往的研究，《耆婆方》《耆婆脉诀经》和

---

① 肖永芝前引文指出《稽疑》即《本草稽疑》，作者与年代不明，《医心方》与《类聚和名抄》皆引用。

② ［日］真柳诚：《中国医籍记录年代总目录（十六世纪以前）》、［日］吉田忠·深濑泰旦主编《东と西の医疗文化》，京都：思文阁，2001，第17—51页。另补订稿（01，10，02，07）见 http：//www. hum. ibaraki. ac. jp /mayanagi /materials / Pre16ChiMed. htm。

《耆婆服乳方》这三种医籍均是托名之作，与印度医学几乎没有直接的关系①。

3.《吃茶养生记》。

日本镰仓时代的僧人荣西（1141—1215）曾经入宋求法，参拜天台山。他著有《吃茶养生记》（1211 年初稿，1214 年修订）。该书多被当成日本茶文化的名著，但其本质是一部纯粹的医书；该书以五藏曼陀罗为根本，更是一部典型的带有东亚特色的佛教医学专著②。《吃茶养生记》卷之上云："寔印土耆婆牲而二千余年，末世之血脉谁诊乎？汉家神农隐而三千余岁，近代之药味讵理乎？"③（参见图 9.9）耆婆与神农分别被视为上古印度（印土）和中国（汉家）的医家代表。

与《吃茶养生记》一样，在日本佛教的文化语境中，僧人们常将神农和耆婆分别作为中印古代医家的代表符号。日本东山坐禅沙门记《孔雀经音义上卷》中指出：

> 今此经者，斯乃三世如来掌内之醍醐，一切众生心中之甘露。戏称念者，四百身病忽除。游读诵者，八万心患顿灭。不登雪山，服不死妙药；不入神窟，得长生秘术。一千二百之草药，七十二种之金丹；大（太）素、本草之文，神农、耆婆之术，岂当此妙经力耶？

所谓"神农、耆婆之术"正是分别指代中印的医术。

4.《医略抄》。

丹波元简整理先祖丹波雅忠的《医略抄》，成书于 1081 年，其中亦引用了《耆婆方》三条④，即：

---

① 陈明：《〈医心方〉中的耆婆医药方来源考——兼与敦煌〈耆婆书〉之比较》，《文史》第 59 辑，2002 年第 2 期，第 145—162 页。另见陈明：《敦煌出土胡语医典〈耆婆书〉研究》，第 173—211 页。

② ［日］石原明：《日本の医学——その流れと发展》，东京：至文堂，1963，第 45 页。廖育群：《吃茶养生记——一个宗教医学典型案例的解析》，第 32—43 页。李萍：《论荣西〈吃茶养生记〉的意象》，《农业考古》2019 年第 2 期，第 216—221 页。

③《吃茶养生记》修订本，收入《群书类从》卷第三百八十六。

④ 篠原孝一：《〈医略抄〉所引书名人名索引》，载《医略抄·东洋医学善本丛书 8》附录，大阪东洋医学研究会，1982，第 146—147 页。

《经验方》云：五香汤方，青木　熏陆　沉香　丁子　藿香各一两　水三升，煎取一升半，分三服，得麝香二分，去藿香。[原注]《耆婆方》同之。

这条药方来自《医心方》卷十六的“治疗疮方第一”中所引的《耆婆方》。又，

《葛氏方》云：中虵毒勿得渡水。……又方，嚼干姜傅疮上。[原注]《耆婆方》屑薄之。

《龙门方》云：蜂巢烧灰封差。又方，捣梨傅之。[原注]《耆婆方》同之。①

这条药方来自《医心方》卷十八的“治众蛇螫人方第卅五”中所引的《耆婆方》。

5. 法隆寺藏《医药调剂古抄》。

法隆寺藏《医药调剂古抄》中引用了《耆婆方》中的一首治疗咳嗽的药方。即：

《耆婆方》三十年咳嗽方：

细辛煅　紫菀煅　麻黄　甘草 干姜炮

右各四两为散，白饮服，一方匕，日三。②

此条药方与《医心方》卷九引文“《耆婆方》：治卅年咳嗽方：细辛、紫菀、麻黄、甘草、干姜各四分，五味为散，白饮服一方寸匕，日三”基本相同。这说明法隆寺藏《医药调剂古抄》此条系转录《医心方》的内容。又，肖永芝在前引《〈本草和名〉所引亡佚古医籍备考》一文中指出：“日本真福寺所藏抄于十二至十四世纪的古医书断简中也保存有《耆婆方》的佚文。”详情待查。

6.《万安方》。

梶原性全的《万安方》成书于1327年。《万安方》卷五十二中引用了一条耆婆方，实为《千金要方》第十二卷之耆婆万病圆。③ 又，《日本国见在书目录》

---

① 《医略抄》收录于《续群书类从》卷八百九十七，这三条药方分见第116、124、124页。

② アンドリユ—・ゴ—フル《法隆寺藏〈医药调剂古抄〉释考》，《日本医史学杂志》第41卷第4号，日本平成七年（1995）十二月别刷，第599页。

③ ［日］真柳诚：《中国医籍记录年代总目录（十六世纪以前）》一文指出此结论来自郭秀梅《〈万安方〉引用文献·人名索引》，感谢郭秀梅老师2012年12月16日电子邮件相告。

中记录了《五藏论》一卷，但并未指出是否与耆婆有关。[①]

7.《福田方》。

有林著《有林福田方》成书于1363年。《有林福田方》中引用了《耆婆方》[②]，详情待查。日本后世医籍所引《耆婆方》，并不全是来自《医心方》，还有其他的来源。《有林福田方》卷十二中的"五脏论略诀"还引用了《耆婆五藏论》的一句话，即"烟罗子云：一藏损则百病生，五藏损则形灭。《耆婆五藏论》云：油尽灯灭，髓竭人亡。"[③]《有林福田方》中虽然只有短短的八个字引文，但至少反映了《耆婆五藏论》在十四世纪还被引用。而之后明朝焦竑的《国史经籍志》中还有"《耆婆五藏论》全一卷"的记录。

8.《国字演义医王耆婆传》。

日本杏雨书屋收藏了江户时代（1615—1868）都贺庭钟的《国字演义医王耆婆传》五卷，是鹿鸣野人（巢居主人）译、白沙后生校，写于日本宝历13年（1763）。京都大学图书馆也藏有宝历13年大贺总兵卫、涩川清右卫门刊本。《杏雨书屋藏书目录》中的著录情况如下：

耆婆传——《国字演义医王耆婆传》五卷　杏5197

江户　鹿鸣野人（巢居主人）译　宝历13年（1763）

浪华称觥堂·杨芳堂同刊本　一帙五册

同　一帙五册　乾251[④]

《国字演义医王耆婆传》据说是译自中国，就内容而言，应是从汉译佛经中摘录。傅芸子认为，"《耆婆演义》是日本文人在中国传奇小说在日本流行之际，托名华人的小说作品"。[⑤]到了江户时代中期，耆婆在有着浓厚佛教文化气氛下

---

① 孙猛：《日本国见在书目录详考》，第1722页。

② [日]真柳诚：《中国医籍记录年代总目录（十六世纪以前）》一文指出此结论来自小曾户洋《〈福田方〉引用文献名索引》（未发表资料，1992年）。

③ [日]有林：《有林福田方》，第966页。

④ 财团法人武田科学振兴财团杏雨书屋编《杏雨书屋藏书目录》，第302页。

⑤ 傅芸子：《敦煌本〈温室经讲唱押座文〉跋》，《支那佛教史学》第7卷第1号，1943年。此据傅芸子《正仓院考古记·白川集》，辽宁教育出版社，2000，第203—207页。另见杨晓华：《傅芸子先生的敦煌俗文学研究》，《敦煌学辑刊》2011年第3期，第158—163页。

的日本依然有其存在的位置。

此外，源自汉译佛经的耆婆的说话（故事）在日本文学作品或类书中，也不时出现。《室町时代物语大全》中的“不老不死”故事，就与耆婆有密切的关系。最早涉及耆婆的物语出现在《今昔物语集》卷三第二十八话，此后，《平家物语》卷三、《太平记》卷四十、《宝物集》卷二、《平家物语》第二本（“携医疗之道，遥续神农、化他（华佗）之旧迹；传治方之业，远追祇婆、扁鹊之先踪”）、《下学集》、《当麻曼陀罗疏》卷十一、《法华经鹫林拾叶钞》、《三国传记》卷七第十六话（“耆婆大臣事”）等，甚至将耆婆当成了药师佛的化身，都体现了日本学者对耆婆故事的强烈兴趣。①

日本国立公文书馆内阁文库收藏了一册《弘贤随笔》写本（请求番号：特095—0004），其作者为江户时期的本草学家岩崎灌园（1786—1842）。《弘贤随笔》虽无法与此人的代表作——日本首部全面介绍药用植物的专业图集《本草图谱》相比，但也有不容忽视的文化史价值，其中有一“耆婆草”条目，记载了能够治疗疮疥、折伤、恶肿等疾病的“耆婆草”。以“耆婆”命名的“耆婆草”，其内容与天竺大医耆婆或多或少有些文化意义上的联系。

同样地，日本诗学著作中也会涉及耆婆，十五世纪日本著名连歌师心敬（1406—1475）的《私语》第五十九条中写道：“虽有耆婆、扁雀（鹊）之良药，如不养生，其病难治。”②日本学者长期以来对耆婆的兴趣，正是耆婆形象得以在日本画家笔下呈现的文化基础。

9．“耆婆万病圆”药牌。

自从遣唐使以来，与耆婆名字相关的药方在日本的实际医疗活动中，至少一直相传到江户时期，并未隔绝。最有名者应当是孙思邈《备急千金要方》中的“耆婆万病丸”。石黑伝六所藏、内藤记念くすり博物馆寄托的一张江户时代宽

① ［日］近本谦介：《耆婆说话の流传に关する觉书：“不老不死”成立论のための一视点》，《山辺道：国文学研究志》第40号，1996，第47—55页。

② 《日本古代诗学汇译》（上卷），王向远译，昆仑出版社，2014，第470页。

文十年（1670）御用药种屋配制药丸的药牌（参见图9.10）。[1] 这是“希清轩”药店置于街头作广告用的广告牌，上书“希清轩 官许　紫雪　乌犀圆　耆婆万病圆　苏香圆 至宝丹　景寿”。[2] 广告牌上的这五种加贺藩的秘药的药圆（药丸）是历代中医的常用之物。这也是江户时代仍流行有效的耆婆药剂的最好证明。

10.《入江中务少辅御相传针之书》。

日本内藤记念くすり博物馆收藏的《入江中务少辅御相传针之书》，别名《童人形图面》。该书是一部关于针灸的专著，书中只提及了扁鹊，而并未见到有耆婆的名称。从文字内容及其插图来看，此《入江中务少辅御相传针之书》与前文所讨论的日本所传的《耆婆五藏经》两个写本完全不同。《入江中务少辅御相传针之书》中的一些信息与《耆婆五脏经》有关。长野仁对该书的解题如下：

> 针灸流派入江流是杉山流（杉山和一）的来源。丰臣秀吉出兵朝鲜之际[3]，入江赖明与丰臣秀吉的侍医园田道保二人曾跟当时被俘获、后被带回日本的明人吴林立学习。入江赖明创立的入江流后为其子入江良明，其孙入江丰明所继承。入江良明的门徒——盲人针师山濑琢一检校[4]即为杉山和一的师傅。该文献别名为《童子形图面》，共有15张色彩艳丽的经络图。图中人物的发型为日本式样，洋溢着不同于中国经络图的氛围，对于穴位的记载，为避免作法泄露，图上附有隐名（独特的名称）。这些隐名与僧医们托名耆婆（佛教医学名医）编纂而成的《耆婆五脏经》有共通之处。该文献

---

① 图9.10是日本内藤记念くすり博物馆收藏的“希清轩五药”之药牌，另见于该纪念馆的网址：http://search.eisai.co.jp/cgi-bin/historyphot.cgi?historyid=H00265，访问时间：2019年12月14日。

② 日本医史学会编《图录日本医事文化史料集成》第三卷，东京：三一书房，1978，第222页。

③ 丰臣秀吉出兵朝鲜之际：1592—1598年，其间丰臣秀吉先后两次出兵朝鲜，即“文禄·庆长之役”。——向伟注。

④ 检校：盲官之一，授予该道所属盲人的最高位阶。——向伟注。

有助于我们了解日本针灸从中世到近世的发展情况。[①]

有关入江流的发展源流，肖永芝等人合著的《日本著名针灸流派概说》一文中，有简要的介绍，转引如下：

入江流的创始人为针师入江赖明。赖明为京师（今日本京都）人，生卒年不详，曾师事日本著名政治家、军事家丰臣秀吉的医官园田道保。文禄三年（1592），丰臣秀吉出兵朝鲜，入江赖明随其师同行，从而有机会在朝鲜向中国明代的吴林达学习针灸。庆长二年（1597），入江赖明学成归国，后以针术著称于世。至江户时期，入江氏的第二代为入江良明。日本针灸史上著名的盲人针师山濑琢一就出于入江良明门下。山濑琢一在江户（今东京）推广入江氏之针术，形成一个著名的针灸流派，世称入江流。入江流的第三代传人为入江丰明。日本针圣杉山和一曾先后师从山濑琢一和入江丰明，入江流针术遂为杉山和一所继承。入江流医家的著作虽未保留下来，但其针术在其后杉山流医家的著作中有所反映，从中可以窥见其针术之大概（见后杉山流一节），特色是继承发扬了中国明代的捻针术。[②]

不过，该文中所谓“入江流医家的著作虽未保留下来”似乎不准确，此《入江中务少辅御相传针之书》应该就是入江流医家的著作之一。《入江中务少辅御相传针之书》中有关于针灸人体的彩图多幅，略举一例（参见图 9. 11a – b），可以为我们提供日本医家针灸学术著作的直观认识。

四、敦煌的耆婆图像与日本创作的耆婆图像

根据艺术史研究者们的成果，敦煌石窟壁画（特别是经变画）以及藏经洞出土的画稿等艺术史料中，实际也有耆婆的图像。与佛教文献不同的是，耆婆不是以医王或者医师的形象出现的，而是以贤臣的面貌被描绘的。敦煌诸多经变画

---

① 原文参见日本内藤记念くすり博物馆的网址：http://www.eisai.co.jp/museum/information/facility/archive/33607/comment.html，访问时间：2019 年 12 月 14 日。译文和注释由北京大学外国语学院日语系博士生向伟提供，特此致谢！

② 肖永芝、张丽君、黄齐霞：《日本著名针灸流派概说》，《国际中医中药杂志》2011 年第 5 期，第 461—464 页。

中，描述西方净土的，主要根据“净土三经”而绘制，分为阿弥陀经变、无量寿经变和观无量寿经变三种。其中，观无量寿经变起自初唐，盛行于中晚唐、五代、宋初，共有90余幅。该经变与前两种不同之处在于，它多描绘了“未生怨”和“十六观”的画面内容。未生怨王，即佛经中有名的阿阇世王。“未生怨”的系列场景中有阿阇世王杀母（韦提希夫人）而二大臣（耆婆和月光）劝阻的情节。[①] 比如，初唐209窟“未生怨”故事画的第一序列的第四组画面，耆婆与月光站在殿门外劝谏阿阇世王。P. 2671v 白描画稿，左侧“未生怨”系列的第四幅，阿阇世王正持剑追杀母亲，二大臣耆婆与月光在一侧劝说。纵观“观无量寿经变”及其画稿，均依据善导《观无量寿经疏》和《照明菩萨经》而成。耆婆不像阿阇世王那样作为图像的中心人物，而仅仅出现于八幅系列图像之中的一幅，但是，在这个情节单元中，画家实际突出了他作为“国之贤臣”的形象。这与印度佛教文献并未特别强调他的“大医”的形象并不一致，可视为敦煌佛教对印度佛教文化某种意义上的“修正”。耆婆形象的这一小小的转换，其背后的动机与中国重视世俗政治的文化传统是相契合的。

作为医生的形象，耆婆在日本佛教艺术史中出现的时间，或许还早于《日本国见在书目录》中的记载。在日本奈良法隆寺的佛教塑像中，耆婆处于比较突出的位置。这是五重塔塔本雕像，由一组四面须弥山像构成，东面为维摩诘像土，西边是分舍利佛土，南边是弥勒佛土，北面是释迦涅槃像土。在北面塑像的中心是侧卧着的已经涅槃的佛祖，他的周围是满怀悲痛的菩萨、弟子、大臣等众。北面塑像中的第二号人物耆婆跪在佛榻的前方，左手半伸，右手虚张，正在为佛陀诊脉。耆婆像高47.4厘米，戴着头巾，大袖宽衣，面容忧郁悲痛。[②]（参见图9.12）该雕像非常重要，町田章、铃木规夫编集的《日本の美术百选》中的第

---

① 王惠民：《敦煌隋至唐前期西方净土图像考察——以观无量寿经变为中心》，古正美主编《唐代佛教与佛教艺术》，觉风佛教艺术文化基金会，2006，第183—209页。沙武田：《敦煌画稿研究》，民族出版社，2006，第78—124页。

② 奈良六大寺大观刊行会编《奈良六大寺大观》第三卷，图像部分，东京：岩波书店，1969，第10—11页、56—61页。对耆婆大臣图像的详细描述，参见奈良六大寺大观刊行会编《奈良六大寺大观》第三卷，解说部分，第21页。

64幅，即为此“涅槃像土”彩色雕塑。①

在印度本土、中亚和中国西域与中原的佛陀涅槃图像（壁画、石刻、雕塑等）组合中，很少直接出现耆婆的形象，这一点与耆婆在佛经中的出现频率形成较大的反差。但是否在上述地区（尤其是中国的西北和中原地区）出自石窟或墓葬的壁画、石函、鎏金银棺等的佛祖涅槃图像中，就一定没有耆婆的形象呢？这一问题目前也没有绝对的答案。

赵晓星在《西夏时期敦煌涅槃变中的抚足者——西夏石窟考古与艺术研究之四》一文中，通过对相关涅槃变图像的梳理，认为敦煌等地西夏涅槃变、辽金时期中国北方涅槃变中的“抚足者”以“贵人相老者”的形象出现，此类形象描绘的就是天竺大医耆婆。赵晓星所辨识出的“贵人相老者”耆婆形象主要有以下数种：

1. 西千佛洞第9窟主室北壁的涅槃图（初定沙州回鹘时期）（参见图9.13）

2. 榆林窟第3窟主室东壁中央上部八塔变之涅槃图（西夏）（参见图9.14）

3. 东千佛洞第2窟主室西壁后甬道东壁的涅槃图（参见图9.15）

4. 东千佛洞第5窟主室北壁的八塔变上方的涅槃图（参见图9.16）

5. 东千佛洞第7窟主室东壁后甬道西壁的涅槃图（参见图9.17）

6. 定州至道元年（995）净众院塔地宫的佛涅槃图（北宋）（参见图9.18）

7. 朝阳北塔重熙十二年（1043）天宫木胎银棺的佛涅槃图（辽代）（参见图9.19）

8. 山东兖州兴隆塔地宫出土鎏金银棺的佛涅槃图（宋代）（参见图9.20）

9. 北京乾统五年（1105）舍利石函的佛涅槃图（辽代）（参见图9.21）②

如果此类形象可以确定为耆婆的话，那么，与此同类的耆婆图像至少还见于陕西渭南盘乐村218号墓室东壁北宋时期壁画的佛涅槃图（参见图9.22）。

此外，在敦煌西千佛洞第8窟的北周壁画中，有涅槃经变的图像。在两侧高

---

① 町田章、铃木规夫编集《日本の美术百选》，东京：朝日新闻社，1999，第124页。

② 赵晓星：《西夏时期敦煌涅槃变中的抚足者——西夏石窟考古与艺术研究之四》，《敦煌研究》2019年第1期，第20—27页。感谢赵晓星提供此文以及相关的讨论！

大的娑罗双树之间，佛陀呈右胁而卧的姿态。抚摸佛足的是佛弟子大迦叶。“佛的胸前站立着一人，着红色胡服，白眉长须，有学者认为是给释迦佛治病的古代印度神医耆婆。不过因手部模糊，已难辨识手势，未有定论。”（参见图 9.23）一般而言，在涅槃经变中，佛陀（或卧榻）前方结跏趺坐的是佛最后所收的弟子须跋，但该人一般采用外道的形象（穿覆头衣等），有时还伴随着婆罗门外道身份标识的器物——如三杖（tridaṇḍa）、滤水瓶等，对须跋的图像，宫治昭、扬之水先生已经有论述①，此不赘言。但此处的站立者与须跋形象区别较大，将其辨识为耆婆也不是没有道理。综合上述的敦煌等地涅槃变的图像，可以说明日本艺术家将耆婆置于佛陀涅槃图像之中，也不是无中生有，而是中日双方艺术家均认同耆婆这一大医形象的重要。

日本天平十九年（747）的《法隆寺伽蓝缘起并流记资财帐》记载，此佛涅槃雕塑乃奈良时代和铜四年（711）所造。② 与法隆寺相关的数种史料中提及或者描述了此耆婆塑像。《圣德太子传私记》（抄）（出《鵤丛刊本》，写于十三世纪上半期）云：“北面涅槃相：……医师有三品：上品闻声知病，中品见病人皃知病，下品见脉知病。祇婆示下品相。”《法隆寺缘起白拍子》（抄）［法隆寺藏贞治三年（1364）写本］云：“耆婆大臣医术可及悲，右御手御脉取奉哀觉。”《古今一阳集》（抄）［法隆寺藏延享三年（1746）写本］云：“北面涅槃像：……祇婆大臣啼泣之余，取金色右手窥脉医师有三品：上品闻声知病，中品见病人貌知病，下品见脉知病。祇婆示下品相。”③ 这些史料均确认这位为佛陀取脉的人物就是耆婆（祇婆）大臣。④

町田章、铃木规夫编集的《日本の美术百选》中，还收录了另一幅佛陀涅

---

① 宫治昭：《涅槃和弥勒的图像学》，李萍、张清涛译，文物出版社，2009，第110—112页。扬之水：《〈一切经音义〉之佛教艺术名物图证》，《中国文化》第31卷第1期，2010，第175—179页。另参见扬之水：《曾有西风半点香》，生活·读书·新知三联书店，2012。

② 奈良六大寺大观刊行会编《奈良六大寺大观》，第三卷，解说部分，第5页。

③ 同上书，第91—94页。

④ 此图亦被引用于酒井シヅ《日本の医疗史》，东京书籍，1997，图版4。可见，医学史家将此图当作医学的史料来考察。

槃图像，也绘制了耆婆的形象。[①] 该书第15幅为“佛涅槃图”，绢本著色，1086年绘制，现存和歌山金刚峰寺。此画为日本现存最古老的描绘佛陀涅槃的作品，也是日本佛教美术的代表作。诸菩萨、佛弟子、诸天、俗家信徒、狮子等围绕在佛陀的周围，画面表现出平安时代佛教绘画柔和的特征。在画的左下方，有榜题“耆婆大臣”的像。他头戴宝冠，身穿大臣服饰，以左袖半掩面，面色悲戚，给人泣不成声之感。[②]（参见图9.24a－b）该类型的佛涅槃图在后世有所流传，但并不是每幅图中都描绘耆婆的形象。比如，荷兰阿姆斯特丹亚洲艺术博物馆所收藏的一幅大约十五世纪日本画家的佛涅槃图中，就没有耆婆的形象。[③]

日本金井乌州《写山楼无声诗话》中有“耆婆像”的条目，也提及了日本南都（奈良）东大寺佛涅槃塑像中的耆婆造像，该处引用了明代李日华（1565—1635）《六砚斋笔记》卷四的内容，即：

> 李日华笔记载云：赵仲穆用龙眠法写《药王像》，坐藤竹床，手执葫芦，在芭蕉林中，喻是身之非坚也。脚下靡靡细草，俯覩之，喻大地皆药草也。倪迂作精楷赞曰：耆婆大医王，能疗诸疾苦，视虚实表里，施补利汗吐。设或有心病，非针砭能愈，世尊安心法，一弹指病去。是画者、赞者俱解入深法者也。[④]

赵仲穆（约1290—1360以后），即元代书画家赵雍，著名书法家赵孟頫的次子。倪迂，即元末明初画家倪瓒（1301—1374）。赵雍是采用了北宋画家李公麟（字龙眠）的白描人物画的手法，绘制了一幅《药王像》。倪瓒在题诗中，显然是将此药王像与耆婆联系起来了。在历代医家的画像或塑像中，神农、扁鹊和张仲景的像较为常见，而耆婆的像较少。此外，如前文所述，印度、西域、中原等

---

① 町田章、铃木规夫编集《日本の美术百选》，朝日新闻社，1999，第36－37页。

② Cf. Sherwood F. Moran, “The Death of Buddha, a Painting at Kōyasan,” *Artibus Asiae*, vol. 36, no. 1/2 (1974): 97－146. 又，森口真衣：《“王舍城の悲剧”における耆婆の医师像——〈涅槃经〉梵行品の阿阇世王说话》, *Hokkaido journal of Indological and Buddhist studies*（北海道印度哲学仏教学会）, vol. 24 (2009): 103－119.

③ H. F. E. Visser, “A Japanese Painting of the Death of the Buddha in the Museum of Asiatic Art, Amsterdam,” *Artibus Asiae*, vol. 10, no. 1 (1947): 43－55.

④ 明代周永年撰《吴都法乘》卷二十九亦引之。

地的佛陀涅槃图中，几乎没有出现过耆婆诊脉的形象，也没有关于耆婆出现于佛陀涅槃现场的原典记载，但宋辽金西夏时期的涅槃变或涅槃图中的抚足者（贵人相老者）很可能是耆婆的形象再现。而日本将耆婆为佛陀诊脉塑造成涅槃图像中的重要构图要素，这是日本佛教基于自身理解而进行的创作，不是直接沿袭印度、中亚或者中国的习俗。日本的这两幅图像中耆婆的形态各异，但相同之处是将耆婆视为“大臣”。

耆婆之所以被称作“国之贤臣”，是基于他对阿阇世王的种种劝导。阿阇世王（未生怨王）是佛经中有名的恶者，他与破坏僧团的提婆达多（Devadatta）相互勾结，做了许多恶事。阿阇世王甚至加害自己的父亲瓶沙王和母亲韦提希夫人，耆婆屡次劝谏，并促使阿阇世王忏悔，后成为佛陀的信徒。因此，中国佛教徒撰写的佛经注疏中，将耆婆称为“国之贤臣”。天台智者大师《佛说观无量寿佛经疏》云：“耆婆：此云固活。生时一手把药囊，一手把针筒。昔誓为医，能治他病，从德立号。庵罗女子也，是国贤臣。”① 耆婆在汉译佛经中很少被称作“国之贤臣”，而中土佛教经疏中称之为“国之贤臣”，这样的称号正隐含了华夏与日本重视世俗政治的特性。在前述法隆寺塑像中，耆婆是“见脉知病”的“下医”。对医生的“三品”分类以及显示把脉的技术，乃是正统的中医学内容，反映了日本以中医的内容来表达佛教思想这一创作手法。将两种来源不同的异域文化融合在一起，正是日本文化特质的表现。

小　结

中医文献一般将古代医家尊为医圣（如张仲景）、药王（如孙思邈）等，医王名号使用不多。医王是中古中医在外来宗教影响下所产生的一个称号。中土文献最初用该词来指与佛教有关的人士（包括懂医或者不懂医的人士），其意义偏重于佛教，偏重于治心，而后来演变为指历史上的名医。医王的称号并不完全是实指，有时是象征性的虚指。所以说，并不是凡提到医王的地方，都可划为“僧

① 《大正新修大藏经》第37册，第190页中栏。

医”，也不是任何懂医学的世俗人士都可以称为医王。该词比较恰当的表述是，该名号指精通医道（包括治疗身心两方面的技能）的佛教信徒。耆婆是与佛陀并称的医王。他正由于获取了医王的封号，与佛陀有着密切的关系，才在中亚、东亚地区获得了长久的名声，成为连接中印医学文化的关键人物之一。不过，就其在中国对普通民众影响的范围与程度而言，“耆婆菩萨”这样的名号还是无法与药师佛、药王和药上菩萨相提并论。尽管如此，我们亦有必要认识到从世俗名医进入佛教神灵殿堂的耆婆医王，也是印度佛教福佑众生健康的神灵之一，他们具有类似的神格，这对理解药师佛信仰在中土的传播与变迁的复杂情形也有侧面的启发意义。

佛教医学东渐是以佛教为契机的，其中起作用的有佛教徒、商人、使者、医生，也有佛教史上的传奇人物。作为与佛陀释迦牟尼同时代的著名医生，耆婆在佛教史上享有独特的地位，并在西域、中原和东北亚，成为印度古代神奇医术的代表，可以说，他同龙树菩萨一样，在佛教医学东渐的过程中，起到了巨大的作用。他的声名、事迹与医药方流布东方，成为世人医疗活动中崇拜的对象，取得类似于神灵的地位，带给世人健康。要特别注意中医学和日本汉方医学对印度佛教医学的吸收和取舍，是有所差别的。东南亚地区基本是接受南传佛教中的医学知识。中医则基本上是对印度佛教和医学的内容进行诠释、接受，而东北亚则是将印度与中国的多种原料混合在一起，并加入了本土学者对医学的理解。日本的一些相关医著或者佛教文物中出现了中印佛教医学所不具备的新因素。日本佛教艺术视野中的耆婆，被描绘于表现佛陀涅槃的场景中，而不像在敦煌那样，出现在表现净土的观无量寿经变及画稿之中。

在佛教医学的传播过程中，托名是一个常态现象。人们将本土的许多知识或者事情寄托于耆婆这类的医王或者著名历史人物的名下，意在增强其可信度，以加快或促进这些知识的流通。

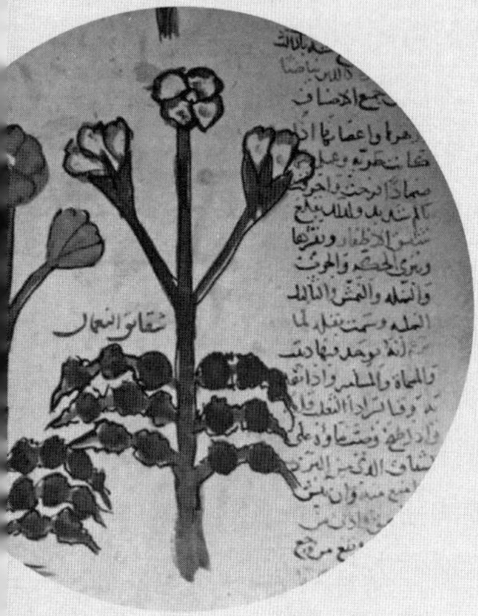

结语

耆婆的符号学意义

耆婆是与佛陀同时代的一位带着神话色彩的名医，作为印度佛教医学史上的一个非常特殊而又极其重要的人物，他的名字（原名与译名）、称号、事迹、图像在印度本土以及中亚、中国、东北亚和东南亚地区广泛流传，见于多类文献与艺术品（纸画、壁画、塑像）之中。耆婆的名字在各语言中的形式，至少包括以下数种：

梵语：Jīvaka Kumārabhṛta

巴利语：Jīvaka Komārabhacca

犍陀罗语：Jivae

于阗语：Javā、Jīva

藏语：Vtsho-byed Gzhon-nu

泰语：Shivago，全名或写成 Phra Chiwok Goman

汉语：耆婆、耆域……

有学者指出，他的名字与“小儿医”（梵 Komārobhṛtya、巴 Komārabhacca）一词有词源关系。在印度“生命吠陀”的“八分医方”中，有一支是治疗妇女、儿童疾病的，称为“童子方”（bāla-rakṣā），而精通童子医方的人就叫作 Kaumārabhṛtya，所以，耆婆全名中的 Kumārabhṛta 与 Kaumārabhṛtya 是同一词源，这就暗示了 Kumārabhṛta（童子）乃耆婆的“名号”，指明他为童子方医师。不过，这与巴利文本有出入，因为巴利文佛经中明确指出，耆婆是被无畏王子（kumārena posāpito）收养，才被称为“童子”（Komārabhacca）的。

在汉译佛典中，耆婆的各种汉译名（含全名和部分尊称）可分为四组。其一，双音节的音译名：耆婆、耆域、耆旧、耆波、耆鞠、祇域、祇婆、时婆、祈婆、祁婆、阇婆、侍缚等。其二，三音节的音译名：侍缚迦、时缚迦、时婆迦、耆波伽、耆婆伽、哜嚩迦等。其三，不同音节的意译名：命、寿、命者、长命、寿命、活命、寿者；固活、能活、更活、故活；能治等。其四，音义兼顾的译名：耆婆童子、耆旧童子、祇域童子；寿命童子、医王活命、能治医王、活命医王等。对这些译名，我们有以下几点认识：

1. “耆婆”这个译名最早出现在东汉，至迟不晚于三国时期。除《大方便佛报恩经》之外，还有《分别功德论》《别译杂阿含经》卷十三，均是失佚人名，附东汉录。如果这三部经尚不能断定是东汉所译，那么，可以找出另外的证据。《兴起行经》上“佛说木枪刺脚因缘经第六”有“耆婆”一名，此乃东汉康孟详所译。又，《撰集百缘经》卷十有“耆婆”一名，此经或许为三国吴月支优婆塞支谦所译。

2. “耆婆”可能是诸译名中出现最早的，与之出现时间相若的则是“耆域”译名。在《旧杂譬喻经》（失佚人名，附后汉录）中有“耆域”一名。

3. 托名安世高所译的三部经《佛说柰女耆婆经》《佛说捺女祇域因缘经》《佛说温室洗浴众僧经》中，就有三个不同的译名，分别为耆婆、祇域、耆域。从同一个人译出三个名字这一点上，也可看出上三部经非安世高一人所译。通过对这三部经的译语初步判断，三者与安世高实际上无关。

4. 最初的“耆婆”（“耆域”）译名，可能来自中亚某一语言，而不是梵文的对译。后世逐渐译介梵文佛经，才有 Jīvaka 完整地译为“侍缚迦”“时缚迦”等。《大唐西域记》卷九、《大慈恩寺三藏法师传》卷三均指出“旧曰耆婆，讹也”，乃是以中印度的“中天音旨”为标准来指摘旧译名，认为其译音有误。

5. 众汉译名中有音译，也有意译，而有些意译名并非原意直译，而是加入了译者的“创造”成分，从汉字意义上来延伸。译名“能治”即如此。

从本书所收集的大量材料中，笔者发现有的是关于历史人物耆婆的，有的是涉及神话人物耆婆的，还有的则是托名人物耆婆的，因此，笔者没有将它们硬性地全部归属于历史人物耆婆身上，而是把耆婆当成一个符号学意义上的人物来处理。耆婆的符号学意义具体表现在以下三个方面。

1. 小儿医的隐喻符号。

耆婆是小儿医师，其名号就已隐含了这一点。《修行道地经》卷一在列举小儿医的代表时，就有耆婆与尊迦叶之名。《迦叶仙人说医女人经》《佛说长寿灭罪护诸童子陀罗尼经》《精髓集》中的一条耆婆药方、注疏家常引用的一条耆婆药方，都暗示了耆婆在童子医方面的成就。

2. 佛教医王的代表符号。

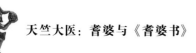

佛经与疏论中常称耆婆“阎浮提中最为第一”，耆婆获得医王、药王、大医王等尊称。耆婆更与佛陀并列，佛陀是治人心内病的“大医王”，而耆婆是疗人身外病的世俗医王。在时人心目之中，耆婆已成恒大富乐的医王之代表，既能治愈世人，亦能上生天界。《旧杂譬喻经》（失译人名，附后汉录）卷上，即载：“一人言：使我知作师，主治一切人病，使我大得物，命尽生耆域家，晓知医方，治病莫不愈者。亦复生天上人中恒大富乐。”[①] 人们礼拜耆婆，祈求长寿无病，终成为西国一种信仰习俗。

3. 天竺大医的象征符号。

《止观辅行传弘决》（唐代湛然撰）卷十之一曰：“医法者，如此方华他（陀）、歧伯、扁鹊、神农、黄帝、葛仙公、张仲景等所集。西方如耆婆、持水、流水等。”[②] 孙思邈亦赞耆婆为天竺大医，“万病丸”药方亦因“耆婆良医，故名耆婆丸方”。汉地人士或“祖述耆婆”，或“请耆域之方”，或“习耆婆秘密之神方”，或“《五脏论》有称耆婆者”，或医书托名《耆婆茯苓散方》《耆婆五脏经》等，无不显示耆婆在汉地乃是天竺大医的最高象征。言天竺之医，必称耆婆也。与龙树相比，耆婆虽无龙树之佛学理论，但龙树医术仅偏于眼科一隅[③]，又不如耆婆可以代表天竺医学的丰富内容也。

耆婆的大名初传于东汉、三国之际，而盛于隋唐，宋明为其余绪。此趋势亦近似于佛教在华之传播情形。耆婆故事多赖佛经译传，才盛名远播，乃至汉地民间亦有对耆婆之信仰。唐代前后乃中印文化多方位频繁交流的高峰时期，耆婆医药方赖孙思邈的《千金方》而声名更增。自《隋书·经籍志》载《耆婆所述仙人命论方》之后，以耆婆命名的医书陆续出现，计有《耆婆脉经》《耆婆六十四问》（一作《耆婆八十四问》）《耆婆要用方》《耆婆服乳方》《耆婆茯苓散方》《耆婆五藏论》等。虽多佚散，但《医心方》所引《耆婆方》等，《妇人大全良方》引《耆婆五藏论》，吐鲁番出土《耆婆五藏论》残卷，以及完整的《耆婆五脏经》，仍存留天壤，弥足珍贵，使我们可以了解当时中印医学交流之实况。虽

① 《大正新修大藏经》第 4 册，第 510 页上栏。

② 《大正新修大藏经》第 46 册，第 438 页下栏。

③ 有关印度的眼科与龙树医术的相关影响，可参看：房定亚等：《从〈外台秘要〉看印度医学对我国医学的影响》，《南亚研究》1984 年第 2 期，第 68—73 页。季羡林：《印度眼科医术传入中国考》，《国学研究》第二卷，北京大学出版社，1994，第 555—560 页。廖育群：《古代印度眼科概要及其对中国影响之研究》，《自然科学史研究》第 17 卷第 1 期，1998，第 9—22 页。Vijaya Deshpande，“Indian influence on early Chinese ophthalmology：glaucoma as a case study，” *BSOAS*，62 - 3（1999）：306 - 322. Idem.，“Ophthalmic surgery：a chapter in the history of Sino-Indian medical contacts，” *BSOAS*，vol. 63，no. 3（2000）：370 - 388.

然，这些医书不少是中医托名之作，但是，亦反映出对异域大医耆婆极为借重之文化心理。敦煌出土梵文于阗文双语医典《耆婆书》乃是符号学意义上的耆婆之要著，属于印度传统的生命吠陀体系之医典，更是于阗医学文化与印度文化融合之作。

总之，耆婆的故事与医术传出了印度本土，在南传巴利文佛教地区①，中亚西域地区以及我国的西北、西藏与中原等地区，乃至东北亚的朝鲜和日本，都有较大的影响，这是其他任何古代印度医家所无法比拟的。耆婆的形象、地位与其在文化史上的意义在上述不同地区，也存在不少的差异。这些差异的产生与各地不同的文化特色有关，也与各地对耆婆所依托的佛教以及他的医术的认知有关。因此，源自印度佛教的“天竺大医”耆婆在亚洲的多个地区形成了各具特色的形象，导致了有多种色彩的传承纪录。耆婆这样的例子无疑可以促进我们加深对古代南亚文化对外传播的复杂性的认识，并为我国当代文化的对外传播和交流提供某种启发性的借鉴。

耆婆是丝绸之路医学史上的独特人物，历久而不衰，其余绪在当今的中国、泰国、日本等地仍然流播。在商业文化的推动下，以传统文化弘扬为口号或旗帜的地区，耆婆甚至被注册成为一个品牌，或者是人们继续崇拜的一个神灵或者化身。可以说，耆婆也是我们认识古今宗教、医疗与社会复杂关系的一个独特例证。只要人们追求健康的心愿不息，那么，耆婆的传奇也就会继续薪火相传，人们也将不停地塑造带有不同地域和不同时代色彩的耆婆的新形象。

① C. Pierce Salguero, “The Buddhist Medicine King in Literary Context”.

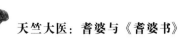

附　录

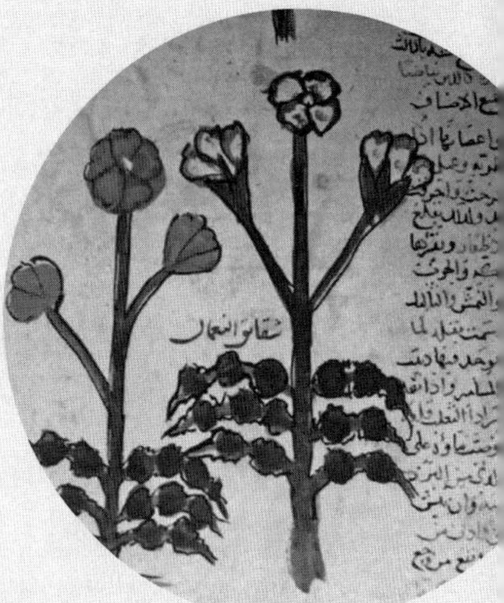

一　敦煌《耆婆书》梵文本翻译

由于《耆婆书》梵文部分的词汇与一般的古典梵语（Classical Sanskrit）、佛教混合梵语（Buddhist Hybrid Sanskrit）或者一般的俗语（Prakrit）形式，略似却又大不相同，给人一种拙劣粗糙的感觉，研究起来有很大的困难，学者们对此的兴趣也不是很大。霍恩雷曾经认为《耆婆书》中混乱不堪的梵语，代表了一位“没有多少婆罗门知识”的佛教僧人的语言，就亦见于其他古典文献中的《耆婆书》药方而言，其“粗糙的梵语”（barbarous Sanskrit）被后来采用它们的作者们加以改正。比如，他认为梵本《耆婆书》的第18号药方（简称为*JP*［18］），被Dṛdhabala改正之后插入了《遮罗迦本集》之中。不过，霍恩雷没有提供具体的理由。而事实上，*JP*［18］中有bilvā一味药物，《遮罗迦本集》中该药方的对应词却为piṣṭvā，piṣṭvā是动词的独立式，意为“研磨、粉碎”。因此，霍恩雷的这一事例不能支持他的观点。只能说，《耆婆书》的药方有不同的来源，在文本传播的过程中有了各自的变化。霍恩雷要“复原”《耆婆书》的梵语，是基于他认为《耆婆书》的原本并没有什么错误。他用古典医著的作者们所用的那种梵语来重建《耆婆书》，然而这种努力引发的许多问题，他都没有提到。此后，贝利在《于阗语文献集》第一集中第135页以下只对梵文本作了全文的转写[①]，而没有做什么解释说明。1969年该书的第二版仅仅修订了少数的转写。柯诺夫的《一部于阗文医药文献：印度事务部图书馆Ch. ii 003号写卷》一书单单涉及于阗文本[②]，对梵文本没有讨论，只是在将于阗文本英译时，偶尔利用了其中少量的梵文词。以下部分是梵本《耆婆书》的汉译，而其梵本部分的修订和相应文本的对比，参见陈明《敦煌出土胡语医典耆婆书研究》一书的翻译部分。[③]

① H. W. Bailey, *Khotanense Texts* 1, Cambridge University Press, 1945, pp. 136－195.

② Sten Konow, *A Medical Text in Khotanenses*.

③ 陈明：《敦煌出土胡语医典〈耆婆书〉研究》，第267—455页。

JP [2－3]:“卍字”解毒剂 (Svastika)[①]

成就吧!

向梵天致敬! 向成就者以及持明咒者致敬!

薄迦梵（世尊）说:“耆婆啊! 请听我说，我将全部告诉你在［南］赡部洲中能解毒的任何药物。”“我将告诉（你）在一切之上的（最好的药物）。听这个吧: 要有4分香附子、4分甘松香，4分旃檀、4分沉香、4分桂皮和4分藏红花，同样，他应该放入4分的虎爪香、5分的青莲花和青木香、8分的香锦葵，医生应该放入已经称好了重量的5分细豆蔻。所有这些药他都应该用水研磨。在此，随后就是咒语了，请听吧，耆婆! 我将告诉（你）: tadyathā kiśi kiśi kiśa laṃbi halī hilī namo buddhasya sidhyantu mantra－pādāni svāhā（莎婆诃）。(服用）这剂阿伽陀药的人应该念诵这段曼陀罗。通过纯洁的禅定，在鬼宿的结合点上，被赋予智慧。耆婆! 请听吧，这种业行的功德我将叙说（它们）。简而言之，这

---

① 本药方名为Svastika，对应的于阗语形式为svastaka，此即“卍”字。慧琳《一切经音义》卷十二云:“卍字之文: 梵云室哩二合末蹉仓何反，唐云吉祥相也。有云万字者，谬说也。《华严经》第八卷中具说。此相等亦非是字也，乃是如来身上数处有此吉祥之文，大福德之相。”(《大正新修大藏经》第54册，第378页上栏）对于“卍”字符在印度以及我国古代的起源与分布，饶宗颐教授在《卍（Svastika）考——青海陶文试释》一文中有详细论述（饶宗颐:《卍（Swastika）考——青海陶文试释》，载《梵学集》，上海古籍出版社，1993，第1—16页)，并且在《符号、初文与字母: 汉字树》(上海书店出版社，1998年）一书中有所补充。本药方的研究情况是: 霍恩雷1917年的论文《来自新疆的一部古代医学写本》首次作了研究。在该文中，他提供了其梵语和于阗语的转写，并将梵语部分复原，还翻译了于阗语文本的第一至三、以及第十八个药方，即JP［1—3］和JP［18］。1992年，恩默瑞克的论文《“卍字”解毒剂》(*The Svastika Antidote*)，逐句对该药方的双语进行了校订和翻译，对其梵文部分进行重构，并着重分析了一些于阗文短语词汇。恩默瑞克还介绍了《耆婆书》的写本、语言与研究等情况。参见Cf. R. E. Emmerick，“The Svastika Antidote,” *JEAS*. vol. 2 (1992): 60－81.

剂最重要的阿伽陀药是所有疾病的治疗者。［听着，耆婆啊！我将告诉］这副药剂要用在哪些疾病之中。在（患上）诸天、乾达婆、夜叉们（所引起的疾病）时，以及在饿鬼、凶恶的罗叉们和邪魅所导致的所有疾病时，一个人应该把这剂药涂在前额上。（该药）解除起尸鬼和富多罗女妖导致的所有伤痛。而且蛊道也能（被）解除，不论鬼魅（Grahas）多么可怕（也能被治愈）。为了所有（疾病）彻底抑制的目的，（这剂）阿伽陀药已经被解释了。（它要用于）当（人们）在中了诃罗诃罗毒（halahala）（的情况下），或者在（人们）饮入了剧毒（的情况下）。如果（这剂阿伽陀药）用冷水冲服，那么他就会立即解毒。（它要用于）当（人们的）肢体被箭射中时，并且受到武器上的毒的伤害时。只不过将此药涂在伤口上，该人就能从伤痛之中解脱出来。而且无论那些小虫是怎样的邪恶、可怕、极其凶暴。（如果）他们（感到）已经被搅乱的东西在烧灼，（那么，此阿伽陀药将）从他们那儿驱除该毒。谁拥有（此阿伽陀药），邪恶将永不会向他产生。它还将实现（他的）每一个目标，并且将不会化脓。那些被可怕的毒所感染、由于中毒而失去知觉、血液搞坏了的人们，当在他们的前额上放了鸦足标记（kākapada）时，然后，这剂阿伽陀药就必须给予：从嘴里，必须给三滴；从鼻子里，（同样给）三滴。一个人应该用这剂阿伽陀药涂抹他，然后，（因中毒而）失去知觉的（此人）将苏醒过来。被生活在草丛中的虫子、（或者）被蜘蛛、老鼠、蝎子所咬（的那个人），将此药作为催嚏剂（灌鼻药）、饮用剂、眼药膏、油膏，并根据（规定的）方法（使用），他就会没有毒了。或者，一个人将它（作为软膏使用），涂在难产的妇女的子宫上。在（患）严重的肠内惯病时，（这剂药）必须用热水冲服。因此，好后代的承担者将保护孩子们。如果她适当地饮用了毒药，那么，它将很快使她解毒。就像因陀罗的霹雳（摧毁）大树。”

由薄迦梵（世尊）教导的、名叫“卍字”的大药方结束了。

JP［4］：阿输乾陀酥（Aśvagandhā）（1）①

成就吧！

首先向在真谛之舟中的牟尼致敬！向刹那间开放出百片叶子和花瓣的佛致敬！向是所有人的另一种长年药的佛法致敬！向渡过圣道之海的僧伽致敬之后，我将叙述作药的、治疗一切疾病的、对所有人来说也能消灭虫子的、精炼的酥和上等的清黄油。50婆罗（pala）的一种树香、以及每1婆罗的10种根药、心叶黄花稔、黄细辛、雪松、强效药，岩黄芪的叶子和花汁，以及黧豆、打印果；甘蔗属植物、黄连木、甘松香、ṛddhi、天门冬；2婆罗的白花酸藤果子（酸藤子）和三种果子；以及孟加拉国苹果（印度枳、吉祥果）、石榴、香橼；与马齿苋药草一起，以及等量的栀子、rakṣā，应该要有（这些药物）。2婆罗的牛乳和肉汁，应该与称了重量的酥煎熬，［并加上］1婆罗的四种香料（肉桂、桂叶、小豆蔻、龙花须），100婆罗的长胡椒和10婆罗的蜜；（应该知道）［该剂药］在所有的疾病中，降服（主治）咳嗽、哮喘、肺气肿、肺病，失音和肋痛、风性的和痰性的痞疾。腰与背部俱疼痛、尿道病、小腹（膀胱）发痒；在热病和严重的肺病时，治愈不规则的慢性发烧。这种妙药对体虚的人来说，能够增加脂肪、增添力量；（治疗）妇女病，而且对少精子的人，应该提供1婆罗的药量。而且对（有）破坏力量的诸疾病来说，应该及时地提供（这剂药）。（该药还）旨在消除

---

① 本药方仅霍恩雷在其未刊稿中进行过研究。本药方名为Aśvagandhā。《海药本草》“仙茅”条云：“仙茅　生西域。粗细有筋，或如笔管，有节纹理。其黄色多涎，梵云呼为阿输乾陀。”（《大观本草》《政和本草》《本草纲目》中的“仙茅”条，均有此梵名）参见［前蜀］李珣：《海药本草》（辑校本），尚志钧辑校，人民卫生出版社，1997，第33页。据笔者考证，“阿输乾陀”的梵文可还原为Aśvagandhā（陈明：《印度梵文医典〈医理精华〉研究》，上篇第一章第四节，中国大百科全书出版社，2014，第104—108页）。单就此处的梵名“阿输乾陀”，尚不能推导出Aśvagandhā就是仙茅，因为二者所指的植物名称不同，前者为茄科植物印度人参*Withania Somnifera*（*Linn.*），后者为仙茅科植物*Curculigo orchioides Gaertn*。参见杨崇仁：《中古时期我国传统植物药与印度的交流》，《亚太传统医药》2018年第1期，第1—9页。

皱纹与白发，（它）正是最好的治白发（的药）。

名叫“阿输乾陀等”的酥药方结束了。

JP ［5］：大妙酥（Mahā-Kalyāṇaka）①

闭鞘姜（青木香）、小豆蔻、红月桂、达子香、浆果紫杉、雪松（喜马拉雅杉）、木苹果的香皮；旃檀、青莲花（蓝莲花）、茜草、药西瓜、两种印度茄子（刺天茄和黄果茄）；姜黄和小檗、印度菝契和毛叶腰骨藤、山马蝗和尖叶兔尾草、香胡椒、稠李、莲花丝；白花酸藤果子、三果、米仔兰、白豆蔻和石榴；每份 1 两剂量的（上述药物），与 1 升剂量的酥油，在四倍的水中同煎。这种药液叫作“善妙酥”，能够增力、润肤、多子；主治热病、癫痫症、尿道病、下痢、肿胀、疯病和解毒；又治胆汁性的出血症、风湿症，治疗痞疾（内部肿瘤）、哮喘、打呃和严重的尿道秘结。十种根加上“救生药”，用新鲜牛奶共煎。正是这种所谓的“大妙酥”可消除所有的疼痛。

---

① 本条药方名为 Mahā-Kalyāṇaka，意译“大妙酥”。恩默瑞克教授在前揭《对〈耆婆书〉研究的贡献》一文中，对《耆婆书》与《医理精华》进行了比较研究。Cf. R. E. Emmerick, “Contributions to the Study of the Jīvaka-pustaka,” *BSOAS*. vol. XLⅡ, no. 2（1979）：235—243. 他指出两书中雷同的药方，其中之一就是“*JP*［5］= *Si*. 5. 97—8”。*Si*. 5. 97 是《医理精华》第五章“热病（发烧）”中的一个大型药方，其方名为“善妙酥”（Kalyāṇaka）。*Si*. 5. 97 只与 *JP*［5］的前四颂八句完全对应，而 *JP*［5］的最后一颂两句对应的则是 *Si*. 5. 98，该方虽短，但其中的方名恰好为“大妙酥”（Mahā-Kalyāṇaka）方，显然，*Si*. 5. 97 + *Si*. 5. 98 = *JP*［5］。笔者将《医理精华》与《鲍威尔写本》进行了比较。其中两个同名的“善妙酥”（Kalyāṇaka）药方，即 *Si*. 5. 97 与 *Bo*. 2. 119b—127a 大体上是一致的，有 21 种药物相同，4 种不同。两个药方的配制剂量和过程是一样的。药效性能相似：增力、润肤、多子。另外，*Si*. 14. 18 也是以“善妙酥药”为名的药方，不过与 *Si*. 5. 97 和 *Bo*. 2. 119b－127a 差别很大。在《鲍威尔写本》中，也有一种“大妙酥”药方，据说该方“能治众病，它是阿提耶的药方，他将它传给了 Mahātman Agastya。”（*Bo*. 2. 127b—132），但是该方与 *JP*［5］差别也很大。此外，在《妙闻本集》的《补遗部》第 39 章和第 62 章各有一个“大妙酥”药方，但均与 *JP*［5］不同。

JP [6]：大青盐酥（Mahā-sauvarcala）[①]

青盐、乌盐和黑盐、大麦灰碱与白花丹，长胡椒和姜、阿魏、青木香（闭鞘姜）、膀胱酸模（bladder sorrel）的汁液；蓖麻油、鸢尾草根（orrisroot）、千里光的根（groundsel root）、莳萝、胡荽、菖蒲、雪松、白花酸藤果子（酸藤子）、黑胡椒、喇叭花（药喇叭）、诃子；这些药研磨成糊状，每一种的分量是用相等的1两；医生应该（将它们）与每份1婆罗的五种（草）根并用；（他还）应该加上精制的鸡汤，以及四倍于水量的牛奶。这种叫作"大青盐"的酥，能够驱除风性热病。在患了"特殊的膀胱病"（vasti-kuṇḍala）和腰部风湿症两种病时，它能消除在腰部、背部的疼痛。它能摆脱在脚上、手上以及关节上的肿胀。它能治愈大腿部麻痹以及风性痞疾。人体一肢的疼痛、所有各肢的疼痛、以及半身不遂，耳聋、耳朵痛和肋骨痛、厌食；在四处游走的内风——它（该药）驱除80

① 本条药方名为Mahā-sauvarcala，意译"大青盐酥"。sauvarcala是一种青盐，英译为sochal salt。它的译音可能即"骚跋折攞"。义净在该处的小注中说明，骚跋折攞盐是"因山为名"（《大正新修大藏经》第24册，第569页下栏）。从它的词源来说，sauvarcala原意为"来自或者属于Suvarcala的"，而Suvarcala是印度古代的一个土邦小国的名字，那么，sauvarcala原指某一座山是无疑的。据《医理精华》，"青盐（sauvarcala），性热，通便、主治心脏病"（*Si.* 3.24.2）。又据《医理精华词汇》（SiN.153条），"盐即青盐（rucaka）、黑盐（kṛṣṇa-lavaṇa）、青盐（sauvarcala）"。在佛教医学中，该盐是"尽形寿药"一类中的五种常用盐药之一。如，现存的梵本《根本说一切有部毗奈耶药事》中记载的盐药为：Pañca-lavaṇa：saindhava、viḍa、sauvarcala、romaka、samudraka。义净的汉译本则为："五种盐者：谓乌盐、赤盐、白石盐、种生盐、海盐。"（《大正新修大藏经》第24册，第1页中栏）而sauvarcala是否即"白石盐"，有待进一步推敲。1994年，恩默瑞克在葛玛丽（V. Gabain）的纪念论文集中发表了《大青盐酥药方》一文，具体分析了该药方，逐句对其双语进行了校订和翻译，还分析了各句中的重点于阗文词汇。Cf. R. E. Emmerick，"The Mahāsauvarcalādi Ghee,". 恩默瑞克发表《霍恩雷未刊之〈耆婆书〉版本中的大青盐酥药方》一文，主要介绍了霍恩雷一书中对该药方的研究情况，公布了霍恩雷所写的校注，然后对霍恩雷的意见进行了辨析，并讨论了kaṇṭaka-pañcamūla等主要词汇。Cf. R. E. Emmerick，"The Mahāsauvarcalādi Ghṛta in Hoernle's Unpublished Edition of the '*Jīvaka-pustaka*'，" *JEĀS*，vol. 5（1997）：76－81.

种风病——以及在患上大便秘结和水肿、闭尿症时，（对这些病）患者能被解脱出来。它能治疗各种情况下的尿道病，清洁精子和膀胱。这种叫作“以大青盐为首的”“酥油之王”结束了。

JP [7]：胎藏酥（Bāla-garbha）①

心叶黄花稔、印度黄花稔以及刺黄花稔，四种叶子药、medā 和 mahāmedā、印度茄子、黄果茄，迦俱隶药（kākolī）和叱啰迦俱隶药（kṣīra-kākolī）②、ṛddhi、脆兰、pharūṣaka、天门冬、乳白薯芋、耆婆草、ṛṣabhaka，洋芋、末杜迦花和恶叉树、kāśmīrya、乳山药、黧豆和肉桂、豆蔻、香叶、龙花丝；二两牛奶、一升酥油、二升的水，用文火共煮，倒出（剩下的）四分之一，放在干净的容器之中，还应该加放石蜜、沙糖。再用石蜜和沉香熏制，并覆盖（其表面）。这种做好了的“胎藏酥”，与用以准备的清黄油堆积在一起，被认为是最好的提神剂，能增加脂肪、增添力量，而且也（被认为）是最好的灵丹妙药，（能够）消除皱纹与白发，对半身不遂者、童子和老人们来说，能增加消食之火。服用（该药），对诸根损坏不能交合的疾病患者们来说，也是（能够）有生殖力的；它也主治流产、多血症和月经不调。（该药）主治心脏病和头痛、耳朵痛、舌头病、肺病、发烧、萎缩症（肺结核）和胸腔内的溃疡、女性外阴部的一种疾病。（该药剂）主治呕吐和咳嗽、痞疾（内部肿瘤）、痔疮、一种黄疸病，以及严重的癫痫症、晕眩症，它还能增风和健心。（该药治疗）风性咽喉炎，以及在患酒精中毒严重疼痛的疾病时，（治疗）并发症；而且（促使）怀孕，是最好的治疗记忆衰退（的药物）。名叫“胎藏酥”的药方结束了。

---

① 本条药方名为 bāla-garbha，bāla 指“儿童、童子、婴儿”，garbha 即“胚胎、胎藏”，因此意译为“胎藏酥”。

② 北宋法贤译《迦叶仙人说医女人经》中有一条使用了这两种药物的药方，即“复次女人怀孕至第三月胎藏不安者，当用迦俱隶药、叱啰迦俱隶药、及健麻根等诸药，等分，以水相和，研令极细。又入乳汁，同煎令熟。后入乳糖及蜜，相和冷服。此药能安胎藏，止息疼痛。若有患者服之安乐。”（《大正新修大藏经》第 32 册，第 787 页下栏）

JP [8]：十味酥（Daśāṅga）①

诃梨勒、三辛药、菖蒲、胡黄连、青盐、灰碱、酸藤子、白花丹根，取每味1两的（上述）药物，将它们在1升的酥油中共煎。煎好后，滤出药液，（每次）饮服与消化之力相适应的剂量。这剂“十味酥”增力，主治风性内部肿瘤（痞疾）、脾脏病、咳嗽、哮喘、诸虫病。它治疗这些疾病就像金刚霹雳毁灭［阿修罗］一样。

这剂酥药名叫“十味酥”。

JP [9]：胡瓜酥（Trapuṣa）②

8婆罗的黄瓜干聚集在一起，以及磨碎的每份2婆罗的两类“五种根药”

---

① 本条药方名为daśāṃga，也转写成daśāṅga，由daśa（数字，十）和aṃga/anga/aṅga（分支，组成部分）构成一个“双牛释”的依主式复合词，意为“十种成分的药”。现依该药方的内容以及模仿中医方名的习惯，姑妄意译为“十味酥”。根据“十味酥”的名称，我们在《鲍威尔写本》中发现了一个大致相同的药方，即《鲍威尔写本》第二部分的第201—203颂的“十味酥”（Daśāṅga ghṛta）药方。这三个偈颂是用输罗迦（śloka）诗体写成的。霍恩雷找出了三个同名的“十味酥”药方，具体见于《八支心要方本集》（*Aṣṭāṅga Hṛdaya Saṃhitā*），VI，3[462]（vv48b—49a），VI，37[557]（vv27b—28）；《轮授》（*Cakradatta*），LⅢ，28[538]；《医师本集》（*Hārīta Saṃhitā*），Ⅲ，2[145]。不过，它们完全由不同的药物构成，与《耆婆书》中的“十味酥”名同实异。恩默瑞克在前揭《对〈耆婆书〉研究的贡献》一文中，指出*JP*［8］= Bheḍa，Ci. 5. 17—19。笔者则在《敦煌梵文于阗文医典〈耆婆书〉中的“十味酥”药方解读》一文中，对此作了比较详细的解说。

② 本条药方名为trapuṣa，意译“胡瓜酥”。trapuṣa，指“一种黄瓜、胡瓜或者苦西瓜”。胡瓜即黄瓜。据*Si*. 3. 21. 10，“黄瓜和甜瓜，增风和痰，但去胆汁。”《备急千金要方》卷二十六“食治”之“菜蔬第三”指出，“胡瓜，味甘寒，有毒，不可多食。动寒热，多疟病，积瘀血热。”（孙思邈：《备急千金要方校释》，李景荣等校释，第901页）唐代孟诜、张鼎撰《食疗本草》卷下收“胡瓜”条，其敦煌残本S. 76亦存之。北宋嘉祐二年（1057）掌禹锡等撰修的《嘉祐本草》引《食疗本草》“胡瓜”条，并云：“不与醋同食，北人亦呼为黄瓜，为石勒讳，因而改之。”参见［唐］孟诜、张鼎：《食疗本草》，谢海洲等今辑，人民卫生出版社，1984，第137页。

(即“五大根”和“五小根”)；将黄瓜切开后，(把它们) 用1斛的水同煮。……应该知道剩下四分之一 (的剂量)。然后，(加入) 同等剂量的已研磨成粉的(下列) 所有的 (药物)：黄瓜、木苹果的籽、“百花树”、膀胱酸模的汁液，绿豆、钩豆和阿魏，以及一种特殊的植物 (hiṅgu-śivāṭikā)、姜黄和小檗、酸藤子(白花酸藤果子)、十种根以及天门冬；秦豆、三果、印度茄子、香瓜以及蓖麻，驳骨草、儿茶 (竭地罗木)、陀得鸡花、达哩薄草根、三种刺；长胡椒、白花丹、野生巴豆根、ṛddhi、五彩苏；白色的旃檀、土牛膝的籽；(以上的这些药物) 应该要放在一起磨碎；每份 (药粉) 用等量的1两，再要有分量相等的牛尿；(与) 1斗的酥同煮，然后按时如此饮服，可治 (下列疾病)：尿道病、腹股沟疼痛、结石病、膀胱瘙痒，主治尿道结石、阴囊胀大、头痛、膀胱痛、痔疮和黄疸病、闭尿症、vadārūṇa，应该将它 (此药) 放在瘘管内，主治肛门的疾病。主治妇女们的血瘤、子宫疼痛以及带来快乐。主治腰痛、肋痛、流产先兆、内部肿瘤、迦摩罗疾。这种酥药名叫“以黄瓜为首的”。

JP [10]：千眼酥 (Sahasrākṣa)[①]

长胡椒 (荜拔)、石榴、葡萄、洋葱、以及“大药”；与分量相等的粗糖、1升的酥一起煮；(加以) 牛奶、肉汁，这种酥药就像上等的甘露一样。(该药主治) 哮喘、咳嗽，消除肺气肿 (肺疟、胸腔内的溃疡) 和女性外阴部的一种疾病。在肝病与发烧时，(将该药) 与提神的饮料 (同饮)，(主治) 不规则的热病；(该药) 加入石蜜，与等量的粗糖，(主治) 唾液中夹血、干燥症 (消渴)。若受了冷风，产生持续的发烧，应该用长胡椒代替粗糖，加入这种“千眼酥”中。在患尿道病、闭尿症和膀胱瘙痒时，这种“千眼酥”应该混合粗糖、余甘子和蜜蜂。(它) 治疗瘦弱、浑身无力，并消除不规则的慢性热病。这种 (名叫)“千眼”的酥油，能增加脂肪和力量。

---

① 本条药方名为 sahasrākṣa，即 sahasrā (“一千”) + ākṣa (“眼睛”)，意译为“千眼酥”。“千眼”还是印度古代神话中的天神因陀罗 (Indra) 的外号之一。

JP [11]：大胜身王酥（Mahā-vaideha）[1]

乳山药、末度迦果、三热药（长胡椒、胡椒、姜）、毛叶腰骨藤、香草根（茅根香）、旃檀；稠李、三果（诃黎勒、阿摩勒、毗醯勒）、天木（雪松）、山马蝗以及 sāśūmattīs；印度茄子和茄子、蒺藜、黄细辛；两种 medā、迦俱隶药（kākolī）和叱啰迦俱隶药、耆婆草以及ṛṣabhaka；黧豆（“自护果”）、脆兰、甘松香、莲花须；达子香叶、茜草、葡萄、青莲花、黄花稔。应该将这些药物以每份一两的相同分量，收集在一起；在研磨成散以后，以粉末的状态，加入 1 升的酥同煎；再（将药剂）与 4 倍的牛奶和牛尿，用（文）火同煎；（该药）可以驱除失明症、白内障、眼内云翳与眼内肿疱。（该药驱除）生盲。（患了眼病的）年轻人用了这种酥药，就能看见。（该药）可以治疗偏头痛、眼炎疼痛以及耳朵疼痛。（该药）可以治疗上述的属于咽喉部位的那些疾病；服用 1 婆罗剂量的（这种药）主治咽喉紧缩、脖子僵硬、头痛；（服用）2 婆罗的最大分量，（患者变得）清爽，消除（所有的）疾病。对儿童们或者老年人来说，这剂药就像甘露一样。

这种酥药叫作“伟大的胜身王”。

---

① 本条药方名为 mahā-vaideha，该词中的 vaideha 源于 vi-deha，原指地名“胜身国”，后用来代指该国的国王 Nima，因此意译为“大胜身王酥”。胜身王 Nima 是一位了不起的医学家。《妙闻本集》之六《补遗部》中，指明眼科知识是由胜身王所讲述的。《医理精华》第二十六章“眼科”指出，“由‘胜身王’（Videhādhipa）所讲述的眼科的知识，其术语是śālākya，有十分丰富的内容。不是他的全部教导，而只是其中的一小部分，（在此）被解说”。（*Si.* 26. 1）

JP [12]：大“牛五净”酥（Mahā-pañcagavya）[①]

十种根、姜黄和小檗、菖蒲、胡黄连；三果、倒吊笔、绒毛叶、茜草、白花丹、黄花稔；骆驼刺、心叶黄花稔、阿勒勃果、山马蝗。这些药物以每份 3 婆罗的分量，同煎之后，剩下四分之一的药剂；再加上豆蔻、大豆蔻、青木香（闭鞘姜）、达子香、旃檀加上药喇叭；两种茄子、耆婆草、kāñcana、野生巴豆根、天木（雪松）、木苹果；锐棱玉蕊、驳骨草、鳢肠、药西瓜、长胡椒、红月桂；甘松香、两种多揭罗香，或者独活草籽、nīyena；土牛膝以及脆兰，这些药物每种 1 两的份量混合在一起；又将菖蒲磨成粉状，与已熬出的药汁，再煮以 1 升的清黄油；（再加入）同等分量的牛酥、奶酪、牛奶、牛尿、牛粪汁。这种“牛的五大产品”药剂，与清黄油同喝是最好的。在患所有不规则的慢性热病时，主治二日疟、四日疟和消渴症，它（该药剂）被推荐（用于）主治浮肿、痔疮、迦摩罗疾、尿道病、虫疾、无尿症、血尿；以及瘘管、丹毒、失音。（该药剂）增力、润肤，而且对不幸的（人们）而言，它也是最好的。这种酥药名叫“大‘牛五净’”。

---

① 本条药方名为 mahā-pañcagavya，是一个持业释的复合词，可拆为 mahā（大，摩诃）+ pañcagavya（牛的五种产品）。后部分本是中性名词，又是一个双牛释的复合词，还可拆为 pañca（数位，5）+ gavya（牛的产品）。gavya，牛的产品，通常是指牛奶。该词见于《鲍威尔写本》，*Bo.* 1.70、*Bo.* 1.82、*Bo.* 2.722 等；《医理精华》*Si.* 3.26.2、*Si.* 3.26.13 等。pañcagavya，牛的五种产品，包括牛奶（kṣīra）、凝结的或者酸的奶酪（dadhi 或 dadhy-amla）、酥油（ghṛta）、液体的或者固体的排泄物即牛尿（mūtra/go-mūtra）与牛粪（śakṛd-rasa）。pañcagavya 的于阗文形式为 paṃcagavya、龟兹文形式为 pañcakavviñemǎ，在汉译佛典中，译为“牛五净”“牛五味”等。在藏文中写作 ba-blung-lang，译为“牛五落”，指活牛身上所排泄或出产的尿、粪、乳、酥、酪五种物质（贺文宣、窦存琦编《藏汉对照常用合称词词典》，青海民族出版社，1987，第 293 页）。

JP ［13］：香胡椒酥（Cavya）[①]

香胡椒、白花丹、绒毛叶、大麦灰、芫荽、菖蒲；大麦、荜拔根（长胡椒根），以及一种盐药（ūṣa/oṣa/auṣa）、黑盐、乌盐；以及带叶子的根药、印度枳（孟加拉苹果）的果肉、诃黎勒（诃梨得枳）；这些药物每种相同的份量为1两，应该将它们混合在一起，共同研磨。再（将药粉）与四倍的奶酪，煮以1升的酥；（在药剂中）加入牛尿，应该适时地饮服，容易治疗痔疮病。在患上尿道病、风性肿瘤、产生肋痛的时候，甚至用于由体液所产生的痢疾，这种“香胡椒”酥药也是最妙的。

这剂酥药（名叫）“以香胡椒为首的”。

JP ［14］：奶酪酥（Dadhi）[②]

阿魏、青盐、三热药（长胡椒、胡椒、姜）、黑盐、石榴、独活草；闭鞘姜的根、莳萝（小茴香）、芫荽、膀胱酸模与大麦灰、白花丹；马齿苋、菖蒲、jagaṃvelā、圣罗勒和酥，一起共煎；（该药剂）消除由（不正常的）内风的运行所导致的肿瘤（痞疾）、疼痛，并使胃中堵塞的风运行畅通（消除便秘）。这剂酥药（名叫）“奶酪”。

---

① 本条药方名为cavya，是胡椒的一种，拉丁学名为Piper Chaba，因此意译为“香胡椒酥”。“长胡椒（荜拔）、长胡椒根（荜拔根）、香胡椒、白花丹、干姜，根据药理的依次顺序，合称为‘五辛（pañca-kolaka）。”（*SiN*. 176—177）

② 本条药方名为dadhi，意译为“奶酪酥”。恩默瑞克在《对〈耆婆书〉研究的贡献》一文中，指出 *JP* ［14］ = *Suśruta*，Utt. 42. 27—8 = *Vāgbh.*，Ci. 14. 9—10 = *VS* gulma 26—7。对照《妙闻本集》，*JP* ［14］与 *Suśruta*，Utt. 42. 27—8 并不完全一一对应，二者之间有些差别。

JP [15]：黄花假杜鹃酥（Sahacara）[①]

假杜鹃与黄花假杜鹃两种、三果、姜黄和小檗两种、黄细辛；火筒树、心叶青牛胆、脆兰、medā、天门冬。这些药物每种2婆罗，与1升的酥同煎；受女阴疾病之苦所逼的女性，饮服该药1两的分量之后，凭着服用此剂药，她就会怀孕，并且清除女阴内的不净。这剂酥药（名叫）“以黄花假杜鹃为首的”。

JP [16]：真善酥（Bhūta-kalyāṇaka）[②]

五种根药、心叶青牛胆、茄子/鹰嘴豆、天木、骆驼刺；一种香草（天竺葵草）、旃檀、香附子、天竺黄、耳草/粟米草、倒地铃（野苦瓜）；葡萄干、石榴籽和牛的五种产品（牛奶、凝结的或者酸的牛奶、黄油、牛尿与牛粪）一起同煎。（这种药剂）名叫“真善酥”，消除不规则的慢性热病。（该药剂）消除两日热、持续热、二日疟、三日疟、四日疟、干燥症（脱水）、陈旧的热病。这剂酥药（名叫）“真善酥”。

JP [17]：山榕酥（Trāyamāṇā）（1）[③]

应该取得山榕汁以及三种果子的汁液，用葡萄、pharūṣaka、印度茄子和一种麦饼，一起同煎。想怀孕的人，应该做到（在该药剂中加入）烈性药、耆婆草、

---

① 本条药方名为sahacara，意译为“黄花假杜鹃酥”。Sahacara，假杜鹃或者黄花假杜鹃，拉丁学名分别为Barleria Cristate和Barleria Pironitis。据*SiN*. 56条，“假杜鹃，分为两种：假杜鹃（sairīyaka）和黄花假杜鹃（sahacara），意思是假杜鹃花（bāṇa）。”

② 本条药方名为bhūta-kalyāṇaka，意译“真善酥”。Kalyanaka，意为“幸运的、繁荣的、善妙的”。与其词形相近的一个词kalyaṇikā，指“红砷”（red arsenic）。在汉译佛典中，bhūta-kalyāṇa-mitra，译为“真善知识”，因此，此处的bhūta-kalyāṇaka，意译为“真善酥”。柯诺夫则将对应的于阗语bhūttakalyāṃṇī，译为bhūta-kalyānika。

③ 本条药方名为trāyamāṇā，trāyamāṇā原指“山榕、龙胆根”，此处意译为“山榕酥”。柯诺夫则将对应的于阗语trāyamāṃṇāda，译为trāyaṃānādi。trāyamāṇā见于*SiN*28条以及*Si*. 5. 35等处。

ṛṣabhaka、余甘子、马齿苋、鸢尾草根（orrisroot）、vīryāṇi、野漆树加上白花丹。通过（服用）这剂药，轻松地消除一个人的风病、胆汁病。（该剂药）防治在关节中的风性出血、内部肿瘤和pakṣāhaka疾病（pakṣmākṣa眼睑内翻症）。这剂酥药（名叫）“以山榕为首的”。

JP［18］：三辛酥（Tryūṣaṇa）①

三辛药（长胡椒、胡椒、干姜）、三果（诃黎勒、阿摩勒、毗醯勒）、葡萄、kāśmarī、pharūṣaka，两种pāṭhī、sarala、印度茄子、黧豆（“自护果”）、白花丹、马齿苋；ṛddhi（芫荽、dhānya/dhanyā）、刺篱木、medā、火筒树、天门冬（śatāvarī）、三种刺（三种茄子）、乳山药（洋芋）、（印度枳），这些药物磨成散以后，每种以1两的同等分量，与酥一起，1升的（酥）、4倍的牛奶，（同煎之后），应该及时饮服这种所成的药剂，（它）主治发烧、内部肿瘤、食欲不振、脾脏疼痛、头痛、心脏病、肋痛。（该药剂主治）迦摩罗疾、痔疮、风性的结石、肺气肿、肺病。这种无上的酥药以名为“三辛酥”而著称。这剂酥药（名叫）“三辛酥”。

JP［19］：长生酥（Rasāyana）②

五种根药、黄花稔、甘草与心叶青牛胆，（它们）的汁液共1“钵”重，1

---

① 本条药方名为tryūṣaṇa，意译“三辛酥”。“胡椒（ūṣaṇa）应该知道是“昧履支”（marica）；干姜（śuṇṭhī）即干姜（viśva）；均是［药力］强劲的药物（mahauṣadha）。［以上］三热药（vyoṣa）应该知道即长胡椒、胡椒、干姜这三种热药（kaṭutraya），它亦称作三辛药（try-ūṣaṇa）。”（SiN. 25—26）

② 本条药方名为rasāyana，意译“长生酥”。Rasāyana，意为“不死灵药、长年药”，指一种灵药，能够使人不衰老和延年益寿。其意义相当于我国古代道家所炼的“金丹”。在生命吠陀体系中，作为八分医方之一的“长年法”，梵文原文为vayorakṣā。唐代曾有婆罗门来到长安，宣称能炼“长年药”。唐贞观二十二年（648），那罗延（迩）娑婆寐随王玄策来长安，为唐太宗在玉华宫金飙门制作长年药丹（参见《旧唐书》卷一九八《西戎传·天竺国》。此事亦见于《新唐书·西域传》《酉阳杂俎》前集卷七、《册府元龟·帝王部》）。总章元年（668），东天竺乌茶国婆罗门卢迦逸多来长安，自称能合不死药（参见《旧唐书》卷八四《郝处俊传》，又见《唐会要》卷一百“归降官位”）。

升的乳山药所榨取的3两汁液，应该和清黄油一起饮服。（该药液加入）1升的乳山药、药草和大豆（秦豆），以及4倍的牛奶。这种“长生酥”在黑白半月的第六天（服用），（主治）肺气肿、干燥症和肺病。治疗发烧、肋痛、咳嗽、心脏病、肺气肿。这剂酥药名叫“长生酥”。

JP［20］：黄果茄酥（Kaṇṭakārī）①

带着根、种子和叶子的黄果茄的汁液共1“钵”，1升的酥，以及黄花稔、三热药、酸藤子、śaṭī、trivṛta；用青盐、（再加上）大麦灰、长胡椒根、phūṣkara，开白花的黄细辛、印度茄子、诃黎勒、大麦、石榴与葡萄、黄细辛、香胡椒、骆驼刺、膀胱酸模（这些药物）的汁液，与野漆树、刺篱木、长管大青、脆兰、菱角，应该同煮。在患上所有的（5种）咳嗽时，这种药散（被认为）能治愈之，还能消除打呃、哮喘。而且这种“黄果茄酥”能清除由痰和风所造成的疾病。这剂酥药（名叫）“黄果茄酥”。

JP［21］：酢浆草酥（Cāṅgerī）②

干姜（那伽兰）、长胡椒根、白花丹、藤芋；蒺藜、长胡椒、芫荽、孟加拉国苹果、绒毛叶、独活草；酢浆草及其汁液、清黄油，与这些药物（所研磨的）散，应该同煎。再用4倍的奶酪。这种酥药去痰、祛风。（该药剂主治）痔疮、腹部病气、闭尿症、腹泻；这种酥药能消除脱肛（prolapsis of the rectum）的痛苦（artim）、便秘。这剂酥药（名叫）“酢浆草酥”。

---

① 本条药方名为kaṇṭakārī，指黄果茄，拉丁学名为Solanum Jacquini，意译为“黄果茄酥”。*JP*［20］=*Car.*，Ci. 18. 125—8。

② 本条药方名为Cāṅgerī，指酢浆草，拉丁学名为Oxalis Corniculata，意译为“酢浆草酥”。恩默瑞克在《对〈耆婆书〉研究的贡献》一文中，指出*JP*［21］=*VS* grahaṇī 60—2=*N* 2. 2. 48—50。同名的“酢浆草”酥药方，见于《鲍威尔写本》两处，与*JP*［21］对等的是*Bo*. 2. 155—157，另一个则是*Bo*. 2. 158—159。

JP［22］：含羞草酥（Sātalā）[①]

含羞草、三果的散、十种根药所熬的药液，蓖麻油、dhayatta 酥油、牛奶、dhattaṃ，（这种药液）主治脾脏引起的腹部膨胀、风性水肿、痔疮。（该药剂）没有（加入）牛奶，（则主治）痰性水肿；治疗各种类型的水肿。（该药剂）加上牛尿，能免除［胆汁性水肿］。

用含羞草、长胡椒（荜拔）、野生巴豆根、肉桂、黑盐（viḍa）、雪松（这些药物的散），与十种根药的汁液，混合煮好之后，加上清黄油（新酥油），（这种药剂）主治风性的水肿（腹部膨胀）。这两剂酥药，（均名为）“以含羞草为首的”。

JP［23］：千眼酥（Sahasrākṣa）（2）[②]

长胡椒（荜拔）、石榴、葡萄、palāṇḍa，加上“大药”，（这些）分量相等的药散用沙糖、1 升的酥油同煮。（该药剂加入）牛奶、肉汁以及酥油，它就像无上的甘露一样。（该药剂）主治咳嗽、哮喘，治疗肺气肿、肺病。（主治）尿道病、内部肿瘤、痔疮、丹毒、肿胀、尿病；（该药剂）在患各种闭尿症时，治疗膀胱疼痛等病症。（该药剂）治疗瘦弱、无力，而且治疗不规则的发烧。这种名叫“千眼酥”的酥药，能够增加脂肪和消化的热量。这剂酥药名叫“千眼酥”。

JP［24］：苦甘露酥（Amṛta-tiktaka）[③]

阿摩勒果、五种根、龙胆根、心叶青牛胆、野生的蛇甜瓜，无患子所榨出的

---

① 本条药方名为 sātala，意译为“含羞草酥”。该词见于 *SiN*. 125。

② 本条药方名为sahasrākṣa，意译为“千眼酥”。它与 *JP*［10］同名。在印度古典医著中，同名异方的现象较为常见。

③ 本条药方名为 amṛta-tiktaka。Amṛta，指“不死药、甘露”；tiktaka，意为“苦味的”，因此意译为“苦甘露酥”。

汁液，与酥油同煮，再加入2倍的牛乳；（该药剂主治）麻风病、脓疮、疯病以及黄疸病；皮肤病、喉咙嘶哑、黄病、脓疱、耳病、心脏病、出血症。这剂酥药（名叫）“苦甘露酥”。

JP［25］：退黄酥（Pāṇḍu-roga-han）①

用虎尾兰、胡黄连、姜黄、骆驼刺、长胡椒、旃檀和合叶耳草（水线草），以及山榕、止泻木、野生龙胆、野葫芦、香附子和雪松（的散）；（以上药物的散）每份1两，和1升的酥油，在（酥油的）4倍量的牛奶中同煎，（饮服之），主治黄疸病、发烧、脓疱、肿胀、痔疮和出血症。“退黄酥”（药方）已经结束了。

JP［26］：杜松子酥（Hapuṣā）②

用杜松子果、小豆蔻、白花丹、三热药、香胡椒（chaba pepper）、独活草（bīshop's-weed）和乌盐；小茴香、长胡椒根（的散），与枣子、萝卜（的汤液）同煎。直到药液变酸，再加入酥油、奶酪和牛奶。（这剂药）主治内部肿瘤、疼痛、大便秘结、子宫病、消化不良、痔疮、哮喘、心脏病、肋痛。这剂酥药（名叫）“以杜松子果为首的”。

---

① 本条药方名为pāṇḍu-roga-han。pāṇḍu-roga，“黄疸病”；pāṇḍu-roga-han，“去黄疸的”，说明该药方是主治黄疸症的。该药方出现于《医理精华》的第14章“黄疸病”之中，充分证明了它的主治功效。因此，将此方名意译为“退黄酥”。恩默瑞克在《对〈耆婆书〉研究的贡献》一文中，指出 *JP*［25］= *Si.* 14.8 = *Cpd.*，Ci. 8.54—5 = *Vṛ*. 8.19—20 = Paris pp.4，24。恩默瑞克在《医理精华》的梵文精校本的校注中（第92页），对此补充为：*Si.* 14.8 = *Cpd.*，Ci. 8.54—5 = *JP*［25］= *Vs* p.208（30—1）= *Vṛ*. 8.19—20 = Paris pp.4（lines 7—10）= ibid. p.24（lines 1—4）。

② 本条药方名为hapuṣā，意译为“杜松子酥”。恩默瑞克在《对〈耆婆书〉研究的贡献》一文中，指出 *JP*［26］= *Si.* 9.14。

JP ［27］：雄鸡酥（Kurkuṭa）[①]

十种根、黄花稔、脆兰、阿输乾陀、黄细辛，蓖麻根所榨出的汁液，与雄鸡汤混合在一起；（该药剂和）（10 种）“救生药”的浆，与酥油、阿勒勃（的散）同煮。（饮服之）主治丹毒、哮喘、咳嗽，以及治疗骨节、肋骨的疼痛。（主治）闭尿症、尿道病以及精子（缺乏）、“大胎症”；在患各种病时，它能治疗风性疾病，并且消除膀胱的疼痛。这剂酥药（名叫）“以雄鸡为首的”。

JP ［28］：三果酥（Triphalā）[②]

用三果的散和汁液，与牛奶和酥同煎。在晚上适当地饮服之，很快治好失明症。这剂酥药（名叫）“以三果为首的”。

JP ［29］：无名酥（1）[③]

将（10 种）“给予生命的药”的浆，在脆兰、三果、10 种根所煎的汁液中，

---

① 本条药方名为 kurkuṭa，意译为“雄鸡酥”。

② 本条药方名为 triphalā，意译为“三果酥”。triphalā，英译为 three myrobalans，指“三种果子”。据 *SiN.* 73—75，它们即余甘子（阿摩勒，āmalakī）、毛诃子（毗醯勒，vibhītaka）、诃子（诃黎勒，harītakī）三种。三果是印度最常用的药物之一。在佛教医学中，既可作时分药中的果浆，也可作尽形寿药中的果药。《唐国史补》记载，唐代曾有波斯的三勒浆传入我国。由于其波斯语（分别为 amola/amala、vibhīla、halīla）的汉译名中，都有一个“勒”（对音 la）字，因此，它们的果浆合称为“三勒浆”。恩默瑞克在《对〈耆婆书〉研究的贡献》一文中，指出 *JP* ［28］= *Si.* 26. 60（Filliozat）= *Cpd.*，Ci. 59. 164（Filliozat）= *Anantakumāra*，Netra-roga 274。其后，在《医理精华》的梵文精校本的校注中（第 127 页），他对此补充为：*Si.* 26. 60 = *Ananta* iii. 121 = *Cpd.*，Ci. 59. 164 = *JP* ［28］= *So* iii. 125（232）= *Vṛ.* 61. 149。

③ 本条药方没有方名，姑且称之为“无名酥”。恩默瑞克在《对〈耆婆书〉研究的贡献》一文中，指出 *JP* ［29］= *Si.* 26. 61—4（26. 61 = *VS* netra-roga 274，473）。而从《医理精华》第 26 章“眼科”来看，*Si.* 26. 61—4 并不是一个整体的药方。其中，*Si.* 26. 61 是一个治疗失明症的独立眼科药方，而 *Si.* 26. 62—4 则属于该章中的“耳病”（Karṇa-Roga）部分；*Si.* 26. 62 解说了风性耳病的症状，*Si.* 26. 63—4 解说了胆汁性耳病和痰性耳病的不同症状。

和酥一起同煎，（饮服其药液）主治失明症。［该药剂主治］由风而生的耳病，即双耳疼痛、耳聋、耳鸣、流脓血。应该知道，［该药剂主治］胆汁性耳病，即［耳内］微微暖热；黏液性耳病，［耳内］干燥，而且有［难闻的］耳垢。

JP［30］：涂糖酥（Leha-lepa）

茅根香、稠李、干姜、野生的蛇甜瓜、波斯骆驼刺；苦楝树、kampilyaka、印度虎尾兰、两种 karañja（pūtikarañja 与 naktamālakarañja）、kanṭaphala；珠仔树、洋麻、茜草、青莲花、黄荆、旃檀，这些药每份 1 婆罗的量，研磨之后，与 1 婆罗的 mahāmedā；末度迦果的所煮的汁液、以及 1 婆罗的甘草；1 升的酥油、加上［磨成］粉状的一种番薯属植物（Ipomoea Turpethum）、3 婆罗的［水同煮］，（这个方剂）是梵天所讲述的，出于怜悯，它消除众生的一切疾病。在患丹毒、肿胀诸病时，应该采取涂抹（这剂药）的行动。在患虫病、皮肤病时，以及连疮，亦如此。在受穿孔、穿刺、表皮开裂、受伤，以及嘴角等外伤时，甚至 12 年的陈旧性红肿，它也是最好的。这剂酥药（名为）“涂糖酥”。

JP［31］：干姜酥（Śuṇṭhī）①

枣子、石榴汁、柠檬汁（磨独龙伽汁、香橼汁）与酸牛奶；萝卜干，用半斗的水同煮，以及用五种盐、绒毛叶、小麦、五辛（长胡椒、长胡椒根、胡椒、白花丹、干姜）；1 斗的天然碳酸钠、大麦灰碱、酸藤子与萝卜干，（与）1 升的酥油同煮，（饮服之），（主治）风性的内部肿瘤、痰性的内部肿瘤。（治疗）风病、尿道病以及打呃、哮喘和瘘管。消除丹毒、心痛、肋痛以及由三种体液所引起的胃病。这剂酥药（名叫）“干姜酥”。

---

① 本条药方名为śuṇṭhī，意译为“干姜酥”。śuṇṭhī 见于 *SiN*25 条，指“干姜”。

JP［32］：视觉酥（Netropalabdha）[①]

耆婆草、ṛṣabhaka、medā、葡萄，以及一种香土（mṛttikā）、山马蝗；茄子、小米、三果、酸藤子、末度迦果、黄花稔。茜草、石蜜、脆兰、青莲花、刺苹果、骆驼刺；白莲花的根、长胡椒、vavābhu（猪草根）、盐、桂皮；（上述的）这些药物以每种1两的相等份量，混合在一起。将这些药物细细地研磨成散之后，与芝麻油、酥油，混合在一起。（这些药散）与4倍的牛奶同煮。（这个药方）是由阿提耶所讲述的。名叫“视觉酥”的这剂酥药，被认为是最好的，（它驱除）一种造成鼻子中发出恶心气味的疾病。（该剂药）主治眼膜朦胧、失明症、白内障、夜盲症、眼睑肿疱、生盲；因此，该药剂利眼明目，并且增强体力、改善肤色。（该药剂）主治甲状腺肿、耳朵疼痛、头部疾病；消除哮喘、咳嗽和打呃。对垂死的病人们来说，它就像甘露一样。

JP［33］：阿输乾陀酥（Aśvagandhā）（2）[②]

30婆罗的阿输乾陀、雄山羊肉煮出的汁液，与4倍的牛奶，混合好之后，同1升的酥油一起煮。耆婆草、ṛṣabhaka、medā、葡萄、ṛddhi、天门冬；黄花稔、乳山药、两种叶子药、一种马齿苋属植物、末度迦果、长胡椒；kākoḍi、kṣīra-kākoḍi、“自护果”（sva-guptā）、婆罗得（bhallātaka）、小豆蔻、干姜、野漆树，（这些药物）每份1两，再将nitya加入。再加入4婆罗的石蜜，以及等量的蜜，

① 本条药方名为netropalabdha，该词拆开为netra + upalabdha，netra指“眼睛”；upalabdha，源于动词原形√upa-labh的分词形式，意为“获得的、接受的；感觉的、听到的、明白的、知道的、猜想的”等，合起来的意思是“用眼睛感觉到的”，所以此药方意译为“视觉酥”。在*JP*［32］中该词的于阗文为niṃttraupalaṃbū，梵文写作nattraupalabda，所以柯诺夫校为netropalambuka。但从nat-traupalabda的词形来看，netra + upalabdha更接近于它。因此，此处将该词校订为netropalabdha。

② 本条药方名为aśvagandhā，意译为“阿输乾陀酥”。同名的“阿输乾陀酥”药方见于*JP*［4］。

混合在一起。(这剂药）放在干净的容器之中，直到比较黏稠了之后，再根据体火的情况来决定药物的用量，（服用它）使人返老还童、使无力的人增加体力。在患各种溃疡、肺病、虚弱症、风性疾病的时候，（这剂药亦可使用)。这剂酥药（名叫）“以阿输乾陀为首的”。

JP ［34］：大滴酥（Mahā-bindu）①

十种根药、黄花稔、脆兰、没药花、三种果药；medā、mahāmedā、陀得鸡花、酸藤子、胡黄连；榄仁树、菠菜籽、kampillaka、黄细辛、诃子；利用这些药物所榨出的汁液和研磨的药散，同1升的酥油共煮。(这剂药）被认为是最好的，（主治）五种内部肿瘤（痞疾)、［八种水肿］、二十种尿道病，而且（治疗）妇女们的女阴疾病。这种酥药（名叫）“大滴酥”。

JP ［35］：尖叶酥（Khara-pattra）②

五彩苏、一种小树（vṛkṣaka)、莳萝、piluka 树的果子；阿魏、膀胱酸模、rbūka、蒺藜、杜松子、菖蒲；bhūkaucaka（?)、香菜籽以及药西瓜、刺天茄和黄果茄；槐叶苹、马齿苋，以及白旃檀、野粟；胡瓜、牛奶、种子、野生巴豆根、绒毛叶、诃黎勒；(这些药物）与1升的酥油一起煮，应该将牛尿掺和其中。这些药草的散，以及蜂蜜（混合在一起)，(所制成的药剂）比较黏稠，(服用之)，消除结石病、尿结石、闭尿症，以及一种特殊的膀胱病。在患上各种风性疾病所引起的膀胱内的闭尿症时，(可以服用该药)。(这剂酥药名叫）“尖叶酥”。

---

① 本条药方名为 mahā-bindu，该词分拆 mahā（“大”）+ bindu（“滴、水滴”)，意译为“大滴酥”。其于阗文为 birmakitta，柯诺夫译为 bindukita，而 *JP*［34］中的梵文词形写作 mahābiṃda，所以笔者校订为 mahā-bindu。

② 本条药方名为 khara-pattra，原意为“尖叶的”，指一种罗勒属植物。因此意译为“尖叶酥”。

JP［36］：点滴酥（Bindukita）[①]

榄仁树、三种果药、脆兰、黄花稔、茄子、黄细辛、陀得鸡花、没药花，以及酸藤子、胡黄连；以及菠菜籽、kampillaka，应将这些药物（制成酥药）。这种酥药名叫“点滴酥”，在患痔疮的时候，它是最好的“大药”。（该剂药）调整五种大的内部肿瘤、八种水肿、20 种尿道病，而且对有妇科病的女性们来说，它也被认为是最好的。

JP［37］：山榕酥（Trāyamāṇā）（2）[②]

4 婆罗煮过的山榕在 10 倍的水中，与刺篱木、须芒草、乳山药、旃檀、青莲花（这些药物的）散；（以及）胡黄莲、香附子、山榕、波斯骆驼刺（这些药物的）散，以及余甘子的汁液、牛奶和酥油的液体，每种均以 8［婆罗］的剂量，一同提供之后，应该（将它们）同煎。（这剂药主治）胆汁性内部肿瘤、出血症（胆汁血）、胆汁性丹毒、由胆汁所引发的热病。这种最上等的酥药消除心脏病、迦摩罗病和皮肤病。这剂酥药方［名叫］“以山榕为首的”。

JP［38］：大苦酥（Mahā-tiktaka）[③]

龙胆、三果、香根草（茅根香）、桐叶千金藤（绒毛叶）、无患子、香附子、

---

① 本条药方是“点滴酥”（bindukita）药方。bindukita，原意为“成滴的、点滴的”，故意译为“点滴酥”。*JP*［36］的梵本中该药方的名称为 bhida，而其于阗文词形为 biṃnakitta，柯诺夫校订为 bindukita。

② 本条药方名为 trāyamāṇā，意译为“山榕酥”，与 *JP*［17］同名。菲利奥扎的书评中，曾指出 *JP*［37］= *Ca*. Ci. 5. 118—121 这一条。我们在对比时发现，二者的诗行顺序大有出入，特别是在 *JP*［37］. 1（81r2—81r3）之中，它本对应于 *Ca*. Ci. 5. 118，却脱落了该颂中的下半颂 pañca-bhārgāsthataṃ pūtaṃ kalkaiḥ saṃyojya kārṣikaiḥ，而且 *JP*［37］. 2 以下的顺序与 *Ca*. Ci. 5. 119—121 中明显错位。

③ 本条药方名为 mahā-tiktaka，该词分拆为 mahā（“大”）+ tiktaka（“苦味的”），因此意译为“大苦酥”。恩默瑞克在《对〈耆婆书〉研究的贡献》一文中，指出 *JP*［38］= *Si*. 12. 11。

骆驼刺；甘草、毛叶腰骨藤、印度菝契、胡黄连、山榕、旃檀和心叶青牛胆；长胡椒、稠李、菖蒲、药西瓜、止泻木的籽和驳骨草；虎尾兰、野葫芦、腊肠树、合叶耳草（水线草）、印度乌头、姜黄和小檗；糖胶树和天门冬，（以上）这些药物的粉末，分量相当于酥的四分之一，同酥在（相当于酥的）8 倍量的水中，并加入（相当于酥的）2 倍量的余甘子果汁。同煎的（此药液）被称作“大苦药”，主治由风和胆汁所引起的疾病、皮肤病、脓疱、黄疸病；兼治发烧、发疯病和淋巴腺发炎。

JP［39］：六婆罗酥（Ṣaṭ-palaka）①

1 升的酥和等量的乳，与每份 1 婆罗的生姜、长胡椒根、长胡椒、白花丹、胡椒（chaba pepper）、大麦灰碱同煎。这剂药主治黏液性内瘤。这剂药叫作“六婆罗酥药”，主治胃病、黄疸病、脾脏病、咳嗽和发烧；解除肺结核、便秘。

JP［40］：五婆罗酥（Pañca-pala）②

长胡椒、姜、白花丹各 1 婆罗、芫荽（胡荽）（1 婆罗）、2 婆罗的石榴；与 4 婆罗的粗糖，研磨成散之后，同 1 升的酥油一起煎。加上 4 倍煮好了的牛奶。这剂药首先就主治风性疾病。（它还能）增加脂肪、使人愉快、增强体力，消除咳嗽、哮喘和肺病。（它还主治）不规则的热病、肋痛、干渴、便秘、黄疸、肿胀、内部肿瘤、多尿症、痔疮、尿道病。这是一种烈性的治疗方法（这是一剂烈性药物）。

---

① 本条药方名为ṣaṭ-palaka，即ṣaṭ（“六”）-palaka（pala，药衡单位，音译“婆罗”），意译为“六婆罗酥”。恩默瑞克在《对〈耆婆书〉研究的贡献》一文中，指出 *JP*［39］= *Si.* 9. 26。

② 本条药方在梵文本中没有方名，而于阗文本方名为 paṃca-paṃlaṃ，即梵文 pañca-pala，可以译成“五婆罗酥”。

JP［41］：食甘露者酥（Amṛta-prāśa）[①]

耆婆草、ṛṣabhaka、须芒草、乳山药、干姜、莪术、兔尾草等四种叶子药、两种medā、迦俱隶药（kākolī）和吒啰迦俱隶药（kṣīra-kākolī）、两种茄子（刺天茄和黄果茄）；黄细辛、甘草、黧豆、天门冬、ṛddhi、木果楝、长管大青、蜜以及印度茄子；菱角、刺篱木、乳山药、长胡椒、黄花稔；跋达罗果（酸枣）、胡桃、野生刺葵、杏仁树，以及一种植物（abhiṣuka）；（以及以上药物的）子实，并将它们研磨成散，每份1两；（再加入）余甘子汁、野枣汁、甘蔗汁、山羊肉汁、牛乳；（以上的汁液）每种以1升的量配制，将它与1升的酥油同煎。在药液冷却之后，加入半升的蜜以及石蜜（沙糖）；以及（加上）每份2两的桂叶、豆蔻、金粉、肉桂和胡椒（的散）。一个人（患者）应该每次适量地服用这剂药。这剂酥药名叫“食甘露者酥”，对于人们来说，它就是像甘露一样的酥药。它就像花蜜汁和甘露汁一样，要与牛奶和肉汁一同服用。（它主治）精子缺损、肺结核、衰弱症。（以及）由慢性疾病所引起的衰弱无力、怕冷、与女性交媾所导致的衰竭无力、气色不佳和失语症，对这些患者们来说，该药应该使他们肌体强壮。这剂药消除咳嗽、打呃、发烧、哮喘、内热、干渴、胆汁血（出血症）；并有送子（的效果），还消除呕吐、晕眩、心脏病、女阴病、尿道病。这剂酥药［名叫］“食甘露者酥”。

---

① 本条药方名为amṛta-prāśa，意译为“食甘露者酥”。amṛta-prāśa，“食甘露者”，本指靠甘露为生的天神们。天神们搅动乳海，从中得到不死之药甘露的故事，见于印度大史诗《摩诃婆罗多》（*Mahābhārata*）的《初篇》（*Ādi-parvan*）之中。菲利奥扎的书评中，曾指出 *JP*［41］= *Ca.* Ci. 11. 35—43。笔者在对比时发现，二者的诗行顺序略有出入，特别表现在 *JP*［41］.7（84r1）之中，它本对应于 *Ca.* Ci. 11. 41，却脱落了该颂中的短语［sudhā-amṛta-rasaṃ］，反而将 *Ca.* Ci. 11. 42 颂中的短语naṣta-śukra-kṣata-kṣīṇam 前移。

JP ［42］：无伤酥（Akṣata）[1]

2两的（下列药散）：乌盐、干姜、诃黎勒、毗醯勒、阿输乾陀、菖蒲、阿魏、长胡椒、白花丹；大蒜，以及天木香（雪松），还有闭鞘姜（青木香）的根。（以上）所有（药物的散）与1升的酥油、1斗的奶酪以及4倍的（水同煎）。这剂最好的酥药被认为有点像“甘露宝”一样。（它主治）不规则的热病（不尽疫）、精神消散以及嘴唇开裂。半身胳膊酸疼、dvāyivā、骨折，以及瘫痪（之类的）这些患者们。（它消除）风湿症、（胃或者身体的）痉挛性收缩，以及胯骨（疼痛）、胃病、黄疸病。按量饮服（此药液），还应依据体力情况，按时与牛奶一同饮服。该药使人平静，（取得）正行善业，然后用祛风的方式，使人将骨头内的风解脱出来。该药消除风性疾病。这剂酥药名为“以无伤者为首的”。

JP ［43］：闭鞘姜根酥（Puṣkara）[2]

（等量的）闭鞘姜的根、莪术、葡萄、黄花稔、青莲花、长胡椒、豌豆；乳山药、甘草、野茄子、山榕（龙胆根）、骆驼刺、止泄木皮以及蒺藜；用等量的这些药物研磨成散，与酥油同煎。应该饮服此酥药。它主治有11种症状的严重肺病。

---

① 本条药方名为akṣata，该词及其同源词akṣita，原意为“没有受到伤害的、没被折断、粉碎的”，因此，此处意译为“无伤酥”。

② 本条药方在梵文本中没有方名，而于阗文本方名pūṣkarādya，即梵文puṣkarādya。puṣkara，见于*SN*139，其同义词为pūṣkarāhvaya，指“闭鞘姜的根”。因此，此处意译为“闭鞘姜根酥”。恩默瑞克教授曾在前揭文中指出，*JP*［43］= *Si*. 8. 20。

JP [44]：持金刚酥（Vajraka）[①]

用野葫芦、三果、无患子、心叶青牛胆、野茄子、驳骨草，以及用印度山毛榉（这些药物的散），与酥油同煎。（该药剂）被称作“持金刚酥”，主治皮肤病。（上述的药剂）应该与30婆罗分量的甘草同煮，然后用煮过的药液（加入）1升的酥油、（以及）3婆罗的印度当归（具角葫芦巴）。煎好之后的这种酥药，主治大肺病、消渴症、肺结核，以及具有11种症状的严重的肺病。

JP [45]：无名酥（2）

用乌盐、荜拔（长胡椒）、长管大青、野漆树（的散），（与）波斯骆驼刺、石榴、瞻部果核、干姜、阿魏（这些药物的散），分量（共为）1升。加上一半的枣子汁、水、奶酪和乳浆（一同调配），饮服之。（该剂药）消除伤口、痔疮、失音、出血症和心脏病。（并治疗）咳嗽、骨折，还可以一同采用药熏疗法。

JP [46]：甘蔗属酥（Muñjātaka）[②]

葡萄、一种甘蔗属植物、须芒草、青木香、以及三果；一种胡椒（cavika）、

---

① 本条药方名为vajraka。vajra，“金刚”，是印度天神常用的一种武器；vajraka意为“有金刚的、执持金刚的”等，因此，此处意译为“持金刚酥”。恩默瑞克教授曾在前揭文中指出，*JP* [44] = *Si*. 12. 10。不过，笔者发现，*JP* [44] 实际上由两个药方组成，只有 *JP* [44]. 1 = *Si*. 12. 10，而 *JP* [44]. 2—3 两颂是 *Si*. 12. 10 所没有的。另从 *JP* [44] 的形制上来看，*JP* [44]. 1 是 86r5—86v1，而 *JP* [44]. 2—3 是 86v4—86v5，从 86v1 到 86v4，二者中间可能有所缺漏。此外，在《鲍威尔写本》中，有一个药方（*Bo*. 3. 5—9）名为“持金刚油”，但是二者的方剂组成却大不相同。具体考证参见陈明：《印度梵文医典〈医理精华〉研究》，上篇第一章第一节《〈医理精华〉与〈鲍威尔写本〉之比较》。

② 本条药方名为muñjātakādi。梵文muñjātaka，在各部医典中，所指的意义不同，主要有三种：一种树，一种蔬菜，一种拉丁学名为Saccharum Munja的植物。而Saccharum Munja是一种甘蔗属的植物。所以，muñjātaka在此姑且译成“甘蔗属酥”。

胡桃、荜拔（长胡椒）、一种名叫karkoṭa的植物、天门冬；kākoḍī、石榴、medā、耆婆草、ṛṣabhaka、abhau；枣子（跋达罗果）、牛奶以及姜、（这些药物）各半婆罗，混合在一起。应该再与1升的酥油，以及当饮料喝的4倍量的奶酪和牛奶同煎。（这种药液）放在干净的容器之中，拥有良好性能的这种药物是非常重要的。再在其中加入石蜜、蜂蜜、糖清、粗糖（糖蜜）、共20婆罗。对（熬剩的）8婆罗的药液可以舔了，再应该（将它和）迦俱隶药（kākolī）一同食用。（这剂药）给女性提供方便，（解除）缺少精子以及衰弱无力的男性的痛苦。这剂药（使人）产生新的精子、改善肤色，并且增强体力。这剂药给男性带来精力旺盛、头脑聪明、阳刚之气（十足），使之长寿，讨女人喜欢，每回做爱能达30次。（该药）使壮士和衰弱无力者的阳器都坚挺无比。这剂药消除皱纹和白发，它是最好的。这剂酥药［名叫］“以甘蔗属为首的”。

JP［47］：日出油（Sūryodaya）①

成就吧！

我将讲述一种被称作“日出”的大型油药方，旨在消除许多疾病，因此，应该指出要被排除的东西。30婆罗的阿输乾陀、以及野生巴豆根、天门冬，应该将乳香煮出汁液来。使该汁液过滤出来，再与（下列这些药物的）散同煎：小豆蔻、干姜、青木香、白色和红色两种旃檀、以及大豆蔻，为了煮好此药液，（要再加入）土牛膝、圣罗勒、一种香料、粗糖，还有米仔兰、香锦葵、乳山药、耆婆草、菖蒲、kāyasthā和vayaḥsthā、兔尾草，还有红豆蔻、莪术、闭鞘姜的根，以及姜黄和小檗、一种白色的草（golomī）、圣罗勒、迦俱隶药（kākolī）、jayā、椰子、茜草、雪松、甘松香、jāmaka、香附子、松脂香、酸藤子，同等分量的这些药物要研磨粉碎，所有的这些药物的散与牛尿、牛粪汁，以及1升的芝麻油同煎，不过要加上2倍的牛奶，然后，煮好的药液应该知道用（装药液的）

---

① 本条药方名为Sūryodaya，意译“日出油”。Sūryodayaḥ，《翻译名义大集》8245条，［藏］ÑI-maḥchar-ba，［汉］升、早晨。经过查对，*Si.* 27.27也是取“日出”（Sūryodaya）为方名。但是，*Si.* 27.27是解毒药方，而*JP*［47］是油药方，二者名同实异。

杯子，围成一个名叫“婆罗门”的曼陀罗。使药液（从杯子中），应该用它来祭祀婆罗门。应该要记住这种药油的功效，我将叙述之，你请听吧！在鬼魂、夜叉和邪魅（缠身）的时候，在患上一种（外表）像成熟的相思子那样的皮肤病而恐惧的时候；妖怪 kumbhāṇḍa 和黄色妖怪 piśāca（缠身），或者在患疯病、气喘胸闷的时候，（或者）在被蛇咬的时候，要撒这些药液，用油涂体，可以除去（诸病）：既可以除去［9 种阳性的］侵扰童子的邪魔、［5 种阴性的］导致童子犯病的妖精、［12 种阴性的］本母。这种疗法能够运用于拍打、熏香等。这种药油被认为是最好的，使小孩摆脱可怕的邪魔病。解脱所有的邪魔病的缠身，解除不治之症，能支持怀孕的妇女生下孩子。能与母体的子宫相联系，然后解除一种名叫 mukha-maṇḍikā 的特殊疾病，并消除腹部凸起、手臂凸起、耳朵凸起、胎位不正、臀部凸起、鼻子凸起以及披头散发，因此（该药）能促使胎儿移动，带来孩子［的顺产］。或者在祛除诸病之时，用带有芝麻油的药进行涂抹，凭借这种药油的效力，能够生下长寿的孩子。在排除生病之外，还使之聪明智慧、容光焕发、亮丽迷人。这种药油还能够……，用正确的行为，……涂抹［该药油，能消除］四日疟、三日疟和隔日疟。消除热病，还有头痛（等病症）、偏瘫、肋部疼痛，以及……骨折、……风病引起的疼痛，以及在患肿胀和痔疮的时候，或者黄疸病、一种名叫 halīmaka 的特殊黄疸和腰部风湿症，这种药油应该会起作用。（它）使干渴、哮喘、咳嗽、内部肿瘤［消除］，还能明目。熏香（该药），使之分为三次，治疗带黄疸病的母亲。在患各种疾病的时候，放置（该药），（它能消灭）有毒的一种虫子。这种药油旨在消除肺病、各种鬼怪导致的疾病，被认为是最优的。（这种）非常好的油是好药物，能增强体力、滋润肤色。对所有的鬼怪来说，它是一种……，它还治疗肤色发暗、癫痫症所生的（并发症），用七种……，能带来孩子之后，加进（诵出如下的一段咒语）“oṁ dāphi trailokya sphoṭāni hūṃ phaṭoṁ namaḥ kapālini sumukhi kṛṣṇe divya halīma mala caccha gaccha kāpāla amuka śastra viṣapānīyaṣaṃ panna tarāla oṁ svāhā（莎婆诃）！”

这种名叫“日出”的油药方结束了。

JP［48］：无敌油（Ajita）①

木蝴蝶、agnimantha，以及印度枳的根、野葫芦；白柚木、大叶山马蝗、兔尾草、茄子；蓖麻根、印度茄子；每份1婆罗的上述药物应该混合。再与每种2婆罗的分量相等的黄花稔、脆兰和牛奶，用4倍的［水］同煎，［剩下］四分之一的［药量］是最好的。再（将）1升的芝麻油和等量的牛乳洒入［药液中］；（又用）杜松子果、三果、莪术、长胡椒、小豆蔻、长胡椒根、石榴、黑胡椒、香胡椒、白花丹、土茴香；粗糖，（这些药物的散）每份1两，［与上述药液］煮好之后，牛奶（冲服），能去疾病。（它）消除由体液所引起的女阴病、增强体力，并消除内部的肿瘤病、止呕吐。（它）主治咳嗽、哮喘，以及净化肛门的疼痛。它能生精壮阳、消除 pū < ṃ > saṃ、闭尿症，并且它受人崇拜（?）。（它）消除所有的风性疾病，以及处于女阴部位的疾病。这种油药名叫“无敌油”，它是由大仙人颇罗堕（Bhāradvāja）所解说的。

JP［49］：香菜籽油（Kharāśva）②

香菜籽、白花丹、葡萄、石蜜、三果、心叶青牛胆、印度茄子、胡椒、酸藤子、胡瓜（黄瓜）以及木苹果。番红花、番红花的籽、粗糖、2倍的水，将各药每份1两的量混合之后，加入1升的芝麻油同煎。该药主治尿结石、闭尿症。它还能够净化精子。这种油药［名叫］“以香菜籽为首的”。

---

① 本条药方名为 ajita，意为“不可战胜的”，此处意译成“无敌油”。据该药方的最后一颂，此方是由大仙人颇罗堕（Bhāradvāja/Bhāradvaja）所讲述的。Bhāradvājaḥ，《翻译名义大集》3468条，［藏］Bha-ra-dvāja. Bha-rargyal-mtshan，［汉］颇罗多。Bhāradvāja 在汉译佛经中的译名还有“婆罗堕”“颇罗堕”等。《长阿含经》卷六：“尔时，有二婆罗门以坚固信往诣佛所，出家为道，一名婆悉吒（Vāse-ṭṭha），二名婆罗堕（Bhāradvāja）。”（《大正新修大藏经》第1册，第36页下栏）《妙法莲华经》卷一〈序品〉：“次复有佛亦名日月灯明，如是二万佛，皆同一字，号日月灯明，又同一姓，姓颇罗堕（Bhāradvāja）。”（《大正新修大藏经》第9册，第3页下栏）

② 本条药方名为 kharāśva，指“香菜籽、葛缕子”，此处意译成“香菜籽油”。

JP［50］：阿输乾陀油（Aśvagandhā）[①]

应该用水与半秤（50 婆罗）的阿输乾陀、1 升的芝麻油和牛乳，以及甘松香、肉桂、桂树叶、茜草、甘薯、圣罗勒混合。（还有）心叶黄花稔、雪松、兔尾草、甘草、脆兰、豆蔻、鸢尾草、菖蒲、蒺藜、闭鞘姜、云实果、莳萝、黄细辛；以及茄子、茅根香和乳山药；用每份 1 两的（以上药物）所研磨的散，共煎。将此药液以四种方式使用，可治疗所有的风病。这种药油［名叫］“以阿输乾陀为首的”。

JP［51］：甜根子草油（Kāśa-rohaṇī）[②]

三果、米仔兰香、青莲花的蜜汁和小麦粉；黄色旃檀和黄细辛、植物茎的精华、香附子、nari、胆矾；打印果、鳢肠以及甘松香，加上萝卜和芫荽；香根草（茅根香）、印度当归、鹰嘴豆以及黄荆；木棉籽、骨髓、芝麻油、［陀得鸡］花、紫矿；白莲花的根以及汁安膳那、莲花须、一种眼药（或者锑）、乌贼鱼骨（“海之沫”）；等量的这些药物研磨好之后，应该用半婆罗的油以及 1 升的黑芝麻油同煎；据说再加入 1 斗的余甘子、自己的糖（?），并将黑色的成分分离开；所煮的这种药油，去热、治白发。这种药油［名叫］“以甜根子草为首的”。

JP［52］：脆兰油（Rāsnā）[③]

用 100 婆罗脆兰所煮的汁液，与它的 100 婆罗粉散，1 升的芝麻油、再与 2 倍的牛奶和水同煎。该药主治肋痛、背痛、女阴病、水肿、疯病、cṛṭa、上颚

---

① 本条药方名为 aśvagandhā，意译为“阿输乾陀油”。恩默瑞克教授曾在前揭文中指出，*JP*［50］= *Si*. 21. 11。不过，在 *Si*. 21. 11 中没有该方的名称。

② 本条药方名为 kāśa-rohaṇī，指甜根子草，拉丁学名为 Saccharum Spontaneum，故此处译为“甜根子草油”。

③ 本条药方名为 rāsnā，即脆兰，故此处译为“脆兰油”。

(疼痛)、干燥(消渴)、内热，也治眼花晕眩、胆汁性内部肿瘤、痔疮。利用脆兰等的功效，这剂药适合消除由体液所引起的精子疾病、[子宫内的] 血瘤。可以用作灌肠剂的这种药油，名为“以脆兰为首的”。

JP [53]：涂脂油（Abhyañjanaka）[①]

闭鞘姜（青木香)、香附子、姜黄和小檗、乌盐、胡椒、豆蔻、疆南星、雄黄、绿矾（迦私药)、汁安膳那、胆矾和苦楝（无患子)；药西瓜、阿罗歌花、一种香料（kamilyaka)、酸藤子、芥子、牛五净（gva < ya >)；这些等量的药物研磨后，应与其总量相等的芝麻油同煎。再加入 4 倍的牛尿；（饮服之，该药）杀虫，治疗皮肤病、皮肤出疹、疥癞、脓泡疹，而且主治所有的皮肤病。这种药油 [名叫] “涂脂油”。

JP [54]：乳山药油（Jīvantī）[②]

乳山药、末度迦果、medā、荜拔（长胡椒)、Vanguiera Spinosa [的果]、菖蒲、黄花稔、脆兰、合欢树（尸利沙木)、印度枳、莳萝、姜黄和小檗；(这些）同样分量的药散，与（其总量）同等的油、牛奶；(所配制成的）这种药油用作灌肠剂，清洁膀胱的疾病。这剂药油（名叫）“以乳山药为首的”。

JP [55]：脆兰油（Rāsnā）(2)[③]

脆兰、ṛddhi、黄花稔、印度枳、“百花树”、天门冬、荜拔（长胡椒)、末度迦果、medā、旃檀、Vanguiera Spinosa [的果]、菖蒲；这些药物以每种 1 两的相同分量，混合在一起之后；再与 1 升的芝麻油、清黄油、4 倍的牛奶一同混合；

---

① 本条药方名为 abhyañjanaka，该词有“涂抹药脂”的意思，故此处译为“涂脂油”。

② 本条药方名为 jīvantī，指“乳山药、甘薯”等，故此处译为“乳山药油”。

③ 本方药方与 *JP* [52] 同名。

这种药油用作灌肠剂，是最好的，能下气。在患风性、胆汁性疾病时可以使用，它还主治腰、背疼痛，（治疗）陈旧性热病、头痛、内部肿瘤，消除膀胱痛、痔疮、便秘、疝气。这种药油（名叫）“以脆兰为首的”。

JP［56］：无名油（1）[①]

用闭鞘姜（青木香）、干姜、菖蒲、雪松、莳萝、阿魏、乌盐（的散），加上芝麻油，在山羊尿中同煎，（其药液）灌进耳中，主治耳痛。

JP［57］：无名油（2）[②]

丁香、樟脑、肉桂、豆蔻以及旃檀、闭鞘姜（青木香）、米仔兰香、荜拔（长胡椒）、麝香、甘松香、沉香；莳萝、毕履迦（spṛkkā）、芦苇，与芝麻油、酥油同煎，加上 2 婆罗的莳萝、大麻（的散），煮后（剩下）三分之一的药量；再与 4 倍的牛奶用来灌鼻。这是最好的，利眼明目，主治耳痛、部分目盲、半身麻痹。

JP［58］：无名油（3）

萝卜、干姜、莳萝、阿魏、乌盐，与 4 倍的醋混合之后，再与黑芝麻油同煎。（该药）灌进耳中以及用来涂耳，主治耳聋、耳痛；将药油放在耳中稍久一些，可以消灭所有的虫。

---

① 本条药方在梵文本与于阗文本中均没有方名，姑且称之为“无名油”。恩默瑞克教授曾在前揭《对〈耆婆书〉研究的贡献》一文中指出，*JP*［56］= *Si*. 26. 68 = *Anantakumāra*，Netra-roga 565 = Paris p. 110。此外，他在《医理精华》的梵文精校本的注释中指出，*Si*. 26. 68 = *Ananta* iii. 155（565）= *JP*［56］= Paris p. 110（lines 16—17）= *So* iii. 53（41）。后者多出了一条。

② 本条药方在梵文本与于阗文本中均没有方名，亦称之为“无名油”。

JP [59]：无名油（4）

萝卜、末杜迦果、svarji[kā-kṣāra]、阿魏加上生姜；“百花树”、菖蒲、青木香、雪松、野漆树、汁安膳那；青盐、大麦灰碱、娑罗树脂、黑盐、乌盐、桦树的节瘤、止泻木、4倍的蜜和醋；柠檬汁以及儿茶树汁，加上芝麻油，所熬出的这种药油，主治耳痛，是最好的。（并）主治耳聋、耳鸣以及流脓，还有头发根部的一种疾病。当虫爬进耳中的时候，将该药油［滴进耳中］，能消灭之。

JP [60]：无名油（5）①

在1升的萝卜汁液中，加入1升的芝麻油，与每种1斗量的酪、酸粥和牛奶混合，并加入菖蒲、黄花稔；脆兰、鸢尾草、生姜、白花丹、辣根、乌盐、骆驼刺和荜拔（长胡椒）所研磨的散，同煎之后，主治所有的风病之痛。

JP [61]：无名油（6）②

1升的芝麻油、等量的牛奶，在4倍的蒺藜汁液中，与每份8婆罗的粗糖、生姜同煎，（适量地）饮服之。（饮服）这种药液和牛奶。然后，过滤掉所有的药渣，而且只吃粗糖和生姜。在所服的这些药物消化之后，再吃加了牛奶的食物，能主治所有难以忍受的风病。

JP [62]：无名油（7）

脆兰、白花丹、长胡椒根、长胡椒、姜这几种药物，莪术和鸢尾草根，以及

---

① 本条药方没有方名，亦称之为“无名油”。恩默瑞克教授曾在前揭《对〈耆婆书〉研究的贡献》一文中指出，*JP*［60］= *Si.* 21.12。从《医理精华》中的顺序来看，该药方接在 *Si.* 21.11（= *JP*［50］）之后。

② 本条药方没有方名，亦称之为“无名油”。恩默瑞克教授曾在前揭《对〈耆婆书〉研究的贡献》一文中指出，*JP*［61］= *Si.* 21.14。

清黄油，应该同煎。(该药）驱除在手、足、女阴、腰、背、臀部这些部位的（多余的）风；并且治疗 layāva 和驼背，完成所有的这一切。

JP [63]：无名油（8）[①]

用野茄子、巴豆根、菖蒲、辣木、圣罗勒、三热药（荜拔、胡椒、姜)、乌盐，与芝麻油同煎。其药液灌进鼻子中，主治鼻中的臭脓。

JP [64]：无名油（9）

葡萄、刺篱木、medā、mahāmedā、长胡椒根、姜，以及余甘子（的散)，与酥油同煎，所煎的药液（服用之)，主治两舌病，使人愉快。

JP [65]：无名油（10）

芥子、阿魏、青木香（闭鞘姜)、大蒜、乌盐、菖蒲、黄荆（的散)，用山羊尿、马粪汁，然后，用清黄油与其熬出来的药液（一同饮服)。应该知道，这种“夜叉满意”的药是最好的。它主治癫痫症、发烧、疯病，而且对身体来说，增加最大的力量。(它）使人正行，并完成 grahata 的一切（?)。

JP [66]：萝卜油（Mūlaka）[②]

脆兰、酸浆、蒺藜、乌盐、松脂、菖蒲、白花丹和生姜、长胡椒、藤芋属植

---

① 本条药方无方名，亦称之为“无名油”。恩默瑞克教授曾在前揭《对〈耆婆书〉研究的贡献》一文中指出，*JP* [63] = *Si*. 26. 79 = Bhāva，Ci. 65. 40 = *Cpd*.，Ci. 58. 5 = *M* 9. 182 = *Śā* p. 246 = *Vṛ*60. 5 = *VS* nāsā-roga 32。此外，他在《医理精华》的梵文精校本的注释中指出，*Si*. 26. 79 = *Bh*，Ci. 65. 40 = *Cpd* 58. 5 = *JP* [63] = *Ma* 9. 182 = *Śā* p. 246 (182) = *So* iii. 195 (70) = *VS* p. 774 (32) = *Vṛ*60. 5。后者多出了一条。

② 本条药方方名在梵文本写作 mūlakattila，在于阗文本中写作 mūlakāttiṃla，柯诺夫的英译本还原为 mūṣikātaila。实际上其梵文常形应为 mūlaka-taila。mūlaka 即萝卜，故此处译为“萝卜油”。

物；打印果、乌头和 garbhin 一起同煎，再加入芝麻油，然后削点萝卜（放进去），（煮出的）这种流质能消除（以下疾病）：臀部麻痹、腰疼、鬼魅病、肿块、驼背、baśtāca，摧毁和赶走［影响］受孕［的疾病］（?）。（治疗）一种特殊的膀胱疾病、parvaṇā 和肢体僵硬。对这种萝卜油来说，［治疗］……诸病。

JP［67］：无名油（11）

姜、草药、白花丹的根、香草根（茅根香）、香胡椒、赡部树以及天木香（雪松）；（这些药）与酥油、芝麻油煮好之后，（主治）痔疮；并迅速消除所有的疾病。

JP［68］：大蓖麻油（Mahairaṇḍa）①

应该煎熬两组的五种根药（“大五根”与“小五根”），其煮出的汁液与野生巴豆根、酸藤子、三果、黑色旋花；花蜜、牛奶、黄荆、没药之花、豆腐果、相思子、长胡椒及长胡椒根；这些药与等量的芦苇和茉莉，以及蓖麻油同煎，（该药如同）金刚一般，（主治）腹部肿胀、varcanyaka pakṣayāna、女阴病、臀部麻痹、athānalāsyaga。祛风，用牛乳和牛尿（与该药合用），可治因胆汁而生的耳病。与三果的汁液合用，可治疗三种体液所生的疾病；与山羊肉的汁液合用，可治 saṃsarga 所生的疾病。在患这些疾病的时候，据说，采用如此的方法。这种药散……。蓖麻油采用（合适的）分量，适当地服用，可算百味之王，［该药方叫作］大蓖麻油。

JP［69］：无名油（12）

五种根药、三果、天木香（雪松）、蓖麻根、药喇叭、野生巴豆根；花蜜、牛奶、相思子、长胡椒、一种香料、茜草，以相等的分量研磨成散之后，（与）

---

① 本条药方名为 mahairaṇḍa-tailam，该词分拆为 mahā（“大”）+ eraṇḍa（“蓖麻”），意译为“大蓖麻油方”。而于阗文本中无此方名。

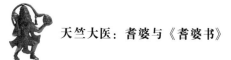

蓖麻油和一半的牛乳应该同煎，（该药）主治80种风病，并且去痰。（还治疗）śrauṇā、消化不良、ekabāhū。并且涂抹该药，可以消除内部肿瘤。

JP［70］：无名油（13）

应该有三果、一半的牛乳，和等量的tṛvanāpta，这些药物与蓖麻油同煎，（该药）主治风性的血尿和外伤。

JP［71］：无名油（14）

三果、五种根药，与parpaṭa的散同煎，加入五灵脂、酸藤子、蓖麻油、清黄油，（所煮的药液）用牛尿（冲服），被认为是最好的清黄油，对病人们来说，是最好的大药。（它）消除八种水肿、五种肿瘤。

JP［72］：蓖麻油（Eraṇḍa-taila）①

用五种根药所煮的汁液，和三果、相思子、粗糖、荜拔（长胡椒）、长胡椒根、菠菜、没药的花，与蓖麻油、牛奶（等东西）混合起来（同煎）。（该药）主治腰疼、śrāṇyā śrayayau，消除由内风引起的消渴症。这种蓖麻油消除由内风引起的消渴症。

JP［73］：消肿蓖麻油（Śvayathu-nāśana eraṇḍa-taila）②

等量的香附子、槟榔籽、甜根草、长管大青根、闭鞘姜的根；茄子、胡黄莲、阿魏、天木香、青盐；等量的（以上药物的散）每份3两，再与等量的蓖麻

---

① 本条药方名为eraṇḍa-taila，意译为“蓖麻油”。而于阗文本中无此方名。

② 本条药方名为śvayathu-nāśana eraṇḍa-taila，其中śvayathu-nāśana意即“消除肿胀”，因此意译为“消肿蓖麻油方”。于阗文本中此方名写作śvayithū-nāśana īraṃṇḍa-taila。但是，梵文本中没有提到该词就是方名。

油、水同煎，再加入3倍的牛奶，配制完成之后，该药主治迦摩罗疾，并且消除肿胀。而且与肉汁合用，可以消除80种风病。

JP［74］：樟脑散（Karpūra）[①]

自在者，成就吧！

黑色的沉香、旃檀、鹰嘴豆、水、三热药、与那伽花须、肉桂、tṛś、豆蔻、指甲、郁金香、甘松香、迦俱隶药（kākolī）、肉豆蔻；śaileyaka、鹰嘴豆、土茴香、青莲花、tukā、天竺黄、印度当归、丁香、香附子、莲花须，与6倍的白糖混合在一起，这是帝释天（Śakra）所讲述的。（该药）主治咳嗽、哮喘、发烧、心痛、腹部疼痛、肺病、消化不良、热病、头痛、晕眩、精神错乱、出血症、发烧、肝脏和脾脏的肿胀、呕吐、痢疾、头晕。“以樟脑为首的”这种药散，能治疗严重的肺病和结核病，并且使人增强体力。

JP［75］：大沉香散（Mahāguru）[②]

黑色的沉香、小豆蔻、长胡椒、胡椒、桂皮、夫那迦、闭鞘姜的根、莪术、天竺黄、刺篱木；膀胱酸模、旃檀、黄荆、桂树叶、柠檬汁、长管大青、大豆蔻、水、土茴香、干姜、乳山药、śaileyaka、那伽花须（龙花须）、丁香、铁线子、甘松香、迦俱隶药（kākolī）、肉豆蔻、石榴、每份药物1秤的重量。将相等份量的药散秤好之后，再加入8份的石蜜。（该药）主治食欲不振、胸口压抑、哮喘、咳嗽、心脏病、消渴症；并消除肿胀、喉咙病，还治疗肋痛、心痛、膀胱

---

① 本条药方名为karpūra，此即樟脑，因此意译为“樟脑散”。karpūra，巴利文kappūra，汉译佛典中音译为“羯布罗”“劫布罗”等。《大唐西域记》卷十“秣罗矩吒国”条记载，在该国的秣剌耶山，“羯布罗香树，松身异叶，花果斯别。初采既湿，尚未有香，木干之后，循理而析，其中有香，状若云母，色如冰雪，此所谓龙脑香也。”龙脑香即樟脑。参见［唐］玄奘、辩机：《大唐西域记校注》，季羡林等校注，第859页。

② 本条药方名为mahā-aguruṃ cūrṇaṃ，aguru，即沉香，因此意译为“大沉香散”。

痛；将药散涂抹，能驱逐……，这剂药散［名叫］“以大沉香为首的”。

JP［76］：沉香散（Aguru）（1）[①]

沉香、小豆蔻、桂皮、姜、达子香叶、香附子、独活草、当归，以及土茴香；莪术以及肉桂、闭鞘姜的根、刺篱木、黄荆、那伽花、寻麻藤、银粉；每种药称好同样的分量之后，再加入8份的石蜜。（该药主治）食欲不振、胸口压抑、哮喘、咳嗽、心脏病、消渴症；消除肿胀、喉咙病，治疗肋痛、臀部麻痹、膀胱疼痛，将药散涂抹，能驱逐……，这剂药散［名叫］“以沉香为首的”。

JP［77］：沉香散（Aguru）（2）[②]

沉香、荜拔（长胡椒）、豆蔻、莪术、当归、青莲花、天竺黄、kṣīrīsa、胡椒、长管大青、青盐，肉桂、刺篱木、达子香叶加上柠檬汁、乳山药、黄荆、香锦葵、罗望子、膀胱酸模、干姜、余甘子，应与等量的小豆蔻散配制，在该散中加入4倍的石蜜，（该药）主治咳嗽、哮喘、食欲不振、战胜肋痛、背痛，还治消化不良、黄疸病，并使padayihyatta毁灭。该药散治疗风性和痰性的疾病，就像甘露一样。它能增强体力、润肤，而且这种灵丹妙药还可以用来涂抹。这种药散就是“以沉香为首的”。

JP［78］：大旃檀散（Mahā-candana）[③]

两种旃檀（红旃檀和白旃檀），以及青莲花、那伽花、莪术、长胡椒、桂树叶、肉桂、豆蔻；vāsakā、粗糖、郁金香、月桂、丁香、野漆树、香附子、莲花须、米仔兰、姜、草药、长胡椒根、白花丹、sitya samangā和肉豆蔻；迦俱隶药

① 本条药方名为aguruṃ cūrṇaṃ，即“沉香散”。

② 本条药方亦名aguruṃ cūrṇaṃ，即“沉香散”。它与*JP*［76］同名。

③ 本条药方名为mahā-candana cūrṇam，candana即旃檀，因此意译为“大旃檀散”。

（kākolī）、肉桂，6倍的石蜜水，用淘米水去冲洗这些药物，这些药散（按适当的）分量使用，可治发烧、眼前一片模糊不清；治疗出血性痔疮、黄疸病、ttrajaudamī、哮喘、打呃以及胆汁性迦摩罗疾、内部肿瘤、尿酸尿、尿结石，在患上尿道病、心脏病、女阴疾病时，还应对该药进行礼拜。这剂药散［名叫］“大旃檀散”。

JP［79］：旃檀散（Candana）（1）[①]

旃檀、干姜、香附子、米仔兰、那伽花须（龙花须）、香锦葵、稠李、茅根香、丁香、肉豆蔻；小豆蔻、沉香、达子香叶、肉桂、末度迦花，以上诸药每份相等为1两，再加上等量的pharūṣa、三果；混合2婆罗的牛奶、6倍熬过的石蜜；这种药散消除哮喘、咳嗽、打呃，清除来自嘴巴和鼻子中的坏气味。（该药散）主治不规则的热病（不尽疫）、肋痛、干渴、痢疾以及肿胀；主治闭尿症、vagātauva、便秘、五种内部肿瘤。这剂除病的药散被称为是“以旃檀为首的”，所以，它亦名为“旃檀散”。

JP［80］：旃檀散（Candana）（2）[②]

旃檀、青莲花、香锦葵、长胡椒、香附子、干姜、酸藤子、肉桂、小豆蔻、印度没药、刺篱木、莪术；黄荆、麒麟角的汁液、石榴、粗糖、石蜜；所有这些分量相等的药物，使之配制成优质的药散。按时适量地服用，这种药散主治下列的疾病：发烧以及lohalinga病、痔疮、哮喘和咳嗽、内部肿瘤、水肿、便秘、胃病、由体液所导致的黄疸病、肿胀以及干渴、呕吐、痢疾和一种黄疸病的并发症（halīmaka），并且消除其他各种不同的并发性疾病。该散还能消肿，其名为“以旃檀为首的”。

① 本条药方名为candana-cūrṇam，即“旃檀散”。

② 本条药方亦名为candana-cūrṇam，即“旃檀散”。它与*JP*［79］同名。

JP [81]：双马童散（Aśvinau）[1]

旃檀、甘松香、珠仔树、茅根香、莲花须、那伽花以及印度枳、毛叶腰骨藤、香附子、石蜜；香锦葵、绒毛叶、倒吊笔的籽实、肉桂、生姜、天门冬、陀得鸡花、汁安膳那；杧果核、赡部果核、旃檀以及茂遮果汁、青莲花、茜草、小豆蔻、石榴、肉桂，这些等量的药物应该混合好，与淘米水合用，将它们研磨成细细的药散；这种药散主治红色和黄色的痔疮，并且在发烧的时候可用之。它还治疗晕眩、脂肪发干，以及干渴的痛苦，还治疗痢疾和呕吐，而且还有妇女的出血病，使不能怀孕的妇女得到解脱。这两种治疗方法都名为“双马童散”，能防治出血症。

JP [82]：心叶青牛胆散（Amṛtā-ṣāḍhaka）[2]

茜草、香锦葵、珠仔树、劫比他果、印度枳、小豆蔻、罗望子、绒毛叶、生姜、草药，杧果核、赡部果核、肉桂、茂遮果汁（莫遮浆）、跋达罗果（酸枣）、浆草、陀得鸡花、心叶栝楼，石榴，这些药物以每份等量的药散，应该与2倍的石蜜配制。该药散名叫“心叶青牛胆散”，主治所有的痢疾。

JP [83]：无名散（1）

杧果核、赡部果核以及生姜、陀得鸡花、茂遮果汁、劫比他果、印度枳、豆蔻、肉桂、长胡椒，两倍的罗望子、石榴，并给予分量相等的白糖、石蜜。该药散在所有的情况下，都可以治疗痢疾、止呕吐。并消除源于一切体液的出血症。

---

① 本条药方名为Aśvinau，意译为“双马童散”。Aśvinau是印度古代神话中的一对孪生天神，也掌管与医药相关的事情，在神话医学的传承体系中，他俩充当了其中的一个环节。

② 本条药方名为amṛtā-ṣāḍhaka，amṛtā指植物“心叶青牛胆”，ṣāḍhaka意义不明。因此，大略意译为“心叶青牛胆散”。

JP [84]：印度枳散（Bilva）[1]

印度枳的中间部分、劫比他果、长胡椒、干姜、茂遮果汁、茜草；珠仔树、三热药、香胡椒、白花丹，加上陀得鸡花、肉桂、香附子；小豆蔻、止泻木的籽、丁香、赡部树、杧果果核、绒毛叶、酸藤子、那伽花、鹰嘴豆、莲花须、加上长胡椒根、甘松香，这些药物应该配制，应该给予八倍的白糖，还有芝麻油，所配好的这种药散，主治由体液所引起的打呃。由体液所引起的疯病、以及消化不良，清洁肠胃、āpachayittā，治疗痢疾，以及止住上呕下泻，……。

JP [85]：劫比他果散（Kapittha）[2]

用等量的独活草、长胡椒根、cāturjātaka、干姜、胡椒、打印果、水、小茴香、芫荽、青盐，与3倍的“酸树”、陀得鸡花、长胡椒、印度枳、石榴籽、dīpyaka，6倍的白糖，8倍的劫比他果的药散混合，这种药散主治痢疾、胃病、肺病、内部肿瘤（痞疾）、gala-mayā、咳嗽、哮喘、经常性的痔疮，并战胜pīnasā-rocana。

---

① 本条药方名为bilva，指植物“印度枳”，意译为“印度枳散”。此药方名只出现在于阗文本之中。

② 本条药方名为kapittha，译为“劫比他果散”，此药方名只出现在于阗文本之中。Kapittha，《大唐西域记》卷二中音译为“劫比他”，另有“劫彼陀”“劫毕他”等音译，学名为Feronia Elephantum，其果似苹果，属于芸香科植物。恩默瑞克教授曾在前揭《对〈耆婆书〉研究的贡献》一文中指出，*JP* [85] = *Vāgbh.*, Ci. 9. 110—13 = *VS* grahaṇī 195—7 = *Si.* A (6) 6.52 + 1—4 = *Soḍhala*, Gada-nigraha. Cūrṇādhikāra. 32—4。应该注意的是，*JP* [85] 的最后一颂不见于 *Si.* A (6) 6.52 + 1—4 之中。

JP [86]：八分石榴散（Dāḍimāṣṭaka）[①]

1 两重的天竺黄、每份 2 两的“四种香料”、每份 1 婆罗的独活草、芫荽、小茴香、三热药，这几婆罗散与八分的石榴和一分的白糖，混合好。这个药散[的处方]是利用了八分劫比他果的功能，（实际上）该药散[名为]“八分石榴散”。

JP [87]：无名散（2）

豆蔻、莪术、小茴香、桂叶、天竺黄、茂遮果汁、独活草；达子香、肉豆蔻、柠檬、甘松香、黄荆、刺篱木；每份 1 两等量的长胡椒、干姜；1 婆罗的劫比他果、长胡椒、石榴；等量的 8 婆罗分量的白糖，（这种散）被认为（能治疗）痢疾、咳嗽、哮喘、打呃；（治疗）肝脏和脾脏疼痛、水肿、呕吐、脱肛，（这种药散在大肠需要药物治疗的时候），有助于消化。

JP [88]：八分糖散（Sitāṣṭa-bhāga）[②]

8 分的白糖、2 分的绒毛叶、青盐；肉桂、豆蔻、五分的膀胱酸模、加上 2

---

① 本条药方名为 dāḍimāṣṭaka，该词分拆为 dāḍima（“石榴”）+ aṣṭaka（“有八分的”），因此意译为“八分石榴散”。恩默瑞克教授曾在前揭《对〈耆婆书〉研究的贡献》一文中指出，*JP*[86] = *Vāgbh*.，Ci. 9. 113—115 = *Si*. A（6）6. 52 + 5—8 = *Soḍhala*，Gada-nigraha. Cūrṇādhikāra 64—8。在《医理精华》的梵文精校本的注解中，他还指出：*Si*. A（6）6. 52 + 5—8 = *Vāgbh*.，Ci. 9. 113—115 = *Cpd*. 4. 34—5 = *So* i 155（37—8）= *JP*[86]。通过比较，我们发现 *JP*[86] 居然没有提到该方所治疗的任何病症。这是由于 *Si*. A（6）6. 52 + 以下还有 9—16 行共 4 颂，所以 *JP*[86] 是不完整的。另据 *Si*. A（6）6. 52 + 1—4 = *JP*[85]，*Si*. A（6）6. 52 + 5—8 = *JP*[86]，从《医理精华》的情况来判断，*JP*[86] 与 *JP*[85] 原本是连在一起的一个药方，后发展成两个药方。

② 本条药方名为 sitā-aṣṭa-bhāga，该词分拆为 sitā（“糖、白糖”）+ aṣṭa- bhāga（“八分的、八份的”），所以意译为“八分糖散”。

分的bhami；（这些药散）混合在一起。（此药散）主治消化不良、体火虚弱、和其他（疾病）；使痔疮和水肿病立即平息。该药（即）“八分糖散”。

JP [89]：摩伽陀散（Magadhī）[1]

那伽花、肉桂、黄荆、胡椒、豆蔻、达子香叶，与一半分量的生姜；surūttamasa，以及等量的长胡椒散，加上大麦粉，混合在一起；应该给予8分的药量，就能治疗多种皮肤病；又能一再治疗迦摩罗病、胆汁血（出血症）；（治疗）丹毒、咳嗽、哮喘，以及热病、头痛、打呃、闭尿症、黄疸病；（该药）增强śautti、食欲、治疗脖子上部的疾病。这种hasya的药散是由耆婆［解说的］。这种配制好的药散，被认为如甘露一般；众因之王的这种药散王中王来自摩伽陀国。能助消化的这种解毒散，就叫作“摩伽陀散”。

JP [90]：达子香叶散（Tālīsa）[2]

达子香叶、胡椒、干姜、长胡椒，以上（四味药）分量依次增加；还有肉桂、小豆蔻，每种分量为达子香叶的一半，再加上分量为长胡椒8倍的白糖。（所配制的药散）治疗咳嗽、哮喘、厌食、脾脏疼痛、发烧、皮肤干燥，清退胃热；这种药散还能健心，治疗痢疾、内部肿瘤、痔疮、呕吐。

---

① 本条药方名为magadhī，其同义词为māgadhikā，是指“摩伽陀国（Magadha）出产的一种长胡椒”，因此意译为“摩伽陀散”。唐代段成式的《酉阳杂俎》中记载：“荜拔，出摩伽陀国，呼为荜拔梨”。荜拔梨，梵文为pippalī，即长胡椒。

② 本条药方其梵文本与于阗文本均无方名，笔者根据该药方的第一味药tālīsa拟名。tālīsa，《翻译名义大集》4207条，［汉］达子香。恩默瑞克教授曾在前揭《对〈耆婆书〉研究的贡献》一文中指出，*JP*［90］ = *Si*. 8. 12。而实际上，这是一个很古老的药方，它不仅见于《鲍威尔写本》（*JP*［90］ = *Si*. 8. 12 = *Bo*. 2. 11—13），而且还可追溯到一个佉卢文的残药方。具体考证参见陈明：《一个新发现的佉卢文药方考释》。又，王兴伊指出该类药方仍然被目前的藏医、蒙医使用，即藏医的“杜鹃大臣散”。参见王兴伊：《新疆出土梵文医方集〈鲍威尔写本〉与中国传统医学的关系》。

JP［91］：托盘散（Vardhamānaka）[①]

小豆蔻、肉桂、那伽花、胡椒、荜拔（长胡椒）、生姜，各以豆蔻（相等）的分量，应该将重量相等的药散分别称好，再提供6倍的白糖。这种药散主治消化不良，在患陈旧性的内部肿瘤、痔疮、心脏病时，在患咳嗽、哮喘时、胆汁血（多血症）时，可用来消除疼痛以及咽喉病变。

JP［92］：甜味散（Yavānīṣāḍava）[②]

独活草、罗望子，以及干姜、膀胱酸模、石榴、酸枣（跋达罗果），应该将（以上药物）每种1两的分量准备好。（还有）每种半两的芫荽、青盐、小茴香、肉桂，以及100颗的荜拔（长胡椒）和200粒的胡椒；4婆罗的石蜜应该细细研磨成散。这种药散能清洁舌头、是健心的，它还能增强食欲；（它）消除心痛、脾脏疼痛、肋骨疼痛，解除便秘和闭尿症；治疗咳嗽、哮喘、胃病、痔疮，而且它还是一种涩肠剂（用于治疗痢疾）。[这种加了两种胡椒的药散是烈性的]。该药散名叫“甜味散”。

---

① 本条药方其梵文本与于阗文本中均无方名。恩默瑞克教授曾在前揭《对〈耆婆书〉研究的贡献》一文中指出，*JP*［91］= *N*. 2. 1. 64—5。*N* 是《鲍威尔写本》的第二部分《精髓集》的代称。通过仔细对比，笔者发现，*JP*［91］实际上是 *N*. 2. 1. 63，而与 *N*. 2. 1. 64—5 没有关系。*N*. 2. 1. 63 的方名为“托盘散”（vardhamānaka），因此，此处亦将 *JP*［90］命名为“托盘散”方。

② 本条药方名为 yavānī-ṣāḍava，意译为“甜味散”。恩默瑞克教授曾在前揭《对〈耆婆书〉研究的贡献》一文中指出，*JP*［92］= *Car*.，Ci. 8. 141—4 = *Cpd*.，*Ci*. 14. 14—7 = *N* 2. 1. 14—17 = *Vs* arocaka 32 – 5 = *Vṛ*. 14. 12—15 = Yogaratnā-kara p. 380（1—5）。不过，*N* 2. 1. 14—17 的方名为ṣāḍava，*Car*.，Ci. 8. 141—4 的方名为 yavānī-ṣāḍava；而于阗文本的方名为 dva：maraṃśattiṃ（柯诺夫所还原的梵文形式为 Dvimari-caśataka）。*JP*［92］的梵文方名形式为“dva mariśa ttkṣaṃ”。今据 *Car*.，Ci. 8. 141—4 定名为“甜味散”。

JP［93］：无名散（3）[①]

豆子、白花丹、香附子、小豆蔻、莪术、干姜、桂树叶、闭鞘姜的根、野漆树、香锦葵、天竺黄；乳山药、余甘子、长管大青、长胡椒、黄荆、鹰嘴豆，用四倍的［水或者乳］调和研磨成一种比较黏稠的药散。并与食物和饮料混合，煮好之后再使用之。

① 本条药方是无名散方，而且于阗文本中缺少这一条。恩默瑞克教授曾在前揭《对〈耆婆书〉研究的贡献》一文中指出，*JP*［93］= *Soḍhala*, Gada-nigraha, Cūrṇādhikāra 164—6.

二 敦煌《耆婆书》于阗文本翻译①

KJP［2—3］:“卍字”解毒剂（Svastika）②

成就吧！

现在向梵天（brrahmāṃ/Brahmā）致敬！现在向诸成就持明仙（Siddhavidyādhararṣis）致敬！

世尊如是说，即：“耆婆啊！请听我说，我将全部告诉（你）在赡部洲中解毒的、不知为何就如此伟大的阿伽陀药，高于一切之上的各式各样的阿伽陀药。现在我将告诉你，听这个吧：［取］香附子——4 mācānga、甘松香、旃檀——4 mācānga、沉香——4 mācānga，以及桂皮——4 mācānga、郁金香（藏红花）——4 mācānga，同样，应该放入‘虎爪香’——4 mācānga、青莲花和青木香——各5 mācānga、香锦葵——8 mācānga、细豆蔻——5 mācānga；这些药物应该由医生按份称好剂量而提供，所有这些药都应该加水［研磨］。耆婆！听我告诉你吧，这是最灵验的药。”

“这些药物合成的这剂阿伽陀药，是最灵验的药，应被供奉。因而［念诵曼陀罗咒语］：kiśi kiśi kiśalambi hilī hilī，南无佛，愿诸真言（mantrapadas/maṃtrapadāni）成功，娑婆诃！”现在配制此剂阿伽陀药的医生，应该继续如此念诵该真言。他应在一个清洁的地方，他应该是洗干净的、纯洁的、聚精会神的。在鬼宿日（puśyanakṣatra/pviśanakṣatra），一位聪明的医生应该采取行动。属

① 以下为敦煌出土《耆婆书》的于阗语文本翻译。版本为贝利教授1980年的转写（校订）本，主要依据Sten Konow的1941年英译本而转译成汉文，特此说明。Cf. Sten Konow，*A Medical Text in Khotanenses*. ——译者按。

② *KJP* 即 Khotanese *Jīvaka-pustaka* 的简称。

于这剂阿伽陀药的业行，其功德无穷尽。请听吧，我将告诉你，耆婆！此阿伽陀药被宣称是一切诸杂症的首要的治疗者。听着！我将详细告诉你，这付药要用于哪些疾病之中。在［患上］诸精灵、诸天、乾达婆、夜叉、饿鬼、凶恶的罗叉所导致的疾病时，应该把此阿伽陀药涂在前额上。用了该药，一切起尸鬼和妖魅都被降伏，而且蛊道也能（被）解除。旨在消除所有鬼魅（Grahas），而不论其是多么可怕。这剂阿伽陀药已经被解释了。当（人们）在中了诃罗诃罗毒（halāhala / hakāhalabena）时，或者饮入了剧毒时，此药应该用冷水冲服，那么就会立即解毒。或者当（人们的）肢体被箭刺破、折断和受到带毒的武器伤害时，仅仅将此药涂在伤口上，该人就立即能从与伤口相关的不幸之中解脱出来。那些生物可能已经变得疯狂、可怕、很剧烈，被刺痛受感染的人，用此阿伽陀药，也能祛除它们的毒。谁拥有（此阿伽陀药），邪恶将永不会靠近他。它还将促进（他的）成功，其后困难不会向他而生。人们被可怕的毒所感染、由于中毒而失去知觉、血液搞坏了，在其前额上用药作一标记时①，此药应该用于治它。嘴里，给三滴；鼻子里，也给三滴。通过涂抹此药，（因中毒而）死者将复生。被草丛中的虫子咬伤感染，（或者）被坏东西、老鼠、蝎子所咬，将作为饮剂、软膏使用的此药，抹在鼻子里，他就明显地祛毒了。那些正难产或者已流产的妇女，此药要涂在其子宫上。在（患）严重的宿食不消时，（这剂药）必须用热水冲服。她应该照顾好小的（胎儿），当她用此药时，好孩子藉此而生。如果她本人饮用了适合于她的、与毒等量的此药，那么，它将很快使她解毒。八种胎位不正也没有了。就像帝释天（因陀罗）拔出的金刚杵（摧毁）大树，这剂阿伽陀药也是（诸病的）毁灭者。由薄迦梵世尊教导的、名叫“卍字”的大药方结束了。

KJP［4］：阿输乾陀酥（Aśvagandhā）（1）

15 sera 的阿输乾陀，加入 6 ṣanga 的水，由此混合而煎，榨取 1 ṣanga（药液）。每种 1 sera 的 10 种根药——印度枳、臭黄荆、木蝴蝶、白柚木、凌霄花（喇叭状花）、尖叶兔尾草、大叶山马蝗、刺天茄、黄果茄、骆驼刺，精研，和 4

---

① 标记，梵本为 kākapada，即“鸦足”。

ṣanga 的水同煎，亦剩 1 ṣanga。心叶黄花稔、黄细辛、万带兰（芳香树脂之根）、雪松（天木香）、一种番薯属植物的乳浆（bīdārakṣīra/viḍārikṣīra）、桂皮、小豆蔻、香叶、“自护果”（藊豆）、婆罗得（打印果）、甘蔗属植物、黄连木、一种锦香草属植物（刺篱木）、ṛddhi、天门冬、白花酸藤果子（酸藤子）、三种果药——两份诃黎勒、毗醯勒、阿摩勒；其次，葡萄、酸树、扁担杆属植物、印度枳、石榴籽、耆婆草、ṛṣabhaka、medā、mahāmedā、kākoḍi、绿豆、摩沙豆（小豆）、末度迦果（梵本为甘草），诸药要求等量，［并加上］与酥等量的豆奶、以及混杂肉汁、猪骨头，再加 3 ṣanga 的水同煎成药液，剩下 8 śinga。这些药液和药物要放在同一个容器中，加入 1 ṣanga 的牛脂，再煎之。当此药煎好后，然后再加桂皮、小豆蔻，以及每味 1 sera 捏碎的龙花须、桂叶（gandhapattra，香叶）、长胡椒，5 sera 的糖、5 sera 的蜜。放入此容器中，此酥药主治诸病：咳嗽、哮喘、痨疾、失音和肋痛、风性的和痰性的痞疾。腰背部疼痛、尿道病、膀胱肿胀、热病和严重的肺病，不规则的慢性发烧。它消除这一切疾病。这种长年药（raysāyaṃ / rasāyana）能够生精力、增加脂肪、增强体力。对被女性嫌弃、缺精的人，应该提供 1 sera 的药量。对老年人和年少者，应该及时地［提供这剂药］。名叫“阿输乾陀等”的酥药方结束了。

KJP［5］：大妙酥（Mahā-kalyāṇaka）

闭鞘姜（青木香）、小豆蔻、多揭罗香、达子香叶、浆果紫杉、雪松（天木香）、木苹果；旃檀、青莲花（蓝莲花）、茜草、药西瓜、刺天茄和黄果茄；姜黄和小檗、印度菝契和毛叶腰骨藤、山马蝗和尖叶兔尾草、香胡椒、稠李、莲花丝；白花酸藤果子、诃黎勒、毗醯勒、阿摩勒（余甘子）、米仔兰、白豆蔻和石榴籽；每味 2. 5 mācānga，与 2. 5 śinga 的牛酥。这剂酥药应该均匀地捣筛，既不要太轻柔，也不要太用劲，与 1 ṣanga 的水同煎。这种药液叫作“善妙酥”，能够增力、润肤、治失眠、促进睡眠；主治热病、癫痫症、尿道病、下痢、痨疾、疯病和解毒；又治风性的出血症、黄疸病，治疗痞疾（内部肿瘤）、哮喘、打呃和尿道秘结。这么多的疾病它均能制服。然后，它们加上提神的“救生药”——耆婆草（jīvaka）、ṛṣabhaka、medā、mahāmedā、迦俱隶药（kākolī）和叱啰迦俱隶药（kṣīra-kākolī）、绿豆、小豆（摩沙豆）、乳山药、末杜迦果（mahābāṃja），每味2 mācānga，制成软膏，加等量的酥、牛奶、牛脂，以及来自每味0.5 sera的（十种根药）——印度枳（孟加拉国榅桲）、臭黄荆、木蝴蝶、白柚木、凌霄花（喇叭状花）、尖叶兔尾草、大叶山马蝗、刺天茄、黄果茄和骆驼刺所熬的药液，与16 śinga的水再煎，剩下4洒（upaseka）的量。这剂药以“大妙酥”为名，消除80种风病，主治干渴和诸传染病。该药剂应该一份份地煎制。［此即］“善妙酥”。

KJP［6］：大青盐酥（Mahā-sauvarcala）

明矾（青盐）[①]、乌盐和黑盐、白花丹、长胡椒和姜、阿魏、青木香（闭鞘姜）、印度酸模、蓖麻、鸢尾草根（orrisroot）、万带兰的根（bdellium root）、莳萝、胡荽、菖蒲、雪松、白花酸藤果子（酸藤子）、黑胡椒、喇叭花（药喇叭）、诃子（诃黎勒）；这些药研磨后，合共3 mācānga。［加上］用五种草根——Eragostis根、kāṇḍara草根、石榴根、sauthaja芦苇根、khanuśā芦苇根[②]，每味1 sera煎制的药液。它们应该用力捣筛，与3 ṣanga的水同煎，剩下8 śinga的量。用自然死亡的家禽加1.5 ṣanga的水同煎，剩下5 śinga的量。这些煎剂共4 śūmba，加3 śinga的牛奶同煎。这剂药被称为“大青盐酥”。它主治风性热病、“特殊的膀胱病”（vasti-kuṇḍala）和膀胱肿疱。它能消除坐骨神经痛、背部、腰部、手、足疼痛，以及消除所有的关节肿胀、大腿部麻痹以及风性痞疾、诸关节或者（人体）一肢的偏瘫、耳聋、耳朵痛和肋骨痛、厌食、在四处游走的内风、80种风病、大便秘结和水肿，并从闭尿症中解脱出来。它能治疗各种情况下的尿道病、精子和膀胱疾病。这剂药名为“以大青盐为首的”。

KJP［7］：胎藏酥（Bāla-garbha）

白色、红色和黑色黄花稔根、四种叶子药——大叶山马蝗、尖叶兔尾草、绿

---

① Spajū、spaju，明矾、矾。对应的梵语为sauvarcala（青盐、骚跋折攞盐）。

② 印度“生命吠陀”著作中的五种草根为：吉祥草、两种茅草（甜根子草）、达哩薄草、芦苇。参见*Si.* 2.32.

豆、小豆（摩沙豆），medā 和 mahāmedā、印度茄子、黄果茄，迦俱隶药（kākolī）和叱啰迦俱隶药（kṣīra-kākolī）、ṛddhi、脆兰、pharūṣaka、天门冬、乳白薯芋、耆婆草、ṛṣabhaka、洋芋、末度迦果、kāśmīrya、骆驼刺、乳山药、黧豆和桂皮、小豆蔻、香叶、龙花须，这些药每味 2.5 mācānga，加上 2.5 śinga 的牛酥、1 ṣanga 的牛奶、2 śūmba 又 2 ṣanga 的水，这种酥药应该用文火共煎，煎好之后，应该研磨，倾倒进一个干净的容器中。5 sera 的石蜜、5 sera 的砂糖，应细细捏碎，与酥药混合。每味 5 mācānga 的石蜜、黑沉香，也应细研，将其覆盖酥药之上，用香熏盛药的容器。这剂酥药名为“胎藏酥”，效力很大，受到“诸守护者”（paripālakas）的敬畏。［它是］一种提神剂，最好的增肥药，增添体力。而且也是最好的长年药，消除白发与皱纹。对那些身受诸腺衰弱之苦者、童子和老人们、肢体有缺陷的人，它应该给予。对那些失眠者、妇女、儿童、多痛的妇女，也应提供。当它在她们的女根（avasthā）起作用，它就是合适的。它也主治多血症、月经不调、心脏病、头痛、耳朵痛、发烧、肺病、萎缩症（肺结核）、呕吐和咳嗽、痞疾（内部肿瘤）、痔疮、一种黄疸病（halīmaka）、癫痫症、晕眩症、风性结石，以及心中空虚。［在］血液被风搅乱、并出现严重的风性血疾，在酒精中毒时，它是最好的清醒提神剂。它以“胎藏酥”为名。

KJP［8］：十味酥（Daśāṅga）

诃黎勒、长胡椒、干姜、黑胡椒、菖蒲、胡黄连、明矾、大麦灰碱、白花酸藤果子（酸藤子）、白花丹，这些药每味 3 mācānga；加上 2.5 śinga 的牛酥；将这种药完全研碎，连同油脂放进一个罐子中，加 8 śinga 的酸凝乳。这种油脂应该煎熬，放在迎风的方向，然后根据其一个人的体能情况，饮服该药。它能主治风性肿瘤，清脾，治痔疮、咳嗽、哮喘、虫病和心脏病。这剂药以“十味酥”而著称。就像霹雳宝（金刚杵）燃烧众山一样，这剂药酥能治百病。这就是名叫“十味酥”的酥药。

KJP [9]：胡瓜酥（Trapuṣa）[1]

8 sera 的干黄瓜、每味 2 sera 的两类“五根药”（即“五大根”和“五小根”）——印度枳、臭黄荆、木蝴蝶、白柚木、凌霄花（喇叭状花）、尖叶兔尾草、大叶山马蝗、刺天茄、黄果茄、骆驼刺，与黄瓜交叉放置。当它们变绿后，用力捣碎，用 4 ṣanga 的水同煎，剩下 1 ṣanga 的量。然后，加入等量的下列药散：黄瓜、木苹果、“百花树”、膀胱酸模、绿豆、小豆和阿魏、śleṣmātaka、姜黄和小檗、酸藤子（白花酸藤果子）、大麻（śanamūla）以及天门冬；秦豆、诃黎勒、毗醯勒、阿摩勒（余甘子）、黄果茄、香瓜以及蓖麻，驳骨草、儿茶（竭地罗木）、陀得鸡花、脆兰、达哩薄草根、骆驼刺；长胡椒、白花丹、野生巴豆根、ṛddhi、五彩苏；白色旃檀、止泄木的籽；（以上的这些药物）每味 5 mācānga，应该一同捏碎，既不太软，也不太硬，用牛尿调湿十次，并晾干。诸药与此药膏放在同一个容器内，与 1 ṣanga 牛尿用文火同煎，按时饮服。它可治下列疾病：尿道病、腹股沟疼痛、尿道结石、膀胱瘙痒、闭尿症、阴囊胀大、头痛、膀胱痛、腹胀、痔疮和黄疸病，应该将它（此药）放在瘘管内，或者肛门内。它主治妇女们的血瘤、子宫疼痛、腰痛、肋痛、腹内肿瘤、风性迦摩罗疾。

KJP [10]：千眼酥（Sahasrākṣa）

长胡椒（荜拔）、石榴、葡萄干、生姜，每种 1 sera；剥了壳的白色稻穗为 20 dantaka；这种药应该完全磨碎；3 ṣaṃga 的羊肉丁；用水（将它们）在一起煮，直到剩下 8 śiṃga 的量。再加入 4 śinga 的牛奶、2. 5 śiṃga 的酥，整个地放入一个容器中同煎；煎好以后，将它过滤、变干；当它变得像 aspā（?）一样的时候，然后混合 4 sera 的糖蜜（粗糖）。这种酥药应该根据体火的状况而服用。它消除哮喘、咳嗽、诸腺衰弱、不规则的热病。当一个人连续喝烈酒和葡萄酒，他的肝就会患病，而且还有肺病、唾液中夹血、干燥症和消渴。对他来说，应该

---

① 药方名依梵本 *JP* [9]。

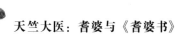

（在该药中）加入石蜜与等量的粗糖，（服用之），他就会恢复。当一个人连续喝冷水，就会产生来自脾脏的持续发烧，他应该用长胡椒代替粗糖，（加入这种酥药中，服用之），他能治好脾脏。在患尿道病、闭尿症和膀胱瘙痒时，（该酥药）应该混合粗糖、余甘子和蜂蜜。它能使瘦弱的人发胖，使浑身无力的人增强体力，并消除不规则的慢性热病。这种名叫“千眼”的酥药结束了。

KJP［11］：大胜身王酥（Mahā-vaideha）

乳山药[1]、末度迦果、长胡椒、姜、胡椒、sumana śārivā、毛叶腰骨藤、香草根（茅根香）、旃檀；稠李、诃黎勒、毗醯勒、阿摩勒、姜黄、山马蝗、刺天茄和黄果茄、骆驼刺、黄细辛；两种 medā（即 medā 和 mahāmedā）、迦俱隶药（kākolī）和叱啰迦俱隶药（kṣīra-kākolī）、耆婆草以及ṛṣabhaka；豍豆（“自护果”）、印度枳、脆兰、甘松香片、莲花须；达子香叶、茜草、葡萄、青莲花、黄花稔；每味取 3 mācānga，细研，加入 2. 5 śinga 的酥，1 ṣanga 的牛奶用文火同煎。该药主治以下 5 种眼病。它可以祛除失明症、白内障、眼内云翳、眼内肿疱与生盲。服用了这剂酥药，他的眼睛就能打开，可以看见。该药还治疗偏头痛、严重的眼痛以及耳朵疼痛。它可以治疗上述的属于咽喉部位的那些疾病。它治疗流鼻涕、咽喉痛、脖子僵硬、头痛。一般饮服 1 sera，最多服用 2 sera 的剂量，该药很适合他。它消除诸疾病。对儿童们或者老年人来说，它就像甘露一样。此药即“大胜身王”酥。

KJP［12］：大“牛五净”酥（Mahā-pañcagavya）

印度枳根、臭黄荆、木蝴蝶、白柚木、凌霄花根（kaśmīryamūla）、大叶山马蝗、尖叶兔尾草、刺天茄、黄果茄、骆驼刺（drrāṃgūlye）、姜黄和小檗、菖蒲、胡黄连、诃黎勒、毗梨勒、阿摩勒（余甘子）、倒吊笔籽（vatsakabīja）、绒毛叶、茜草、白花丹、黄花稔根（sachabāva）、波斯骆驼刺、心叶黄花稔（白色黄

---

[1] Sten Kowon 注：于阗文本为 jīvakaṃ（耆婆草），此依梵本为 jīvantī（乳山药），因为下文还出现了 jīvaka。

花稔根?)、阿勒勃果（王树）、印度枳（梵本为山马蝗）；这些药物，每种要求2 sera 的分量，完全磨碎，同3 ṣanga 的水同煎，剩下1 ṣanga 的量。（再加上）小豆蔻、香附子、青木香（闭鞘姜）、达子香叶、旃檀香、茅叶腰骨藤（梵本为药喇叭）；sumara śārivā（梵本为两种茄子）、耆婆草、ṛṣabhaka（梵本为 kāñcana）、野生巴豆根、天木（雪松）、木苹果；锐棱玉蕊、驳骨草、长管大青、药西瓜、长胡椒、生姜、甘松香、酸藤子、止泻木籽、独活草、米仔兰、香附子、土牛膝籽以及 cirātatiktaka（Ophelia Chirata）。所有这些药，每份 2. 5 mācānga 的分量，研磨。熬出的药液和药膏，应盛在一个容器内。加入各 2. 5 śinga 分量的牛油脂、牛奶酪、牛奶、牛尿和牛粪汁。这种“大（牛）五净”（酥油）应该饮服。这种最好的酥药用于在由三种体液各自引起的、以及聚合引起的不规则热病时，在患二日疟、四日疟和肺病时。它适合于治疗迦摩罗疾、脾脏病、肝病、出血症、瘘管、丹毒、咽喉堵塞失音。它还能润肤。在不幸患病时，这种“大（牛）五净酥”是最好的。

KJP [13]：香胡椒酥（Cavya）①

多罗枣、白花丹、绒毛叶、大麦灰、芫荽、独活草、荜拔根（长胡椒根）、黑盐、乌盐；蓖麻根、印度枳、诃黎勒（诃梨得枳）；这些药物每味 5 mācānga，应该将它们混合在一起，共同研磨。再（将药散）与 2. 5 śinga 的牛酥、4 śūmba 又 1 ṣanga 的奶酪混合，放在一个容器内共煎，剩下 1 śūmba 的药液，搅拌，按时适量地饮服。它主治痔疮、脾脏病、风性腹部肿瘤、肋痛。对于慢性痢疾，它也是最好的。这剂酥药（名叫）“以香胡椒为首的”。

KJP [14]：乳制酥（Dhattī / Dādhika）

阿魏、明矾、长胡椒、姜、胡椒、黑盐、石榴籽、独活草；鸢尾草的根、莳萝（小茴香）、芫荽、香附子、膀胱酸模、大麦灰、白花丹；马齿苋、菖蒲、阿

---

① 此于阗语药方虽然保留了梵本的药剂名称，但将其主药替换了，将香胡椒（cavya）换成了跋多罗枣（baṃdara / badara）。

输乾陀、小豆蔻、圣罗勒，这些药物每味 3 mācānga，加入 2. 5 śinga 的牛酥、1 ṣanga的酸乳。此药剂研磨，盛于容器共煎，饮服。它主治消除由（不正常的）内风的运行所导致的痞疾和疼痛、并消除便秘。此药（名叫）“由凝乳配制的酥药”。

KJP ［15］：黄花假杜鹃酥（Sahacara）

假杜鹃、诃黎勒、毗梨勒、葡萄、kaśmīrya、parūṣaka、姜黄和小檗、黄细辛、心叶青牛胆、乳香根、medā、mahāmedā、天门冬，这些药物每味 2 sera，与 2. 5 śinga 的酥同煎。女性（患者），饮服该药 5 mācānga，它主治妇科病和子宫的疼痛。她凭着服用此剂药，就会怀孕，并且清除女阴内的不净。这剂酥药（名叫）“以黄花假杜鹃为首的”。

KJP ［16］：真善酥（Bhūta-kalyāṇaka）

每味 4 mācānga 的长胡椒、长胡椒根、白花丹、姜、枣子、心叶青牛胆、黄果茄、天木香、骆驼刺；cirātatiktaka（Ophelia chirata）、旃檀、香附子、天竺黄、耳草/粟米草、倒地铃（野苦瓜）；葡萄、石榴籽，完全研磨。每味 2. 5 śinga的牛奶、凝结的或者酸的牛奶、黄油、牛尿与牛粪，这些药物和汁液置于同一容器内共煎，这种药剂名叫“真善酥”，消除不规则的慢性热病、持续热、二日疟、三日疟、四日疟、在同一天发烧、肺疾、陈旧的热病。在所有的［药物］中，它是很好的，消除诸病。这种酥药（名叫）“真善酥”。

KJP ［17］：山榕酥（Trāyamāṇā）（1）

取 6 sera 山榕完全研碎，加 6 śinga的水共煎，得 2. 5 śinga的药液。每味 1 sera 的诃黎勒、毗梨勒、阿摩勒，亦研碎，取 12 śinga 的水共煎，剩下 2 śinga 的药液。5 śinga 的葡萄干，轻轻放入热水中，由此得到同源的葡萄汁 1 ṣanga 的量。［又加］1 sera 的 pharūṣaka（parūṣaka）。这些均应完全研磨，与 6 śinga 的水共煎，剩下 2 śinga 的量。耆婆草、ṛṣabhaka、马齿苋、鸢尾草根、kākoḍī、姜、白花丹，每味 6 mācānga，亦均匀研磨。上述药液和药散，放在同一容器中，加 2. 5 śinga 的牛奶，用文火共煎。这剂酥药应该饮服，来自风性和胆汁性的疾病，能在短期内消除。它主治关节中的风性出血、腹部肿瘤和pakṣāhaka病①。此即“山榕酥”。

KJP [18]：三辛酥（Tryūṣaṇa vaisthārika）

长胡椒、干姜、胡椒、诃黎勒、毗醯勒、阿摩勒、葡萄、kaśmīrya、parūṣaka、桐叶千斤藤、万带兰、天木香、黄果茄、黧豆（“自护果”）、白花丹、莪术、ṛddhi、刺篱木、medā、mahāmedā、火筒树、天门冬、骆驼刺、乳山药（洋芋）、印度枳，每味各取 2. 5 mācānga 研磨成散。与 2. 5 śinga 的牛酥、1 ṣanga 的奶，放入同一个容器内。该剂药用文火煎制，同时饮服。它主治咳嗽、各种发烧、内部肿瘤、食欲不振、脾脏疼痛，治头痛、心痛、肋痛、痔疮，消除下腹部的球状肿胀（风性结石，vātaṣṭhīla）。它消除肺气肿、肺疾。该药以“三辛酥”而广为人知。

KJP [19]：长年酥（Rasāyana）

尖叶兔尾草、大叶山马蝗、刺天茄、黄果茄和骆驼刺、黄花稔、末度迦果、心叶青牛胆，每味取 1 sera，研磨成散。在容器中加入 4 ṣanga 的水同煎，剩下 1 ṣanga的量。〔再取〕2 sera 的乳山药、2 sera 的余甘子、2 sera 的 aikṣava 或者 śolī，研磨成散。加 22 śinga 的水，榨出 6 śinga 的药液。再取下列药物：耆婆草、ṛṣabhaka、medā、mahāmedā、kakoḍī、kṣīra-kakoḍī、菜豆、绿豆、tejavatī、末度迦果，每味 5 mācānga，研磨成散。这些药液和药散均同盛一器，加 2. 5 śinga 的牛酥、1 ṣanga 的奶同煎，及时饮服。此剂药主治肺气肿、痨病、肺疾、发烧，并治疗肋痛、咳嗽、哮喘、心脏病。在治肺疾时，它是最好的。这种酥药名叫“长年酥”。

---

① pakṣāhaka 病的病症不明，可能是指偏瘫，对应梵语为 pakṣāghāta。

KJP [20]：黄果茄酥（Kaṇṭakārī）

取带着根和果的黄果茄，研磨成散。要求配 4 ṣanga 的水和 12 sera 的黄果茄共煎，得 1 ṣanga 的药液。再加入下列药物：黄花稔、长胡椒、姜、胡椒、酸藤子、莪术、白花丹、明矾、大麦灰、长胡椒根、鸢尾草根、刺天茄、诃黎勒、独活草、石榴籽、葡萄、枣子、波斯骆驼刺、膀胱酸模、黄连木、刺篱木、长管大青、脆兰、骆驼刺，每味 2. 5 mācānga，研磨成散。加入 2. 5 śinga 的牛酥，所有这些药物均同盛一器，用文火共煎。它主治五种咳嗽、打呃、哮喘。该剂药以“黄果茄酥”为名。

KJP [21]：酢浆草酥（Cāṅgerī）

姜、长胡椒根、白花丹、藤芋、骆驼刺、长胡椒、芫荽、印度枳、绒毛叶、独活草，每味 1 sera，研磨成散。加入 8 sera 的酢浆草，与 4 ṣanga 的水共煎，剩下 1 ṣanga 的药液。再加 1 ṣanga 的酸乳、2. 5 ṣanga 的牛酥，所有这些药物均同盛一器，共煎。这剂酥药祛风、祛痰，主治痔疮、腹部病气、闭尿症、腹泻、五种痢疾、脱肛、便秘。〔服用此药〕，所有这些病症都由此消失。它（名叫）“酢浆草酥”。

KJP [22]：含羞草酥（Sātalā）

含羞草、诃黎勒、毗醯勒、阿摩勒，每味 1 sera，研磨成散；印度枳根、臭黄荆、木蝴蝶、白柚木、凌霄花根（kaśmīryamūla）、尖叶兔尾草、大叶山马蝗、刺天茄、黄果茄和骆驼刺，每味 1 sera，研磨成散；加 4 ṣanga 的水共煎，剩下 1 ṣanga的药液。蓖麻油 1 śinga、牛酥 1 ṣanga、牛奶 4 śinga，均盛于一器，同煎。这剂酥药主治脾脏引起的腹胀、风性水肿。在所有这些疾病中，它都要求使用。如果没有牛奶，该药与牛尿同煎，主治痰性水肿；如果与牛尿和蓖麻油同煎，则主治胆汁性水肿。此酥药治疗水肿是最好的，名为“以含羞草为首的”。

KJP [23]：千眼酥（Sahasrākṣa）（2）

长胡椒（荜拔）、石榴、葡萄、姜，每味 1 sera；去皮的白茎 20 dantaka 的量，研磨成散；山羊肉丁切碎，与 3 ṣanga 的水同煎，剩下 1 ṣanga 的药液。加 4 śinga的牛奶、2 śinga 的牛酥，均盛于一器，同煎。当它煎好之后冷却，直到它变得像 aspā 一样。加 4 sera 粗糖，应该研磨，混合之。根据体火的状态而服用之。它主治咳嗽、哮喘、肺气肿、腺痛、腹内肿瘤、痔疮、丹毒、肿胀、尿道病、诸体液引发的闭尿症、膀胱的疾病和疼痛。它消除上述诸病。当一个人瘦弱时，此药使之长胖；当他体力下降时，它使之强健体力。当某人总患不规则的发烧时，它消除不规则的慢性热病。它能够增加脂肪。它以“千眼酥”为名，是帝释天所解说的。

KJP [24]：苦甘露酥（Amṛta-tiktaka）

诃黎勒、毗醯勒、阿摩勒果、大叶山马蝗、刺天茄、黄果茄、骆驼刺、山榕、心叶青牛胆、中国苦树的嫩芽（苦楝树/无患子），每味 1 sera，揉制，半硬。其软的部分应制成膏，其硬的部分应煎成药液，再加 3 ṣanga 的水，榨取 8 śinga的药液。与 2 śinga 的酥、8 śinga 的牛奶同煎。该剂酥药主治风性出血、脓疮、黄热病、皮肤病、肢体萎缩、脓疱、肿疱。它消除此等诸病，这剂主治出血症的酥药，名为“苦甘露酥”。

KJP [25]：退黄酥（Pāṇḍu-roga-han）

用虎尾兰、胡黄连、姜黄、小檗、骆驼刺、长胡椒、旃檀、合叶耳草（水线草）、山榕、止泻木、野葫芦、香附子和雪松（天木香）；这些药物每味 5 mācānga，研磨成散。与 2. 5 śinga 的酥、1 ṣanga 的牛奶，盛于一器，同煎，及时等分饮服。该剂酥药主治黄疸病、发烧、脓疱、肿胀、痔疮、出血症、嘴巴和鼻子出血。此药名为“退黄酥”。

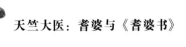

KJP［26］：杜松子酥（Hapuṣā）

杜松子果、小豆蔻、白花丹、长胡椒、姜、胡椒、跋达罗果、独活草、乌盐、小茴香、长胡椒根，每味 5 mācānga，研磨成散。与 1 śinga 的枣子、0. 5 ṣanga 的稻米，加 1 ṣanga 的水，同煎，剩下一半的药量。它应该称好分量，置于一容器内盖好。直到变酸，澄清出 2 śinga 的药量。萝卜干 10 sera，研成散，用 16 śinga的水同煎，剩下 2 śinga 的药量。20 个大石榴压碎，榨取 2 śinga的石榴汁。加牛奶、牛酥、酸酪各2 śinga。所有这些药物盛于一器中同煎。每次趁热饮服 3、4 prūya 的剂量。它主治腹内肿瘤、在腹部和四肢的持续疼痛，并产生 hiṃga。此即“杜松子酥”。

KJP［27］：雄鸡酥（Kurkuṭa）

印度枳根、臭黄荆、木蝴蝶、白柚木、凌霄花根、大叶山马蝗、尖叶兔尾草、刺天茄、黄果茄、骆驼刺、黄花稔、脆兰、阿输乾陀、黄细辛、蓖麻根，每味 5 mācānga，精研成散。与 3 ṣanga 的水同煎，榨取 8 śinga 的量。一只去了皮的鸡，其毛、喙、脚和内脏的一切都要扔掉，加 16 śinga 的水同煎，榨取 3 śinga 的量。又加酥油、牛奶各 2 śinga，所有的这一切均盛于一器，再加入下列药物：耆婆草、ṛṣabhaka、medā、mahāmedā、kakoḍī、kṣīra-kakoḍī、绿豆、摩沙豆、乳山药、末度迦果，研磨成散，然后倒入容器中，同煎，及时等分饮服。该剂药主治肺气肿、失音、头痛、肋骨的疼痛，并消除闭尿症、尿道病、痔疮以及遗精。它也治疗多痛的妇女的各种风性疾病、膀胱的疼痛。这剂酥药（名叫）“以雄鸡为首的”。

KJP［28］：三果酥（Triphalā）

诃黎勒、毗醯勒、阿摩勒，每味 2 sera，揉制，半硬。其软的部分应制成膏，其硬的部分应煎成药液，再加 3 ṣanga 的水，榨取 8 śinga 的药液。其膏和药液均盛于一器，加 2 śinga 的牛酥和 4 śinga 的牛奶，应该用文火同煎。该剂药主治失明症和各种眼病。当患者饮服此酥药时，它还消除嘴巴疼痛。

KJP［29］：无名酥（1）

脆兰、诃黎勒、毗醯勒、阿摩勒、印度枳根、臭黄荆、木蝴蝶、白柚木、凌霄花根、大叶山马蝗、尖叶兔尾草、刺天茄、黄果茄、骆驼刺，每味 0.5 sera，精研成散。与 3 ṣanga 的水同煎，榨取 1 ṣanga 的量。加入下列药物：耆婆草、ṛṣabhaka、medā、mahāmedā、kakoḍī、kṣīra-kakoḍī、绿豆、摩沙豆、乳山药、末度迦果，每味 4 mācānga，均匀研磨。加 2 śinga 的牛酥和 3 śinga 的牛奶，所有的这一切均盛于一器，用文火同煎。及时适量地服用。该剂药主治失明症、双耳疼痛，使耳聋者恢复听力，消除鼻子病、由胆汁和痰引发的疾病、陈年肺疾、晕眩、耳鸣、流耳脓。此“三果酥”消除所有这些疾病。

KJP［30］：涂糖酥（Leha-lepa）

茅根香、干姜、野生的蛇甜瓜、波斯骆驼刺、中国苦树的嫩芽（苦楝树）、kampilyaka、印度虎尾兰、两种 karañja（pūtikarañja 与 naktamālakarañja）、kanṭaphala、束藻、珠仔树、洋麻、茜草、青莲花、黄荆、白旃檀、红旃檀，每味 4 mācānga，均匀研磨。1 sera 的 mahāmedā、2 śinga 的牛酥、3 śinga 的牛奶、12 sera 的末度迦果，研磨成散，与 3 ṣanga 的水共煎，剩下 8 śinga 的药液。另加 3 śinga 的牛奶。所有的这一切均盛于一器，用文火同煎。如果它没有变清的话，需要过滤。再应该混合 2 sera 的唇柱苣苔（cirātatiktaka）。此方剂是梵天所讲述的，出于怜悯，它消除众生的一切疾病。该剂药主治红肿、丹毒、溃烂，消除成虫喷射的毒、直肠内的钩虫。用了此药，就会变好。它治疗扩散性的皮肤病。当被砍受伤后，它能疗伤，治疗发痛的瘘管、12 年的陈年旧伤、陈旧的青肿。患这些疾病时，应该涂抹此药。

KJP［31］：干姜酥（Śuṇṭhī）

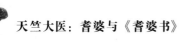

1 śinga 的枣子、0.5 śinga 的稻米同煮，煮好之后，称出重量，放在容器中盖

上，澄清出2 śinga 的酸汁。2 śinga 的石榴汁、2 sera 的香橼汁（磨独龙伽汁、柠檬汁）、2 śinga 的酸奶、8 sera 的萝卜干，与12 śinga 的水同煮，剩下2 śinga 的药液。乌盐、黑盐、明矾（据梵本为青盐）、海盐、王盐（rājā-salt）、桐叶千斤藤、独活草、长胡椒、长胡椒根、白花丹、干姜、跋达罗果、大麦灰鹹、酸藤子、萝卜干，每味3 mācānga，均匀研磨。另加2 śinga 的牛酥。这些药液、药物和药酥都要盛于一器，共煎。这剂药主治腹内肿瘤、风病、痰病、持久的风性疾病、尿道病、痔疮、打呃、哮喘、瘘管、失音、心痛、阴囊肿胀，以及由三种体液所引起的胃病。这种"干姜酥"能克服所有这些病症。

KJP [32]：视觉酥（Netropalambuka / Netropalabdha）

耆婆草、ṛṣabhaka、medā、mahāmedā、kakoḍī、kṣīra-kakoḍī、绿豆、摩沙豆、乳山药、末度迦果、黄花稔、茜草、石蜜、脆兰、青莲花、骆驼刺、白莲花的根、长胡椒、黄细辛根、乌盐、桂皮，每味取4 mācānga，精研成散。加1 ṣanga 的芝麻油、1 śinga 的酥油、8 śinga 的牛奶。所有这些药、酥均盛于一器，用文火同煎。这个药方是由阿提耶所讲述的。它主治鼻中恶臭，而且治此病是最好的。它以"视觉酥"为名，对眼睛最好。该剂药主治眼膜朦胧、失明症、白内障、眼睑肿疱、小孩失明、生盲；因此，该药剂利眼明目，并且增强体力、改善肤色。（该药剂）主治甲状腺肿、耳朵疼痛和耳病、哮喘、咳嗽和打呃。对这些疾病来说，它就像甘露一样。此剂药名为"视觉酥"。

KJP [33]：小阿输乾陀酥（Aśvagandhā）（2）

30 sera 的阿输乾陀研磨成散，与3 ùanga 的水同煎，剩下8 śinga 的量。切碎的雄山羊肉丁，与2 ṣanga的水同煎，剩下6 śinga 的量。加2.5 śinga 的酥油、8 śinga的牛奶，以及下列药散：耆婆草、ṛṣabhaka、medā、mahāmedā、葡萄、ṛddhi、天门冬、黄花稔、番薯、尖叶兔尾草、乳山药、末度迦果、长胡椒；kakoḍī、kṣīra-kakoḍī、"自护果"（ātmaguptā）、婆罗得（打印果）、小豆蔻、干姜、黄连木，每味3 mācānga。这些药物、药液、酥、奶应该同煎，研磨、冷却。当它变得像干的 aspā 一样时，再混合4 sera 的蜜和4 sera 的糖（石蜜），放在一个干净的容器中盖好。根据体火的情况而服用之。它能使人返老还童，使疲软的人更坚强，并能润肤。它主治肺气肿、肺疾、虚弱症，并治疗 80 种风病。此药方名为“小阿输乾陀酥”。

KJP ［34］：点滴酥（Bindukita）[①]（1）

印度枳根、臭黄荆、木蝴蝶、白柚木、凌霄花根、大叶山马蝗、尖叶兔尾草、刺天茄、黄果茄、骆驼刺，每味 1 sera，精研成散，与 3 ṣanga 的水共煎，剩下 8 śinga 的药液。黄花稔、脆兰、没药花、诃黎勒、毗醯勒、阿摩勒、medā、mahāmedā、陀得鸡花、酸藤子、胡黄连、榄仁树、菠菜籽、kampillaka、黄细辛，每味取 2. 5 mācānga，研磨成散。这些药液、酥均应共煎，过滤，饮服。此酥药主治 5 种腹内肿瘤、8 种水肿、妇女的出血性腹肿、20 种尿道病以及妇女们体内的疼痛。这剂酥药（名叫）“点滴酥”。

KJP ［35］：尖叶酥（Khara-pattra）

香菜籽、药西瓜、刺天茄、黄果茄、番薯、莪术、白旃檀、胡瓜（黄瓜）、香瓜、野生巴豆根、绒毛叶、诃黎勒，每味取 2 mācānga，研磨成散。加2. 5 śinga 的牛酥、8 śinga 的牛尿。这些药液、酥、尿均应盛于一器，同煎，饮服。该剂药主治闭尿症、膀胱结石，消除诸种风病。同样的这些药物揉制成药膏，亦主治上述诸病。同样的药物揉制，过滤，加蜜制成舔剂，它主治胆汁性闭尿症。此“尖叶酥”治疗闭尿症是最好的。

KJP ［36］：点滴酥（Bindukita）（2）

榄仁树、诃黎勒、毗醯勒、阿摩勒、脆兰、黄花稔、黄果茄、陀得鸡花、没药花、酸藤子、胡黄连、vāstuka（Clenopodium album）、kampilyaka，每味取 3 mācānga，研磨成散。加 2 śinga 的牛酥、8 śinga 的牛奶。它们均应盛于一器，同

---

① 梵本此方名为“大滴酥”，与第 36 个药方有别。

煎。在夜间每次饮服 2 prūya 的量。这剂药是主治痔疮的最好药物。它主治 5 种痞疾（腹内肿瘤）、8 种水肿、20 种尿道病，消除妇女们持久的病痛。此药名叫“点滴酥”。

KJP［37］：山榕酥（Trāyamāṇā）（2）

40 sera 的山榕与 2 ṣanga 的水同煎，剩下 2 śinga 的药液。40 sera 的余甘子，应与 12 śinga 的水同煎，剩下 2 śinga 的药液。8 śinga 的牛奶，以及下列药散：刺篱木、kākoḍī、乳山药、旃檀、青莲花、胡黄连、香附子、山榕、波斯骆驼刺，每味取 2. 5 mācānga。这些药液、酥、奶均应同煎。待其冷却后，饮服。这剂药主治胆汁性痞疾、出血症（胆汁血）、丹毒、由胆汁所引发的热病、心脏病、迦摩罗疾、皮肤病。它能消除所有这些疾病。此即“山榕酥”。

KJP［38］：大苦酥（Mahā-tiktaka）

8 sera 的余甘子应与 2 ṣanga 的水同煎，剩下 6 śinga 的药量。加 2 śinga 的牛酥，以及下列药物：唇柱苣苔、诃黎勒、毗醯勒、阿摩勒、香根草（茅根香）、桐叶千金藤（绒毛叶）、无患子、香附子、波斯骆驼刺、末度迦果、毛叶腰骨藤、印度菝契、胡黄连、山榕、白旃檀、红旃檀、心叶青牛胆、长胡椒、稠李、菖蒲、药西瓜、止泻木的籽、驳骨草、虎尾兰、野葫芦、腊肠树、合叶耳草（水线草）、印度乌头、姜黄、小檗、糖胶树、天门冬，每味取 2 mācānga，精研成散。这些药液和酥均应盛于一器，用文火同煎。这剂药主治下列疾病：由风和胆汁所引起的疾病、皮肤病、脓疱、黄疸病。这种“大苦药”兼治发烧、疯病、淋巴腺发炎、失眠、瘘管肿胀和一种皮肤病（lūtā）。此即“大苦酥”。

KJP［39］：六十婆罗酥（Ṣaṣṭi-palaka）[①]

生姜、长胡椒、长胡椒根、白花丹、跋达罗果、大麦灰碱，每味取 1 sera，

---

① 梵本此方为“六婆罗酥”（Ṣaṭ-palaka）。

研磨成散。加 2 śinga 的牛酥、8 śinga 的牛奶同煎，饮服。该剂药主治由三种体液引发的胃病、黄疸病、脾脏痛、咳嗽、哮喘、发烧、风病、肺疾和便秘。此药方名为“六十婆罗酥”，是痰性痞疾的摧毁者。

KJP［40］：五婆罗酥（Pañca-pala）

长胡椒、姜、白花丹各 1 sera、芫荽 1 sera、石榴 2 sera；与 4 sera 的粗糖，2. 5 śinga 的酥、1 ṣanga 的牛奶。所有这些酥、油、奶均应同煎。煎好之后冷却，待其变得像 aspā 一样，然后再轻研，混合进牛酥。在进食之前，每次服用胡桃大小［的药量］。这剂药主治风性疾病。（它还能）增加脂肪、使人愉快、增强体力，消除咳嗽、哮喘和衰弱症。（它还主治）不规则的热病、肋痛、便秘、肿胀、腹内肿瘤、尿道病、痔疮、脾脏痛。此即“五婆罗酥”。

KJP［41］：食甘露者酥（Amṛta-prāśa）

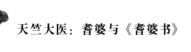

耆婆草、ṛṣabhaka、medā、mahāmedā、迦俱隶药（kākolī）、干姜、莪术、大叶山马蝗、尖叶兔尾草、绿豆、小豆（摩沙豆）、叱啰迦俱隶药（kṣīra-kakoḍī，= kṣīra-kākolī）、黄果茄、黄细辛、末度迦果、黧豆、天门冬、ṛddhi、木果楝、长管大青、葡萄、刺天茄、菱角、刺篱木、乳山药、长胡椒、黄花稔、跋达罗果（酸枣），这些药物每味各 2 mācānga，研磨成散。再取余甘子汁 2 sera、甘蔗汁 2 sera，它们均混合在一起，与 3 ṣanga 的水同煎，剩下 8 śinga 的药液。切碎的山羊肉丁与 2 ṣanga 的水同煎，剩下 4 śinga 的量。它们再倒入一个罐中同煎。煎好后，冷却，直到它变成像 aspā 一样。再加入下列药物：碾碎了的胡桃仁、野生刺葵、vāmamīras、aviṣakā、munjātaka（Saccharum Munja，一种甘蔗属植物），每味各 4 mācānga；达子香叶、小豆蔻、龙花、桂皮、丁香，每味各 5 mācānga；4 sera 的石蜜（白糖）。全部药物研磨成散，与酥混合。这剂酥药应根据一个人（患者）的自然状态，依其体火而适量地服用。这剂酥药名叫“食甘露者酥”，对于人们来说，它就是像甘露一样的酥药。若加牛奶或者热的肉汤，它使失眠者增加睡眠。当出现肺疾、肺气肿、痨病、衰弱症、体力下降时，它能增强体力，增加肌肉。对那些因房事而耗竭精力的男人，它能增加力量。对那些身体衰弱无力、缺少精子的男性，它也能使其肌体强壮。它能使失语症变好。这剂药消除咳嗽、打呃、发烧、哮喘、内热、干渴、胆汁血（出血症）；并有送子（的效果），还治疗晕眩、心颤、女阴病、闭尿症。这剂长年酥药［名叫］“食甘露者酥”。

KJP［42］：无伤酥（Akśata）

这剂药的总量与一个毗醯勒相等。［取］乌盐、姜、诃黎勒、毗醯勒、阿输乾陀、菖蒲、阿魏、长胡椒、白花丹；大蒜、天木香（雪松）、长胡椒根、鸢尾草根，每味各 2.5 mācānga，陈酥 2.5 śinga、奶酪 8 śinga，用文火共煎，剩下 1 śūmba的量。此剂药主治不规则的热病（不尽疫）、精神消散、面部歪扭、半身胳膊酸疼、嘴唇开裂、腰部麻痹、upatantraka、腰背痛。（患者）应依据体力情况，及时饮服之。它也可灌鼻用。它祛除骨头里的内风，消除风性疾病，此即“无伤酥”。

KJP［43］：闭鞘姜根酥（Puṣkara）

鸢尾草根①、莪术、葡萄、黄花稔、青莲花、锦香草、乳山药、末度迦果、黄果茄、山榕（龙胆根）、波斯骆驼刺、止泄木籽、蒺藜、白旃檀，这些药物每味 3 mācānga，研磨成散，与 2 śinga 的酥油、8 śinga 的牛奶同煎。患者应该根据体火的情况均匀地饮服此酥药。它主治有 11 种症状的严重肺疾，并治疗恶疫（肺病）。此酥药名为“闭鞘姜根酥”。

KJP［44］：持金刚酥（Vajraka）

野葫芦、诃黎勒、毗醯勒、阿摩勒（余甘子）、无患子、心叶青牛胆、黄果茄、两种水黄皮，这些药物每味取 0.5 sera。与 1.5 śinga的酥油、4 śinga的水，研磨成散，一起放进一个罐中同煎。剩下 1 śūmba 的药量，榨取，过滤。该剂药主治皮肤病、腹内肿瘤。在［治疗］这些疾病时，它是最好的。此酥药被称作

---

① 梵本此药方中的主药为闭鞘姜根。

"持金刚酥"。

KJP ［45］：无名酥（2）

乌盐、荜拔（长胡椒）、长管大青、姜、波斯骆驼刺、石榴籽、庵没罗（杧果）果核、瞻部果核，这些药物每味取 1 mācānga，细研成散，用长管大青［泡的］水，或者姜汤、或者枣子汁、开水、或乳浆冲服。当在头部出现疾病、耳鸣、鼻塞、流鼻涕和黏膜炎、咳嗽时，该剂药消除这一切疾病。或者可以将此药采用熏蒸疗法。

KJP ［46］：甘蔗属酥（Muñjātaka）

葡萄干、一种甘蔗属植物、kākoḍī、"自护果"、因捺啰荷娑多（indrahasta，帝释手草）①、胡桃仁、荜拔（长胡椒）、黄连木、天门冬、kṣīra-kakoḍī、石榴籽、medā、mahāmedā、耆婆草、ṛṣabhaka、一种番薯属植物、骆驼刺、姜，每味 0. 5 sera。加 2. 5 śinga 的牛酥、5 śinga 的牛奶，同煎。煎好后，冷却。待其变硬后，然后加入下列药物〔的散〕：长胡椒、一种番薯属植物、姜、粗糖、野生刺葵、蜜、兔尾草、aviṣakā、桃仁、甘蔗，每味 1 sera，混合。妇女及时地一次饮服 1 sera 的药量。该药增强精力、增加新的精子，送子，消除衰弱无力。对阳刚不足者，它能壮阳，产生骨髓，能改善肤色。它能增强体力，使之精力旺盛、头脑聪明，使之长寿、讨女人喜欢。每回房事能达 30 次，能够持久。这剂药消除

---

① Indrahasta，音译"因捺啰荷娑多"，意译为"帝释手草"。《西方陀罗尼藏中金刚族阿蜜哩多军吒利法·治鬼病咒品第二十一》："右若有人被鬼著者，当取菖蒲、回香子、摩哩失力、迦梨蜜梨、沙狐嗏迦、黄精、因捺啰荷婆（娑）多、帝释手草、沉香、失里毗瑟侘迦、白檀香、白芥子、翳罗、那拘梨，上件药等分，捣作末。和陈酥涂顶上著，或和水与吃，或鼻孔中著，治小儿颠狂、虐鬼。"（《大正新修大藏经》第 21 册，第 69 页中栏）又，隋三藏法师阇那崛多译《如来方便善巧咒经》："受持一切咒降诸怨敌者，取怀香草香、末香、尸利沙华、多伽罗香、石上华、恭居摩香、香附子、帝释手草香，树枝出白汁者，取等分作末，和之，咒一千八遍。涂身上，即得如意。"（《大正新修大藏经》第 21 册，第 566 页上栏）又，"帝释手草"对应的另一个梵文名称为 Indra-pāṇī（音译"因达罗波尼"），参见陈明：《汉译佛经中的天竺药名札记》（一），《中医药文化》2018 年第 1 期，第 39—46 页。

皱纹和白发，它是最好的。

KJP［47］：日出油（Sūryodaya）

现在，我将讲述一种名为“日出”的大型油药方，它是无数疾病的征服者。30 sera 的阿输乾陀、50 sera 的天门冬，研磨成散，与 6 ṣanga 的水同煎，剩下 1 ṣanga的量。再加入下列的药散：小豆蔻、干姜、青木香、白色和红色两种旃檀、大豆蔻、芥子、土牛膝籽、圣罗勒、茅根香、粗糖、米仔兰、香锦葵、乳山药、耆婆草、菖蒲、kāyasthā 和 vayaḥsthā、gandhamālikā、兔尾草、莪术、鸢尾草的根、姜黄和小檗、bhūtamākeśa、圣罗勒、椰子、茜草、雪松、甘松香、jāmaka、香附子、松脂香、酸藤子，每味取 3 mācānga。加 2. 5 śinga 的芝麻油、2 śinga的牛奶，2 śinga 的凝乳、2 śinga 的牛粪汁、2 śinga 的牛尿。所有的药液都要盛于一器。这种“曼陀罗油”应该按照其类型煎制。一个人去婆罗门那里，听他诵五次“五经”（pañcasūtra），站在那里，然后还将听到这剂药的功德是什么。当它煎好了，1 mācānga 的香附子碾碎后，加入药液中。由恶鬼和夜叉们所释放出来的疾病、诸鸠槃荼（kumbhāṇḍas）和诸毗舍遮（piśācas）所释放的疾病、疯病和癫痫症，它们即：很小的邪魅（grahas）、chāyā-graha，如此等等，无穷无尽。但有了“夜叉印”（rakṣāmudrā），并带有以Gāruḍa mantra 真言的“五经”（pañcasūtraka）为开始的经文时，通过涂抹此药油，上述那些东西消失得无影无踪。当采用烧熏、拍打和折磨等方式时，它们（鬼魅与疾病）的力量会消失，而不再存在。通过涂抹这剂药油时，一切邪魅所生的疾病都消失了。有 7 种可怕的曜母鬼（grahas），居于母腹内，生出小的邪魅。当孩子出生时，就会伴随着许多曜母鬼所产生的疾病。通过涂抹这剂药油，它们都会消失。许多可怕的东西居于母腹内，生出小的邪魅（graha）。[诸如]：lambodara、lambabhuja、lambakarna、pralambaka、lambasphija、lambanāsa、lambakeśa。有的导致胎儿流产，有的与疾病共生。通过涂抹这剂药油，人们能够得到健康长寿的孩子。他们变得聪明智慧，容光焕发，亮丽迷人。通过在孩子们的身上涂抹这剂药油，graha 所生的各种各样的疾病都会离开，然后由此而消失。比如：四日疟、三日疟、隔日疟和每日疟等，通过涂抹这剂药油，热病等都会消失，以及通常所知的四百四病全都消失。当此药煎好之后，混合 7 倍的豆子与下列的真言共同供奉：

oṁ（唵）dāphi trailokya（三界）sphoṭāni hūṃ phaṭ

oṁ（唵）namaḥ（南无）kapālini sumukhi kṛṣṇe divya halīma mala caccha gaccha kāpāla，

amukaśastra viṣapānīyaṣaṃpanna tarāla

oṁ（唵）svāhā（莎婆诃）

这种名叫“日出”的油药方结束了。

KJP［48］：无敌油（Ajita）

木蝴蝶、agnimantha，以及印度枳的根、羽叶楸、kāśmīrya 根、大叶山马蝗、兔尾草、刺天茄、黄果茄、蓖麻根，每味取 1sera；黄花稔、万带兰各取 2 sera；与 4 ṣanga 的水同煎，剩下 1 ṣanga 的量。这种药液需要澄清，倒进罐中，各加 2. 5 śinga的芝麻油和牛奶。再加入下列研磨的药散：杜松子果、诃黎勒、毗梨勒、阿摩勒（余甘子）、姜、长胡椒、小豆蔻、石榴籽、胡椒、白花丹、跋达罗果、土茴香、粗糖、独活草，每味各 2. 5 mācānga。此药液应与牛奶同煎。它主治下列疾病：清洁女阴，增强体力，并消除腹内肿瘤、痔疮、咳嗽、呕吐、哮喘，减轻膀胱疼痛。它还能送子、生精壮阳，治疗尿道病、闭尿症、肛门疼痛、腰背疼痛，以及所有的风性疾病。它是消除女阴部位的疾病的最好药剂。此剂药油以“无敌”（ajināüma/ajita，阿逸多）为名，是由大仙人颇罗堕（Bhāradvāja）所解说的。

KJP［49］：香菜籽油（Kharāśva）

香菜籽、白花丹、葡萄、石蜜、诃黎勒、毗梨勒、阿摩勒（余甘子）、心叶青牛胆、黄果茄、长胡椒、姜、胡椒、酸藤子、葫芦（胡瓜/黄瓜）、一种香瓜属植物、番红花、番红花的籽、粗糖，每味 4 mācānga，加芝麻油 2. 5 śinga、牛奶 8 śinga。先将牛酥、奶放进罐子里，然后将药物投入，共煎，及时服用。这剂药主治结石，像劫贝（karpāsa）籽一样进入肾中的结石（śarkarī）、尿结石（aśmarī-mūtra）。它将结石排入水中，就像帝释天消灭阿修罗一样。“香菜籽油”结束了。

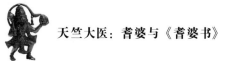

KJP［50］：阿输乾陀油（Aśvagandhā）

25 sera 的阿输乾陀，与 3 ṣanga 的水同煎，剩下 1 ṣanga 的量。再加下列药散：甘松香、肉桂、达子香叶、甘薯、圣罗勒、刺篱木、黄花稔、雪松、兔尾草、末度迦果、脆兰、小豆蔻、鸢尾草、菖蒲、骆驼刺、闭鞘姜、云实果、莳萝、黄细辛；黄果茄、茅根香和乳山药，每味 2. 5 mācānga，与澄清的芝麻油 2. 5 śinga、牛奶 2 śinga 同时共煎。此药液应该以四种方式使用：饮服、滴耳、涂抹、灌肠。它祛除所有的风病。这剂药油［名叫］“以阿输乾陀为首的”。

KJP［51］：甜根子草油（Kāśa-rohaṇī）＊

诃黎勒、毗醯勒、阿摩勒（余甘子）、米仔兰香、青莲花、末度迦果、黄色旃檀、黄细辛茎的木髓、香附子、胆矾、婆罗得（打印果）、莲子草（鳢肠）、藏香（Tangut spices）、萝卜、芫荽（胡荽）、香根草（茅根香）、sparaka（spṛkkā，塞毕履迦，学名 Trigonella corniculata）、木棉籽、芝麻、陀得鸡花、紫矿、白莲花的根、汁安膳那（cūvaṃ）、莲花须、骚毗罗安膳那（sauvīrāṃja）、“海之沫”（samūdraphina，乌贼鱼骨），每味取 2 mācānga，黑芝麻油 2. 5 śinga、余甘子 3 sera，与 3 ṣanga 水同煎，剩下 1 ṣanga 的药量。所煮的这种药油，涂抹，可以黑发，白发由此消失。这种药油是老年（白发）之征服者。

KJP［52］：脆兰油（Rāsnā）

［用］100 sera 的脆兰煮取 6 ṣanga 的汁液。该药主治肋痛、背痛、女阴病、腹部水肿、疯病、干渴、上颚干燥、癫痫症、内热、神志不清、头昏眼花、胆汁性腹内肿瘤、痔疮，消除精子疾病、子宫内的血瘤。对这些病症，它是最好的。［此即］“脆兰油”。

KJP [53]：涂脂油（Abhyañjanaka）

闭鞘姜（青木香）、香附子、姜黄和小檗、乌盐、白胡椒、绿矾（迦私药）、小豆蔻、雄黄、汁安膳那、胆矾、苦楝（无患子）、药西瓜、阿罗歌花、一种香料（kamilyaka）、酸藤子、芥子、娑罗树脂，这些药物每味取 2 mācānga。加 4 śinga的芝麻油，与牛尿同煎。该药油主治带虫的皮肤病、连疮、疥癞、脓疱疹，而且主治其他各种皮肤病。

KJP [54]：乳山药油（Jīvantī）

乳山药、末度迦果、medā、mahāmedā、madana（Vanguiera Spinosa，一种药用植物）的果、菖蒲、黄花稔、脆兰、迦俱隶药（kākolī）、“百花树”、印度枳、姜黄和小檗，这些药物每味取 2 mācānga。加 4 śinga 的芝麻油、4 śinga 的牛奶。此剂药应该煎制，所得的可作为油性灌肠剂，主治膀胱疾病。

KJP [55]：脆兰油（Rāsnā）(2)

脆兰、ṛddhi、黄花稔、印度枳、“百花树”、天门冬、荜拔（长胡椒）、末度迦果、medā、mahāmedā、旃檀、菖蒲，这些药物每味取 3 mācānga。加 1 śinga 的芝麻油、1 śinga 的牛酥、8 śinga 的牛奶。此剂药应该煎制，所得的用作灌肠剂。祛风，它是最好的。应该据其特性而服用，它主治风性、胆汁性疾病。它还主治背痛、陈旧性热病、头痛、腹内肿瘤、膀胱痛、痔疮、便秘。它治疗所有这些疾病，还清洁子宫。

KJP [56]：无名油（1）

闭鞘姜（青木香）、干姜、菖蒲、雪松、“百花树”、阿魏、乌盐，这些药物每味取 2 mācānga。加 0.5 śinga 的芝麻油、2 śinga 的山羊尿同煎。其药液灌进耳中，主治耳痛。

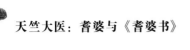

KJP［57］：无名油（2）

丁香、樟脑、肉桂、豆蔻、旃檀、郁金、米仔兰香、荜拔（长胡椒）、麝香、甘松香、石蜜、塞毕履迦（spṛkkā）、多揭罗香，每味取 1 mācānga。加 2 kaba 的芝麻油、2 kaba 的酥、2 sera 的大麻，与 6 sera 的水同煎，剩下 1 śinga 的药量。此药油加上人奶，可用来灌鼻。它利眼明目、治眼病是最好的，它主治眼眉痛、耳痛、目翳和半身麻痹。

KJP［58］：无名油（3）

萝卜灰碱、干姜、莳萝、阿魏、乌盐，每味 3 mācānga；其中加入 0. 5 śinga 的芝麻油、1 śinga 的醋，同煎。该药油灌进耳中，主治耳聋、耳痛、耳鸣、流脓、耳中生虫。它主治所有的这些耳病。用了它，连耳屎也会清除掉。

KJP［59］：无名油（4）

干萝卜灰碱、干 Hydrocotile、svarjikā-kṣāra、阿魏、生姜、“百花树”、菖蒲、青木香、雪松、白胡椒、汁安膳那；明矾、大麦灰碱、娑罗树脂、黑盐、乌盐、桦树的节瘤、酸藤子、天门冬，这些药物每味取 1 mācānga。加 0. 5 śinga 的芝麻油、0. 5 śinga 的醋、0. 5 śinga 的香橼汁，同煎。此药油在晚上滴进耳中，每次 7 滴。主治耳痛，它是最好的。它可以治疗耳聋、耳鸣、耳中流脓和黄水。当虫爬进耳中的时候，用此药油（滴进耳中），能消灭之。

KJP［60］：无名油（5）

1 thanga 的干萝卜与 22 śinga 的水同煎，剩下 2 śinga 的量。加 2 śinga 的酪、2 śinga的石榴汁、1 śinga 的枣子、0. 5 śinga 的稻米，应该与 6 śinga 的水共煎，剩下2 śinga，称好，倒出，置于一容器中盖好。酸粥称好，要达到 6 śinga 的量。再与2 śinga的牛奶，以及菖蒲、黄花稔、脆兰、鸢尾草、生姜、白花丹、白胡椒、乌盐、骆驼刺和荜拔（长胡椒），每味 2 mācānga；加入2 śinga的芝麻油。所有的东西同煎，按量饮服。身体的剧痛、腹部和四肢的疼痛，均会消失。

KJP ［61］：无名油（6）

2.5 mācānga 的芝麻油、12 sera 的骆驼刺，与 32 sera 的水同煎，剩下 8 śinga。再加 2 sera 生姜同煎，饮服。它主治严重的风痛。当人通便时，可使之舒服。生姜与加了粗糖的牛奶同食，它也主治这些疾病。

KJP ［62］：无名油（7）

脆兰、白花丹、长胡椒、长胡椒根、姜、莪术和鸢尾草根，这些药物每味取 4 mācānga，和 1 śinga 的牛酥、4 śinga 的牛奶同煎，服用。（该药）祛除在手、足、女阴、腰、背、臀部这些部位的［多余的］风，以及所有的风。

KJP ［63］：无名油（8）

用黄果茄、巴豆根、菖蒲、白胡椒、圣罗勒、荜拔、姜、黑胡椒、乌盐，每味取 3 mācānga，和 0.5 śinga 的芝麻油、1 ṣanga 的奶同煎。该药液灌进鼻子中，消除难闻的气味。

KJP ［64］：无名油（9）

葡萄、刺篱木、medā、mahāmedā、长胡椒根、姜，以及余甘子，这些药物每味取 4 mācānga，和 1 śinga 的牛酥、1 ṣanga 的奶同煎。此剂药主治陈旧性热病。

KJP ［65］：夜叉饭（Yakṣattarpaṃṇa / yakṣatarpaṇa）

芥子、阿魏、青木香（闭鞘姜）、大蒜、乌盐、菖蒲、白前，这些药物每味取 3 mācānga，和 1 śinga 的牛酥、2 śinga的奶山羊尿、马粪汁同煎。此药剂名为

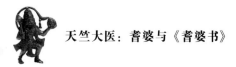

“夜叉饭”①，主治以阿波悉魔罗鬼（apasmāragraha / apasmāragraha）为首的鬼魅（grahas）、发烧、疯病、塞健驮鬼（skaṃdagrraha / skandagraha）、由强大的鬼魅所生的许多疾病，以及战胜以迦弥尼（kāṃmanīgrraha / kāminīgraha）为首的鬼魅。

KJP［66］：萝卜油（Mūlaka）

脆兰、骆驼刺、乌盐、白胡椒、菖蒲、白花丹、生姜、长胡椒、藤芋属植物、婆罗得（打印果）、乌头，这些药物每味取 2 mācānga，和 2 śinga 的芝麻油、12 sera 的萝卜，与 24 śinga 的水同煎，剩下 8 śinga 的量。此药应该煮，按时服用。它主治臀部麻痹、腰疼、阻碍肢体向下伸展的腰部佝偻。当妇女不孕时，膀胱疾病、肢体僵硬、流脓，以“萝卜油”为名的这剂药，消除这些疾病。

KJP［67］：无名油（10）

姜、白花丹、长胡椒根、跋多罗枣、香菜籽、天木香（雪松），这些药物每味取 4 mācānga，加入 0. 5 śinga 的牛酥、2 śinga 的芝麻油。这剂药应该煎制，服用。它主治各种各样的痔疮病。

KJP［68］：大蓖麻油（Mahairaṇḍa）

印度枳、臭黄荆、木蝴蝶、白柚木、凌霄花（喇叭状花）、尖叶兔尾草、大叶山马蝗、刺天茄、黄果茄、骆驼刺，这些药物每味取 1 sera，和 3 ṣanga 的水同煎，剩下 8 śinga 的药液。然后，加入 2 śinga 的牛奶。再加入〔下列〕药物研磨的散：野生巴豆根、酸藤子、诃黎勒、毗醯勒、阿摩勒（余甘子）、印度喇叭花（牵牛花）、麒麟角的汁、黄荆、没药之花、相思子、长胡椒，每味 3 mācānga。

① Tarpaṇa，在佛经中，译为饭、糜乳、和面。也指奉献给神灵、祖先，使之满足的祭祀品（荻原云来编纂《汉译对照梵和大辞典：599—1568》，台北：新文丰出版公司印行，1988，影印本，第 532 页）。

这剂药主治下列的疾病：通畅便秘，主治内瘤、腹部肿胀、疝气、尿道病、心口疼痛、背痛、腰痛、脓肿、臀部麻痹、内脏硬块、小便失禁、pakvāhaka、女阴病、大腿麻痹、血液受到内风的搅乱、内风进入了骨髓。对胆汁性疾病，它要与牛奶同饮；对痰性疾病，就与牛尿同饮；对三液聚合性疾病（总集病），则与三果药所榨的汁同饮；对风性疾病，就与山羊肉汤同饮。

KJP［69］：无名油（11）

尖叶兔尾草、大叶山马蝗、刺天茄、黄果茄、骆驼刺，诃黎勒、毗梨勒、阿摩勒、天木香（雪松）、蓖麻根、印度喇叭花（牵牛花）、野生巴豆根、麒麟角的汁、相思子、长胡椒、一种香料（kampilyaka）、茜草，这些药物每味取 3 mācānga，加入 1 śinga 的蓖麻油、4 śinga 的牛奶。这剂药应该煎制，饮服，每次 2、3 prrūyas 的量。它主治 80 种风病、20 种痰性疾病。它治疗腰疼、精子疾病、一肢瘫痪（ikabāhuka / ekabāhuka）。它清洁精液、肝脏，并消除内部肿瘤。

KJP［70］：蓖麻油（Eraṇḍataila）

诃黎勒、毗梨勒、阿摩勒、麒麟角的汁、印度喇叭花（牵牛花），这些药物每味取 5 mācānga，加入 0.5 śinga 的蓖麻油、2 śinga 的牛奶。这剂药应该煎制，和牛奶一起饮服。该药主治三液聚合性出血症。［它即］“蓖麻油”。

KJP［71］：无名油（12）

诃黎勒、毗梨勒、阿摩勒、尖叶兔尾草、大叶山马蝗、刺天茄、黄果茄、骆驼刺、长胡椒根、白花丹、跋达罗果、生姜、triyaṣṭi、五灵脂、酸藤子，这些药物每味取 5 mācānga，加入 1 śinga 的蓖麻油、1 śinga 的牛酥、8 śinga 的牛尿同煎。这剂药能毫无疑问地消除八种水肿、五种内瘤。

KJP［72］：无名油（13）

尖叶兔尾草、大叶山马蝗、刺天茄、黄果茄、骆驼刺，这些药物每味取1 sera，与16 śinga的水同煎，剩余4 śinga的量。加入1 śinga的蓖麻油、1 śinga的牛奶。再加入［下列］药物研磨的散：诃黎勒、毗梨勒、阿摩勒、相思子、粗糖、荜拔（长胡椒）、长胡椒根、菠菜、没药的花，每味取3 mācānga，一同煎制。该剂药每次饮服2 prūyas。它主治严重的腰背疼、三液聚合性出血症。

KJP［73］：消肿蓖麻油（Śvayathu-nāśana Eraṇḍataila）

香附子、小豆蔻、旃檀香、长管大青根、闭鞘姜的根、黄果茄、荜拔、姜、黑胡椒、阿魏、大麦灰、明矾，这些药物每味取2 mācānga。加入1 śinga的蓖麻油、1 śinga的水、3 śinga的牛奶，一同煎制。该药与肉汤合用，每次饮服2 prūyas的量。它主治迦摩罗疾，并且消除肿胀、袪除80种风病。［它即］“消肿蓖麻油”。

KJP［74］：樟脑散（Karpūra）

樟脑、黑色的沉香、旃檀、香锦葵、长胡椒、姜、胡椒、那伽花须、乌贼、肉桂、小豆蔻、指甲、郁金、甘松香、迦俱隶药、肉豆蔻；śaileyaka、土茴香、青莲花、天竺黄、印度当归、丁香、香附子、莲花须，这些药每味取2 mācānga〔的散〕，加入1 thanga的白糖。这剂药散是帝释天所讲述的。它主治咳嗽、哮喘、胸腹肿大，增加体火，治疗各种热病、四肢疼痛、消化不良、晕眩、精神错乱、血液失调所导致的病症、心肺衰弱、肝脏和脾脏疼痛、肿胀、呕吐，消除痢疾、头晕，增强体力。此即“樟脑散”。

KJP［75］：大沉香散（Mahā-aguru）

黑色的沉香、小豆蔻、长胡椒、胡椒、桂皮、龙花、闭鞘姜的根、莪术、天竺黄、刺篱木、罗望子、黄荆、乌贼、香橼汁、长管大青、大豆蔻、香锦葵、小茴香、干姜、乳山药、śaileyaka、那伽花须（龙花须）、丁香、铁线子、甘松香、迦俱隶药、肉豆蔻，这些药物每味取 2 mācānga［的散］。加入 6 sera 的石榴籽、1 thanga 的糖（石蜜）。这剂药散主治夜盲症，增强体力。它主治咳嗽、哮喘、心颤、瘦弱症、腹部肿胀、喉咙病，增加体火，消除膀胱痛。此即“大沉香散”。

KJP［76］：沉香散（Aguru）（1）

黑沉香、小豆蔻、桂皮、姜、达子香叶、香锦葵、香附子、独活草、当归、土茴香、莪术、长胡椒、乌贼、闭鞘姜的根、刺篱木、黄荆、那伽花须（龙花须）、天竺黄、龙花，这些药物每味取 1 mācānga〔的散〕。加入 4 sera 的糖（石蜜）。这剂药散主治食欲不振、哮喘、咳嗽、胸口痛、痨病、内脏肿胀、喉咙病，消除肋痛、膀胱疼痛。它增强体力，增加体火。这种药散［名叫］“以沉香为首的”。

KJP［77］：沉香散（Aguru）（2）

黑沉香、荜拔（长胡椒）、小豆蔻、莪术、当归、青莲花、天竺黄、胡椒、长管大青、明矾，肉桂、刺篱木、达子香叶加上柠檬汁、乳山药、黄荆、香锦葵、罗望子、膀胱酸模、干姜、余甘子，这些药物每味取 1 mācānga〔的散〕。加入 5 sera 的糖（石蜜）。这剂药散主治咳嗽、哮喘，增强体力，消除肋痛、背痛、消化不良、黄疸病。它治疗风性和痰性的疾病。就像甘露一样，它能增强体力、滋润肤色，增加体火。这种“以沉香为首的”药散是一剂长年药（raysāyaṃ / rasāyana）。

KJP［78］：大旃檀散（Mahā-candana）

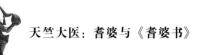

红旃檀和白旃檀、青莲花、那伽花、莪术、长胡椒、乌贼、小豆蔻、天竺黄、黑沉香、粗糖、郁金、多揭罗香、丁香、野漆树、香锦葵、香草根（茅根香）、茜草和肉豆蔻，这些药物每味取 1 mācānga〔的散〕。加入 6 sera 的糖（石蜜）。这剂药散应该用米汤冲服。它主治出血症、上呕下泻、胆汁性热病、眼前一片模糊不清、出血性痔疮、黄疸病。它增强体力，消除哮喘、打呃、迦摩罗疾、胆汁性内部肿瘤、尿结石、闭尿症、尿道病，治疗心颤、子宫痛。这剂药〔名叫〕“大旃檀散”。

KJP［79］：旃檀散（Candana）（1）

旃檀、多揭罗香、香附子、米仔兰、那伽花须（龙花须）、香锦葵、稠李、茅根香、丁香、肉豆蔻；小豆蔻、黑沉香、达子香叶、肉桂、末度迦花，这些药物每味取1 mācānga〔的散〕。以及荜拔（长胡椒）、姜、胡椒，每味3 mācānga；5 mācānga的天竺黄、6 sera的糖（石蜜）。这剂药散主治哮喘、咳嗽、打呃，清除来自嘴巴和鼻子中的坏气味、不规则的热病（不尽疫）、肋痛、干渴，所有这些都能治疗。它清洁肝脏，去痛，消除各种急性痢疾。对那些肢体萎缩的人，它也有效，还治闭尿症。如果其（患者）的肢体上有重病，也能治好。如果其身上生了脓疮，以及腹部有疾病，该药能治愈这一切病。

KJP［80］：旃檀散（Candana）（2）

旃檀、青莲花、香锦葵、长胡椒、香附子、干姜、酸藤子、肉桂、小豆蔻、印度没药、刺篱木、莪术；黄荆、麒麟角的汁液、石榴、粗糖、石蜜，这些药物每味取等分〔的散〕。这种药散应该分成几份服用。发烧、lohalinga病、水肿、胆汁增加、痔疮、哮喘和咳嗽、内部肿瘤、便秘、由体液所导致的胃病、黄疸病、肿胀、干渴、呕吐、痢疾和一种黄疸病的并发症（halīmaka），以及其他的各种不同的疾病，藉此药散而消除。

KJP［81］：双马童散（Aśvinau）

旃檀、甘松香、śābaraka（Symplocos racemosa，一种束藻属植物）、珠仔树、茅根香、莲花须、那伽花、印度枳、香附子、石蜜；香锦葵、绒毛叶、倒吊笔的籽实、生姜、天门冬、陀得鸡花、汁安膳那；杧果核、赡部果核、茂遮果汁、青莲花、茜草、小豆蔻、石榴壳，这些药物每味取等分〔的散〕。这种药散应该用米汤或者蜂蜜水冲服。它主治红色和黄色的肿胀、痔疮、发烧、昏晕、头昏眼花。它清洁体内的血液，对干渴也有益处。它治疗痢疾和呕吐，而且还有妇女的出血病、腹泻。这个药方是双马童（Aśvanyā / Aśvins）所说的，主治出血症。

KJP［82］：心叶青牛胆散（Amṛtā-ṣāḍhaka）

茜草、香锦葵、śābaraka（Symplocos racemosa，一种束藻属植物）、珠仔树、劫比他果、印度枳、小豆蔻、罗望子、绒毛叶、生姜、杧果核、赡部果核、肉桂、茂遮果汁（莫遮浆）、跋达罗果（酸枣）、cakurīka（cakorīka，对译梵本酢浆草）、陀得鸡花、去壳的稻米，每味 18 mācānga〔的散〕。加上 4 sera 的糖（石蜜）。这即药散名为“心叶青牛胆散”，主治每一种痢疾，对痢疾性呕吐也是最好的。

KJP［83］：无名散（1）

杧果核、赡部果核、青莲花、生姜、陀得鸡花、茂遮果汁、劫比他果、印度枳、小豆蔻、肉桂、长胡椒、罗望子，这些药物每味 1 mācānga〔的散〕；加入石榴籽 2.5 sera，糖（石蜜）4 sera。这剂药散治疗痢疾、止呕吐，并消除源于一切体液的出血症。

KJP［84］：印度枳散（Bilva）

印度枳、劫比他果、长胡椒、干姜、茂遮果汁、茜草、śābaraka（Symplocos racemosa，一种束藻属植物）、珠仔树、胡椒、跋达罗果（酸枣）、白花丹、陀得鸡花、肉桂、香附子；小豆蔻、止泻木的籽、丁香、杧果果核、绒毛叶、栴檀香、那伽花、莲花须、长胡椒根，这些药物每味取 1 mācānga〔的散〕；加入 6 sera 的糖（石蜜）。这剂药散主治由三种体液所引起的干渴，消除带疼痛的痢疾，当尿不正常时，上呕下泻时，它治疗这些痢疾性的疾病。它还能止血，产生良好的体火。它应该全部服用。此即“印度枳散”。

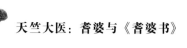

KJP ［85］：八分劫比他果散（Kapitthāṣṭaka）

独活草、长胡椒根、肉桂、小豆蔻、那伽花、龙花须、干姜、胡椒、白花丹、香锦葵、小茴香、芫荽、明矾，这些药物每味取 1 mācānga〔的散〕；罗望子、陀得鸡花、长胡椒、石榴籽、小茴香籽，这些药物每味取 3 mācānga〔的散〕；加入 8 sera 的劫比他果的药散、10 sera 的白糖。这剂药散主治所有的痢疾、痢疾性的疾病、由体液造成的胃病、痨病，消除内部肿瘤、各种咽喉病、咳嗽、哮喘，产生良好的体火，治疗带痛的痔疮，克服鼻子流脓。此即“八分劫比他果散”。

KJP ［86］：八分石榴散（Dāḍimāṣṭaka）

2.5 mācānga 的天竺黄、每味 5 mācānga 的肉桂、小豆蔻、那伽花和龙花须；独活草、芫荽、小茴香、长胡椒、姜、胡椒，这些药物每味 1 sera，加入 8 sera 的石榴籽、1 thanga 的白糖（石蜜）。这剂药散的疗效与“八分劫比他果散”方中所说的一样。此即“八分石榴散”。

KJP ［87］：无名散（2）

小豆蔻、长胡椒根、小茴香、乌贼、天竺黄、茂遮果汁、独活草、达子香、肉豆蔻、香橼汁、刺篱木、黄荆、那伽花、罗望子，这些药物每味取 1 mācānga〔的散〕；长胡椒、干姜，各 3 mācānga；劫比他果 1 sera、石榴籽 1 sera、白糖 6 sera。这剂药散能产生体火，促进消化，消除由不洁净的食物所导致的痢疾，以及各种痢疾时的痔疮，它主治咳嗽，清洁肝脏和脾脏，治疗腺体的消瘦、呕吐以及潜伏在心脏的疾病。

KJP ［88］：八分糖散（Sitāṣṭa-bhāga）

明矾、乌盐、长胡椒、姜、胡椒、肉桂、小豆蔻，这些药物每味取 1

mācānga〔的散〕；枣子、石榴籽、罗望子、cakurīka（cakorīka，对译梵本酢浆草）、膀胱酸模，每味取 2 mācānga〔的散〕；白糖 4 sera。这剂药散助消化，增加良好的体火，增强食欲。它主治痔疮、水肿病。

KJP［89］：摩伽陀散（Magandhī）[1]

那伽花、肉桂、白花丹、胡椒、小豆蔻、达子香叶，每味 1 mācānga〔的散〕；姜 3 mācānga，长胡椒 9 mācānga，白糖（石蜜）10 sera。这剂药散可治疗皮肤病、水肿、痨病、迦摩罗病、胆汁血（出血症）、丹毒、咳嗽、哮喘、热病、干渴、头痛、打呃、闭尿症、黄疸病、消化缓慢。它能增强食欲。此即“摩伽陀散”。

KJP［90］：达子香叶散（Tālīsa）

达子香叶、黑胡椒，每味 2 mācānga；干姜 3 mācānga、长胡椒 4 mācānga；肉桂、小豆蔻，每味 1 mācānga；白糖 5 sera。这剂药散主治咳嗽、哮喘，增强食欲，清洁脾脏，清退胃热、肺疾、消化不良。这剂可口的药散消除痢疾、腹内肿瘤、陈旧性痔疮、呕吐。

KJP［91］：托盘散（Vardhamānaka）

小豆蔻 1 mācānga、肉桂、那伽花、胡椒 4 sera、荜拔（长胡椒）5 sera、生姜 6 sera、白糖 7 sera，这剂药散主治消化不良、水肿、痔疮、心脏病、咳嗽、哮喘、胆汁血（多血症）、腹胀、咽喉病。

---

① 梵本此方中提及，此药散是由大医耆婆所讲述的。

KJP［92］：二百粒胡椒散[①]（Dva：maraṃśattiṃ）

独活草、罗望子、干姜、膀胱酸模、石榴籽、跋达罗果（酸枣）、香橼汁，这些药每味2.5 mācānga〔的散〕；芫荽、明矾、小茴香、肉桂，这些药每味1.5 mācānga〔的散〕；以及100颗荜拔（长胡椒）、200粒胡椒和8 sera的白糖。这剂药散主治舌头上的病症，增强食欲，消除心痛、脾脏疼痛、肋骨疼痛，解除闭尿症和便秘。它治疗咳嗽、哮喘、胃病、痔疮。它治愈上述所有病症。此即“二百粒胡椒散”。

① 梵本此方名为“甜味散（Yavānīṣāḍava）”。又，梵本还有第93条药方，于阗语文本则下缺。

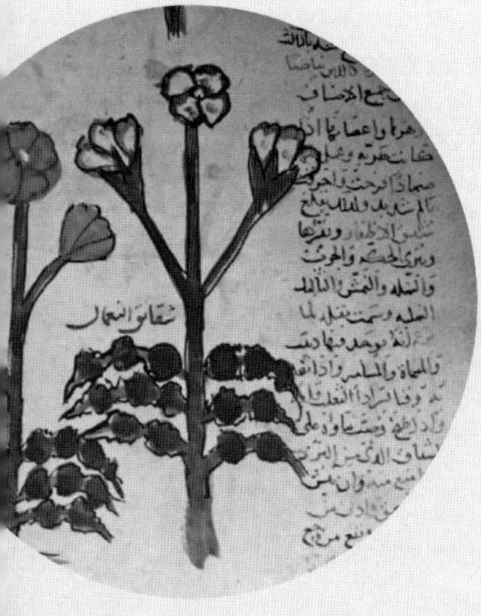

主要参考文献

一　外文著作

A Board of Scholars. Vāgbhaṭa's Aṣṭāṅga Saṃgraha: vol. 3 [M]. Delhi: Sri Satguru Publications a Division of Indian Books Centre, 1999: 6.

BAGCHI Sitansusekhar. Mūlasarvāstivādavinayavastu, 2 vols., Buddhist Sanskrit Text No. 16 [M]. Darbhanga: The Mithila Institute of Post-graduate Studies and Research in Sanskrit Learning, 1967.

BAILEY H W. Khotanense Texts 1 [M]. Cambridge: Cambridge University Press, 1945.

BAILEY H W. Dictionary of Khotan Saka [M]. Cambridge: Cambridge University Press, 1969.

BAILEY H W. Khotanese Buddhist Texts [M]. Cambridge: Cambridge University Press, 1981.

BENDALL C. Śikṛāsamuccaya: A Compendium of Buddhistic Teaching Compiled by Śāntideva Chiefly from Earlier Mahāyāna-Sutras., Bibliotheca Buddhica, no. 1 [M]. St. Petersburg: Commissionnaires de l'Académie Impériale des Sciences, 1897 – 1902.

BHAISAGĀCĀRYA G M. The History of Indian Medicine: Containing Notices, Biographical and Bibliographical, of the Āyurvedic Physicians and their Works on Medicine: From the Earliest Ages to the Present Time: vol. Ⅲ [M]. Calcutta: University of Calcutta, 1929; reprinted, 1974.

BOUCHER Daniel. Bodhisattvas of the Forest and the Formation of the Mahāyāna: A Study and Translation of the Rāṣṭrapālaparipṛcchā-sūtra [M]. Hawai'i: University of Hawai'i Press, 2008.

CAKRAPĀṆĪDATTA. Cakradatta: English & Sanskrit Text: a treatise on principles and practices of ayurvedic medicine [M]. edited and translated by VRAT Sharma Priya. Varanasi: Chaukhambha Orientalia, 1994.

DESPEUX Catherine. Médecine, Religion et Sociéte dans la Chine Médiévale: Étude de Manuscripts Chinois de Dunhuang et de Turfan, Tome I [M]. Paris: Collège de France, Institut des Hautes Études Chinoises, 2010.

DESYATOVSKAYA M I Vorobyova. The Kāśyapaparivarta, Romanized Text and Facsimiles[M]. Tokyo:The International Research Institute for Advanced Buddhologyat Soka University, 2002.

EMMERICK R E. The Book of Zambasta: A Khotanese Poem on Buddhism[M]. London: Oxford University Press, 1968.

EMMERICK R E. The Siddhasāra of Ravigupta. vol. 1: Sanskrit text(Verzeichnis der orientalischen Handschriften in Deutschland Supplementbande 23, 1)[M]. Wiesbaden:Franz Steiner Verlag GmbH,1980.

EMMERICK R E. The Siddhasāra of Ravigupta:vol. 2:The Tibetan version with facing English translation(Verzeichnis der orientalischen Handschriften in Deutschland Supplementbande 23,2)[M]. Wiesbaden:Franz Steiner Verlag GmbH,1982.

GNOLI Raniero. The Gilgit Manuscript of the Saṅhabhedavastu: Being the 17th and Last section of the Vinaya of Mūlasarvāstivādin:part I, Part Ⅱ[M]. Rome:Instituto Italiano par il Medio ed Estremo Oriente,1977 – 1978.

HALDAR J R. Medical Science in Pali Literature [M]. Calcutta: Indian Museum,1977.

HOERNLE A F Rudolf. The Bower Manuscript. Facsimile Leaves, Nāgarī Transcript, Romanized Transliteration and English Translation with Notes[M]. Calcutta: Superintendent of Government Printing, India, 1893 – 1912; Reprinted, New Delhi: Aditya Prakashan,1987.

JAGGI O P. Indian system of medicine:vol. Ⅳ, History of Science and technology in India[M]. Delhi: Atma Ram & Sons,1973.

JAYNE W A. The Healing Gods of Ancient Civilizations[M]. CT:Yale University Press,1925;New York: Ams Press, 1979.

JOLLY J. Indian Medicine[M]. translated by Kashikar C. G. New Delhi: Munshiram Manoharlal Publishers Privates Limited, 1977.

KEITH A Berriedale. A History of Sanskrit Literature[M]. Delhi:Motilal Banarsidass Publishers Private Limited,1996(reprinted).

KONOW Sten. A Medical Text in Khotanenses, Ch. ii 003 of India Office Library, With Translation and Vocabulary, (= Avhandlinger Utgitt av Det Norske Videnskaps –

Akademii Oslo, II Hist. – Filos Klasse, 1940 no. 4) [M]. Oslo: Oslo 1 Kommisjon Hos Jacob Dybwad, 1941.

KRITZER Robert. *Garbhāvakrāntisūtra*: The Sūtra on Entry into the Womb, [Studia philologica Buddhica monograph series 31] [M]. Tokyo: International Institute for Buddhist Studies of the International College for Postgraduate Buddhist Studies, 2014.

LÜDERS Heinrich. Philogica Indica. Ausge-wahlte kleine Schrigten. Festgabe zum siebzigsten Geburtstage am 25. Juni 1939 dargebracht von Kollegen, Freunden und Schulern[M]. Vandenhoeck & Ruprecht: Göttigen, 1940.

MĀDHAVAKARA. Mādhava-Nidāna[M]. translated by MURTHY K R Srikanta. Varanasi and Delhi: Chaukhamaha Orientalia, 1993.

MERERNST Desmond Durkin –, SIMONE – CHRISTIANE Raschmann, JENS Wilkens, MARIANNE Yaldiz &PETER Zieme. Turfan Revisited – The first Century of Research into the Arts and Culture of the Silk Road[M]. Berlin: Dietrich Reimer Verlag, 2004.

MITRA Jyotir. A Critical Appraisal of Ayurvedic Material in Buddhist Literature: With Special Reference to Tripitaka[M]. Varanasi: The Jyotiralok Prakashan, 1985.

NAQVI Nasim H. A Study of Buddhist Medicine and Surgery in Gandhara [M]. Delhi: Motilal Banarsidass Publishers Private Limited, 2011.

OGDEN C K. The History of Civilization: the history of medicine, from the time of the Pharaohs to the end of the XVIII Century[M]. First printed 1926; London and New York: Routledge, reprinted 1996.

RAO S K. Ramachandra. Encyclopaedia of Indian Medicine: vol. 1: Historical Perspective[M]. Ramdas Bhatkal: Mubai, 1985; reprinted 1998.

RAO S K. Ramachandra, Encyclopaedia of Indian Medicine: vol. 2: Basic Concepts[M]. New Delhi, 1999 reprinted.

SANDER Lore Und Ernst Waldschmidt. Sanskrithandschriften aus Den Turfanfunden: Teil 5[M]. Faksimile: Tafel 83-87, Stuttgart, 1985.

Śārngadhara. Śārṅgadhara-saṃhitā: A Treatise on Ayurveda. translate by MURTHY K. R. Srikanta[M]. 4th ed. Varanasi: Chaukhambha Orientalia, 2001.

SCHIEFNER F Anton Von. Tibetan tales derived from Indian sources, translated from the Tibetan of the *Kah Gyur*[M]. translated from German into English by RALSTON W. R S 2nd ed. Bibliotheca Indo-Buddhica No. 52. Delhi: Sri Satguru Publications, 1988.

STAËL-HOLSTEIN, Baron A Von, The Kāśyapaparivarta: A Mahāyānasūtra of the Ratnakūṭa class edited in the original Sanskrit, in Tibetan and in Chinese[M]. Shanghai: Commercial Press, 1926.

(钢和泰. 大宝积经迦叶品梵藏汉文六种合刊[M]. 上海:商务印书馆,1926.)

STEIN Aurel, Innermost Asia: vol. 2[M]. New Delhi: Cosmo Publications, reprinted, 1981.

ZYSK Kenneth G. Asceticism and healing in Ancient India: Medicine in the Buddhist Monastery[M]. New Delhi: Motilal Banarsidass, 1998.

(中译本：甘乃斯·齐思克. 印度传统医学：古印度佛教教团之医学：苦行与治病［M］. 陈介甫，许诗渊，译. 台北：“国立中国”医药研究所，2001.)

二　中文古籍

慧皎. 高僧传［M］. 汤用彤，校注. 汤一玄，整理. 北京：中华书局，1992.

僧祐. 出三藏记集［M］. 苏晋仁，萧錬子，点校. 北京：中华书局，1995.

孙思邈. 备急千金要方［M］. 江户医学影北宋本影印本. 北京：人民卫生出版社，1955.

孙思邈. 备急千金要方校释［M］. 李景荣等，校释. 北京：人民卫生出版社，1997.

孙思邈. 千金翼方校注［M］. 朱邦贤等，校注. 上海：上海古籍出版社，1999.

孙思邈. 药王千金方［M］. 高文柱主编. 北京：华夏出版社，2004.

玄奘，辩机. 大唐西域记校注［M］. 季羡林等，校注. 北京：中华书局，1985年，1994年重印.

慧立. 大唐慈恩寺三藏法师传［M］. 范祥雍点校. 北京：中华书局，1983.

孟诜，张鼎. 食疗本草［M］. 谢海洲等，辑. 北京：人民卫生出版社，1984.

义净．南海寄归内法传校注［M］．王邦维，校注．北京：中华书局，1995年；2009年新版。

义楚．释氏六帖［M］．普慧大藏经版．杭州：浙江古籍出版社影印，1990.

赞宁．宋高僧传［M］．范祥雍，点校．北京：中华书局，1987.

朱橚．普济方：第747册［M］．《四库全书》影印本．上海：上海古籍出版社，1987.

朱橚．普济方：第758册［M］．《四库全书》影印本．上海：上海古籍出版社，1987.

张介宾．景岳全书：第778册［M］．《四库全书》影印本，上海：上海古籍出版社，1987.

道藏：第18册［M］．北京：文物出版社，上海：上海书店出版社，天津：天津古籍出版社，1988.

道藏：第6册［M］．北京：文物出版社，上海：上海书店出版社，天津：天津古籍出版社，1988.

陈尚君．全唐文补编［M］．北京：中华书局，2005.

王仁裕等．开元天宝遗事十种［M］．丁明如，辑校．上海：上海古籍出版社，1985.

丹波康赖．医心方［M］．高文铸等，校注研究．北京：华夏出版社，1996.

郭霭春．黄帝内经素问校注［M］．北京：人民卫生出版社，1992.

侯灿，吴美琳．吐鲁番出土砖志集注：下［M］．成都：巴蜀书社，2003.

黄征，吴伟．敦煌愿文集［M］．长沙：岳麓书社，1995.

黄征、张涌泉．敦煌变文校注［M］．北京：中华书局，1997.

姜伯勤，项楚，荣新江．敦煌邈真赞校录并研究［M］．台北：新文丰出版公司，1994.

马继兴等．敦煌古医籍考释［M］．南昌：江西科学技术出版社，1988.

马继兴．敦煌医药文献辑校［M］．南京：江苏古籍出版社，1998.

王重民等．敦煌变文集［M］．北京：人民文学出版社，1957.

吴钢．全唐文补遗：第一辑［M］．西安：三秦出版社，1992.

吴钢．全唐文补遗：第三辑［M］．西安：三秦出版社，1996.

吴钢. 全唐文补遗：第四辑［M］. 西安：三秦出版社，1997.

吴钢. 全唐文补遗：第五辑［M］. 西安：三秦出版社，1998.

叶贵良. 敦煌本《太玄真一本际经》辑校［M］. 成都：巴蜀书社，2010.

赵健雄. 敦煌医粹：敦煌遗书医药文选校释［M］. 贵阳：贵州人民出版社，1988.

周绍良，张涌泉，黄征. 敦煌变文讲经文因缘辑校：下［M］. 南京：江苏古籍出版社，1998.

周绍良. 唐代墓志汇编［M］. 上海：上海古籍出版社，1992.

三 朝、韩、日著作

金礼蒙. 医方类聚［M］浙江省中医研究所，湖州中医院点校：第一分册［M］. 点校本. 北京：人民卫生出版社，1981.

韩国笔记丛刊：卷一［M］. 首尔：财团法人民族文化促进会，1990.

韩国笔记丛刊：卷二［M］. 首尔：财团法人民族文化促进会，1990.

韩国文集丛刊：2［M］. 首尔：财团法人民族文化促进会，1990.

韩国文集丛刊：4［M］. 首尔：财团法人民族文化促进会，1990.

林基中. 燕行录全集：第7册［M］. 首尔：东国大学校出版部，2001.

许兴植. 韩国金石全文：古代［M］. 首尔：亚细亚文化社，1984.

圆仁. 入唐求法巡礼行记校注［M］. 白化文等，校注. 石家庄：花山文艺出版社，1992.

丹波康赖. 医心方［M］. 浅仓屋藏板影印本. 北京：人民卫生出版社，1955.

丹波康赖. 医心方［M］. 王大鹏等，校注. 上海：上海科学技术出版社，1998.

丹波元胤. 医籍考［M］. 东京：国本出版社，1934.

有林. 有林福田方［M］. 内阁文库藏版. 东京：科学书院，1987.

五脏六腑形式注文（武田科学振兴财团杏雨书屋藏）［M］. 临床实践针灸流仪书集成7. 大阪：オリユント出版社，1997.

财团法人武田科学振兴财团杏雨书屋. 杏雨书屋藏书目录［M］. 大阪：杏

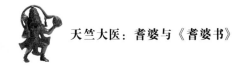

雨书屋，1982.

池田温. 中国古代写本识语集录［M］. 东京：东京大学东洋文化研究所，1990.

赤沼智善. 汉巴四部四阿含对照录［M］. 台北：华宇出版社，1985.

大蒲慈观，长野仁. 皆传、入江流针术：入江中务少辅御相传针之书の覆刻と研究［M］. 东京：六然社，2002.

町田章，铃木规夫. 日本の美术百选［M］. 东京：朝日新闻社，1999.

吉田忠，深濑泰旦. 东と西の医疗文化［M］. 京都：思文阁，2001.

酒井シヅ. 日本の医疗史［M］. 东京：东京书籍，1997.

牧田谛亮. 疑经研究［M］. 京都：京都大学人文科学研究所，京都：临川书店刊，1976.

奈良六大寺大观刊行会. 奈良六大寺大观：第三卷，解说部分［M］. 东京：岩波书店，1969.

奈良六大寺大观刊行会. 奈良六大寺大观：第三卷，图像部分［M］. 东京：岩波书店，1969.

日本医史学会. 图录日本医事文化史料集成：第三卷［M］. 东京：三一书房，1978.

三木荣. 朝鲜医书志［M］. 大阪：学术图书刊行会，1973.

石原明. 日本の医学：その流れと发展［M］. 2 版. 东京：至文堂，1963.

水野弘元. 南传大藏经总索引：第二部［M］. 东京：日本学术振兴会发行，1959.

小田义久. 大谷文书集成：第一册［M］. 京都：法藏馆，1984.

备急总效方［M］. 杏雨书屋藏宋版. 大阪：武田科学振兴财团杏雨书屋，2005.

四　中文著作

蔡景峰，洪武娌.《四部医典》考源［M］. 郑州：大象出版社，1999.

陈国灿. 斯坦因所获吐鲁番文书研究［M］. 修订版. 武汉：武汉大学出版社，1997.

陈明. 印度梵文医典《医理精华》研究［M］. 修订版. 北京：商务印书馆，2014.

陈明. 敦煌出土胡语医典《耆婆书》研究［M］. 台北：新文丰出版公司，2005.

陈明. 殊方异药：出土文书与西域医学［M］. 北京：北京大学出版社，2005.

陈明. 中古医疗与外来文化［M］. 北京：北京大学出版社，2013.

陈明. 丝路医明［M］. 广州：广东教育出版社，2017.

陈明. 敦煌的医疗与社会［M］. 北京：中国大百科全书出版社，2018.

陈瑞翾、吴天跃. 讲艺集：瑞安中学一百二十周年校庆纪念论文集［G］. 上海：复旦大学出版社，2016.

陈寅恪. 陈寅恪集：读书札记三集［M］. 北京：生活·读书·新知三联书店，2001.

陈寅恪. 陈寅恪集：寒柳堂集［M］. 北京：生活·读书·新知三联书店，2001.

陈寅恪. 陈寅恪集：元白诗笺证稿［M］. 北京：生活·读书·新知三联书店，2001.

陈祚龙. 敦煌学散策新集［G］. 台北：新文丰出版公司，1989.

陈祚龙. 敦煌文物散论［G］. 台北：新文丰出版公司，1993.

慈怡. 佛光大辞典［M］. 高雄：佛光出版社，1988.

范家伟. 中古时期的医者与病者［M］. 上海：复旦大学出版社，2010.

古正美. 唐代佛教与佛教艺术［C］. 新竹：觉风佛教艺术文化基金会，2006.

郝春文. 唐后期五代宋初敦煌僧尼的社会生活［M］. 北京：中国社会科学出版社，1998.

贺文宣，窦存琦. 藏汉对照常用合称词词典［M］. 西宁：青海民族出版社，1987.

胡文辉. 陈寅恪诗笺释：上册［M］. 修订本. 广州：广东人民出版社，2017.

黄文宏. 从神医耆婆之医疗事迹论其医疗方法及对佛教影响［D］. 台北：

辅仁大学，2004.

刘健明．黄约瑟隋唐史论集［G］．香港：香港大学亚洲研究中心，1993.

黄正建．敦煌占卜文书与唐五代占卜研究［M］．北京：学苑出版社，2001.

季羡林．佛教与中印文化交流［M］．南昌：江西人民出版社，1990.

季羡林．季羡林文集．第十卷：糖史（二）［M］．南昌：江西教育出版社，1998.

季羡林．敦煌学大辞典［M］．上海：上海辞书出版社，1998.

姜伯勤．敦煌吐鲁番文书与丝绸之路［M］．北京：文物出版社，1994.

李小荣．敦煌道教文学研究［M］．成都：巴蜀书社，2009.

李铮，蒋忠新．季羡林教授八十华诞纪念论文集［G］．南昌：江西人民出版社，1991.

林伯谦．中国佛教文史探微［G］．台北：秀威资讯科技有限公司，2005.

林梅村．古道西风：考古新发现所见中西文化交流［M］．北京：生活·读书·新知三联书店，2000.

骆兆平．新编天一阁书目［M］．北京：中华书局，1996.

马伯英．中国医学文化史［M］．上海：上海人民出版社，1994.

马伯英，高晞，洪中立，等．中外医学文化交流史：中外医学跨文化传通［M］．上海：文汇出版社，1993.

马小鹤．摩尼教与古代西域史研究［M］．北京：中国人民大学出版社，2008.

饶宗颐．固庵文录［G］．台北：新文丰出版公司，1989.

饶宗颐．中印文化关系史论集：语文篇：悉昙学绪论［G］．香港：香港中文大学中国文化研究所，三联书店（香港）有限公司，1990.

饶宗颐．梵学集［G］．上海：上海古籍出版社，1997.

饶宗颐．符号、初文与字母：汉字树［M］．上海：上海书店出版社，1998.

饶宗颐．近东开辟史诗［M］．沈阳：辽宁教育出版社，1998.

荣新江．唐代宗教信仰与社会［G］．上海：上海辞书出版社，2003.

沙武田．敦煌画稿研究［M］．北京：民族出版社，2006.

沈澍农．敦煌吐鲁番医药文献新辑校［M］．北京：高等教育出版社，2017.

孙猛．日本国见在书目录详考［M］．上海：上海古籍出版社，2015.

陶家骏．敦煌研究院藏佚本《维摩诘经注》写卷研究［D］．苏州：苏州大学，2012.

王大伟，陈宪良．唐代道宣著作两种校释［M］．成都：四川大学出版社，2018.

王兴伊，段逸山．新疆出土涉医文书辑校［M］．上海：上海科学技术出版社，2016.

王尧．西藏文史考信集［G］．北京：中国藏学出版社，1994.

吴蔚琳．《善见律毗婆沙》文本与语言研究［D］．北京：北京大学，2016.

徐俊．敦煌诗集残卷辑考［M］．北京：中华书局，2000.

许国霖．敦煌石室写经题记　敦煌杂录［M］．台北：新文丰出版公司，1985.

扬之水．曾有西风半点香［M］．北京：生活·读书·新知三联书店，2012.

叶舒宪，田大宪．中国古代神秘数字［M］．北京：中国社会科学文献出版社，1998.

叶奕良．伊朗学在中国论文集［G］．北京：北京大学出版社，1998.

袁仁智．敦煌吐鲁番医药卷子校勘及其文献研究［D］．南京：南京中医药大学，2010.

袁仁智，潘文．敦煌医药文献真迹释录［M］．北京：中医古籍出版社，2015.

张广达，荣新江．于阗史丛考［G］．增订本．北京：中国人民大学出版社，2008.

张乃翥，张成渝．洛阳与丝绸之路［M］．北京：国家图书馆出版社，2009.

张玉安，陈岗龙．东方民间文学比较研究［G］．北京：北京大学出版社，2003.

郑炳林．敦煌归义军史专题研究［G］．兰州：兰州大学出版社，1997.

中国敦煌吐鲁番学会．敦煌吐鲁番研究论文集［G］．上海：汉语大词典出版社，1990.

《中国寺观壁画全集》编辑委员会．中国寺观壁画全集 4：明代寺院佛传图［M］．广州：广东教育出版社，2011.

五 各类译著

埃利希弗劳瓦尔纳（Erich Frauwallner）. 原始律典《犍度篇》之研究［M］. 郭忠生，译. 南投：正观出版社，1992.

维尔·杜伦（Will Durant）. 东方的文明：下［M］. 李一平等，译. 西宁：青海人民出版社，1998.

月天. 故事海选［M］. 黄宝生，郭良鋆，蒋忠新，译. 北京：人民卫生出版社，2001.

艾哈默德·哈桑·达尼. 历史之城塔克西拉［M］. 刘丽敏，译. 北京：中国人民大学出版社，2005.

第司·桑结嘉措. 蓝琉璃［M］. 毛继祖，卡洛，毛韶玲，译校. 上海：上海科学技术出版社，2012.

宫治昭. 涅槃和弥勒的图像学：从印度到中亚［M］. 李萍，张清涛，译. 北京：文物出版社，2009.

萨班·贡嘎坚赞. 萨迦格言［M］. 次旦多吉等，译. 拉萨：西藏人民出版社，1985.

萨迦班智达. 萨迦格言释文（内部资料）［M］. 何宗英，译. 拉萨：西藏自治区文化局资料室印，1979.

萨迦班智达. 萨迦格言（汉藏合璧）［M］. 王尧，译. 西宁：青海民族出版社，1981.

萨迦班智达. 萨迦格言［M］. 王尧，译. 北京：当代中国出版社，2012.

约翰·休伯特·马歇尔. 塔克西拉：Ⅰ—Ⅲ［M］. 秦立彦，译. 昆明：云南人民出版社，2002.

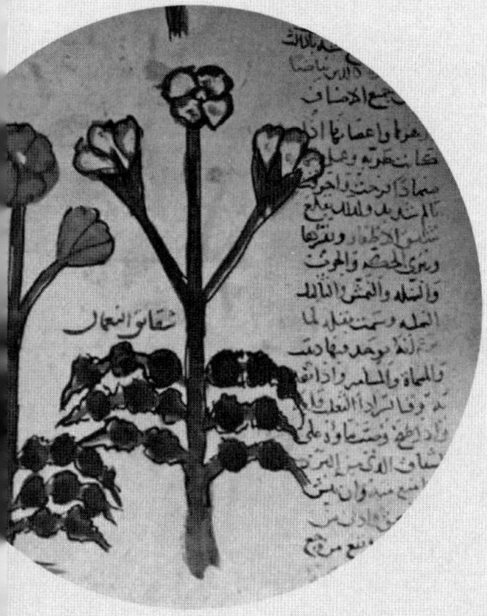

专名索引

专名索引

说明：本索引收入本书的一些专名词语。所有条目按汉语拼音顺序排列。条目后的数字表示本书中的页码。

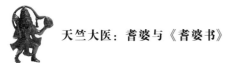

致 谢

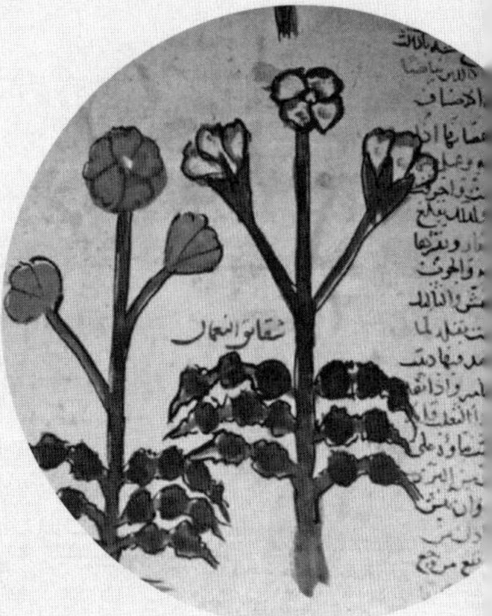

小山以欢乐束腰，
草场以羊群为衣，
谷中也长满了五谷，
这一切都欢呼歌唱。

——《诗篇》（65：12—13）

我们的圣所是荣耀的宝座，
从太初安置在高处。

——《耶利米书》（18：12）

一切荣耀都不属于自己，唯有那无言的感恩洋溢在心中。

衷心感谢那些曾给予无私教诲和点滴帮助的诸位师长、学友和同事们！

也特别感谢余太山先生多年的支持和鼓励！尽管我们生活在同一个城市的天空下，却只有二十多年前的一面之缘。没有余先生的督促，本书也不会汇编成册，并进行较大幅度的修订。

感谢广东教育出版社提供出版的机会，也感谢责任编辑林孝杰、林洁波的诸多帮助！

感谢家人在平凡日子中的平淡相依，年华如水，而满手的暖意在传递……

儿子丹颐在一天天长大，开始有了胸怀天下的憧憬，有了更多的努力。

陈明

北京大学东方文学研究中心

2018 年 3 月 21 日初稿

2019 年夏秋冬之际改定

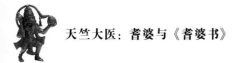

图 版

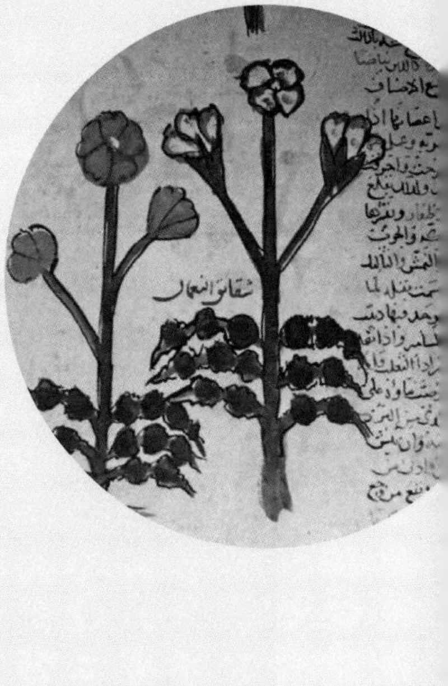

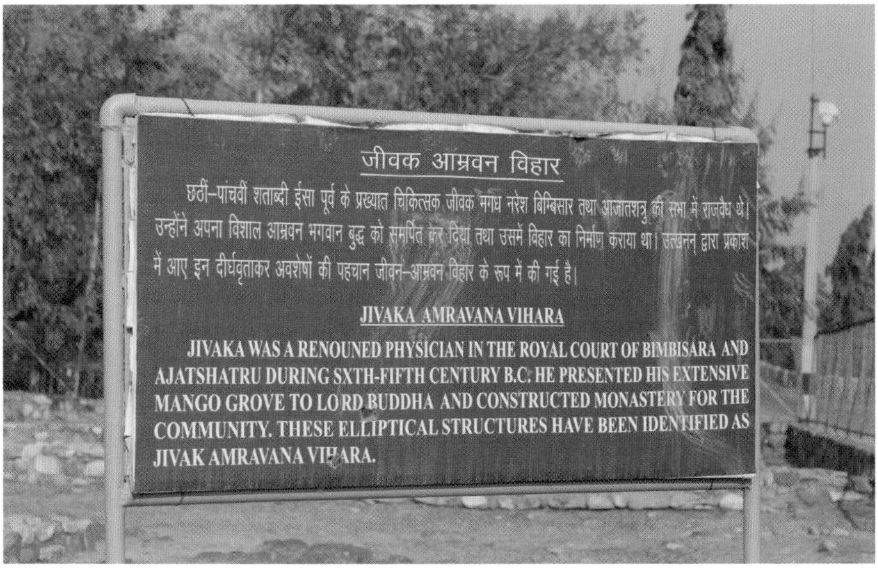

图1.1　印度摩揭陀耆婆庵婆罗园遗址标牌（周利群摄影）

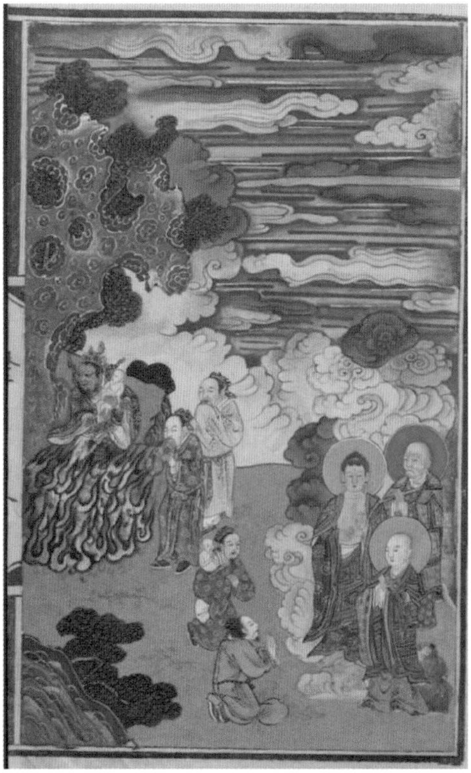

图1.2　《释氏源流应化事迹》卷二中的耆婆“火中取子”图

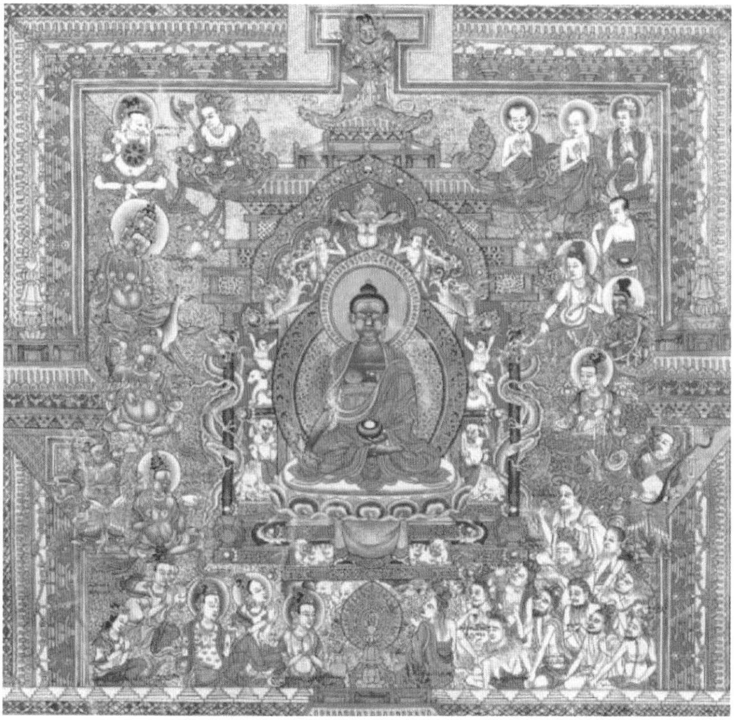

图3.1a　西藏唐卡中的药王城

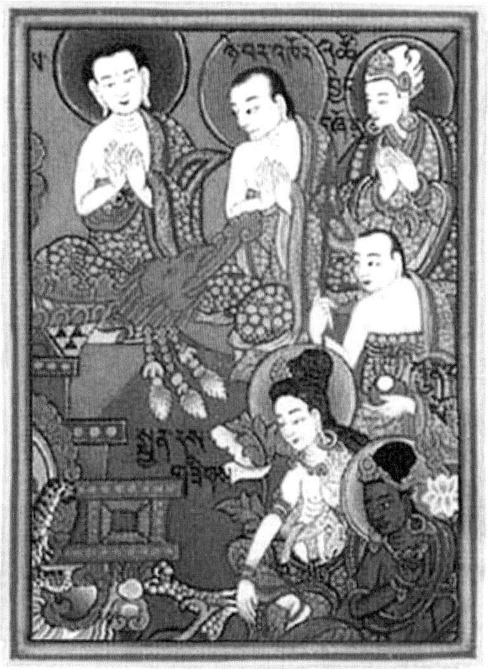

图3.1b　西藏唐卡药王城中的耆婆（右上）图像（局部）

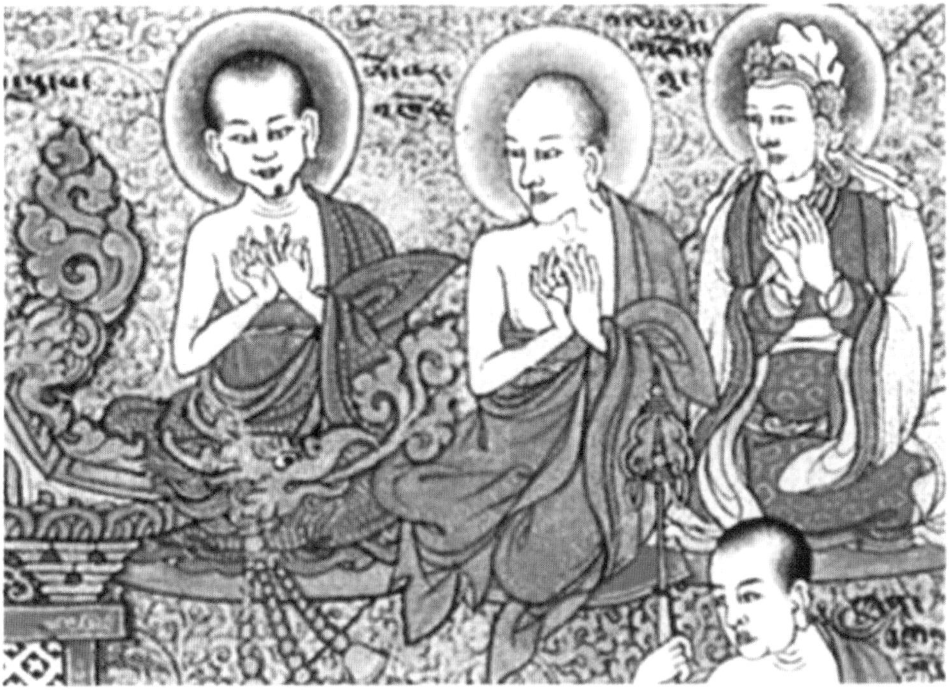

图3.1c　西藏唐卡药王城中的耆婆（右一）图像（局部）

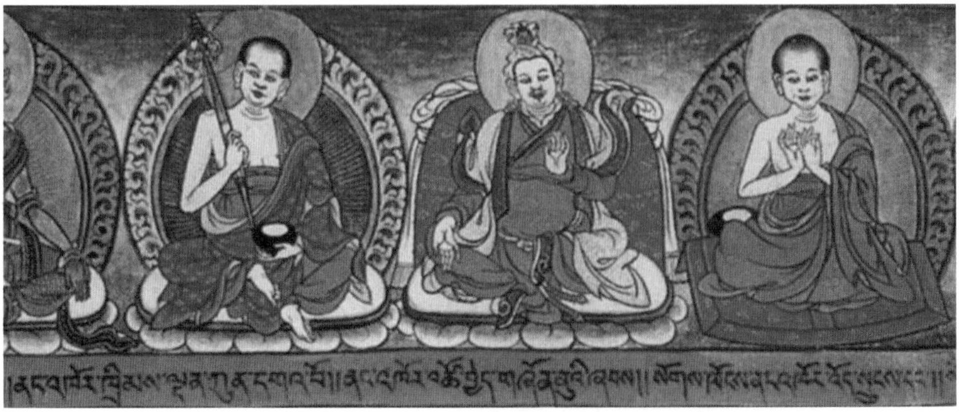

图3.2　西藏唐卡《四部医典》药师传法听众画像中的阿难陀、耆婆、迦叶（从左至右）

图5.1　日本宗田文库藏“阿伽陀圆”广告

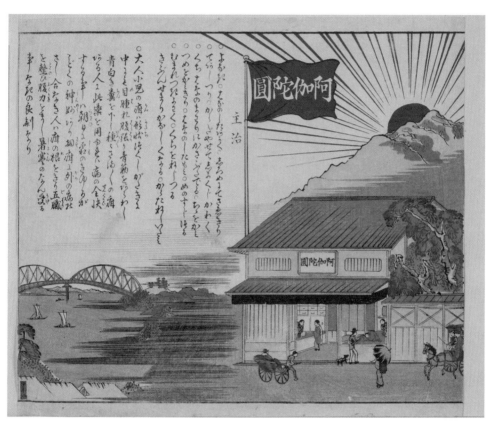

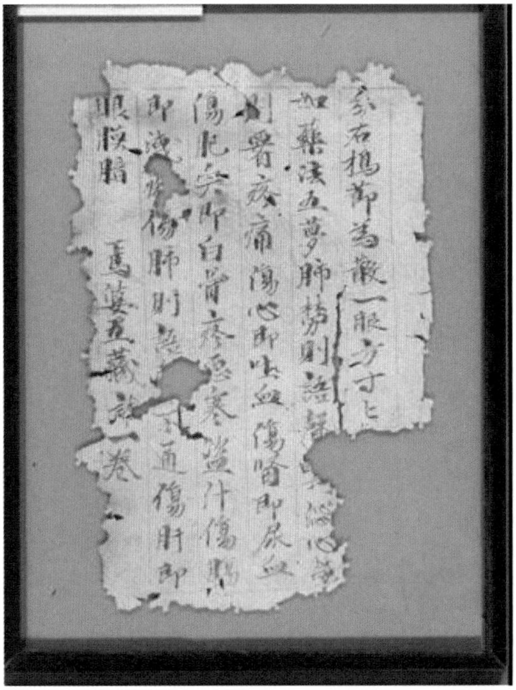

图6.1　吐鲁番出土Ch.3725R《耆婆五藏论》残片

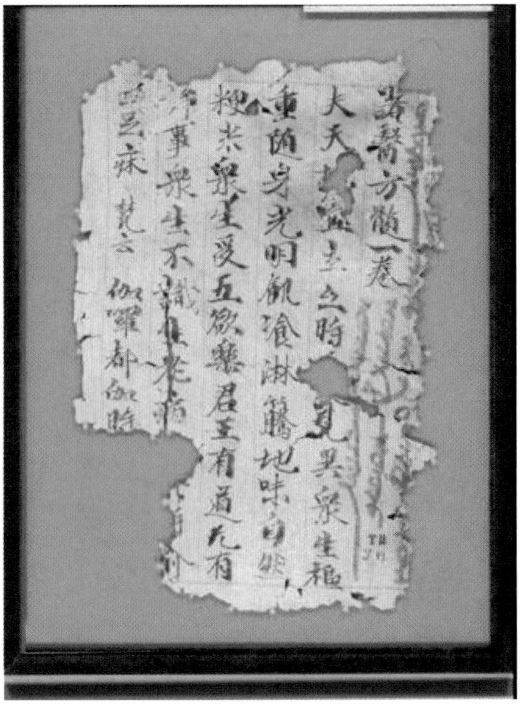

图6.2　吐鲁番出土Ch.3725V《诸医方髓》残片

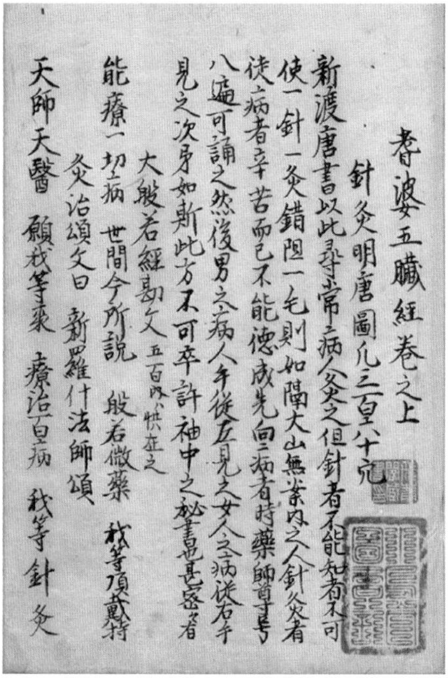

耆婆五臟經卷之上
針灸明唐圖凡三百八十穴
新渡唐書以此尋常之病人灸之但針者不能知者不可
使一針一灸錯陷一毛則如陽大山無崇內之人針灸者
徒之病者辛苦而已不能德咸先向之病者持藥師寶号
八遍可誦之然後男之病人手從左見之女人之病從右手
見之次身如斯此方不可卒許袖中之秘書甚甚密之者
大般若經題文 五百四十八帙在之
能療一切病 世間今所說 般若微藥 我等頂戴持
灸治頌文曰 新羅什法師頌
天師天醫 願我等衆 療治之病 我等針灸

图7.1　台北“故宫博物院”所藏《耆婆五脏经》抄本书影

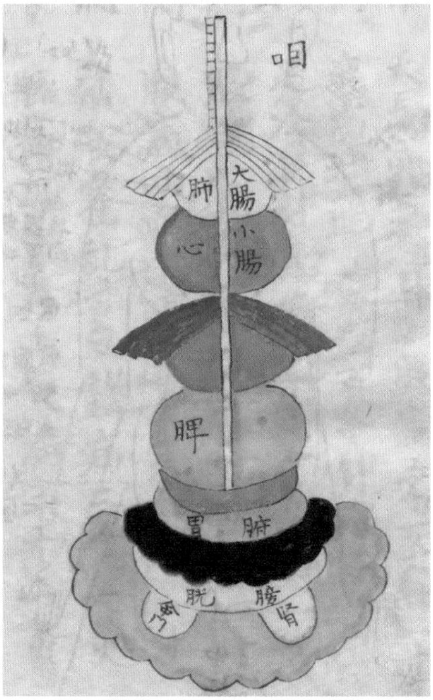

图7.2　日本公文书馆内阁文库所藏《耆婆五脏经》中的五脏图

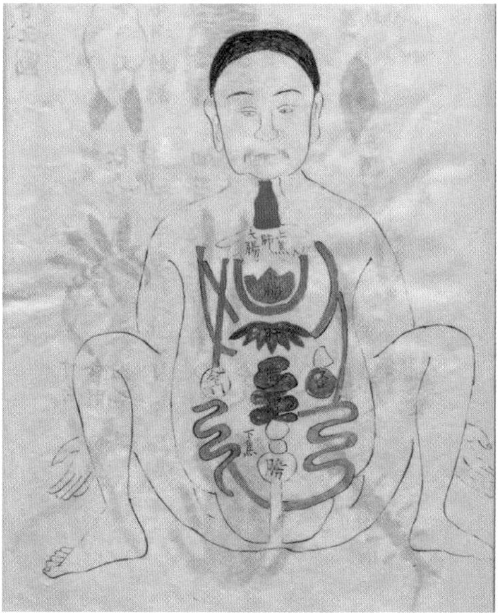

图7.3　日本公文书馆内阁文库所藏《耆婆五脏经》中的“人体内脏图”

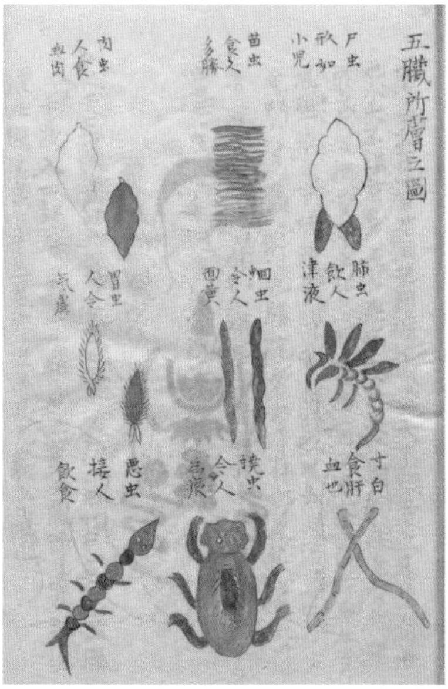

图7.4　日本公文书馆内阁文库所藏《耆婆五脏经》中的“五脏所肤之图”

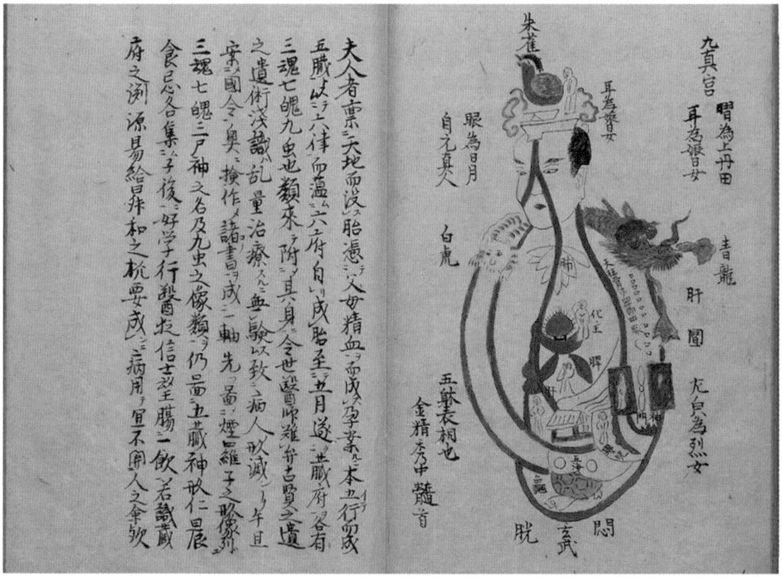

图7.5a　台北“故宫博物院”所藏《耆婆五脏经》中的“九真宫”图

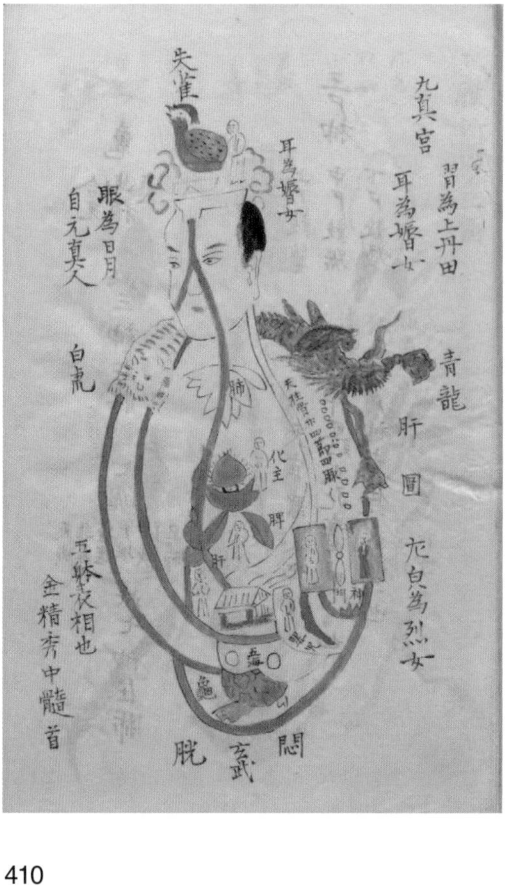

图7.5b　日本公文书馆内阁文库所藏《耆婆五脏经》中的“九真宫”图

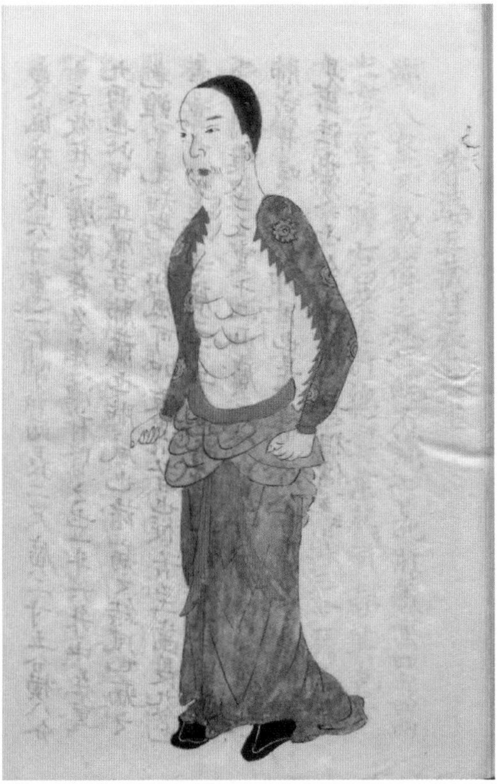

图7.6　日本公文书馆内阁文库所藏《耆婆五脏经》中的彩色人体图

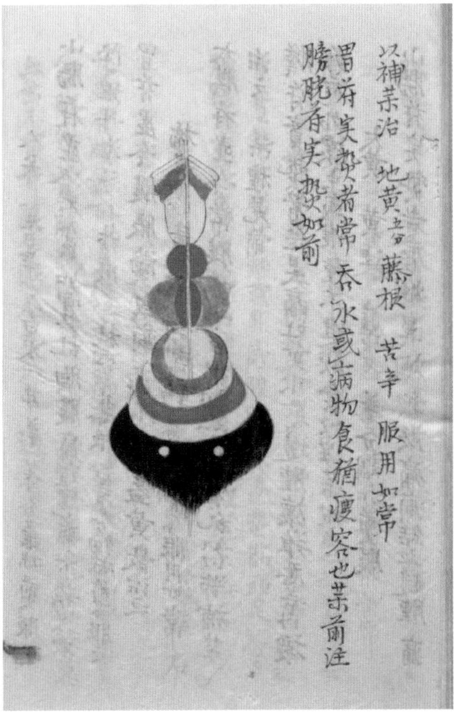

图7.7　日本公文书馆内阁文库所藏《耆婆五脏经》中的密教人体五脏图

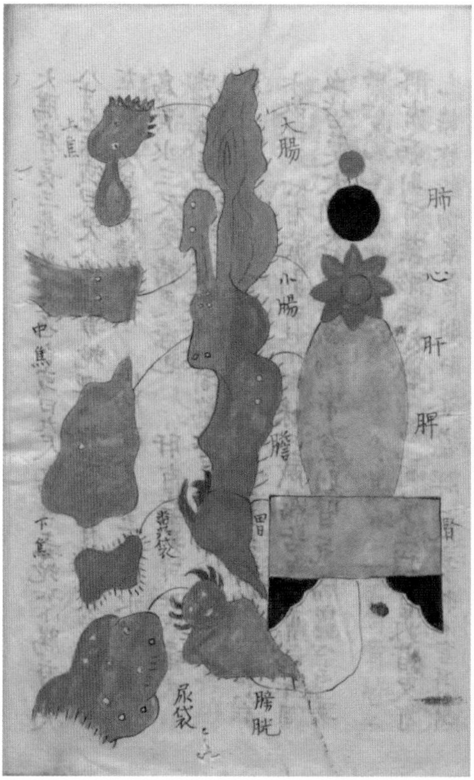

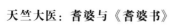

图7.8　日本公文书馆内阁文库所藏《耆婆五脏经》中的彩绘人体内脏图

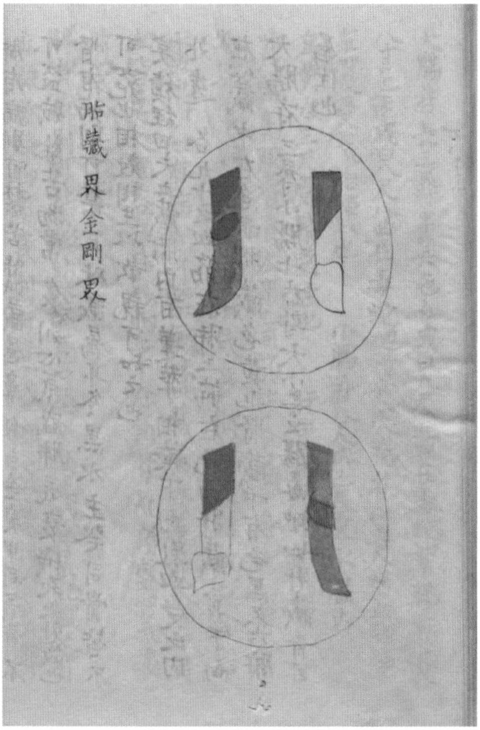

图7.9　日本公文书馆内阁文库所藏《耆婆五脏经》中的胎藏界、金刚界图

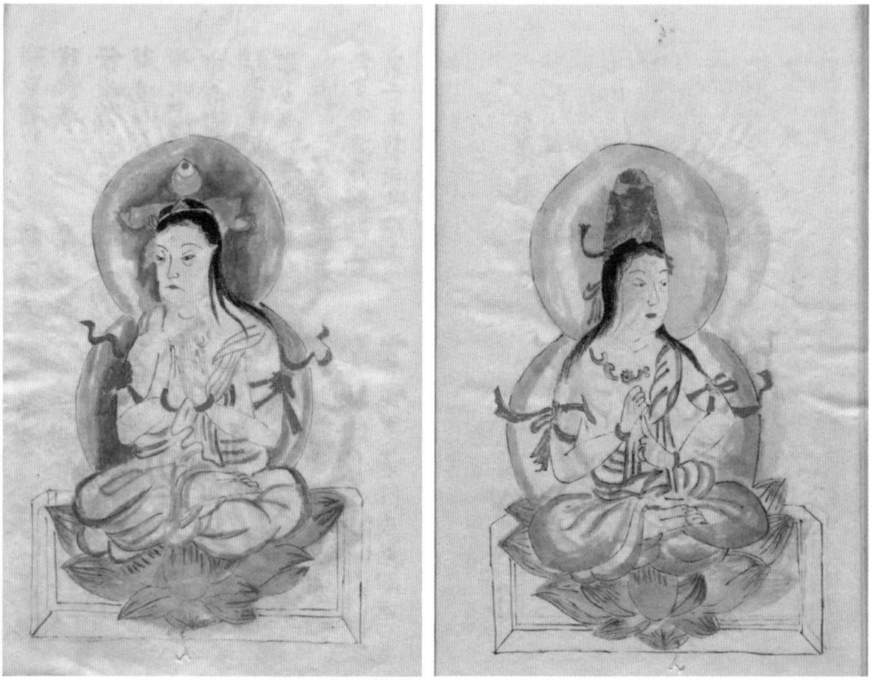

图7.10　日本公文书馆内阁文库所藏《耆婆五脏经》中的两幅菩萨坐像

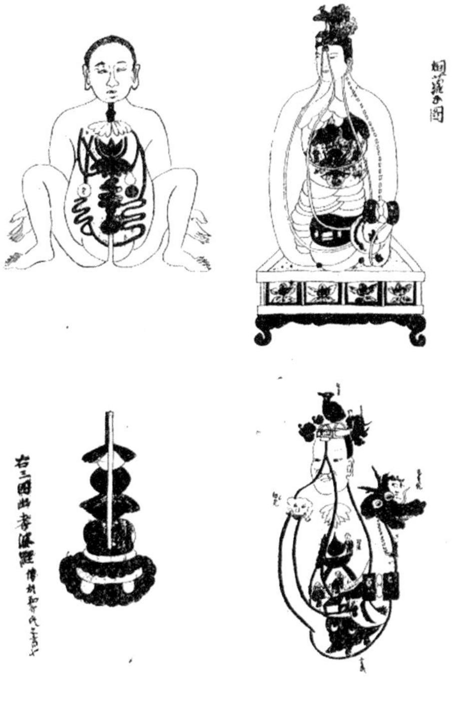

图7.11　日本《内景图说》所引用的《耆婆经》中的三幅图

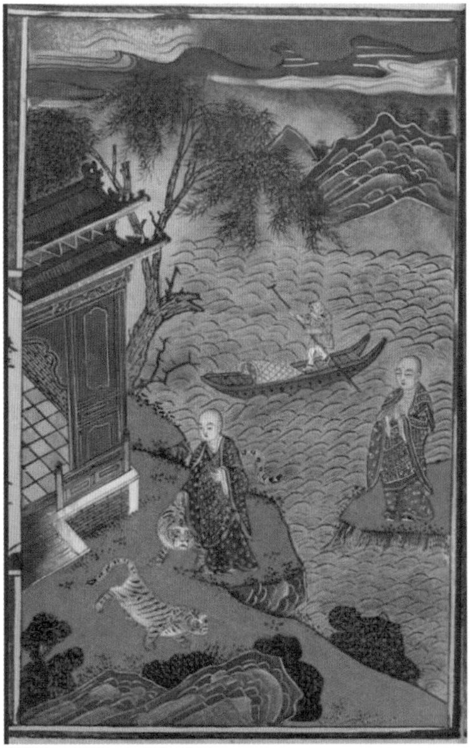

图8.1 《释氏源流应化事迹》卷三中的“耆域治病”图

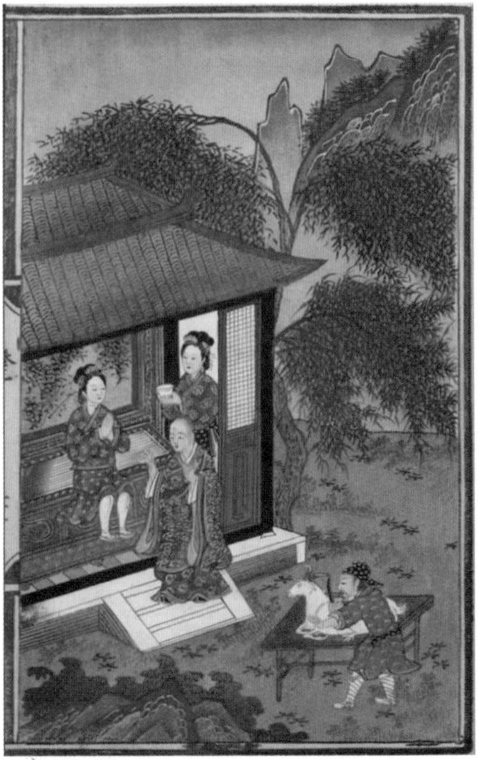

图8.2 《释氏源流应化事迹》卷三中的“法开医术”图

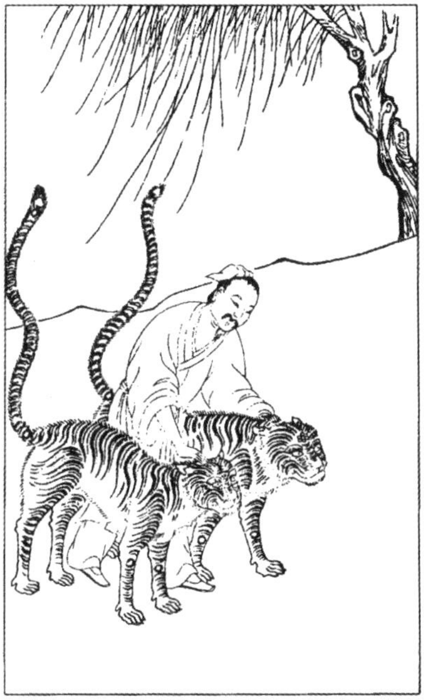

图8.3 《列仙全传》第四卷中的“耆域”图

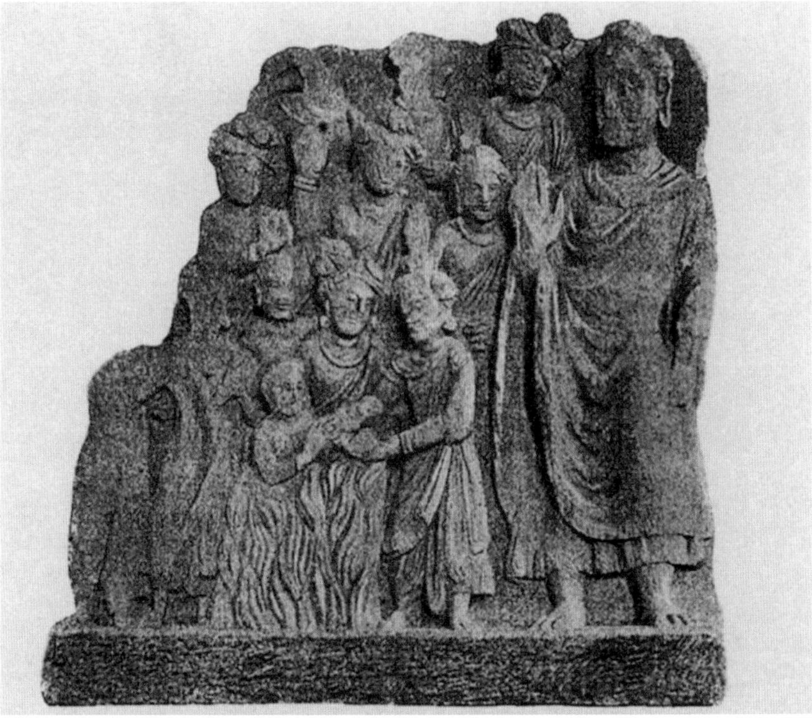

图9.1 1—2世纪犍陀罗地区所出 “火中取子”故事石雕

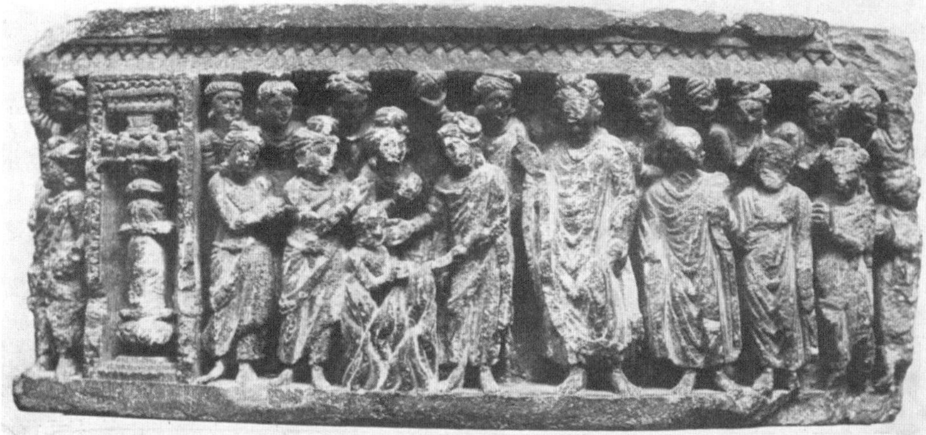

图9.2　美国纽约布鲁克林博物馆所藏2世纪犍陀罗“火中取子”故事石雕

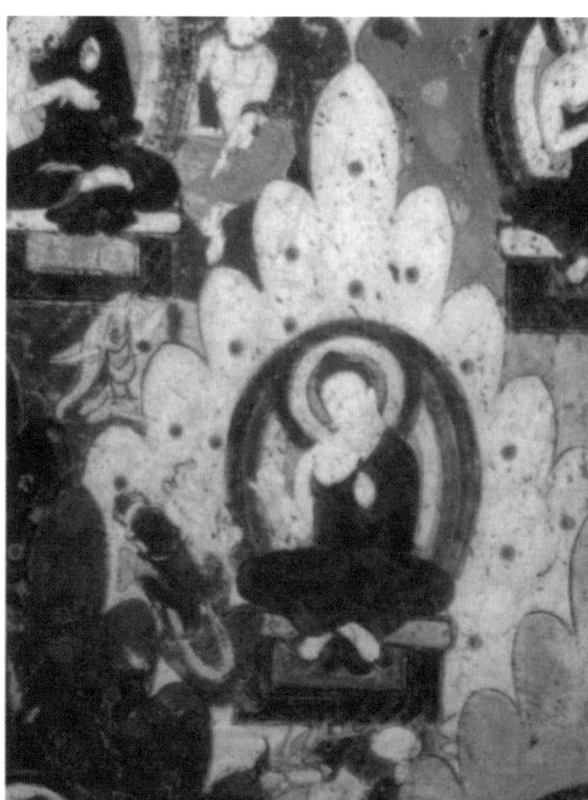

图9.3　克孜尔第34窟东侧“火生童子”的菱格故事画

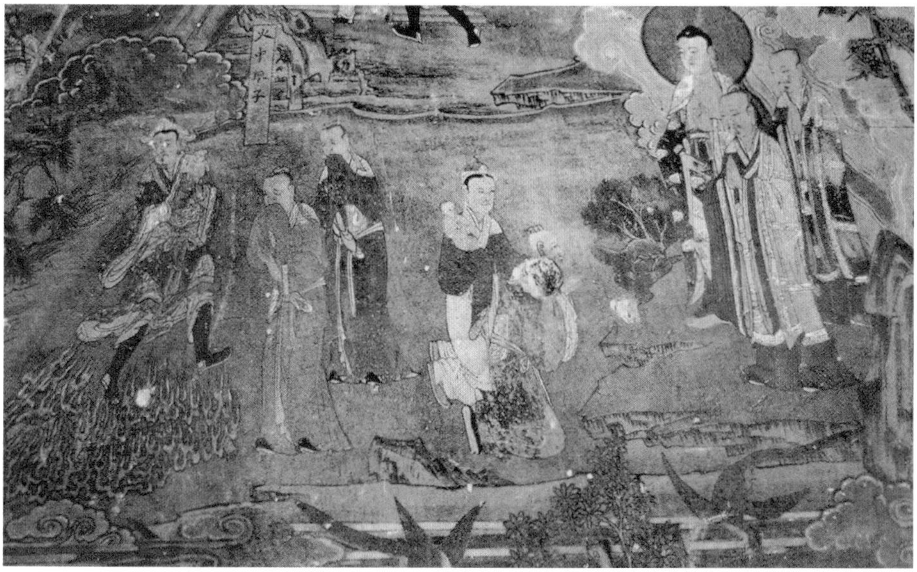

图9.4a　四川剑阁觉苑寺大雄宝殿的佛传壁画中的耆婆“火中取子”图（黑白）

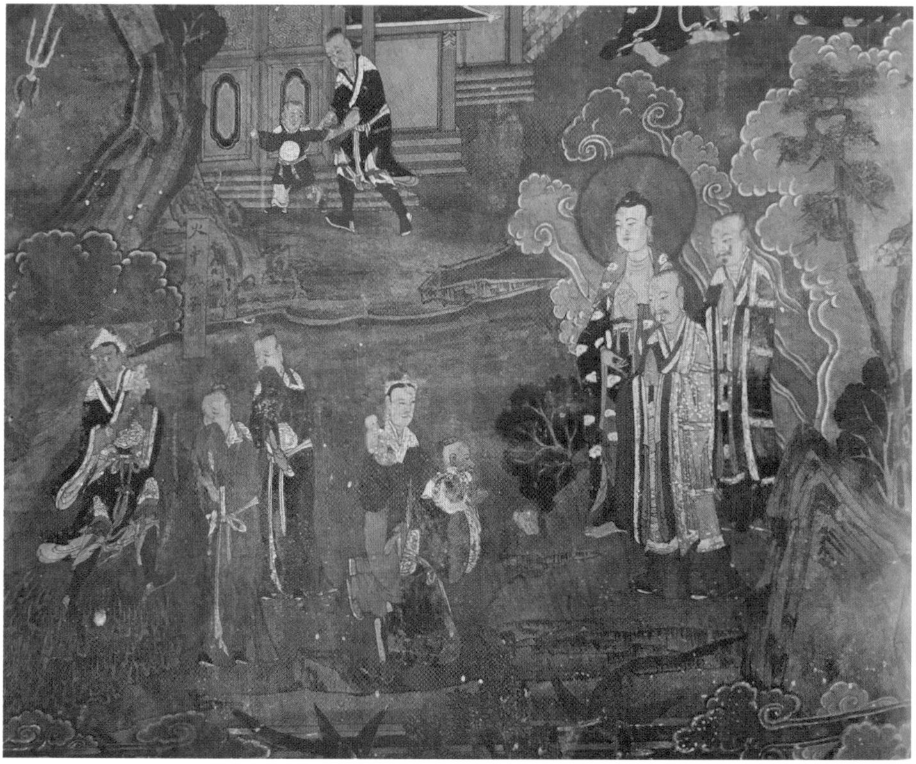

图9.4b　四川剑阁觉苑寺大雄宝殿的佛传壁画中的耆婆“火中取子”图（彩色）

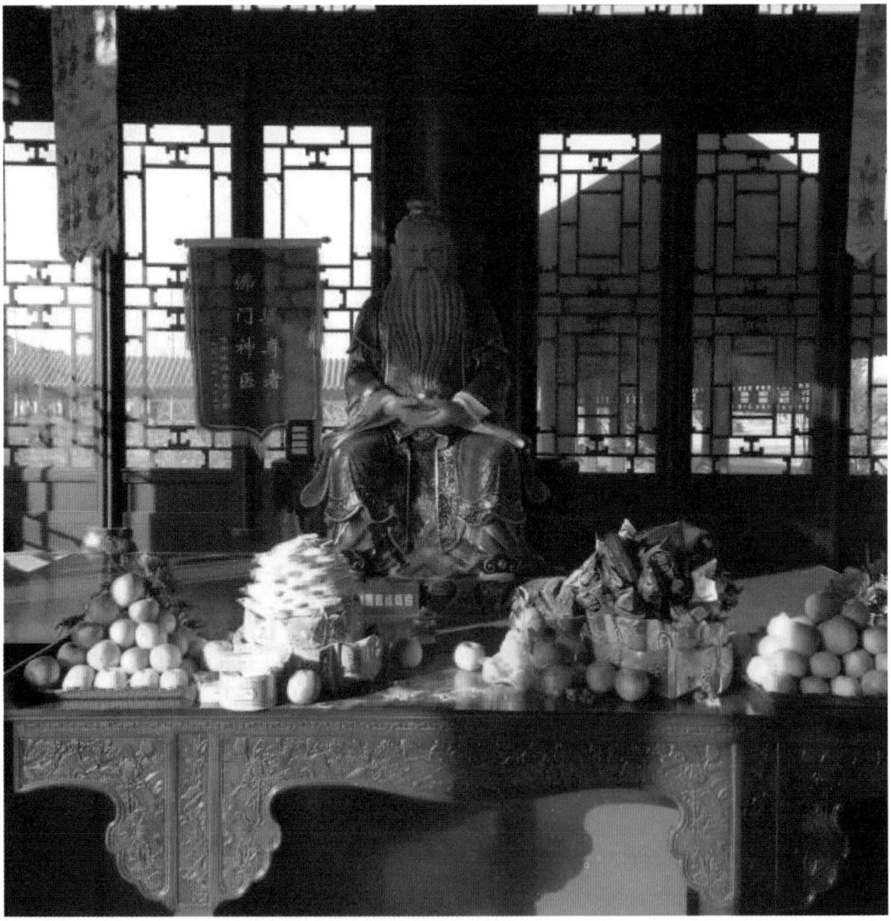

图9.5　山东东营天宁寺药师殿中的耆婆塑像

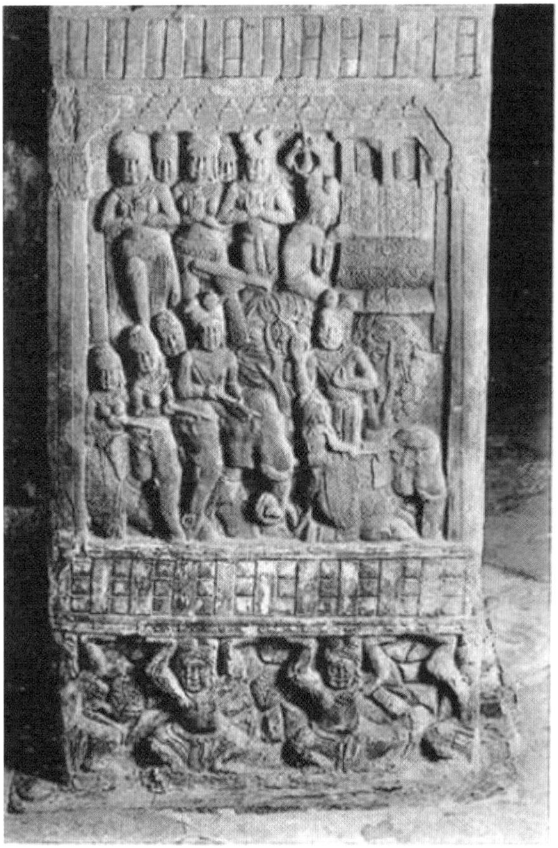

图9.6　巴尔胡特石雕中的阿阇世王与耆婆

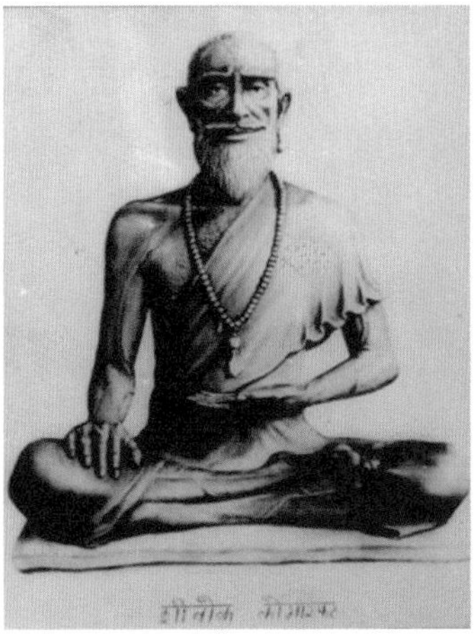

图9.7a　泰国的耆婆塑像

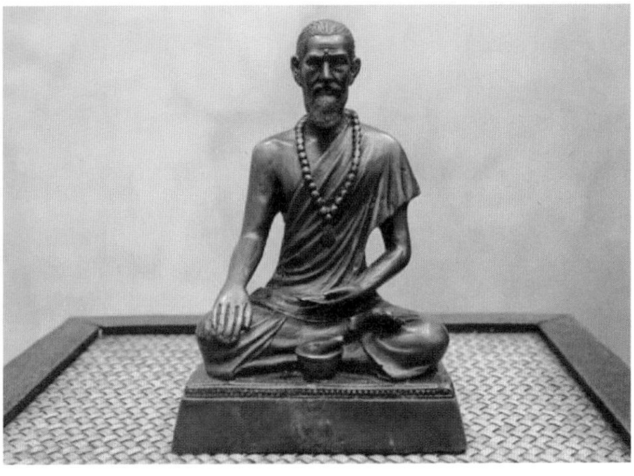

图9.7b　泰国的耆婆塑像

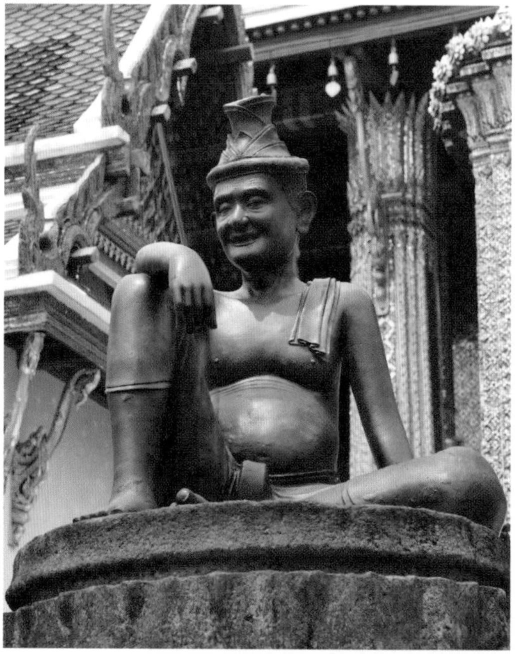

图9.8　曼谷泰国大王宫中的耆婆塑像（李凇 摄影）

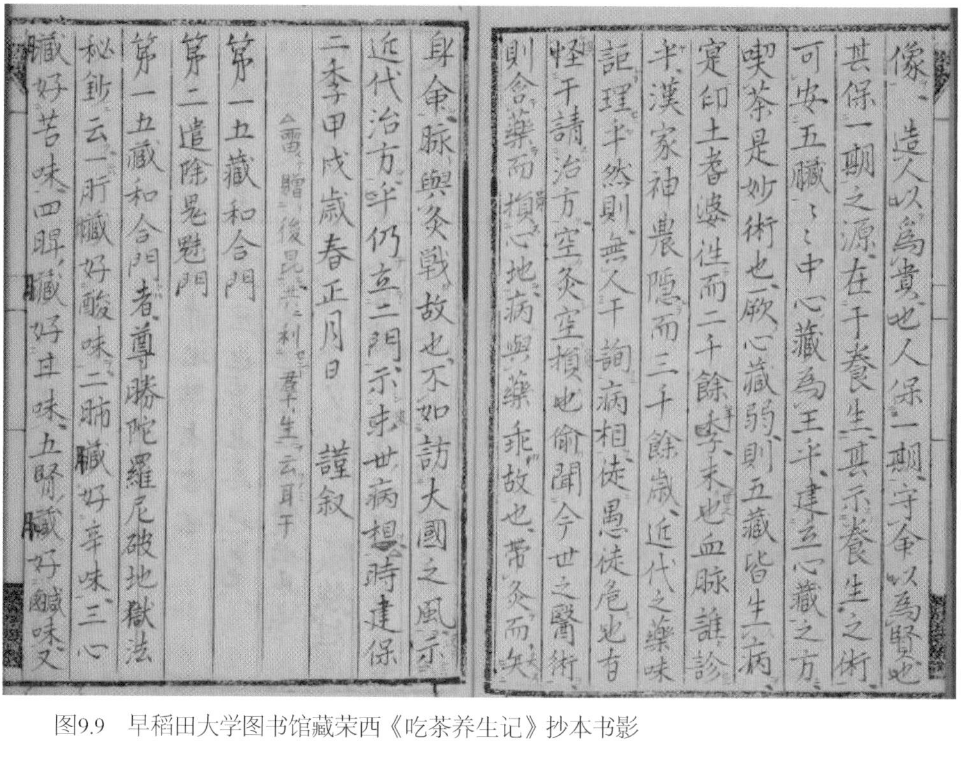

像。造人以爲貴也人保一期守命以爲賢也
其保一期之源在于養生其示養生之術
可安五臓々々中心藏爲王乎建立心藏之方
喫茶是妙術也厥心藏弱則五藏皆生病
寔印土耆婆往而二千餘年末也血脉誰診
乎漢家神農隱而三千餘歳近代之藥味
詎理乎然則無人于詢病相徒患徒危也有
悮于請治方空灸空損也偷聞今世之醫術
則含藥而損心地病與藥乖故也帯灸而夭
身命脉與灸戰故也不如訪大國之風示
近代治方乎仍立二門示末世病相時建保
二季甲戌歳春正月日　謹叙
靈瞻後昆共利蒼生云耳于
第一五藏和合門
第二遣除鬼魅門
第一五藏和合門者尊勝陀羅尼破地獄法
秘鈔云一肝臓好酸味二肺臓好辛味三心
臓好苦味四脾臓好甘味五腎臓好鹹味又

图9.9　早稻田大学图书馆藏荣西《吃茶养生记》抄本书影

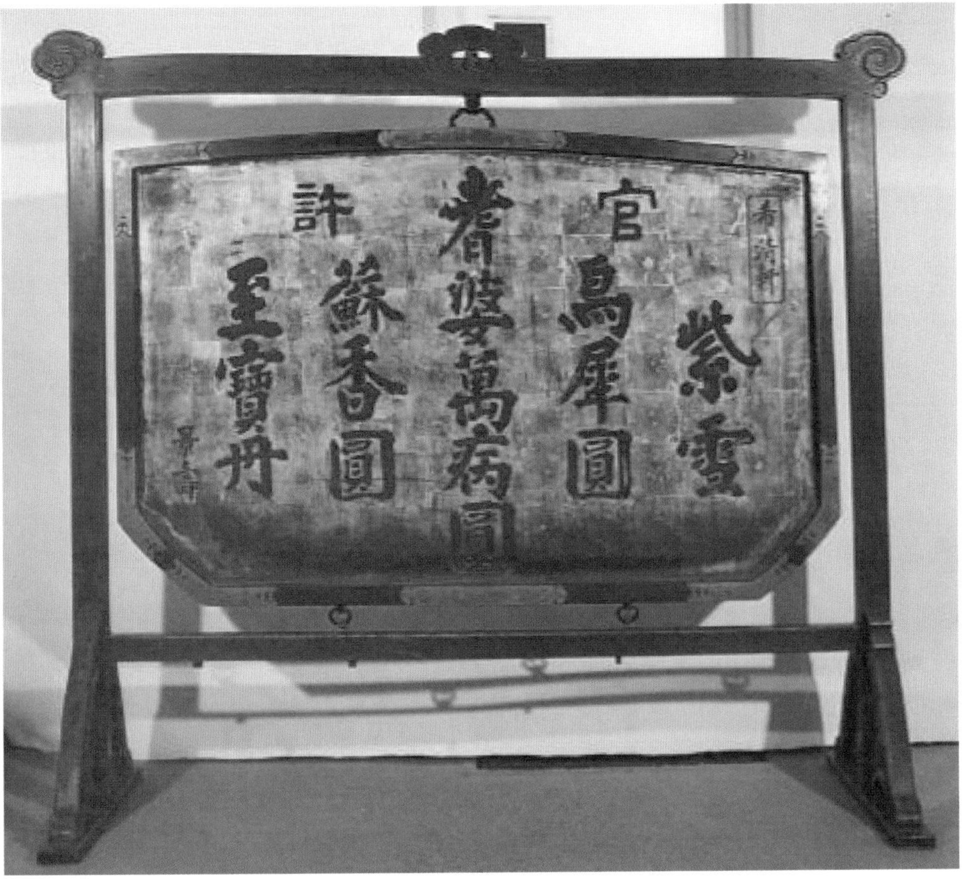

图9.10　日本江户时代宽文十年（1670）“希清轩五药”之药牌

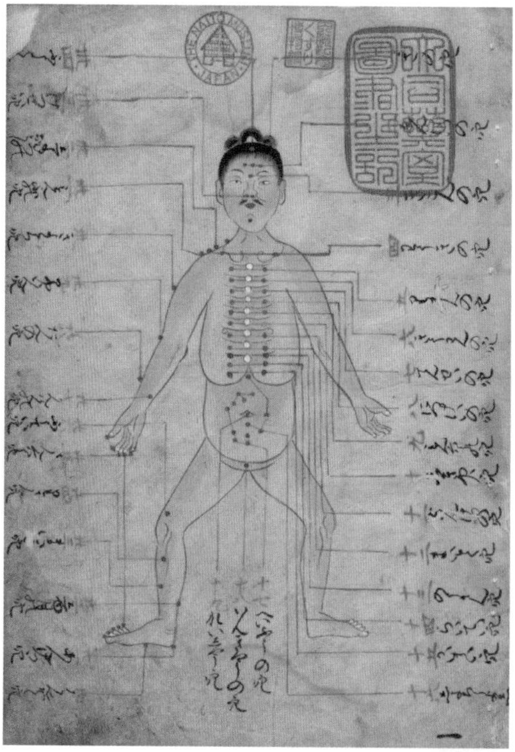

图9.11a 《入江中务少辅御相传针之书》中的针灸彩图

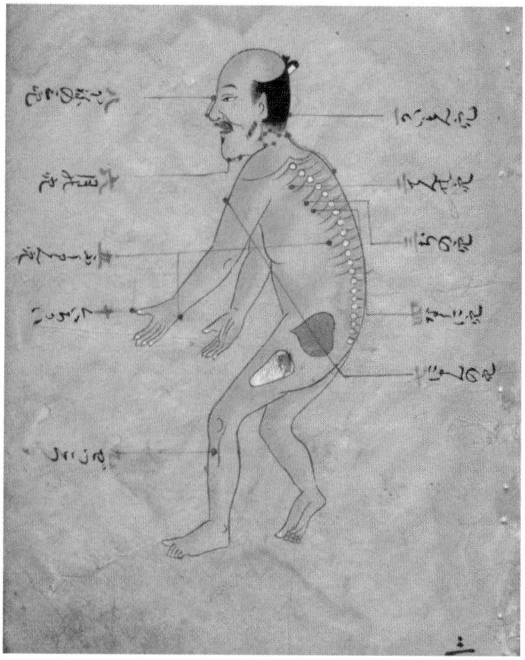

图9.11b 《入江中务少辅御相传针之书》中的针灸彩图

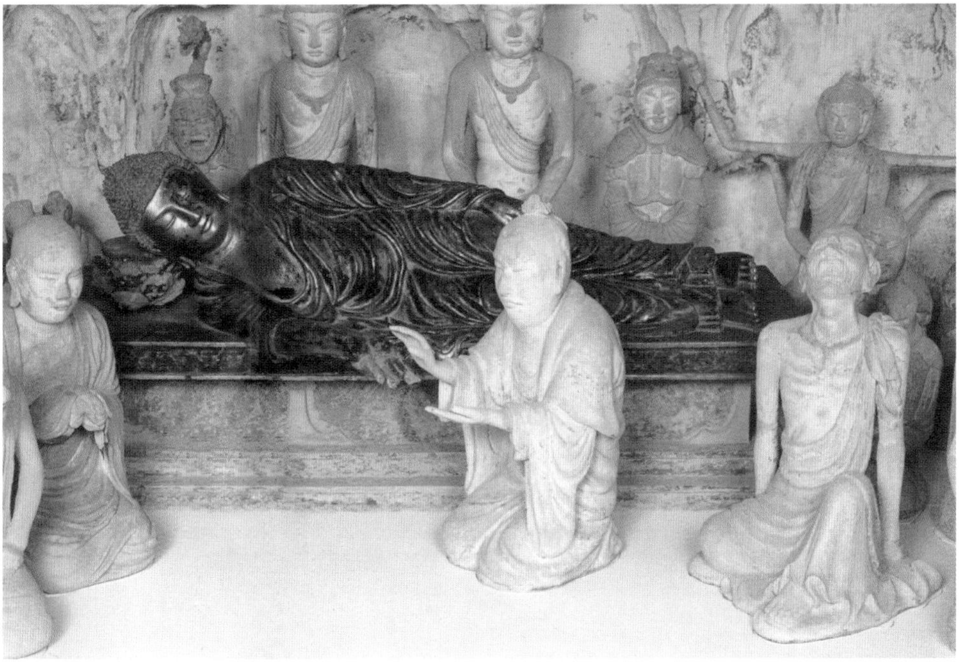

图9.12　日本奈良法隆寺佛涅槃塑像中的耆婆诊脉像

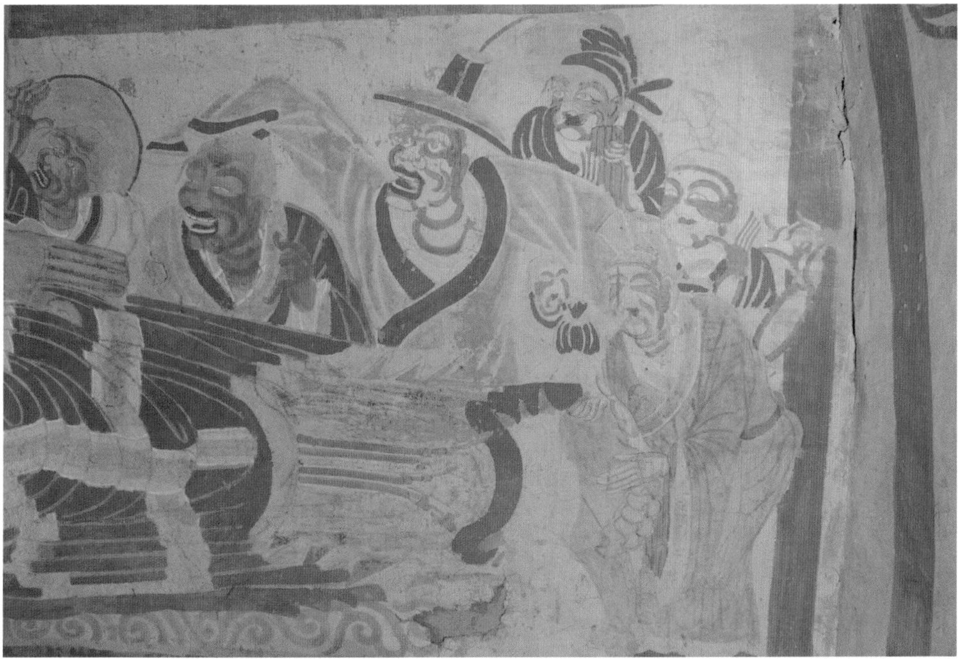

图9.13　西千佛洞第9窟涅槃图

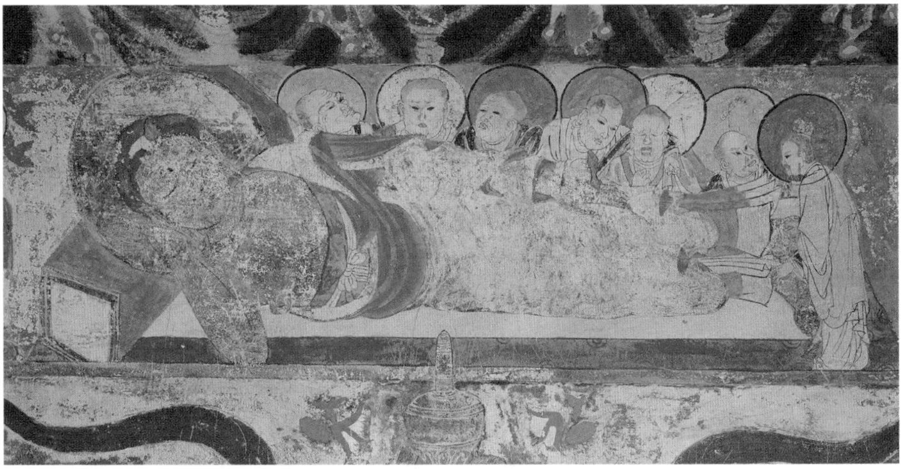

图9.14　榆林窟第3窟八塔变之涅槃图

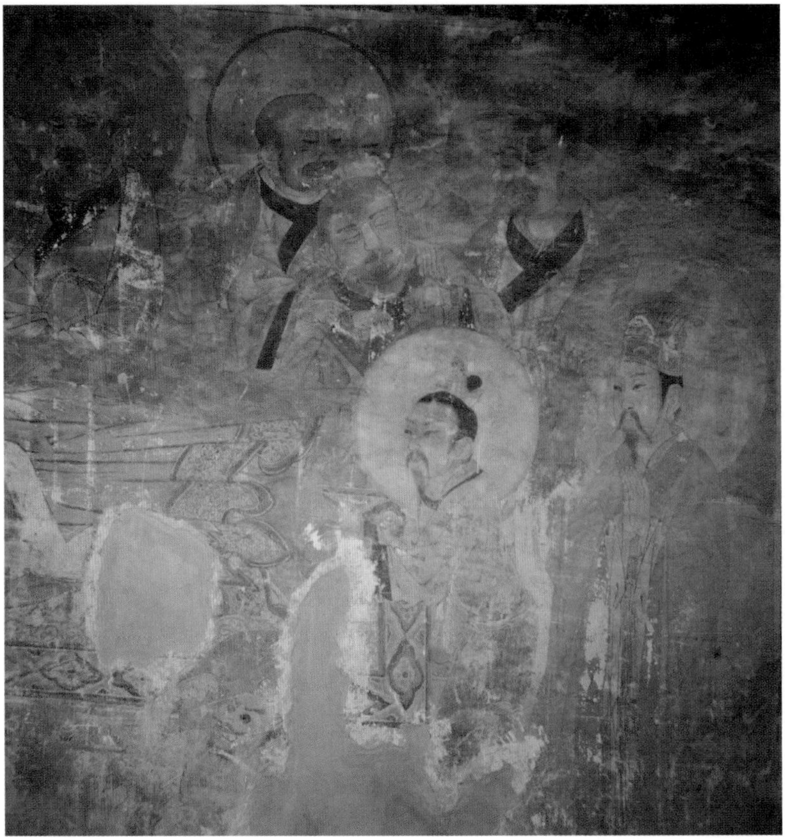

图9.15　东千佛洞第2窟涅槃图

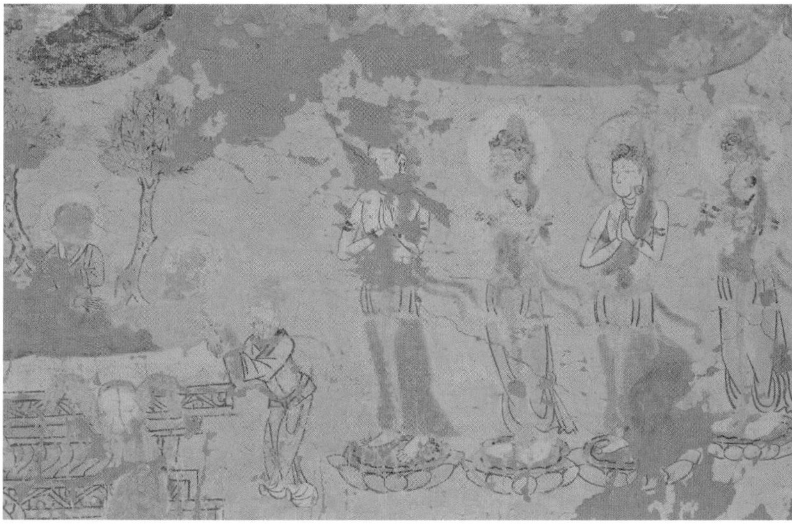

图9.16　东千佛洞第5窟涅槃图

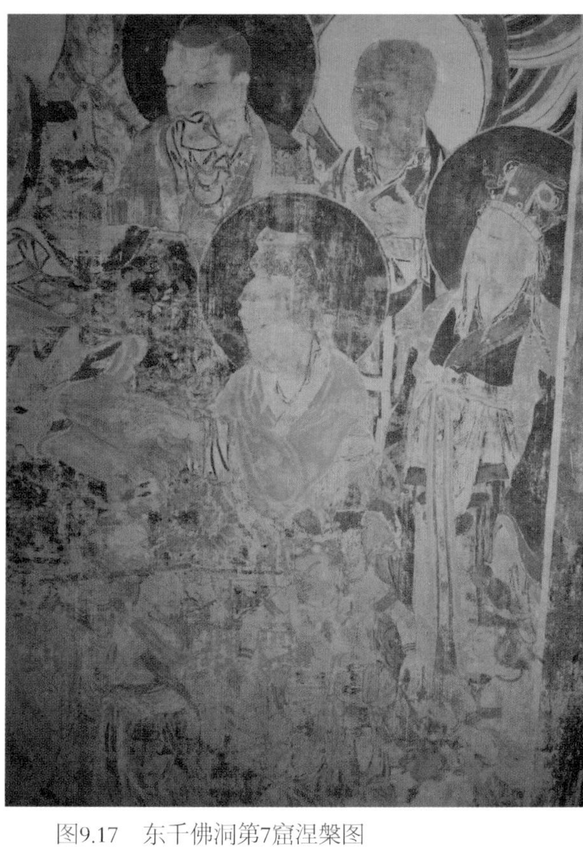

图9.17　东千佛洞第7窟涅槃图

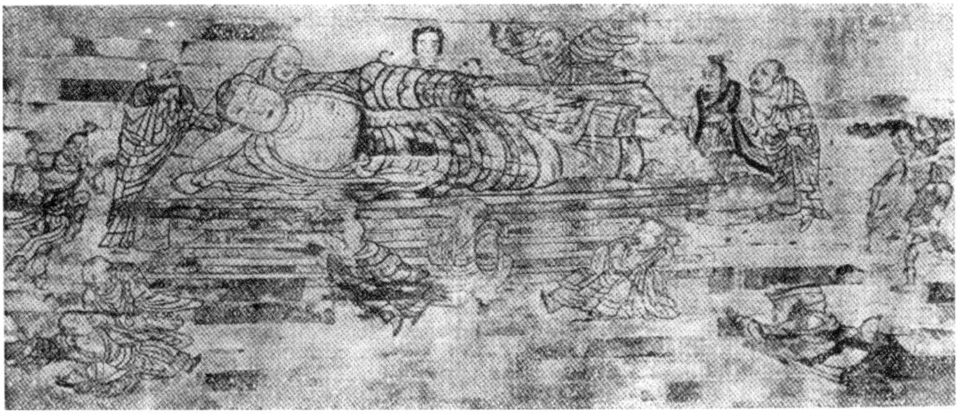

图9.18　定州净众院塔地宫佛涅槃图

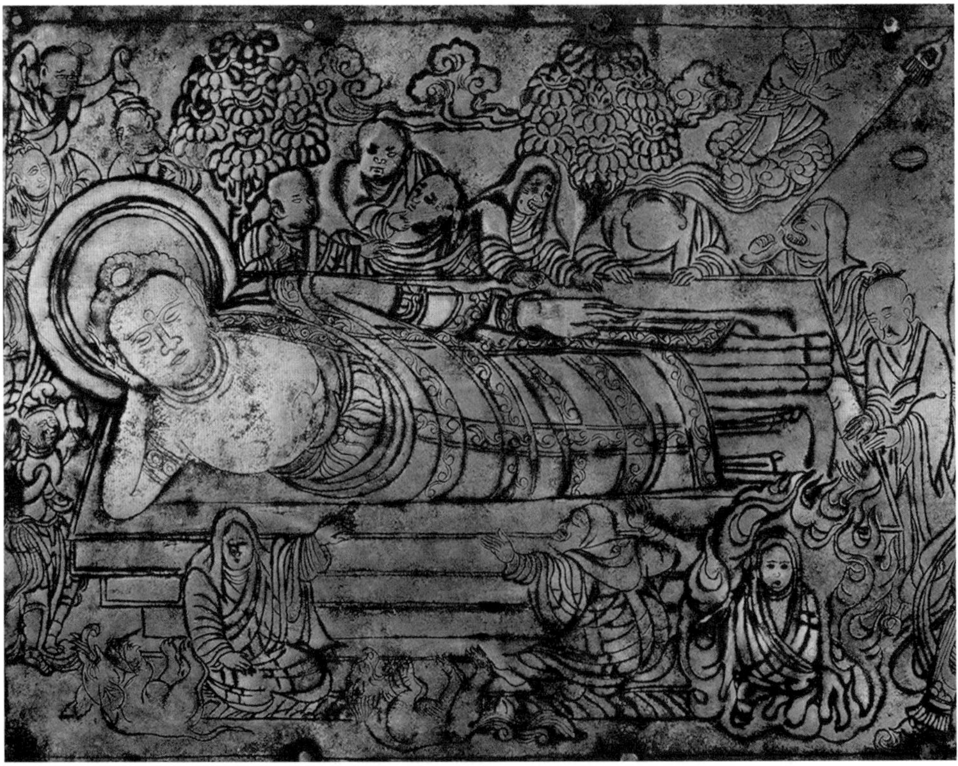

图9.19　朝阳北塔天宫银棺的佛涅槃图

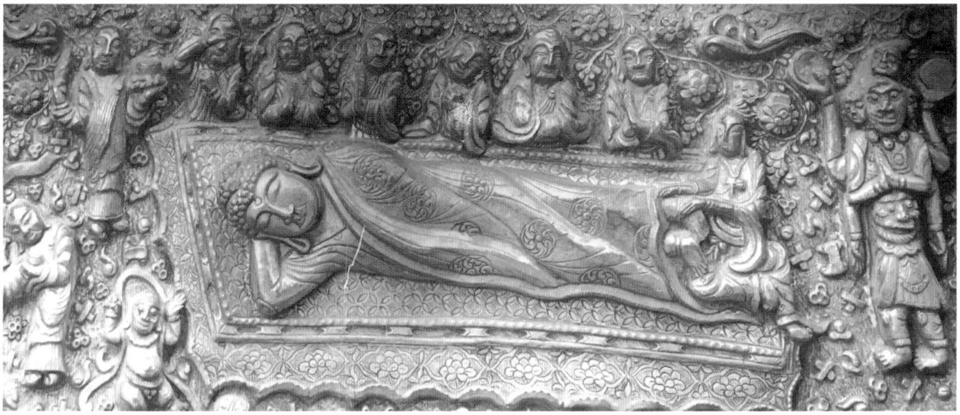

图9.20　兖州兴隆塔地宫鎏金银棺的佛涅槃图

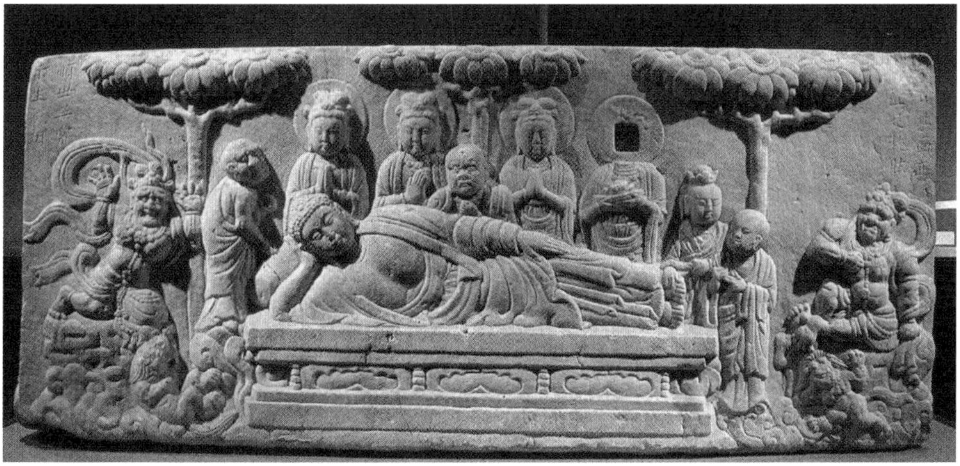

图9.21　北京舍利石函的佛涅槃图

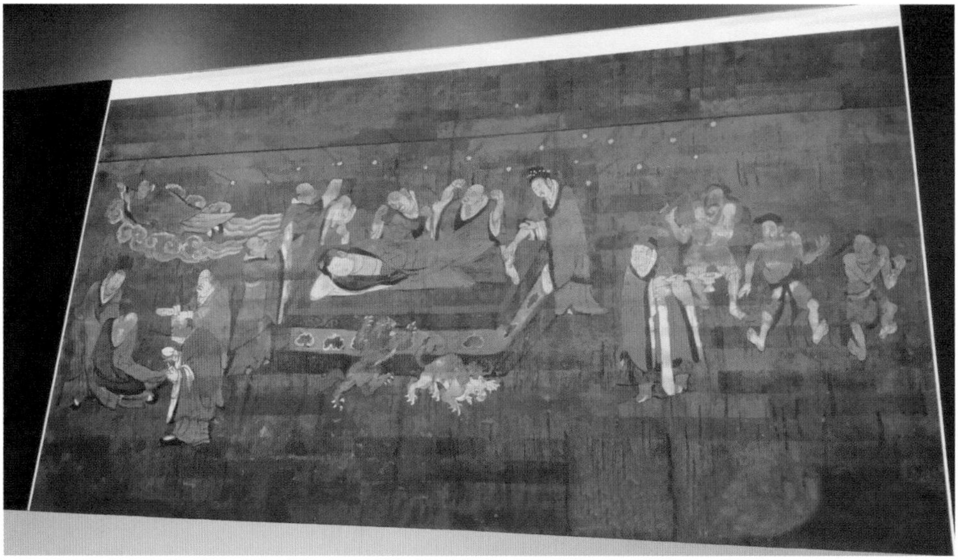

图9.22　陕西渭南盘乐村218号墓室东壁的佛涅槃图

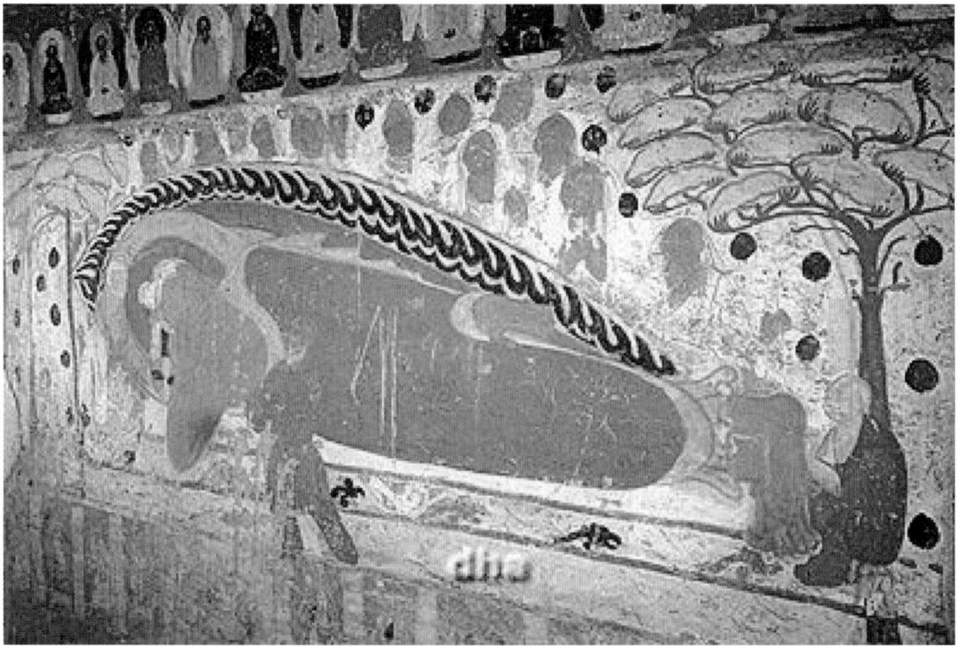

图9.23　敦煌西千佛洞第8窟北周壁画佛陀涅槃图像中的耆婆（疑佛前站立者）

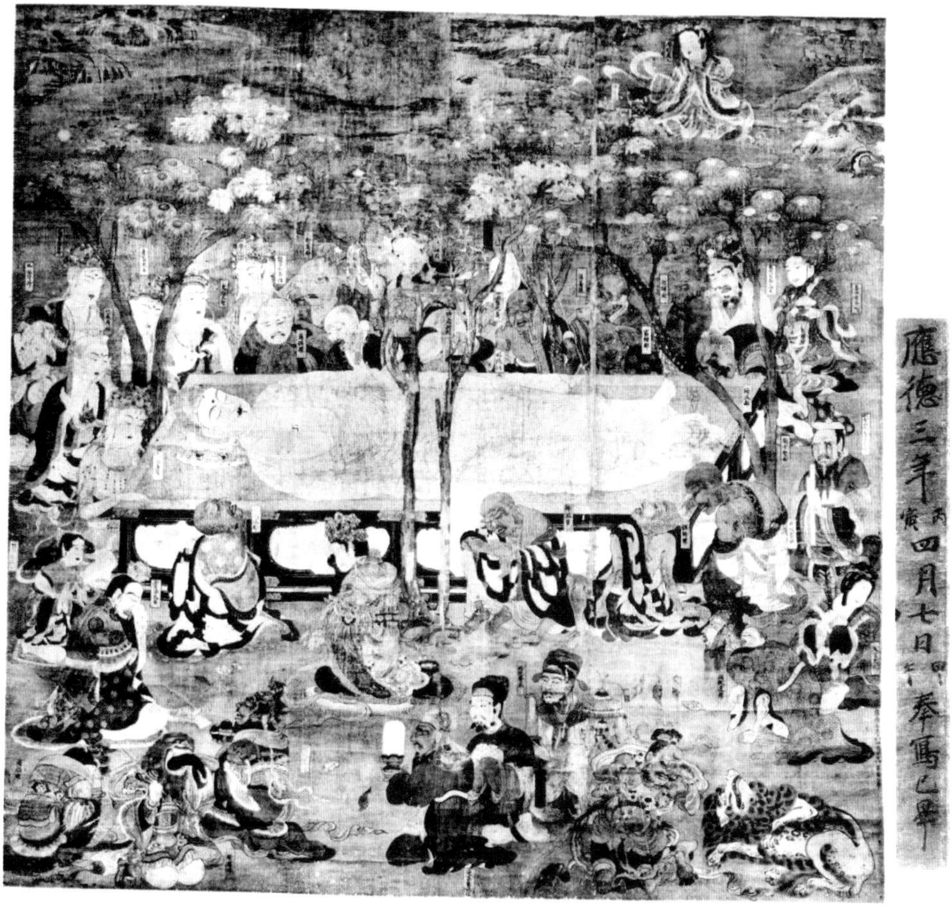

图9.24a　日本和歌山金刚峰寺藏平安时代“佛涅槃图”中的耆婆大臣像

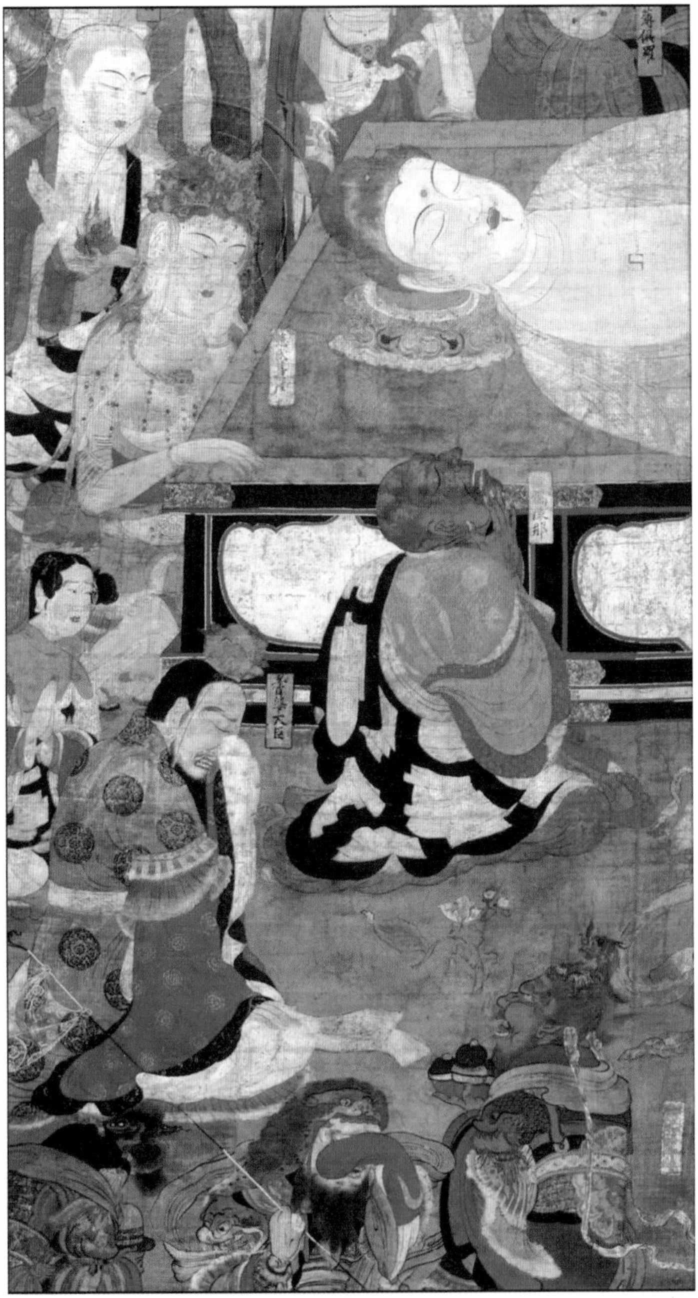

图9.24b　耆婆大臣像（局部）